先天性心脏病介入治疗手册
——从胎儿到成人

Cardiac Catheterization for Congenital Heart Disease

From Fetal Life to Adulthood

先天性心脏病介入治疗手册
——从胎儿到成人

Cardiac Catheterization for Congenital Heart Disease

From Fetal Life to Adulthood

原　著　Gianfranco Butera · Massimo Chessa
Andreas Eicken · John Thomson

主　译　潘湘斌

译　者　（按姓名汉语拼音排序）

崔晓辉　董　硕　高　伟　郭玫丽
韩　超　胡海波　荆志成　孔祥清
刘　超　刘　垚　马　凯　欧阳文斌
潘湘斌　王广义　王　昊　王首正
伍伟峰　闫朝武　张大伟　张凤文
张刚成　张　喆　周胜华

北京大学医学出版社

XIANTIANXING XINZANGBING JIERU ZHILIAO SHOUCE——CONG TAIER DAO CHENGREN

图书在版编目(CIP)数据

先天性心脏病介入治疗手册——从胎儿到成人/（意）布塔瑞（Butera，G. F.）等原著；潘湘斌主译. —北京：北京大学医学出版社，2016.8

书名原文：Cardiac Catheterization for Congennital Heart Disease-From Fetal Life to Adul thood

ISBN 978-7-5659-1288-7

Ⅰ. ①先… Ⅱ. ①布… ②潘… Ⅲ. ①先天性心脏病—介入治疗—手册 Ⅳ. ①R541.105-62

中国版本图书馆 CIP 数据核字（2015）第 285926 号

北京市版权局著作权合同登记号：图字：01-2015-2344

Translation from English language edition:
Cordiac Catheterization for Congenital Heart Disease
byGianfranco Butera, Massimo Chessa, Andreas Eicken and John Thomson

先天性心脏病介入治疗手册——从胎儿到成人

主　　译：潘湘斌
出版发行：北京大学医学出版社
地　　址：（100191）北京市海淀区学院路 38 号
北京大学医学部院内
电　　话：发行部 010-82802230；图书邮购 010-82802495
网　　址：http://www.pumpress.com.cn
E - mail：booksale@bjmu.edu.cn
印　　刷：北京佳信达欣艺术印刷有限公司
经　　销：新华书店
责任编辑：高　瑾　**责任校对**：金彤文　**责任印制**：李　啸
开　　本：889mm×1194mm　1/32　**印张**：21.25　**字数**：555 千字
版　　次：2016 年 8 月第 1 版　2016 年 8 月第 1 次印刷
书　　号：ISBN 978-7-5659-1288-7
定　　价：155.00 元

中文版序

在过去20年中，先天性心脏病的治疗技术已经取得了显著进步，经导管介入技术的发展是其中一个主要的推动因素。事实上，目前绝大多数的房间隔缺损、肺动脉和主动脉先天性瓣膜疾病、主动脉缩窄、肺动脉狭窄、动脉导管未闭均可顺利安全地通过经皮介入进行治疗，而且接受经皮介入治疗的患者术后恢复更快，住院时间更短，生活质量更好。

另一方面，施行这些技术的医师团队，需要接受特定、长期的培训，与其他专业人士紧密配合，团队成员有能力、有激情，注重细节。本书汇集了四大洲30多位世界知名专家的合作成果，针对40多个不同专题，在细节、提示和技巧方面，给予了详细的讲解。我们在书中逐步详细介绍了操作方法，为常见疾病的介入治疗提供了清晰的指南。当读者对介入手术有疑问时，希望这本书能提供一定的帮助。

中国是世界医学、文化和经济的重要国度，这些优秀的中国译者将本书翻译成通俗易懂的汉字，极大地促进了该技术在中国的发展和传播。怀着深刻、真诚的祝福，希望本书的出版能给中国同行们在这个领域带来更新的知识，以便更好地服务患者！

Gianfranco Butera MD，PhD
Consultant Congenital Heart Diseases
Interventional Cardiologist
Policlinico San Donato IRCCS-Italy

原著序一

过去的三十年，尤其是在20世纪90年代和本世纪初，先天性心脏病的心脏导管术和介入技术领域出现了一场革命。临床医生对于技术发展步伐可能放缓的担心总是存在的。不过幸运的是，新介入技术发展进度的放缓似乎没有发生。因此，对于先天性心脏病的心导管技术问题的书籍的需求一直存在。此类书籍的目标读者不仅是职业生涯早期的学员和介入医师，其对于经验丰富的介入专家也是非常宝贵的，可以帮助他们跟上形势的发展。这本手册——《先天性心脏病介入治疗手册——从胎儿到成人》的作者们为解决这一重要问题的努力值得赞扬。

感谢本领域一些技术领先单位的参与，这本包含47个章节的图书将吸引来自世界各地的大量读者。从胎儿到成人先天性心脏病的介入技术都涵盖在内。所有的技术章节遵循相似的格式，定位于每个介入医师需要了解的重要实用技术步骤。包括介入治疗的适应证、可能的术前预评估、介入手术的技术资料，以及实用的技巧和窍门。知情同意等问题同样被纳入了介入手术实施的重要步骤，这些问题没有被本书遗忘。新的介入球囊和设备经常出现，本书尝试提供关于这些最新设备的信息。介入医师需要掌握一步步到达心脏通路的详细信息，因此常规和非常规的通路均被介绍。介入技术不可避免地会有一系列并发症，这些并发症和许多恢复技术也在书中有所介绍。

本书的作者与编辑们在正确的时间推出了一本急需的书籍。本书将会作为一本介入医师的快速实用指南。我毫不怀疑其将成为所有相关单位和图书馆的关键存书。

Evelina Children's Hospital, London, UK
Shakeel A. Qureshi

原著序二

非常高兴有机会能为这部关于先天性心脏病导管介入方法的书籍撰写序言。本书遵循“如何做”的格式，是多国专家知识和专长交流、碰撞的成果体现。

作为 Policlinico San Donato IRCCS 儿童和成人先天性心脏病部门的主管，多年来，我参与了先天性心脏缺陷的导管介入治疗这个有吸引力的领域。在这期间，我很高兴成为 Gianfranco Butera 和 Massimo Chessa 的导师，他们与我分享了参与到这个领域新技术快速持续发展过程中的激情。他们作为本书的作者，与 Andreas Eicken 及 John Thomson 一起，理应为出色的工作而获得祝贺。本书真正能够成为全世界青年医师和学员的日常伴侣。我相信资深医师和介入专家也会发现本书在日常实践中的作用。

Mario Carminati

Pediatric Cardiology Unit，
IRCCS Policlinico San Donato，
Milan，Italy

原著前言

在过去几年中，由于诊断技术的显著进步和手术及导管技术的提高，被诊断为先天性心脏病的患者人数急剧增加。

事实上，在美国成人先天性心脏病患者的数量几乎与儿童患者的数量相同。此外，由于器械技术以及非侵入性成像技术的进展，对各种先天性或手术后残留性心脏缺陷的安全、有效的基于导管术的治疗已成为可能。并且，这些接受导管治疗的患者恢复较快，住院时间短，具有更高的生活质量。

另一方面，实施此类先进技术的医师需要接受专业培训，也需要儿科及成人介入医师、训练有素的心脏超声医师以及麻醉师的紧密协作。

其实，针对先天性心脏病患者的介入心脏病学本身便是一个特定的领域，程序上，是任何为此类患者提供医疗服务的单位的基本组成部分。

在介入心脏病学领域的杰出成就是通过激情、能力、勤奋学习及对细节的注重获得的。

本书汇集了四大洲 30 多位世界知名专家的合作成果，针对 40 多个不同专题，在细节、提示和技巧方面，给予了详细的讲解。

本书为常规手术及其分步的操作方法提供了实用指南，针对实施导管手术时的疑难问题提供帮助。

本书凝聚了作者和编辑们的心血，以读者至上。

Milan，Italy	Gianfranco Butera
Milan，Italy	Massimo Chessa
Munich，Germany	Andreas Eicken
Leeds，UK	John Thomson

目　录

第一篇　概　述

第二篇　血管通路

第三篇　胎儿手术

第四篇　手术详细过程：瓣膜扩张

第五篇　手术详细过程：血管治疗

第六篇　手术详细过程：关闭或创建缺损

第七篇　手术详细过程：瓣膜植入

第八篇　手术详细过程：混合手术原则

第九篇　手术详细过程：其他

第十篇　附录：表格

第一篇>>>

概　述

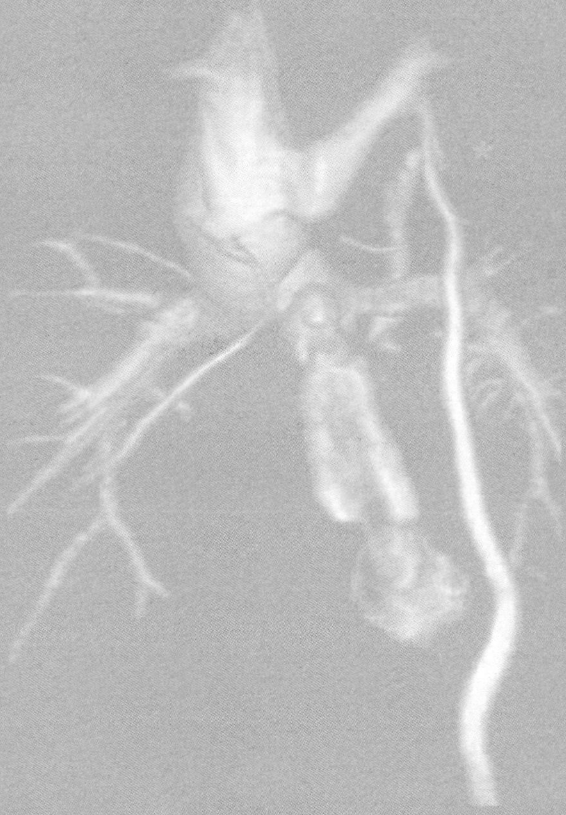

第1章　患者信息和知情同意

Patient Information and Informed Consent

Maarten Witsenburg
（崔晓辉　译）

1.1　引言

治疗性（诊断性）导管插入术是先天性心脏病领域中的一项重要技术。该技术从20世纪70年代的心房间隔切开术演化成为包括对各种缺损的器械封堵和经皮瓣膜植入术在内的范围广泛的医疗程序。

与所有的侵入性研究或者治疗一样，该技术并非没有风险，可能发生严重并发症。因此，该手术只能在全面权衡风险和收益后进行[1]。在这些手术中电离辐射的风险也必须要予以考虑，特别是对很多低龄患者。

患者（或其合法代理人）必须要同意建议的治疗方案，但是向患者介绍治疗相关信息的过程必须正当。使患者充分知情的职责及患者对治疗方案的同意结合称为知情同意。

知情同意是所有对先天性心脏病患者进行的诊断性或治疗性导管插入术过程中的关键一步。

1.2　背景

医学伦理学基于善良、自主、无恶意、公平和责任的道德理念。自主暗示了患者［和（或）其合法代理人］只能在接受了足够的信息后表示同意。有效的同意过程主要因素包括充分理解、获得充分信息和不被胁迫[2-3]。

在欧洲心脏病学会-欧洲心胸外科协会（ESC-EACTS）心肌再血管化方针中申明了向患者提供的信息应该是“客观无偏见、从患者角度出发、可循证、最新、可靠、易懂、可获取、相关，并且合法”[3]。

1.3 临床实践中的信息和知情同意

在非紧急情况下，诊断性或治疗性导管插入术的适应证应经过至少包括（儿科）心脏病学家、介入心脏病学家和心外科医生在内的多学科小组讨论。对非复杂性病例，本地书面批准计划书与多学科小组讨论结果具有同等效力。

在这种心脏专业小组中，适应证、风险和收益、可能的其他治疗方法，以及手术的时机都将被讨论。小组的决定及参与讨论的小组成员将被写入患者病历。

一旦小组做出决定，患者（或其合法代理人）将被告知。留出充分的时间讨论治疗的原因、时机、风险及可能的并发症非常重要。我们应该注意到，像一般患者这样的非专业人士，在经过和介入心脏病学家广泛的讨论之后，仍然会存在主要专业知识的缺失。患者的同意因此很大程度上是建立在对主治医师的信任的基础上。患者表示同意之后，讨论结果将被记录在病历上。基于当地的法规和实践，患者的同意可以是口头的或书面的。

在紧急情况下，上述的步骤可能没有时间实施。典型的实例是严重缺氧的D型大动脉转位的新生儿需要紧急球囊房间隔切开术来提高心房血液混合。在这种情况下，病情信息需要在手术后提供给患者，包括对可能发生的并发症的解释。

1.4　结论

对先天性心脏病的治疗建议很少需要高于 1C 级别的证据。所以专家意见具有决定性地位。即使是对于已经广泛开展多年的手术，手术的实施，包括并发症，最近才得以明确。

除此之外，在这些可疑适应证上可应用医疗器械。

重要的一点是，任何介入心脏病学家应该在手术前、中及术后以负责任的方式行动。不管并发症是否发生，他应该能向患者和同事解释已发生的问题和如何采取步骤减少进一步的伤害。

参考文献

[1] Feltes TF，Bacha E，Beekman RH 3rd et al（2011）Indications for cardiac catheterization and intervention in pediatric cardiac disease：a scientific statement from the American Heart Association. Circulation 123：2607-2652.

[2] Bonnet C，Greffi er A（2013）Paediatric cardiac catheterization：an information sheet. Arch Cardiovasc Dis 106：228-237.

[3] Wijns W，Kolh P，Danchin N，Di Mario C，Falk V，Folliguet T，Garg S，Huber K，James S，Knuuti J，Lopez-Sendon J，Marco J，Menicanti L，Ostojic M，Piepoli MF，Pirlet C，Pomar JL，Reifart N，Ribichini FL，Schalij MJ，Sergeant P，Serruys PW，Silber S，Sousa Uva M，Taggart D（2010）Guidelines on myocardial revascularization. Task Force on Myocardial Revascularization of the European Society of Cardiology（ESC）and the European Association for Cardio-Thoracic Surgery（EACTS），European Association for Percutaneous Cardiovascular Interventions（EAPCI）. Eur Heart J 31（20）：2501-2555.

第2章　导管室内小儿患者的麻醉管理

Anaesthesiological Management of the Paediatric Patient in the Catheterisation Laboratory

Giuseppe Isgrò 和 Marco Ranucci
（张　喆 译）

2.1 引言

随着治疗性心导管术在先天性心脏病治疗中的广泛使用，需要训练有素的小儿心脏麻醉医生在场，他们可以为小儿心脏病患者提供安全和持续的镇静或者全身麻醉。先天性心脏病的病理生理学专业知识，以及诊断和治疗性导管术临床意义的专业知识是必不可少的。

由于机械通气可引起血流动力学紊乱，并可造成检查结果改变，所以在镇静和全身麻醉中通常优先选择镇静，尤其在诊断性导管术中。全身麻醉主要用于治疗性导管术（如经皮瓣膜植入、房间隔缺损或室间隔缺损封堵、动脉导管未闭封堵或支架植入），术中必须使患者处于深度松弛状态，这样装置才能精准释放。

其他可影响镇静或全身麻醉选择的因素是患者的自身情况：年龄、临床表现和心脏病变的复杂程度。

患者在导管室接受诊断性和治疗性导管术时存在风险，因此需要对患者进行持续监测。

麻醉医生应当积极参与心导管术相关并发症的处理，而且也要对镇静和麻醉问题进行预防和处理。最后，出色的麻醉管理是指，术后患者能够以最佳的状态被送往麻醉后监护室或直接送往重症监护室。

2.2 麻醉

2.2.1 术前准备

为了评价患者的整体情况和心脏病的类型，并制订术后护理计划，术前的临床评估是必不可少的。重度发绀的患者在心导管术前应当补充水分，尽可能避免脱水。

应当根据年龄、临床情况和相关实验室检查结果来安排禁食。

应当进行常规术前检查（心电图、X线胸片、实验室检查），麻醉医生要评估检查结果。在某些情况下，还需要复查超声心动图。评估应当包括审查以前的麻醉记录和术前用药。

包括慢性发绀患者在内，部分患者存在术后出血的风险，因此应当准备红细胞、新鲜冷冻血浆和浓缩血小板，根据手术情况随时取用。

需要密切注意伴发疾病，如果有必要，应当推迟导管术并进行相应处理。

2.2.2 术前用药

术前用药的目的是减少焦虑和促进合作。这还有助于使患者忘记麻醉诱导时的紧张，尤其是在某些疾病（如法洛四联症、伴肺动脉高压的失代偿性室间隔缺损和左冠状动脉异常起源于肺动脉）中，可以减少肾上腺素分泌带来的不利影响。

年龄6个月以下的儿童或者病情重的患者通常不使用术前药物，因为在某些情况下，这会是有害的。

许多药物可以作为术前用药，最常使用的药物包括氯胺酮、咪达唑仑、芬太尼和吗啡。作为新型中枢性 α_2-受体激动剂，右美托咪定已经安全地用于心导管术，并且效果良好。

选择单一药物或联合用药，必须由麻醉医生对患者进行评估后确定，并且应以当地的经验和治疗方案为依据。

2.2.3　镇静和麻醉

可以根据术前情况实施镇静和全身麻醉，术前情况包括出现术后不良反应的风险，且风险（如肺动脉高压）与心导管术和麻醉药的使用相关。

不论何种心脏疾病，术前都应当和小儿心脏病医生就病理生理学进行讨论，以减少麻醉实施过程中的风险，尽管新型麻醉药物对心血管系统的影响已经大大降低（表 2-1）。挥发性麻醉药七氟烷对体循环血压和心率几乎没有影响。右美托咪定被认为可以预防术后心房颤动。

咪达唑仑可以安全地用于维持镇静，通常还联合使用芬太尼或吗啡。

如今应用肌肉松弛药使患者在全身麻醉下维持机械

表 2-1　推荐的麻醉药物

药物	诱导剂量	维持剂量
氯胺酮	0.5～2mg/kg	0.01～0.05μg/(kg・min)
咪达唑仑	0.1～0.3mg/kg	1～3μg/(kg・min)
丙泊酚	1～2mg/kg	3～5mg/(kg・h)
七氟烷	3%～5%	1%～2%
芬太尼	3～5μg/kg	1～2μg/(kg・min)
吗啡	0.1mg/kg	1～2μg/(kg・min)
顺阿曲库铵	0.1～0.2mg/kg	1～2μg/(kg・min)
右美托咪定	1μg/kg	0.2～1.4μg/(kg・h)

通气是安全的，因为随着许多新药的使用，不良反应的发生率下降，并且新型挥发性麻醉药和新型肌肉松弛药的联合使用已经使得恶性高热极少发生。

顺阿曲库铵是一种非去极化肌肉松弛药，阿曲库铵的顺式异构体，由于无组胺释放作用，可以在小儿麻醉中使用；并且其半衰期为22～29min，通过 Hoffman 代谢清除，因此可以安全地用于肾功能不全的患者。

2.3 心导管室内的监测和麻醉设备

2.3.1 心电图

心电图用于在术前、术中和术后连续监测心率、心律和 ST 段改变。

2.3.2 血压

体循环血压在大多数常规导管术中可使用有自动示波技术的无创监测。

在有风险的导管术中或患者病情危重时，可通过动脉置管来进行有创性血压监测。因此，导管室内必须备有动脉套管、传感器和冲洗装置。

2.3.3 脉搏氧饱和度

脉搏氧饱和度提供了连续且无创的氧饱和度监测，由于存在出现低氧的风险，镇静和全身麻醉的小儿心脏病患者都必须监测脉搏氧饱和度。

2.3.4 二氧化碳监测

这是一种连续且无创的呼出气二氧化碳检测方法，并且对于监测全身麻醉中通气是否充分或者监测麻醉机故障或失灵是非常有效的。此外，它可以提供肺灌注情况的有用信息，并且可以反映血流动力学变化。

2.3.5 体温监测

体温监测是非常重要的，尤其是对于新生儿，由于他们相对较大的体表面积和尚不健全的体温调节机制，存在出现低体温的风险。皮肤温度可以通过适当的探头来测量。如果需要测量中心温度，可以使用鼻胃探头。

为了避免儿童出现低体温，通过加湿器提高环境和吸入气体的温度非常重要。通过静脉输注的液体也需要加温。同时也推荐使用加热毯，尤其是对于新生儿。

2.3.6 连续混合静脉血氧饱和度（$ScvO_2$）监测

患有严重心脏病的小儿和成人在接受治疗性导管术时，可采用心排血量监测。为先天性心脏病患者植入可以测量心排血量的肺动脉导管，有时是不可行的。目前，可使用具备血氧监测功能的中心静脉导管来连续监测静脉血氧饱和度。这种导管与普通中心静脉导管的尺寸和长度相同，通常也从右侧颈内静脉植入（PediaSat 和 PreSep 导管——Edwards Lifesciences，Irvine，CO）（图 2-1）。

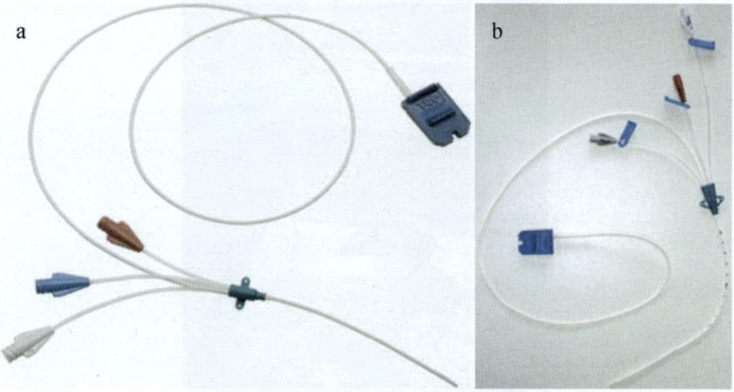

图 2-1　（**a**，**b**）PediaSat 导管（小儿）（**a**）和 PreSep 导管（成人）（**b**）（Edwards Lifesciences 提供）

心排血量增加或减少时，静脉血氧饱和度会迅速改变，因此连续监测静脉血氧饱和度有助于发现血流动力学状态的突然变化。

危重患者的早期目标导向治疗（EGDT）中也会用到这项参数。

2.3.7 近红外光谱（NIRS）监测

血流动力学监测的另一个工具是近红外光谱（NIRS）（图 2-2）。NIRS 的临床应用广泛，可以连续监测脑和内脏的灌注情况，也可提供信息用来判断全身氧供是否充足。一些研究者已经证实 NIRS 和 $ScvO_2$ 之间具有良好的相关性，虽然可以利用 NIRS 进行趋势监测，但 NIRS 不能准确预测 $ScvO_2$ 的具体数值。

2.3.8 麻醉设备

- 不同尺寸的用于静脉和动脉置管的套管
- 不同尺寸的中心静脉导管

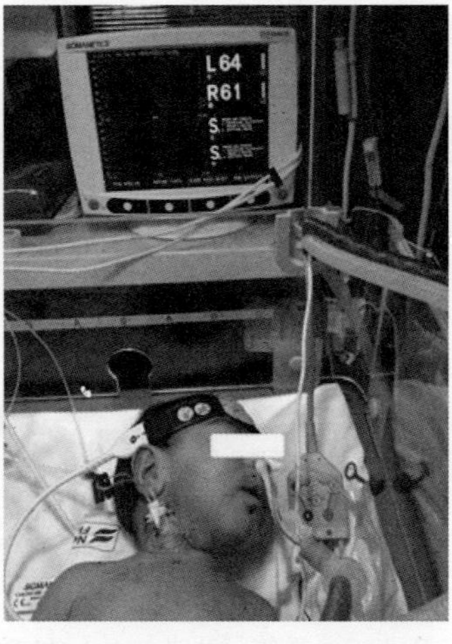

图 2-2 近红外光谱监测

- 不同尺寸的面罩
- 不同尺寸的气管内导管
- 备有气道管理设备和困难气道管理设备
- 吸引装置和不同尺寸的吸引管
- 装有吸入麻醉药的呼吸机
- 废弃吸入药物的清除装置
- 镇静、镇痛和麻醉药物
- 急救复苏药物
- 静脉输液器-液体（晶体和胶体）
- 除颤器
- 听诊器
- 自充气手控复苏球囊
- Foley导管和鼻胃管
- 血气分析仪

2.4　心导管术的并发症

与心导管术相关的并发症包括心律失常、急性瓣膜反流、低血压、低氧、血管/心肌破裂、心脏压塞和心脏停搏。

许多并发症是自限性的，并不需要治疗，如轻微的心律失常。每例导管术都应当有心脏外科医生作为保障，对于特别困难的高风险导管术，心脏外科医生应当处于待命状态。

其他一些并发症与导管术本身无关，而与患者在手术台上的体位有关：尺神经损伤，臂丛损伤，压伤。

应当由相关工作人员负责患者的体位。

在长时间的导管术后，经常会出现气道水肿伴喘鸣（喉痉挛），麻醉医生必须对这种气管导管拔除后的并发症有所准备并及时处理；治疗措施包括静脉注射类固醇和利尿药，偶尔也需要在术后给予数小时的无创通气

（CPAP——连续气道正压）。

导管术后可能会发生血管内血栓形成，通常和已知的与患者相关的危险因素有关（如新生儿、小婴儿）；可以给予肝素或溶栓治疗，需要进行血管外科处理的情况非常罕见。

其他主要并发症还包括急性肾衰竭（ARF），尤其是那些在同一天既接受导管术又接受外科手术的儿童。ARF 的发生与含碘造影剂的用量直接相关。如果允许，造影术后应当推迟进行外科手术（表 2-2）。

表 2-2　推荐的急救药物

33％葡萄糖
阿托品
肾上腺素
去甲肾上腺素
多巴胺
异丙肾上腺素
地西泮
氯化钙或葡萄糖酸钙
碳酸氢钠
利多卡因
皮质类固醇
氨茶碱

推荐阅读

[1] Bianchi P，Carboni G，Pesce G，Isgrò G，Carlucci C，Frigiola A，Giamberti A，Ranucci M（2013）Cardiac catheterization and postoperative acute kidney failure in congenital heart pediatric patients. Anesth Analg 117（2）：455-461. Epub 2013 Jun 18.

[2] Ranucci M，Isgrò G，Carlucci C，De La Torre T，Enginoli S，Frigiola A，Surgical and Clinical Outcome Research Group（2010）Central venous oxygen saturation and blood lactate

levels during cardiopulmonarybypass are associated with outcome after pediatric cardiac surgery. CritCare 14 (4): R149. Epub 2010 Aug 4.

[3] Ranucci M, Isgrò G, De La Torre T, Romitti F, De Benedetti D, CarlucciC, Kandil H, Ballotta A (2008) Continuous monitoring of central venous oxygen saturation (Pediasat) in pediatric patients undergoing cardiac surgery: a validation study of a new technology. J Cardiothorac VascAnesth 22 (6): 847-852. Epub 2008 Jun 20.

第 3 章　抗生素和抗凝
Antibiotics and Anticoagulation

Luciane Piazza
（张　喆 译）

在导管室内，需要应用抗生素来预防细菌性心内膜炎。尽管诊断技术、抗菌治疗、外科技术和并发症处理已有长足进步，但感染性心内膜炎（IE）因其高死亡率和并发症发生率仍然是一个不容忽视的问题。从理论上讲，可以通过预防性使用抗生素来防治心内膜炎。因此，自 1955 年开始，确立了在进行有创操作时，针对有可能因菌血症而继发 IE 的心脏病患者预防性应用抗生素的策略。

需要复习两个概念：

（a）预防——在没有临床感染的情况下，围术期使用抗生素来预防感染性并发症。

（b）菌血症——血液中存在细菌，可以有或者没有感染的临床症状或体征。

在导管室，预防感染的具体措施包括防止细菌侵入患者体内和预防性应用抗生素。

3.1　感染控制方法

- 包括感染控制措施和具体方法。

关于无菌术的最重要建议如下：

1. 给医生的建议（表 3-1）
2. 导管室环境（表 3-2）
3. 给患者的建议（表 3-3）

表 3-1 给医生的建议

洗手	是预防感染最重要的措施。使用消毒剂彻底刷洗双手和前臂，时间最少 2～3min。经过第一次彻底的洗手，部分医疗机构允许在后续手术中使用挥发性消毒液，以避免造成皮肤刺激和磨损
身体防护	每个导管室都应当针对帽子、口罩、手术服和手套的使用制订具体的规定。至少，术者在接触患者和手术车时，应当一直穿无菌衣并且戴无菌手套

表 3-2 导管室环境

防护服装	需要准备合适的导管室专用服装和鞋
室内清洁	导管室必须进行专业清洁。尤其应当对需要进行特殊清洁的情况制订规章，如血液溅出、需要上报的感染（如耐甲氧西林金黄色葡萄球菌）和其他有潜在传染性的情况（如患者存在活动性病毒疾病，如艾滋病或乙型肝炎）
通风	良好且高效的通风是强制性要求。应制订相关规定

表 3-3 给患者准备工作的建议

备皮	在手术当天或前一天，使用剪刀或脱毛剂在穿刺位置进行备皮
皮肤消毒	2%含乙醇的氯己定是最有效的消毒剂，但也可用聚维酮碘替代。由于新生儿和早产儿发生皮肤刺激甚至皮肤烧伤和药物吸收的风险更大，因此消毒时需要格外注意
手术单	在导管室内，需使用无孔手术单覆盖手术区域。手术单应当足够大，并且包含尺寸合适的可黏合部分，用来粘贴在手术区域周围的皮肤上

3.2 预防性应用抗生素

对于高危的心导管术患者，应当常规给予预防性静脉抗生素（表 3-4 和表 3-5）。预防性使用抗生素时的具体问题包括：

- 抗生素的选择
- 首次给药的时间点
- 预防性抗生素使用的持续时间

在常规的诊断性导管术中，大多数心导管医生不会预防性使用抗生素。部分医疗机构中，在导管术时间长或复杂的情况下可以使用抗生素。

然而，其他的一些临床情况也可能导致菌血症。因此，医生必须全面考量，才能更好地把握指征，给予预防性抗生素。例如，应区别对待早产儿、新生儿和免疫功能低下的患者。

表 3-4 感染性心内膜炎高危患者的病理学因素

人工心脏瓣膜
用于心脏瓣膜修复的人工材料
有感染性心内膜炎病史
先天性心脏病（CHD）
未治愈的发绀型 CHD，包括姑息性分流和管道
通过外科手术或导管术植入人工材料或装置进行先天性心脏缺陷根治，术后不满 6 个月
CHD 治疗后，在人工补片或装置处或者毗邻处有残余病变
接受心脏移植的患者，由于免疫抑制

表 3-5 预防性应用抗生素：剂量和方案

体质	抗生素	成人	儿童
标准	氨苄西林或	2g	术前 30～60min，
	头孢唑林或头孢曲松	1g	单次剂量 50mg/kg
过敏	克林霉素或	600mg	术前 30～60min，
	万古霉素	500mg	单次剂量 20mg/kg

3.3 导管术中的抗凝

心导管术中通常使用肝素来预防栓塞和血栓形成。

虽然有时也选择颈静脉和肱动脉或桡动脉，但心导管术中最常用的穿刺点是股动脉和股静脉。

所有的治疗性导管术中都使用肝素作为预防血栓的药物。与其他抗凝剂相比，肝素的优势在于半衰期短，并且易于拮抗。而且它已经应用了数十年，有大量的临床使用经验。

为了减少出血，使用肝素后必须对作用效果进行评估（表 3-6）。由于个体差异很大，所以很难提前预测肝素的作用效果。另一个不能忽视的问题是肝素诱导的血小板减少症。它是一种免疫介导的不良反应，连续使用肝素 5 天及以上的患者中有 3%会发生这种不良反应。

在导管术中可通过检测活化凝血时间（ACT）和（或）部分凝血活酶时间（APTT）来简单快速地判断肝素水平。通常在注射肝素后 30～60min 检测 ACT。在出现疑问时（出血或怀疑有血栓形成时），应进行重复检测。

静脉注射鱼精蛋白可以快速拮抗肝素的作用（表 3-7）。

鱼精蛋白的最大用量是 50mg。10mg/ml 的鱼精蛋白溶液的输注速度不应超过 5mg/min。

有鱼精蛋白过敏史的患者最有可能出现硫酸鱼精蛋白过敏反应，而接受过鱼精蛋白或鱼精蛋白胰岛素治疗的患者也有可能发生。

表 3-6　导管术类型和肝素用量

导管术类型	肝素推注量
诊断性静脉导管术	50UI/kg
诊断性动脉导管术	50～100UI/kg
诊断性动脉和静脉导管术	50～100UI/kg
治疗性导管术	100UI/kg

表 3-7　肝素的拮抗

距最后一次肝素给药的时间（min）	鱼精蛋白用量（mg）（患者每接受 100U 肝素）
<30	1.0
30～60	0.5～0.75
60～120	0.375～0.5
>120	0.25～0.375

推荐阅读

[1] Baumgartner H，Bonhoeffer P，De Groot NM et al（2010）ESC Guidelinesfor the management of grown-up congenital heart disease（new version2010）. Eur Heart J 31：2915.

[2] Monagle P，Chan A，Massicotte P，Chalmers E et al（2004）Antithromboticthe rapy in children：the seventh ACCP conference on antithrombotic and thrombolytic therapy. Chest 126：645-687.

[3] Wilson W，Taubert KA，Gewitz M et al（2007）Prevention of infectiveendocarditis：guidelines from the American Heart Association：a guideline from the American Heart Association Rheumatic Fever，Endocarditis，and Kawasaki Disease Committee，Council on Cardiovascular Disease in the Young，and the Council on Clinical Cardiology，Council on Cardiovascular Surgery and Anesthesia，and the Quality of Care and Outcomes Research Interdisciplinary Working Group. Circulation 116：1736-1754.

第 4 章　血管造影术：基础理论和造影剂

Angiography: Basics and Contrast Media

Jose Luis Zunzunegui
（潘湘斌　译）

心脏导管术在先天性心脏病儿童的病情管理中起到了非常重要的作用。它不仅可以辅助诊断，而且在多数情况下还是明确的治疗手段。本章着重阐述了充分计划、优化成像、控制荧光显微镜和影像参数的重要性，以及造影剂使用方面的基础知识，以便心脏病专家在不影响图像质量的前提下降低辐射剂量。

4.1　心脏导管术实验室设备概述及基础影像学

X-射线管是一根带有阴极（负极）和阳极（正极）的真空玻璃管。电流经过钨丝线圈（阴极），使之加热，电子被“烧”掉而脱离电线（热电子发射）。这些电子在强大的电压下从玻璃管的阴极向阳极加速，以千伏峰值（kVp）计量。该电子流被称为管电流，以毫安（mA）计量。在激发旋转的钨盘（阳极）之后，这些高速电子的动能绝大部分被转化成热能和少数 X-射线光子。电子击中钨靶的点被称为 X-射线管的聚焦点。X-射线光子携带的能量取决于管电流（mA）。X-射线经过患者身体而发生改变。一部分 X-射线由初始光束向不同方向散射，而另一部分被组织吸收；后者的过程称为衰减。从患者身体另一侧射出的光束为剩余X-射线，其减少量因患者体重而异。散射的射线对成像无效，并且对患者和导管术实验室的工作人员有辐射危害。

抵达靶点的X-射线再次于输入荧光体和光电阴极的作用下转化成电子；这些电子在阳极上聚焦、加速、激活并放射出可见光。可见光聚焦并传送到电视屏幕上，可供观看和储存。成像链中一个关键因素在于确保图像亮度相对恒定的自动曝光管理（automatic exposure control，AEC）。AEC由数字视频处理器到X-射线发生器的一套反馈系统完成；如果条件改变使得穿过患者的X线减少（例如，工作台移动到身体更加不透辐射的部位），向X-射线发生器的反馈将增加X-射线的总量和强度，以维持图像亮度不变。

心脏导管术实验室支持多种成像模式。X-射线透视用于实时查看，可提供的高质量图像以便观察到细小的导丝。X-射线透视成像应设置成可获得可用图像质量条件下的最低辐射。目前，变频脉冲透视系统是行业标准；X-射线光束设定为每秒30或15脉冲，或更少（脉冲频率越低，辐射量越少，但丧失了“猝跃”）。每次脉冲时长也被称为曝光时间，以毫秒（ms）表示，小儿心脏透视的典型设置区间为每脉冲1～4ms。

尽管高质量新型透视检查通常可以储存为低质量图像，多数情况下也可被接受，但是用于永久储存和复查的图像通常在采集（Cine）模式下获得。Cine模式下每帧需要多于普通模式大约15倍的辐射，因此应该谨慎使用。Cine模式下产生持续脉冲，小儿导管术实验室常用频率为每秒15、30或60帧（多数成年人使用每秒15帧）。必须使用快速帧频的情况包括：检查速动结构（如人工瓣叶）在心动周期中的状态，或极高流速通过血管床的设定下（如动静脉瘘），以及特别对于心动过速的患者。调整X-射线标准参数（mA，kV，ms）

通常不会对图像质量产生明显优化，反而有可能增加辐射量[1-2]。

4.2　降低辐射剂量及提高图像质量的策略

4.2.1　诊断信息应主要来自非侵入性检查

明确重要的解剖学变异（如全身性静脉异常）将有助于规划程序（如血管进入点），减少勘察解剖结构所需的造影量。应避免获取的造影信息与非侵入性研究（超声心动图、磁共振成像）中的已知信息重复。

4.2.2　正确安置患者（在工作台正中、平直）

使患者处于工作台正中，使心脏在任何视角下都处在区域中心位置。应避免在造影投影变化期间延长透视时间。将患者正确平直地安置在工作台上的另一优点是心血管结构可固定参照骨骼和气管的标志性结构（如卵圆窝、动脉导管等），从而最大程度减少试验次数、误差，或造成透视浪费。

4.2.3　在脉冲透视和 Cine 血管造影中使用可接受的最低帧频

使用脉冲透视，勿用连续透视。做好准备在使用中根据透视结构的类型改变帧频（例如，“速动” *vs.* “缓动”；“静脉” *vs.* “动脉”）。

4.2.4　禁止在透视过程中改变患者/工作台的位置或准直器/防护罩

患者应先移动到指定位置上，然后用透视仪迅速查看位置，再进行进一步调整。这对于在检查中患者需要助手帮助移动时尤为重要（如重新安放手臂）。

4.2.5 将不必要的身体部位（或器械）从透视区域内移开

这类典型案例包括将手臂留在射线的路径中。将手臂留在透视区域里不仅会造成对手臂的不必要辐射，而且会增加患者的总辐射量，因为不透辐射的手臂会使AEC补偿增加辐射输出量。操作人员的手以及任何不透辐射的器械留在透视区域内也会造成此后果。

4.2.6 必须在采集造影前试验性注入少量造影剂进行透视试验

在实际造影之前，试验性透视有助于校正造影体位、确定正确的放大模式（防止放大倍数过高而难以找到目标），而且这些信息可以储存、复查，以便做出决策。

4.2.7 使用可接受的最低放大倍数

重置放大功能可帮助测量，且不会对患者产生辐射。电子放大由于会增加辐射量，因此应谨慎使用。谨记，过度放大会造成寻找目标结构困难，从而进一步增加辐射剂量。

4.2.8 使用准直器和半厚防护罩

准直器在减少暴露于初始射线的组织体积和射线漫射方面极为有效；减少漫射，进而减少了实验室工作人员的辐射暴露，并且可增强图像对比度。作为一条通则，准直器应位于透视区域可见位置，并且透视过程中不可以使准直器大开。

4.2.9 将目标区域正确置于透视区中央

透视区中央的图像失真度最小，因此血管造影不应有意在透视区域边缘进行。并且，将目标区域置于透视区中央可以使瞄准更集中，并减少对患者身体组织不必要的辐射暴露。

4.2.10　使影像增强器最大程度靠近患者（使 X-射线管最大程度远离患者）

影像增强器离患者越远，辐射输入量以及实验室工作人员接收的漫射越高。增强器距离远也会造成几何放大，引起模糊。

4.2.11　尽量使用可减少操作员辐射暴露的血管造影体位

例如，通常情况下，右前斜位投影使 X-射线远离操作员，而左前斜位投影使 X-射线靠近操作员。

4.2.12　减少射线开启时间

禁止在讨论、思考下一项操作时，让透视设备继续运行。谨记，如果眼睛没有在看屏幕，脚必须离开透视仪踏板。

4.2.13　小儿插管时撤掉防散射网

在不影响图像质量的前提下可有效减少辐射量。

4.2.14　使用 X-射线支架位置储存功能

系统内存可储存有用的投影信息，可以跳过用透视设备确认位置的步骤而迅速返回运行。

4.2.15　使用双平面透视、路线图和覆盖功能

这些功能可以减少试验和误差，方便找到目标血管。

4.2.16 选择导管

端孔导管对选择性、手推少量性注射非常有用，例如注射进入冠状动脉、体肺侧支和其他小型或中型动脉。注射造影剂进入心腔、肺动脉或主动脉应该使用多侧孔导管。多侧孔有利于提高造影剂流速、快速注射，以及减少导管内起沫现象。

4.2.17 输送造影剂

一般情况下，针对描绘解剖结构，造影剂应尽量快速地通过导管送达体内，通常在1、2s内。作为一条通则，建议每次注射的造影剂体积为：输送至心腔或主动脉，1～1.5ml/kg；输送至肺支干，0.5～1ml/kg（每次注射最大体积为30～40ml）。对于描绘解剖结构，高流速比注射体积更为重要。造影剂的黏度与温度成反比关系；因此预热造影剂可提高造影剂在低剖面导管中的注射流速。多数导管实验室将造影剂保存在温箱里，并且注射器里有造影剂保温装置，在整个操作过程中给造影剂保温[1-2]。

4.3 造影剂

化学制药工艺的持续发展成就了现代造影剂卓越的高耐受性。但是，与造影剂相关的风险并没有完全消除，不同程度的副作用经常发生。因此，任何接受造影剂注射的人必须了解该造影剂的特点、适应证以及潜在副作用。

所有血管内碘化造影剂都是基于三碘化苯环。高渗造影剂（high-osmolar contrast media，HOCM）是最早的造影剂，相对便宜，但是效用有限。它们是在溶液中电离成−1价的单体（单苯环），阳离子为钠或者锰。非离子化合物的诞生促进了造影剂的发展。它们是在水中溶解但在溶液中不水解的单体。溶液中粒子较少，因此被称为低渗造影剂（low-osmolar contrast media，LOCM）。最新的一类造影剂是带有两个苯环（每个苯环也是带有 3 个碘原子）的双体分子，在水中不水解（非离子）。这些化合物叫作等渗造影剂（iso-osmolar contrast media，IOCM）（图 4-1）。造影剂的毒性随着趋近于血清渗透压而

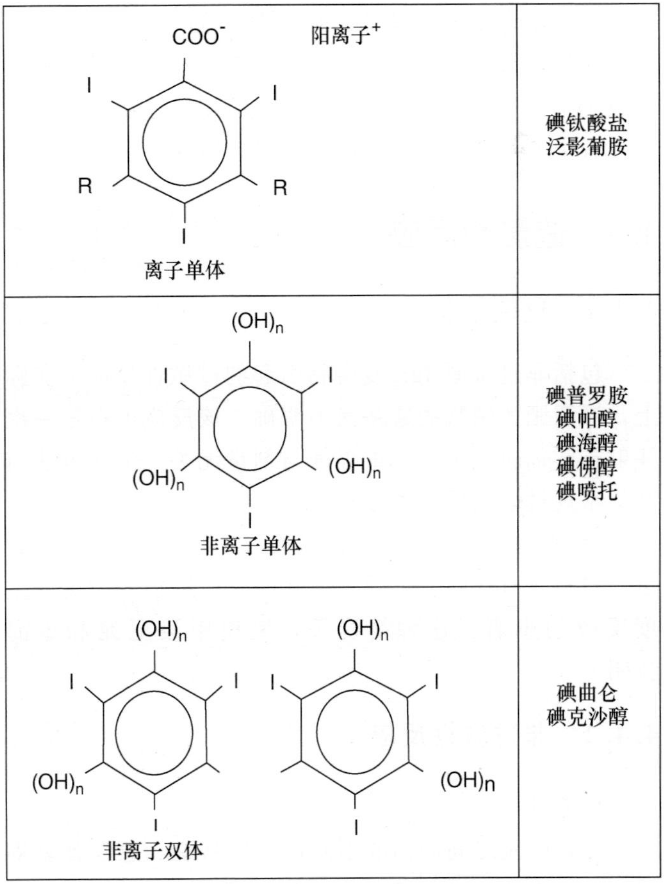

图 4-1　碘化造影剂化学结构及造影剂举例

降低。HOCM 的渗透压为 1570mosm/kg H_2O；IOCM 的渗透压与血清相似，为 290mosm/kg H_2O。

这些造影剂的作用是为成像提供足够浓度的碘，因此溶液中分子含碘率尤为重要。含碘率如下：HOCM 5.0，LOCM 3.0，IOCM 6.0。目前应用的碘化造影剂几乎全部由肾小球过滤出体外。肾功能减退的情况下，主要由胆经肠排泄。循环半衰期在正常肾功能下为 1～2h。现代诊断中，离子造影剂在导管实验室中极少应用。IOCM 的渗透压最低，每个分子的碘原子数最高，造影成像效果最好。但是，这种造影剂非常昂贵，所以非离子单体（LOCM）仍是最广泛应用的造影剂，在小儿患者中亦是如此。

4.4 造影剂反应

4.4.1 过敏性反应

包括非过敏原-IgE 复合物引起的过敏性反应。实际上，激活肥大细胞的通路尚不明确。该反应可在第一次注射造影剂时发生，严重程度与剂量无关。治疗方法与其他常规过敏性反应类似。

术前用药对具有较高过敏性反应风险的患者可能有益，包括具有哮喘、过敏，或之前对造影剂有中度或重度反应的患者。这种情况下，使用甲泼尼龙和苯海拉明。

4.4.2 非过敏性反应

肾毒性

尽管医院之间的标准不同，一般来说，急性肾衰竭的定义为血清肌酐升高 25％～50％或 0.5～1mg/dl。血清中肌酐在 3～5 天内达到峰值，但也可能在第一天就开始升高。小儿肌酐水平可能不够敏感，不足以查出肾衰竭；检验血清胱抑素 C 水平或肾小球滤过值或许更适合这些患者。造影剂引发肾功能不足的危险因素包括：年龄超过 65 岁、糖尿病、肝病晚期，以及严重充血性心力衰竭。临床症状因人而异，可以是完全无尿或少尿。多数症状是暂时性、可逆性的。轻度患者，血清肌酐 2 周内恢复至正常。情况严重时需要透析。预防肾毒性的主要手段为充分补充水分。可行的方案为 0.9%生理盐水，以 100ml/h 滴速补充，于注射碘化造影剂 6～12h 前开始，以及注射后继续 4～12h。小儿点滴速度根据患者体重做出相应改变。

心血管毒性

有心脏病的患者出现心血管副作用的概率和（或）严重程度有所增加。肺部血管造影以及心内和冠状动脉注射的风险最高。可能出现的副作用包括低血压、心动过速、心律失常。罕见的严重反应包括充血性心力衰竭、肺水肿和心搏骤停。

神经毒性

碘化造影剂的高渗性可引发血脑屏障变化。低渗或等渗造影剂可降低这些风险。潜在副作用包括头痛、神志不清、癫痫、意识改变、视物障碍、头晕。

4.4.2.2　血管迷走神经反应

这些表现为心动过缓和低血压。发生血管迷走神经反应时，应以头低脚高体位放置患者，必要时给予阿托品和静脉输入体液（盐水或乳酸钠林格液）[3]。

参考文献

[1] Justino H（2006）The ALARA concept in pediatric cardiac catheterization：techniques and tactics for managing radiation

dose. Pediatr Radiol 36 (Suppl 2): 146-153.

[2] Lock JE, Keane JF, Perry SB (2000) Diagnostic and interventional catheterization in congenital heart disease. Kluwer Academic, Boston/Dordrecht/London.

[3] Robbins JB, Pozniak MA. Contrast media tutorial. https://www.radiology.wisc.edu/fileShelf/ContrastCorner/files/ContrastAgentsTutorial.pdf

第 5 章　血管造影术：辐射暴露和标准投影

Angiography: Radiation Exposure and Standard Projections

Federico Gutierrez-Larraya，Angel Sanchez-Recalde 和 Enrique Balbacid-Domingo
（潘湘斌 译）

5.1　辐射暴露

传统 X-射线检查占检查总数的 93%，但只占总体剂量的 5%；诊断导管术（41%）、介入导管术（43%）以及计算机化断层显像（CT）（11%）使用了大约 95% 的总体有效剂量。患者和工作人员都有潜在的辐射风险。年龄、体重、双手和身体与 X-射线生成器的距离、X-射线设备配置、每天运行次数、运行时长都增加了小儿的辐射暴露水平。国家科学院出版的电离辐射生物学效应报告 2006 年第七版（BEIR Ⅶ）中声明其研究重点为儿童在诊断性心脏导管术中的辐射暴露。

5.2　辐射暴露的潜在危害[1]

5.2.1　确定风险

辐射诱发皮肤反应可能在辐射暴露 2～3 周后出现；引发轻微皮肤红斑的阈值约为 2Gy，皮肤暴露剂量超过 6Gy 时可预见大量红斑和脱发，10～15Gy 可能引发毛细血管扩张症和慢性放射性皮肤病，16～18Gy引发皮肤溃烂。高剂量的辐射会损伤结膜、虹膜、巩膜和视网膜血管，而较低剂量辐射则会导致晶状体产生不可逆损伤，在晶状体后极形成白内障。

5.2.2 随机风险

恶性肿瘤是辐射的一种随机效应[2]，也就是说，肿瘤发生并没有明确的辐射剂量阈值。多数辐射引发损伤可快速修复，但偶尔DNA断裂处配对错误可导致诱发癌症的点突变、染色体易位和基因融合。器官辐射量超过100mGy无疑可诱发致癌效应，只是安全的低阈值尚不明确。某些器官组织具有高风险性（例如脑、皮肤、甲状腺），另一些风险较低（生殖腺）。预测致命性癌症风险的增加率为每戈瑞（Gy）增加4%。根据BEIR Ⅶ报告中的预估，单次心脏导管手术导致癌症发生的终身归因风险（lifetime attributable risk）值为：女性2.1%，男性0.8%。对于典型患者，诊断及介入用X-射线用量范围为0～50mSv，相应的癌症风险不可以根据流行病学资料推断，因为缺乏统计学影响力。所以后期效果的风险根据从高辐射原子弹爆炸幸存者寿命研究中得到的线性无阈值模型推断，该模型支持观点：“没有安全剂量阈值的情况下，任何辐射剂量，不管再小，都不该认为是安全的”。该模型假设DNA损伤与辐射量成正比，而细胞反应机制在低、高辐射量下的运行效率相同。研究低剂量X-射线损伤效果的一种备受关注的手段是使用生物标志物。DNA双链断裂是导致离子辐射后续现象及染色体易位最为相关的病变，而外周血淋巴细胞中的微核已被证实是体细胞染色体损伤和癌变中间点的生物标志物。

5.3　医疗辐射对儿童的特殊问题[2]

任何辐射剂量下，儿童因为拥有更多迅速分裂的细胞和较长寿命，其诱发癌症的敏感性是成人的 3～6 倍。此外，任何操作中，小儿接收的剂量都比成人要大，器官距离近导致辐射剂量变大。先天性心脏病儿童经常反复进行 X-射线检查，每次检查累积增加终身风险。

相应的癌症终身归因风险的估测结果为：0～15 岁，男性，接收量 7.1mSv，风险为 1/804（致命癌症，1/1717）；0～15 岁，女性，接收量 9.4mSv，风险为 1/331（致命癌症，1/859）。但是，1 岁幼儿的风险（致命及非致命性癌症，男性 1/382；女性 1/156）比 15 岁儿童高 1.9～2 倍。多数实体肿瘤在至少 5～10 年的潜伏期后发作，白血病的潜伏期大约为 2 年。奇怪的是，来自 J. MacLaughlin 和来自 B. Modan 的两项关于小儿导管术中辐射暴露与癌症风险之间关系的组群研究的结论却恰恰相反。

5.4　术语[1]

空气比释动能（total air kerma，K，单位 Gy）是在介入参考点传播到空气中的、由于操作累积的 X-射线能量。它用于监控患者的剂量负担，与阈值相关的确定性皮肤反应有关。新型实验室传递的辐射剂量范围从每脉冲 23.4nGy 射向 25cm 平板感应区到每脉冲 56.6nGy 射向 16cm 感应区。

国际辐射防护委员会（The International Commission on Radiological Protection，ICRP）建议使用有效剂量（E）评估部分辐射暴露的效果，并将此与等效的全身辐射暴露风险联系起来。E 表明随机癌症风险。它综合考虑了辐射类型和受辐射的器官性征，反映了对身体各组织的不同影响力以及对全身的危害。有效剂量的单位为西弗（Sv）。1Sv 相当于在普通成人身上有 4%的概率发生致命癌症以及之后他的后代有 0.8%的概率有遗传缺陷。当代心脏介入操作中，血管造影术和介入疗法，分别产生 4～21mSv 和 9～29mSv 的有效剂量，因此相对剂量较高（1mSv 相当于大约 10 张胸部 X 线片）。报导过的小儿导管术的有效剂量范围是 2.2～12mSv，但各医院之间适应证、儿童年龄、体重和回访等差别很大。

剂量区产物（dose area product，DAP）——标准单位为 Gy·cm^2——其定义为吸收量乘以辐射面积，它体现在血管造影中，提示透视中传递到患者体内的 X-射线总能量和胶片顺序（图 5-1）。它由离 X-射线管一定距离处空气中的辐射剂量乘以该处光束的面积计算而得。冠状血管造影和介入产生的 DAP 范围分别为 20～

a

```
                         Protocolo de examen
------------------------------------------------------------------------
Info pacient:
Nomb:                                    Sexo: F  ID:
------------------------------------------------------------------------
Pos. d. paciente:  HFS                                 04-Sep-13 10:54:17

Pos. d. paciente:  HFS                                 04-Sep-13 10:54:28

4   CARD          FIXED    LV 3040                5s  30F/s  04-Sep-13 12:08:43
A 73kV   99mA   3.4ms  0.0CL large   22cm   75.7µGym² 9.4mGy   0LAO  25CRA 146F

4   CARD          FIXED    LV 3040                5s  30F/s  04-Sep-13 12:08:43
B 73kV  293mA   3.5ms  0.0CL large   20cm   85.3µGym² 16.6mGy  90LAO  0CRA 146F

5   CARD          FIXED    LV 3040                5s  30F/s  04-Sep-13 12:21:42
A 73kV  122mA   3.4ms  0.0CL large   22cm   90.4µGym² 11.3mGy   0LAO  25CRA 145F

5   CARD          FIXED    LV 3040                5s  30F/s  04-Sep-13 12:21:42
B 73kV  406mA   3.5ms  0.0CL large   20cm  116.1µGym² 22.6mGy  90LAO  0CRA 145F

6   CARD          FIXED    LV 3040                6s  30F/s  04-Sep-13 12:28:52
A 73kV  103mA   3.4ms  0.0CL large   22cm   89.7µGym² 11.2mGy   0LAO  25CRA 168F

6   CARD          FIXED    LV 3040                6s  30F/s  04-Sep-13 12:28:53
B 73kV  336mA   3.5ms  0.0CL large   20cm  112.8µGym² 21.9mGy  90LAO  0CRA 168F

***Datos de expos. acumulada***                        04-Sep-13 13:36:48
Fis.: Dr.               Expos.: 6    Fluoro:  21.2min Total: 1034.6µGym² 148.3mGy
A   Fluoro:   20.8min   451.8µGym²   53.1mGy          Total:  707.6µGym²  85.1mGy
B   Fluoro:    0.4min    12.8µGym²    2.2mGy          Total:  327.0µGym²  63.3mGy
========================================================================
```

图 5-1　（**a**，**b**）两项常规血管造影研究的剂量学报告。总 DPA 剂量与实时帧采集和投影相关。导管术实验室辐射由两种模式产生：透视或“Cine”血管造影。透视占用了 95%的 X-射线运行时间，但只产生 40%的总辐射量；Cine 只占用了 5%的总 X-射线导管运行时间，但产生 60%的总辐射暴露

b

```
                              Protocolo de examen

--------------------------------------------------------------------------------
Info pacient:
Nomb:                                          Sexo: F  ID:
--------------------------------------------------------------------------------
Pos. d. paciente:  HFS                                      05-Sep-13 08:51:39

1   CARD        FIXED   Card <12kg                 4s  30F/s  05-Sep-13 11:04:26
A  62kV  722mA  3.6ms  0.0CL large 0.6Cu 16cm   8.8μGym²  2.1mGy   0LAO  32CRA 109F

1   CARD        FIXED   Card <12kg                 4s  30F/s  05-Sep-13 11:04:26
B  62kV  728mA  3.9ms  0.0CL large 0.6Cu 16cm   5.1μGym²  1.6mGy  90LAO   0CRA 109F

2   CARD        FIXED   Card <12kg                10s  30F/s  05-Sep-13 11:05:15
A  62kV  728mA  3.8ms  0.0CL large 0.6Cu 16cm  25.5μGym²  6.2mGy   0LAO  32CRA 290F

2   CARD        FIXED   Card <12kg                10s  30F/s  05-Sep-13 11:05:15
B  66kV  273mA  3.4ms  0.0CL large 0.3Cu 16cm  16.3μGym²  5.2mGy  90LAO   0CRA 290F

3   CARD        FIXED   Card <12kg                 4s  30F/s  05-Sep-13 11:08:21
A  66kV  358mA  3.5ms  0.0CL large 0.3Cu 16cm  12.5μGym²  3.5mGy  43RAO  23CRA 112F

3   CARD        FIXED   Card <12kg                 4s  30F/s  05-Sep-13 11:08:21
B  66kV  736mA  4.3ms  0.0CL large 0.3Cu 10cm  11.6μGym²  6.8mGy  48LAO  30CRA 112F

4   3D          DYNAAUT  5sDR-L                    5s  30F/s  05-Sep-13 11:15:55
A  67kV   99mA  3.4ms  0.0CL small 0.1Cu 48cm  76.6μGym²  2.8mGy  99RAO   0CRA 133F

5   CARD        FIXED   Card <12kg                 3s  30F/s  05-Sep-13 11:20:26
A  62kV  553mA  3.5ms  0.0CL large 0.6Cu 22cm  12.9μGym²  1.4mGy   0LAO   0CRA  99F

5   CARD        FIXED   Card <12kg                 3s  30F/s  05-Sep-13 11:20:26
B  66kV  344mA  3.5ms  0.0CL large 0.3Cu 20cm  10.3μGym²  2.1mGy  90LAO   0CRA  99F

6   CARD        FIXED   Card <12kg                 4s  30F/s  05-Sep-13 11:21:17
A  62kV  589mA  3.5ms  0.0CL large 0.6Cu 22cm  10.8μGym²  1.7mGy   0LAO   0CRA 108F

6   CARD        FIXED   Card <12kg                 4s  30F/s  05-Sep-13 11:21:17
B  66kV  375mA  3.5ms  0.0CL large 0.3Cu 20cm  12.3μGym²  2.5mGy  90LAO   0CRA 108F

7   CARD        FIXED   Card <12kg                 4s  30F/s  05-Sep-13 11:44:42
A  66kV  347mA  3.5ms  0.0CL large 0.3Cu 16cm  13.5μGym²  3.9mGy  37RAO   1CRA 127F

7   CARD        FIXED   Card <12kg                 4s  30F/s  05-Sep-13 11:44:42
B  66kV  525mA  3.5ms  0.0CL large 0.3Cu 20cm  29.0μGym²  4.4mGy  45LAO  32CRA 127F

8   CARD        FIXED   Card <12kg                 8s  30F/s  05-Sep-13 12:11:44
A  62kV  727mA  3.8ms  0.0CL large 0.6Cu 16cm  16.2μGym²  4.8mGy   8RAO   1CAU 236F

8   CARD        FIXED   Card <12kg                 8s  30F/s  05-Sep-13 12:11:44
B  62kV  727mA  3.8ms  0.0CL large 0.6Cu 20cm  21.3μGym²  3.5mGy  81LAO   6CRA 236F

***Datos de expos. acumulada***                              06-Sep-13 07:42:13
Fis.: Dr.                 Expos.: 15    Fluoro:  56.8min Total:  485.9μGym²  99.5mGy
A    Fluoro:   36.9min    120.1μGym²    31.6mGy          Total:  297.0μGym²  58.1mGy
B    Fluoro:   19.9min     82.9μGym²    15.4mGy          Total:  188.9μGym²  41.4mGy

================================================================================
```

图 5-1（续）

106Gy·cm² 和 44～143Gy·cm²。为预测辐射引发后遗症的风险，剂量区产物（Gy·cm²）必须转化成有效剂量（mSv）。

计算机化断层显像（CT）中，剂量长度产物（dose length product，DLP）是报道的标准剂量测量值，用 mGy·cm 表示。剂量的重要差异在于既存算法的 CT 操作协议不同、有/无心脏门控，及门控类型（前瞻性/回顾性）等等。早期回顾性门控的研究，无剂量调节，传递的剂量＞15mSv。回顾性扫描、无剂量调节（前期探索）对于一名 20 岁女性，估测终身癌症风险可达 1∶143。

扫描仪产生的 DLP 和导管术产生的 DAP 不能比较。有效剂量（mSv）允许跨模式比较辐射剂量。心脏 CT 扫描中，估算有效剂量最常用的方法是在剂量长度产物（DLP）上实施一个转换变量；之前报道中转换变量的范围是 0.014～0.019mSv/(mGy・cm)，基于报道的组织权重，由 ICRP 更新。也有通过 DAP、投影角度、kV、透视区面积、辐射暴露时长、数据采集时每秒帧数、患者身高体重等计算有效剂量的电脑程序。用于传统侵入性冠状血管造影的转换变量也已被应用，基于早期 ICRP 组织权重；已报道的转换变量范围很大，为 0.12～0.26mSv/(Gy・cm^2)，其中 0.26mSv/(Gy・cm^2) 最常被简化为 0.20mSv/(Gy×cm^2)。平均心脏 CT 和血管造影分别相当于将近 100 张和 300 张胸部 X 线片（一张胸部 X 线片＝0.02mSv）。

5.5 侵入性心脏操作中如何管理辐射剂量[1]

5.5.1 前期操作

使用剂量计和适当防护：防护罩、铅窗帘、围裙和眼镜。应学习了解辐射防护，了解屏幕剂量评估。学习使用设备，如何储存荧光剂、调整脉冲和帧频。做好研究规划。

5.5.2 操作

记住当前任务，使用“可合理达到的最低”辐射（“as low as reasonably achievable”，ALARA）。谨慎使用荧光剂和 Cine 模式。图像质量不重要时，收好荧光剂。基本原则是获取质量足够的图像，而非质量尽可能最好的图像。尽量使用低级模式的图像增强器：试图在透视和图像采集模式下使用最低帧频。X-射线管和患者之间的距离需保持最大化，增强器和平板感应器越贴近患者越好。使用可进行准确分析的最低放大倍数。使放射线束时间最小化（“Cine”采集制造相比透视模式高 12～20 倍的剂量强度）。典型研究中，数据采集占 60%～70% 的总 DAP。瞄准可有效减低辐射，新型系统带有计算机虚拟控制瞄准。减少辐射的斜度：20°右前倾斜得到最低的病人 DAP；头位和足位的斜度对剂量增加作用明显，左外侧角度剂量最大。因为工作 6h 后放射操控次数增加、时间变长，因此操作员疲劳也会使辐射暴露增加 28%。记住，充分使用过滤网，特别是对于幼儿（＜15kg）；还有一条简单法则，操作员距辐射源的距离加倍可使操作员的辐射暴露减少至 1/4。操作员和工作人员的辐射暴露与剂量区产物直接相关：当运行双平面 Cine 采集模式时，散射辐射量增加 5～21 倍。小儿心脏病专家可轻易达到晶状体混浊的阈值，因此他们应该戴护目镜、围裙和围领，并正确使用防护板、帘子等（图 5-2）。

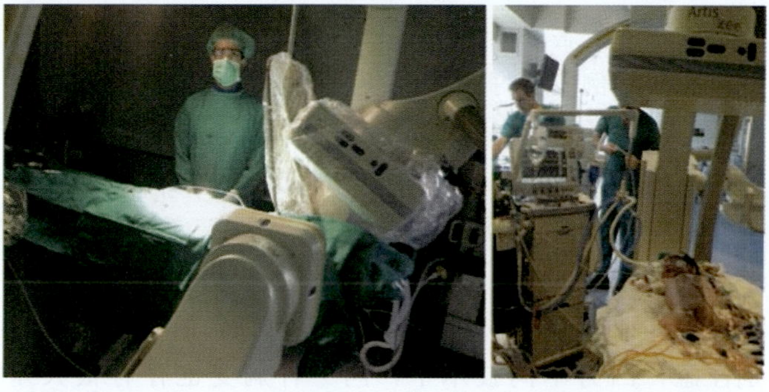

图 5-2 幼儿患者通常非常虚弱，需要呼吸机、泵、GE 管等。患者应靠近平板感应器或信号增强器；操作员应使用防护罩、窗帘、护目镜、围领和围裙。这些注意事项经常阻碍达到便利角度或双平面组合，进而无法在幼儿体内完成插管、设置防护和移动电线等操作

5.5.3 后期操作

记录辐射剂量。在接下来的数周里回访高剂量患者；如果出现皮肤反应，向患者推荐皮肤科专家。

5.6 血管造影投影

结构性心脏操作重点在心腔和大于 3mm 的冠状血管操作区的结构，存在较大局限性风险和 Z 轴假象。血管造影产生二维投影，因此需要可最大程度降低“Z 轴”对图像影响的多重正交视图来了解心脏和血管的三维结构。过去，X-射线系统是固定的，倾斜、定角投影通过改变患者在操作台上的位置来实现。有幸当下的 C-臂可移动达到理想投影。

指导思想是获得轴性、非重叠，或缩短的各种结构形貌；针对相同结构或病例在不同患者中的差异，可能需要大量不同角度。尽管二维血管造影将继续占领主导，先进的数字成像和细节取胜的三维重塑系统可实现更精确诊断，最大程度减少造影剂的污染和对患者及操作员的辐射危害。

每个病例应做好预期准备，特别注意之前的血管造影、CT 和 MRI，因为在大多数情况下，由这些检测结果构成的 3D 重塑结构可用于预期投影优化配置。影像工作站包括帮助多重模式（透视、超声、CT 和 MRI）融合的软件包，但是在实时使用过程中仍存在严重的局限性，如耗时、需要专家在场；再例如，测量时需要特别注意，因为不同技术下，同一种病变也存有很大差异。记住，血管造影图像具有更好的瞬时分辨率，而 MRI 和 CT 图像是合并整个心动周期的图片。今后的发展方向将是整合各种成像模式；某个单一技术得到的信息可以强化并融入另一种技术获得的信息中。

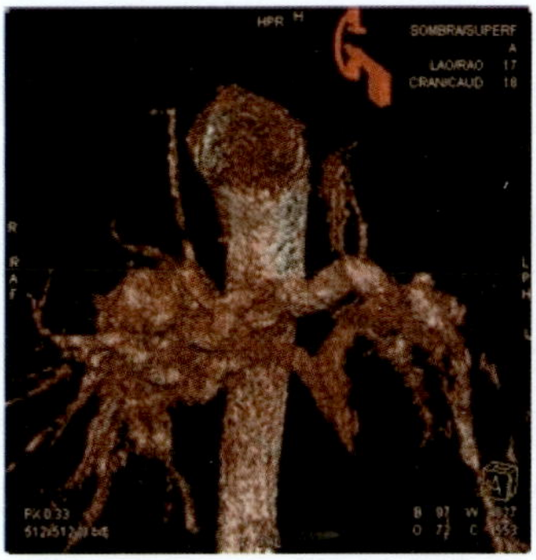

图 5-3　插管过程中通过血管造影计算机化断层显像（angiographic computed tomography，ACT）获取并处理的3D结构重塑。最佳 C-臂角度可以通过转动图像进行预测。患有肺动脉闭锁合并室间隔缺损和多处肺主动脉侧支脉络的幼儿的主动脉造影

血管造影计算机化断层显像（angiographic computed tomography，ACT）提供来自环绕血管造影操作得到的横截面 CT 图像，该操作使用了安装在 C-臂上的平板感应器。可以在另一个工作站中操控获得体积，在介入套件中与高质量 CT 软组织图像结合形成三维的血管造影图像，可以在实时操作过程中使用。ACT 对决定最佳摄像头角度尤为有用（图 5-3），有助于在标准双平面或单平面透视导向中选择最佳倾斜角度。这种模式仍存在局限性，需要额外培训：图像来自 5s 臂转动 210°期间等时拍摄，狭窄处或近支架处有信号遗失，需术后手动改动开窗大小，等等。尽管如此，在一些病例中，ACT 具有超越传统 CT 的优点：相同操作下，ACT 获取图像更简便；可作为覆盖在路线图上的 3D 图像，指导插管操作；总辐射量和长 Cine 采集相当，造影剂剂量与 CT 相比相当或更少。但是我们缺少更多关于这项技术优势的信息。实施术前 CT 扫描和 C-臂术中扫描会增加辐射和造影剂的量，我们需要对同一个患者实施这两种扫描吗？

尽管没有统一答案，双平面设备可减少造影剂总剂量（关键问题之一），同时帮助寻找目标位置，但不保证明显减少 X-射线总剂量。心血管造影的投影包括正

面、侧面、左/右倾斜、带/不带轴性（头足位或足头位）角度。决定一组投影的因素包括已知信息、设备功能，以及患者的物理限制。标准双平面配置包括右前斜位/左前斜位、正面或侧面投影，带有附加头位或足位倾斜，但有无数种组合，因人或位置而异。

将所有病例和介入操作收录在一本指南中是不切实际的，在这简短的一章中更不可能。这里介绍一些经验方法：第一步，确定正确的深浅度。第二步，选择头位或足位倾斜度（表 5-1）。

注意，不仅要获取优质图像，还要保证图像可用。如果图像生成器的位置与导管、防护板、导线等相互妨碍，这种角度就没有意义（图 5-4）。

表 5-1 推荐投影选择

投影	角度，方案 A	角度，方案 B
常规右前斜位	40°右前斜位	
正面	0°	
浅左前斜位	1°～30°	
直左前斜位	31°～60°	
深左前斜位	61°～89°	
左侧	90°左	
头位倾斜右前斜位	30°右前斜位＋30°头位	
头位倾斜正面（坐立视角）	30°～45°头位	
头位倾斜浅左前斜位	25°左前斜位＋30°头位	
头位倾斜中度左前斜位（长轴倾斜）	60°左前斜位＋30°头位	
头位倾斜深左前斜位（肝锁骨视角）	45°～70°左前斜位＋30°头位	
足位倾斜正面	45°足位	
前后位和左侧位	0°	左侧位

表 5-1（续）

投影	角度，方案 A	角度，方案 B
长轴倾斜	30°右前斜位	60°左前斜位＋20°～30°头位
肝锁骨视角	45°左前斜位＋30°头位	120°左前斜位＋15°头位
特殊病变	角度，方案 A	角度，方案 B
肺动脉狭窄	0°＋30°头位	左侧位
RVOT-MPA（坐立）	10°左前斜位＋40°头位	左侧位
LPA 双平面的长轴	30°右前斜位	60°左前斜位＋30°头位
LPA 长轴		60°＋20°头位
ASD	30°左前斜位＋30°头位	
PA 分支	30°足位＋10°右前斜位	20°足位
左心室流出道梗阻	右前斜位	长轴倾斜
主动脉缩窄	0°/浅右前斜位/浅左前斜位	左 LAT/长轴倾斜
室间隔缺损膜周		长轴倾斜
室间隔缺损入口和肌肉		肝锁骨视角
室间隔缺损出口	右前斜位	
动脉导管未闭	30°右前斜位	左侧/左侧＋足位
Mustard 上挡板阻挡	30°左前斜位＋30°头位	
Mustard 下挡板阻挡	正面	
主动脉弓和肺动脉分支间的手术瘘	浅右前斜位/左前斜位	
Fontan 手术，隧道/管道阻塞	0°	左侧
Fontan 手术开窗术	浅右前斜位/左前斜位	

修改自 Wilkins et al.[5]，Table 2，p 300（with permission from BMJ Publishing Group Ltd）

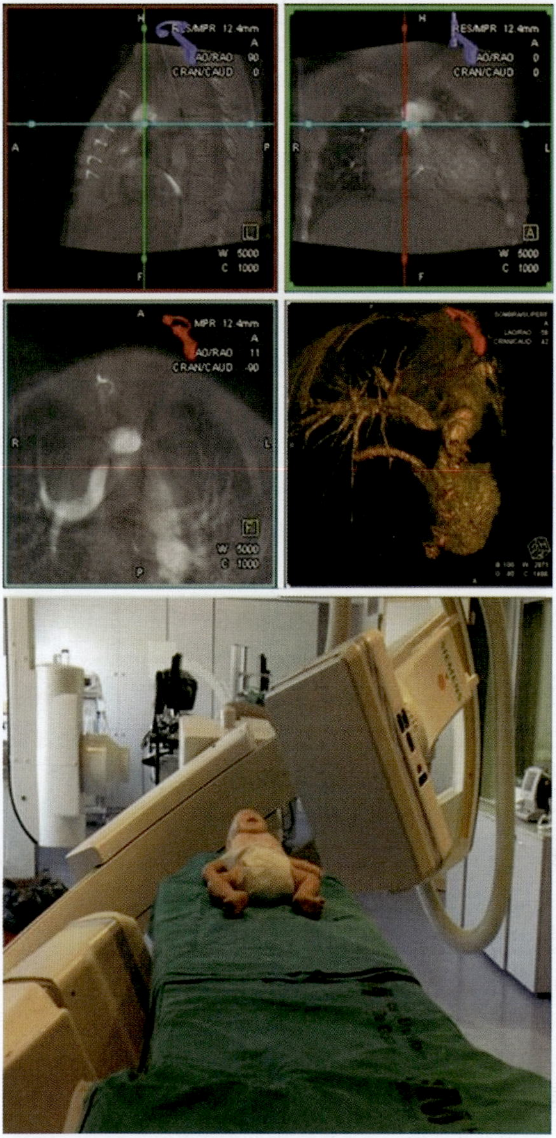

图 5-4 尽管在一些病例中，断层扫描和 3D 重塑可帮助选择理论上足够的 C-臂角度，事实上却很难成功。有时候机械达不到，或操作上有严重局限，无法实现

5.7　特殊病变（左主动脉弓正位）[3]（图 5-5）

5.7.1　继发孔型房间隔缺损和窗孔 Fontan 术

描绘继发孔型房间隔缺损的最佳角度是 30°左前斜位＋30°头位。如果使用球囊，投影会延长球囊的轴，达到准确测量。

5.7.2　室间隔缺损

应在插管之前研究好缺损的位置，以便选择最佳投影。对于膜周部缺损，使用中头位左前斜位投影，即 50°～60°左前斜位，头位倾斜至最佳角度。后位缺损最好使用四腔心体位。双平面同时正交右前斜位有助于呈现缺损形态。右前斜位视角描绘高前和漏斗（出口）的缺损。肌部室间隔缺损患者通常有多处缺损，因此多次投影有助于评估整个室间隔，可以从四腔心体位开始。

5.7.3　动脉导管未闭

多数病例中，仅用正侧位就可直接实施闭合。如果不能明确形态，同时或增加浅右前斜位可将导管完美呈现。如果患者导管弓与主动脉弓重合，足位适当倾斜可能有所帮助。

5.7.4　主动脉弓上和肺动脉分支之间的手术瘘

通常，正面投影时，主动脉弓阻挡血管轮廓，因此需要瘘、侧浅右前斜位或左前斜位的协助。

5.7.5　主动脉瓣

在正常情况下，大动脉与主动脉瓣膜的动脉管径一致，长轴和右前斜位双平面投影效果更佳。主动脉瓣上

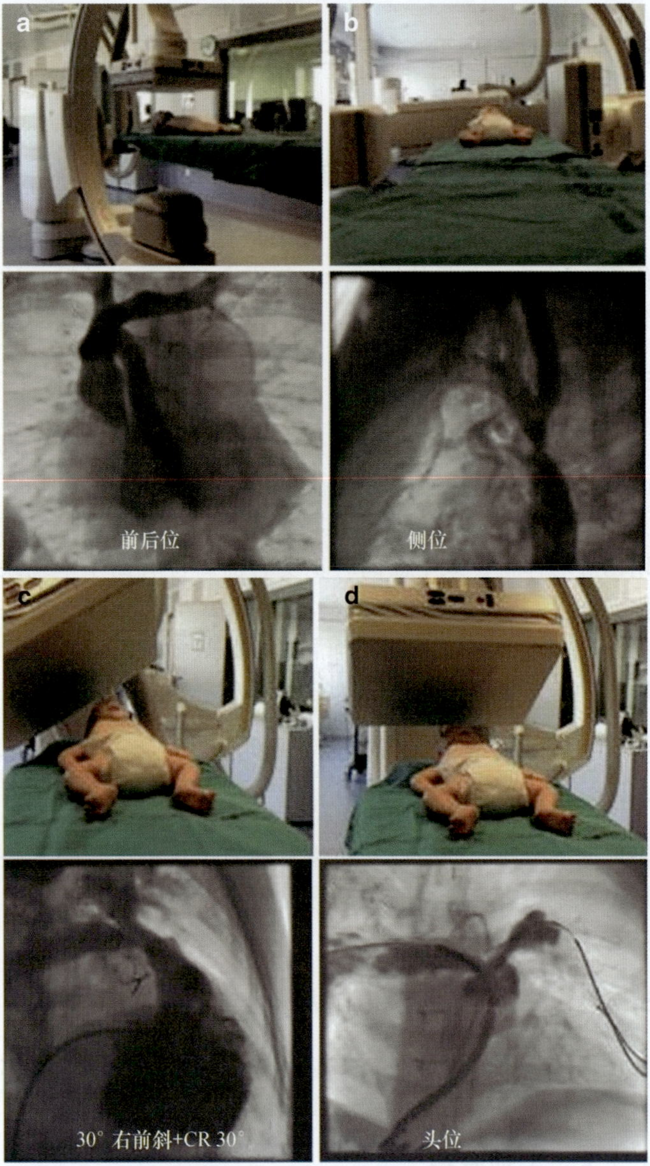

图 5-5 （**a**）严重上腔静脉狭窄，前后位投影。（**b**）左侧位主动脉自然缩窄。（**c**）浅右斜位 30°＋头位投影，术后重度主动脉瓣上狭窄。（**d**）浅头位角度，术后肺动脉源点和尾端严重双侧狭窄

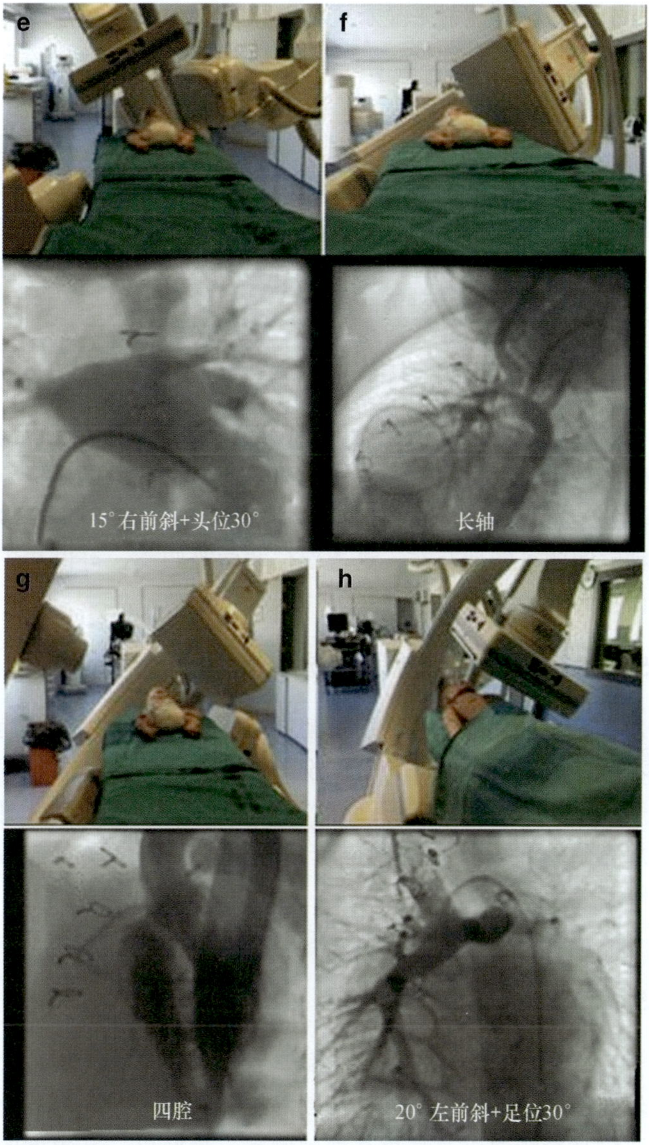

图 5-5（续）（**e**）浅右斜位 30°＋头位（“长轴”），房间隔。（**f**）深左侧斜位 70°＋浅 20°头位（“长轴”），主动脉弓“打开”。（**g**）40°左斜位＋40°头位，多发性肌部室间隔缺损（“四腔心体位”）。（**h**）浅左斜位＋浅足位，Glenn 术后患者无吻合口狭窄

狭窄需要额外注射来显示冠状动脉开口。

5.7.6 主动脉缩窄

可用后前位、左侧位和深/浅左前斜位/右前斜位造影。如果使用双平面，30°左前斜位和左侧位＋15°足位倾斜可减少导管相撞或支囊重合。横向主动脉弓的最佳显示角度为左后斜位。注意横向主动脉弓，尤其是要将支架植入头颈血管附近的时候。

5.7.7 Mustard 挡板

查看上挡板阻挡，30°左前斜位＋30°头位是观察病变的最佳角度。由于升主动脉离得非常近，所以要格外注意。正面投影可充分呈现下挡板阻挡病变。因为有多种空间的可能性存在，渗透部位非常难归类，可以从正面投影开始排查。

5.7.8 双向腔静脉肺动脉连接

腔静脉到肺动脉连接是朝向右肺动脉的前表面，而不是在上表面，因此前后位投影将重叠吻合口。30°足位＋10°左前斜位可以展开此区域，使显示左/右肺动脉更加充分。方案 B 中左侧位带/不带 10°足位可展现前后维度。

检查静脉侧支可用前后位＋侧位。

5.7.9 Fontan 手术

接受 Fontan 手术的患者，无论是横向隧道还是心外连接，都应该检查上、下腔静脉和肺循环，确定静脉通路是否畅通以及是否有静脉侧支。最好以一定角度的右或左前斜位观察开窗，侧支最好以后前位和侧位投影观察。

5.7.10　肺动脉瓣狭窄、法洛四联症及肺动脉瓣闭锁伴室间隔完整

在肺动脉狭窄和右心室流出道病变中，后前位投影会缩短该结构。30°头位＋15°左前斜位可展开漏斗，避免肺动脉瓣及主肺动脉和肺动脉分支重叠。测量瓣的最佳角度是左侧位投影加侧方感应器 10°～15°足位倾斜，使分支血管分开（这种情况下，流出道会缩短）。

5.7.11　肺动脉分支狭窄

这是血管造影中最难的部分。每个病例都需要在一般原则上进行调整，而且存在个人偏好。

首次注射最常用的是头位倾斜的正面投影带左侧位或右前斜位/左前斜位投影，可以看见近端和肝门区。因为经常出现重叠，可以通过增加或减少右前斜位或左前斜位角度，以及增加足位或头位倾斜度来进行调整。

对于右肺动脉，浅右前斜位投影带 10°～15°头位倾斜可以将上/中肺叶分支分开，左侧位带 15°足位倾斜可以打开所有前方血管。

研究后左直左肺动脉，建议使用 60°左前斜位＋20°头位，加侧方感应器足位倾斜。

如果主肺动脉有动脉瘤并阻挡汇流，方案 A 中深 30°足位加 10°～20°右前斜位可展开分叉。

5.7.12　完全型肺静脉异常连接

向主肺动脉注射，在已知或怀疑肺静脉高压的情况下向各支气管注射，以前后位和左侧位投影。

参考文献

[1] Kuon E（2008）Radiation exposure in invasive cardiology.

Heart 94：667-674.
[2] Andreasi MG（2009）Radiation risk from pediatric cardiac catheterization. Friendly fire on children with congenital heart disease. Circulation 120：1847-1849.
[3] Benson L，Mikailian H（2007）Angiography. In：Sievert H，Qureshi SA，Wilson N，Hijazi ZM（eds）Percutaneous interventions for congenital heart disease. Informa UK Ltd，London，pp 15-31.

第 6 章　导管和导丝
Catheters and Wires

Adam Koleśnik 和 Grażyna Brzezińska-Rajszys
（潘湘斌 译）

6.1　诊断导管

诊断导管是通过有止血阀门的血管穿刺鞘插入患者血管和心脏的薄壁导管。导管的结构、几何形状和其他特征取决于其使用目的。市面上有各种导管器械制造商提供的各种不同设计和技术特点的导管。导管是根据其形状、设计人员的名字或其将进入的血管名称来命名的。不过，最基本的导管选择原理是它们必须起到预期作用。因此，在小儿心导管室中，介入医师经常会使用当前手术专用导管之外的其他设计的导管。无论如何，有一些基本导管分类是心导管介入医师必须熟悉的。

6.1.1　导管解剖结构

虽然诊断导管通常看起来像简单的塑料管，但它们的结构是十分复杂的。使用的材料必须对患者是安全的，保证可操作性，能响应施加的扭力，抗扭结，可抗造影剂注射过程中产生的压强，并能保证 X 线透视检查下的良好可视性。

当选择导管时，有数种性质是至关重要的。外直径通常是以 French（F）为单位表示，外圆周以毫米为单位（相应于约 0.3mm 外直径），内腔直径以十进制小数表示，以英寸为单位（如 0.035″），长度以厘米为单位，最大压强以磅每平方英寸（psi，1psi＝6.89kPa）为单位，最大流速以毫升每秒（ml/s）为单位。

在描述导管的远端和近端方向时存在一些不同。在本章节中，导管尖端会被称为其远端，鲁尔锁转换器远端则被称为其近端。

导管操作需要在导管位于患者体外的部分施加扭力。此扭力必须传递至尖端。此外，如上文所述，在通过血管和（或）腔室时，导管必须抗扭结并提供部分支撑。这就是导管的杆通常都是由塑料材料（尼龙、聚乙烯、聚氨酯、PTFE）与薄金属网状组织编制而成的原因。导管的尺寸和导管远端是否由编制或非编制材料制成取决于制造商。导管尖端本身通常缺乏加固，以便保证其柔软性并最大程度地减少伤害血管壁的风险。导管远端可附加显影标记来改善其可视化性能。部分导管拥有末端单孔用于造影剂注射、压强测量和推进导丝，而诸如血管造影导管则拥有多个侧孔用于均匀分布造影剂。建议在通过仅拥有一个端孔的导管注射造影剂时避免任何高的压力。球囊尖端导管在其尖端拥有一个二氧化碳可膨胀球囊。此球囊可在血流中自由浮动并防止了在心腔中与腱索之间的纠缠。有些其他导管具有可令其表面光滑的亲水涂层，有助于其滑入曲折的血管。定标导管在其导管壁上嵌入了额外的已知距离的显影标记，用于精密校准和测量。

6.1.2 导管类型

6.1.2.1 血管造影导管

血管造影导管的主要目的是通过向血管或心腔内注射造影剂的方法显示心脏的解剖结构。导管末端的多个侧孔有助于在心室造影和血管造影中均匀分布并有效输送造影剂。端孔可允许导丝通过导管插入。血管造影导管可在注射过程中承受高压和造影剂流速，且并不会令导管回弹。

猪尾导管恰如其名，拥有一个猪尾形状的尖端（图 6-1a 和图 6-2）。此类导管管壁很薄，尤其是在远

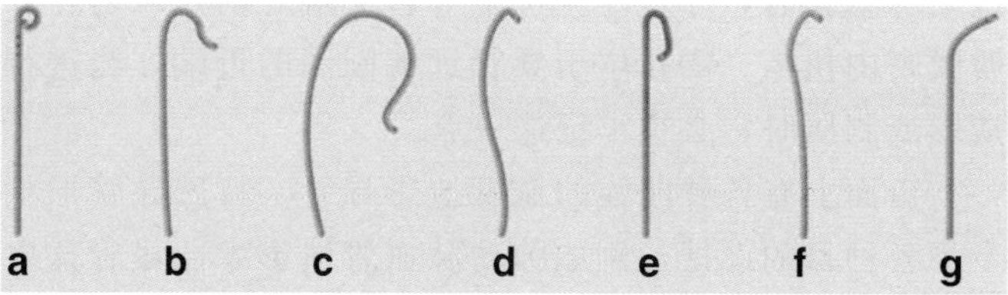

图 6-1　选定扭力控制导管的形状（见正文）。（**a**）猪尾导管；（**b**）Amplatz 左冠状动脉导管；（**c**）Amplatz 右冠状动脉导管；（**d**）乳内导管；（**e**）Judkins 左冠状动脉导管；（**f**）Judkins 右冠状动脉导管；（**g**）多用途导管

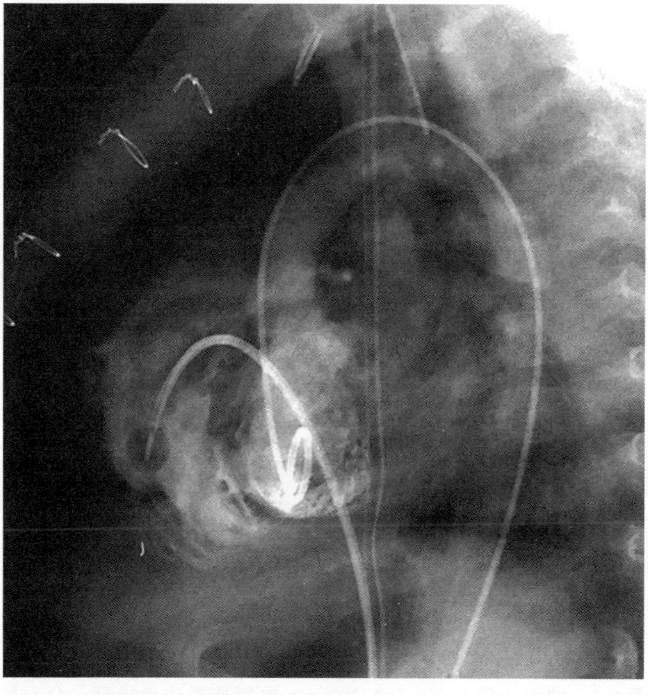

图 6-2　猪尾导管（佛罗里达州迈阿密湖 Cordis）进行的左心室造影（逆行通路）——侧位投影。2 岁大患者接受肺动脉环束术和主动脉弓发育不全及缩窄手术修复后的多处室间隔缺损

端部分，而这能使其柔软但很容易扭结。因此，猪尾导管必须在内部带有导丝的情况下推进和撤回。当逆行经过动脉瓣膜时，导丝环应位于导管尖端之前，以防止在瓣膜窦内扭结。侧孔位于导管远端圆圈的近端，当进行造影或测压时，必须牢记这一点。

市面上有各种曲线的血管造影导管。特殊导管形状专为各种目的设计，例如肺动脉血管造影术。尽管这些导管的形状和其他特征都不同，但其主要原理是相同的。因此，本章节中将不会对其进行描述。

市面上有各种曲线类型的血管造影导管。特殊导管形状专为各种目的设计，例如肺动脉血管造影术。尽管这些导管的形状和其他特征都不同，但其主要原理是相同的。因此，本章节中将不会对其进行描述。

Berman 血管造影导管是一种没有端孔的球囊尖端导管（图 6-3a）。因此，无法通过导丝推进。由于此导

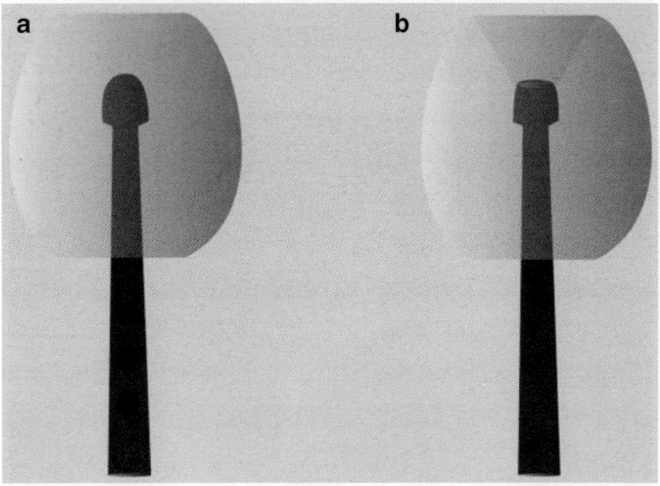

图 6-3 漂浮导管尖端。(**a**) Berman 血管造影球囊导管；(**b**) 肺动脉楔形球囊导管

管的尖端是笔直的，因此弯曲导丝可放置在导管内对其塑形并在进入目标位置时提供支撑。二氧化碳膨胀球囊有助于和血流一同穿过瓣膜。通常 Berman 导管被用于右心室和肺动脉造影（图 6-4）。不过，当存在心房内或心室内交通时，此导管也可用于左心导管检查及造影（图 6-5）。在大动脉转位、右心室双出口或功能性单心室心脏的患者中或存在大型室间隔缺损时，通向主动脉的正行通路也是可行的。此外，气囊导管可用于阻塞血管的远端部分并进行阻塞动脉造影。35°足位行球囊阻塞动

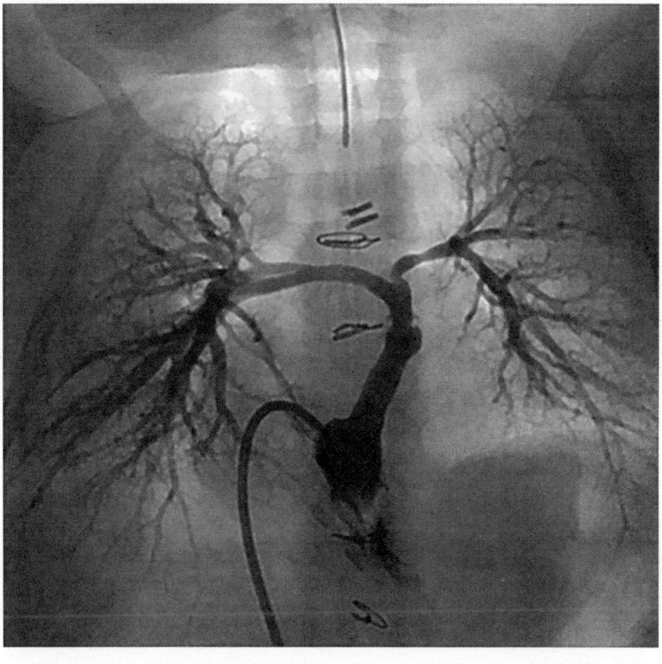

图 6-4　Berman 血管造影球囊导管（宾夕法尼亚州雷丁 Arrow International Inc.）右心室造影（顺行通路）——头位正面投影。因肺动脉发育不全而进行的中央分流后的右心发育不全综合征患者（体重 4kg）

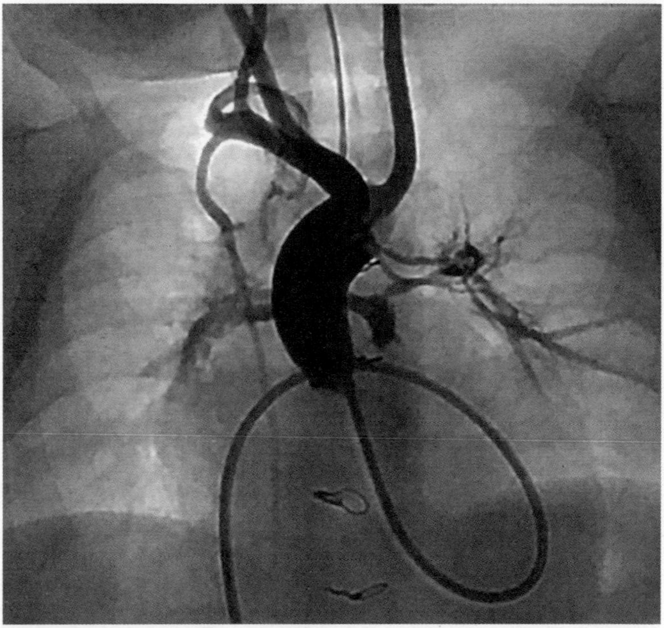

图 6-5 Berman 血管造影球囊导管（宾夕法尼亚州雷丁 Arrow International Inc.）主动脉造影（顺行通路）——头位正面投影。患者如图 6-4 所示

脉造影被用于大动脉转位造影中显示冠状动脉（图 6-6）。在法洛四联症和其他伴有肺动脉狭窄或闭锁的先天性心脏畸形中，球囊阻塞降主动脉造影有助于迫使血流流经主动脉-肺动脉侧支（图 6-7）。对于方坦（Fontan）开窗术患者，导管介入医师可以使用球囊尖端阻塞窗孔，以便于评估方坦循环中血压的变化。所有这些应用再加上其他应用令 Berman 血管造影导管成为了导管室中一种非常有价值的导管。

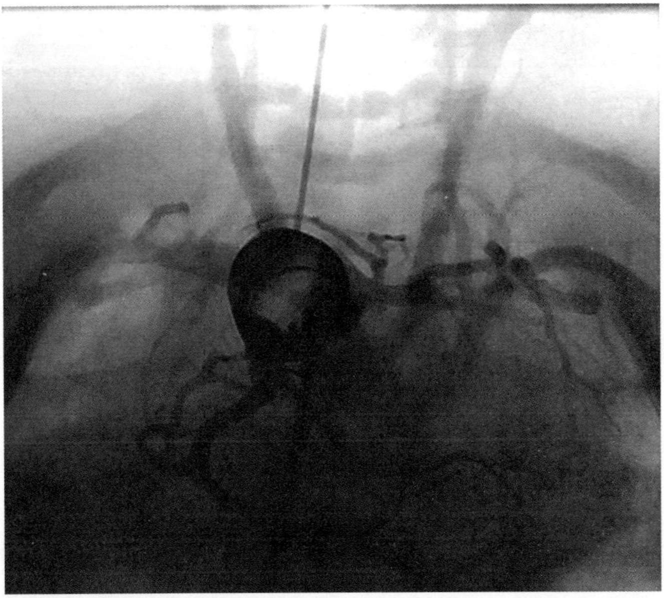

图 6-6　Berman 血管造影球囊导管（宾夕法尼亚州雷丁 Arrow International Inc.）球囊阻塞升主动脉造影（正行通路）——头位投影。2 天大的大动脉转位患者的冠状动脉解剖结构（来自右冠状动脉的左旋支动脉起点）

6.1.2.2　肺动脉楔形球囊导管

肺动脉楔形球囊（Swan-Ganz）导管是一种单端孔的球囊尖端导管，最初是为了测量右心压而发明的。其球囊尖端使其能够浮动于远端肺动脉内（图 6-3b）。当到达预期位置时，已膨胀的球囊会阻塞血管内的正行血流。因此，可测量肺静脉和左心房压。当置于肺静脉内时，可根据与顺行肺动脉嵌入测量完全相同的原理在肺动脉床上测量压强。不过，在介入心内科专家手中，肺动脉楔形球囊导管的用途更加广泛，可用于介入治疗手术中推进导丝、选择性肺动脉造影术、血管阻塞模拟和许多其他用途。该导管尖端有已膨胀的球囊，该球囊可安全穿过三尖瓣并在

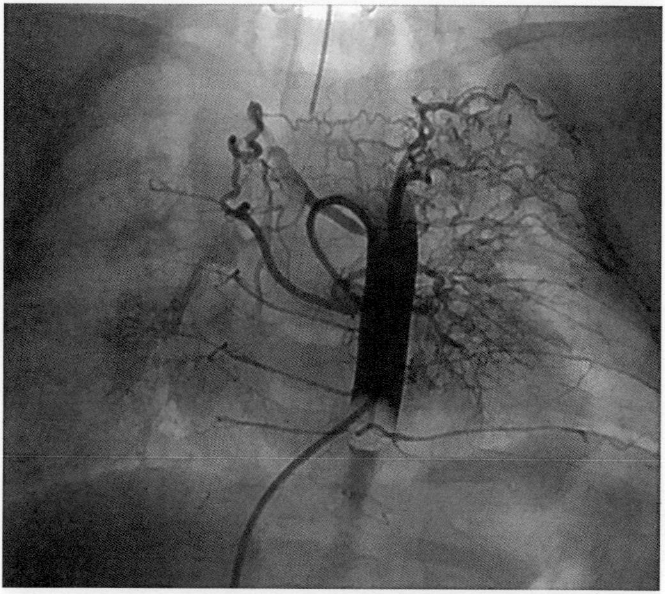

图 6-7 Berman 血管造影球囊导管（宾夕法尼亚州雷丁 Arrow International Inc.）球囊阻塞降主动脉造影（正行通路）——后-前位投影。一名 6 个月大的接受肺动脉环束术后出现左心室双入口的患者的主动脉-肺侧支血管

以下介入治疗中最大程度地减少瓣膜损伤风险：球囊瓣膜成形术、肺动脉血管成形术或支架放置。如存在极端的肺动脉发育不全，通过嵌入在外周肺静脉内的以生理盐水连续冲刷的导管来注射造影剂会令肺动脉血管逆行显影。布莱洛克-陶西格（B-T）分流术中采用了正行放置 Swan-Ganz 导管，球囊膨胀后，可模拟分流阻塞并监控肺动脉内压力变化。毫无疑问，应始终在导管室架子上备有可用的肺动脉楔形导管。

6.1.2.3 弯曲导管

各种各样的弯曲导管被设计用于血管的选择性导管插入术。如前文所述，导管的名字通常表明了其特定用途。不过，搜索“右心室流出道导管”或“右布莱洛克-陶西格导管”的介入治疗专家将无法找到这些弯曲导管。操作者应根据个人偏好、其他专家的经验、对导管性质的了解以及患者的解剖结构来选择有用的导管。大部分弯曲导管都具有单端孔。它们可被用于选择性血管造影、血压测量和导丝置入。

选定弯曲导管如图 6-1 所示。下文描述的部分导管比较值得关注。

- 冠状动脉导管被设计得容易插入正常的冠状动脉内。Judkins 和 Amplatz 导管更受欢迎（图 6-1b～e，图 6-8 至图 6-11）。在这些导管中，Judkins 右冠状

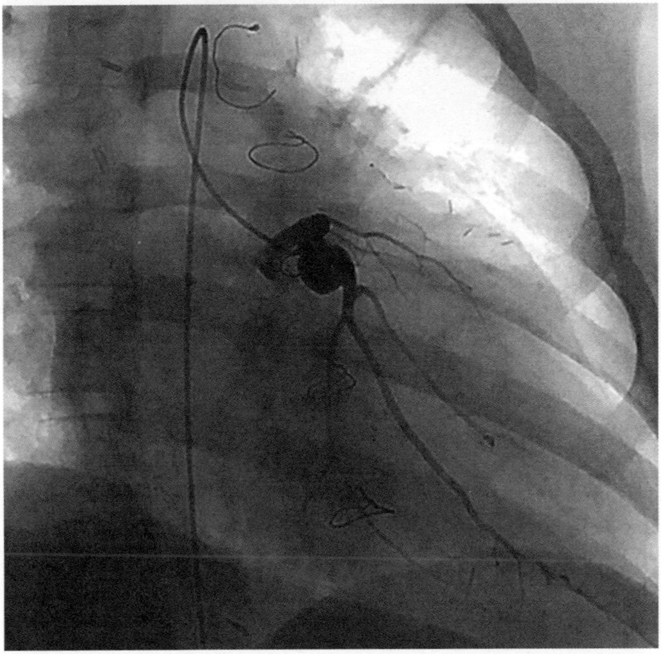

图 6-8　Judkins 左冠状动脉导管（佛罗里达州迈阿密湖 Cordis 公司）左冠状动脉造影（右前斜位投影）。双侧内乳动脉/冠状动脉旁路后出现川崎病的 10 岁患者的左冠状动脉解剖结构细节（动脉瘤、中断、狭窄）

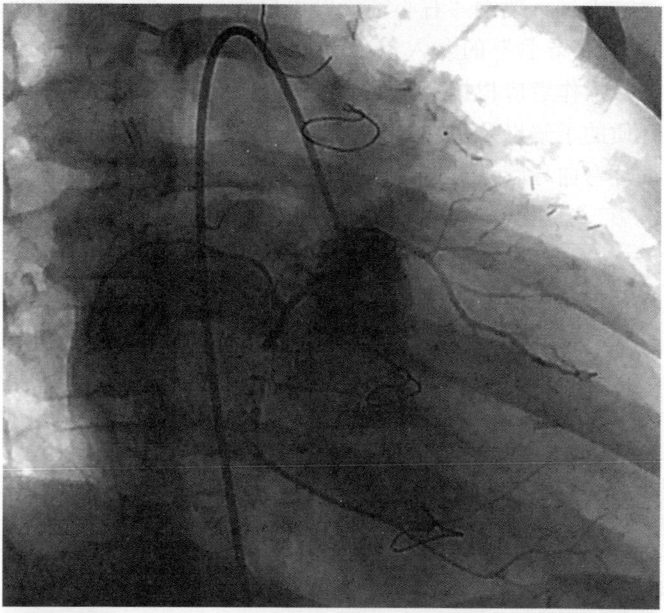

图 6-9 Judkins 右冠状动脉导管（佛罗里达州迈阿密湖 Cordis 公司）右冠状动脉造影（右前斜位投影）。图 6-8 所示患者的右冠状动脉解剖结构细节（中断、狭窄）

动脉导管（JR）是在导管室中使用最广泛的导管之一。此导管的远端部分被轻轻旋转以便在升主动脉中获得支撑，其尖端几乎弯成直角以便于到达右冠状动脉的开口。在小儿导管室内，这种形状的导管被证明在选择性 B-T 分流术和侧支血管选择性造影中是有用的（图 6-10）。此外，在极端肺动脉瓣狭窄和肺动脉闭锁的情况下，这似乎是进入右心室流出通道的最佳导管（图 6-11）。在左心发育不全综合征中，穿过限制性心房交通时，可考虑通过导丝向上腔静脉插入 JR 导管，并在导管尖端朝向房间隔的情况下将其轻轻撤回。在新生儿严重主动脉瓣狭窄的主动脉瓣膜成形术之

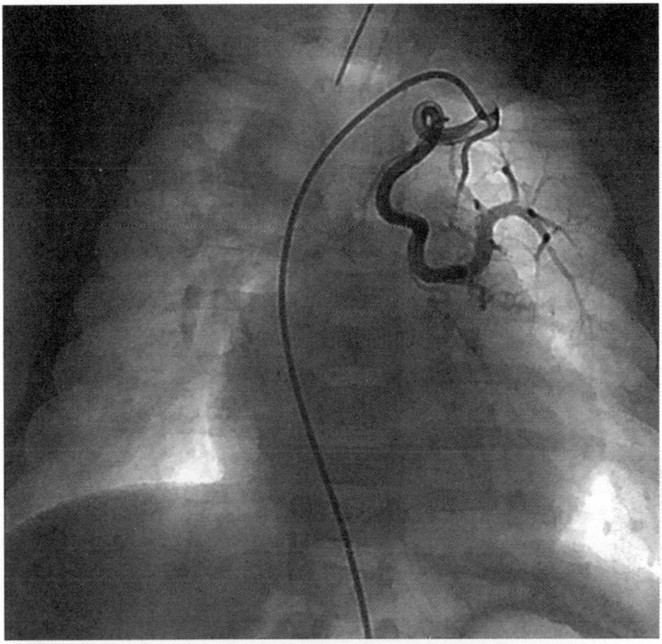

图 6-10　Judkins 右冠状动脉导管（佛罗里达州迈阿密湖 Cordis 公司）左锁骨下动脉起点主动脉-肺侧支动脉选择性造影——后-前位投影

前，JR 导管是寻找狭窄瓣膜小叶之间小孔的最佳导管（图 6-12）。JR 导管在穿过室间隔缺损时也非常有用，这是其介入性闭合中的一个重要步骤。

- 乳内导管带 C 形尖端可用于起点位于锐角处的血管。其应用包括 B-T 分流和侧支血管的选择性导管插入术（图 6-13）。
- 多用途导管的远端弯曲造成钝角（图 6-1g）。通常情况下在尖端至少有一个侧孔。根据其名称，此类导管可用于多种用途，诸如血管造影术、血压测量和选择性导管插入术等。它们可被用于穿

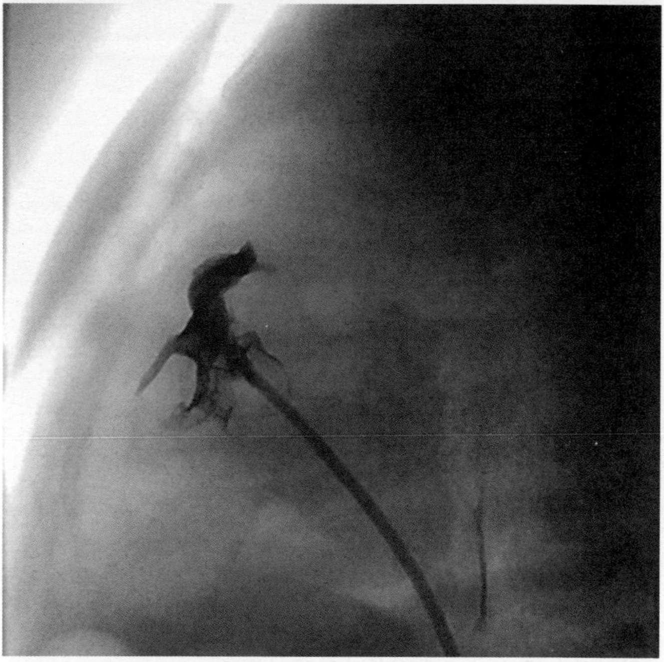

图 6-11 Judkins 右冠状动脉导管（佛罗里达州迈阿密湖 Cordis 公司）右心室流出道造影（侧面投影）。2 天大患者进行肺动脉闭锁射频瓣膜切开术前的右心室流出道解剖结构及导管位置

过较紧的缩窄、进入主动脉弓分支、从股静脉和右心房到达左心房，以及在房间隔缺损器械闭合前将导丝放置于肺静脉内。

6.1.2.4 特殊导管类型

- 多通道血管造影导管（NuMED）具有很短的管腔，尖端为导丝。因此，此尖端可通过导丝插入预期位置，而导管杆则仍为自由状态且多个侧孔保持打开以供使用。这可实现在不撤出导丝的情况下进行造影剂注射和压力测量。

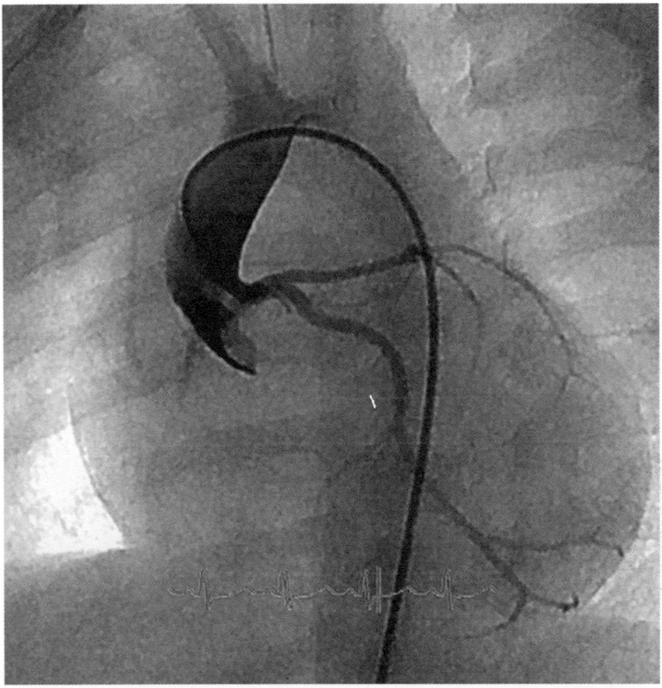

图 6-12　Judkins 右冠状动脉导管（佛罗里达州迈阿密湖 Cordis 公司）升主动脉造影（逆行通路）——左前斜位投影。3 天大患者体内定位于严重狭窄主动脉瓣开口前方的导管，可令导丝轻松插入左心室并进行球囊瓣膜成形术

- Microcatheters 是超薄导管，可通过标准腔（0.035″～0.038″）单端孔导管插入并用于小型血管的选择性导管插入术。一旦导管插入目标血管，可立即通过导丝腔输送微弹簧圈来阻塞血管。在小儿和先天性心脏病心内科实践中，小型侧支血管的闭合似乎是其主要适应证。
- 导引导管是单端孔的有角度的导管，其形状类似于诊断导管，但管腔更大，可允许介入性器械的推进输送。它们被广泛用于冠状动脉介入治疗中

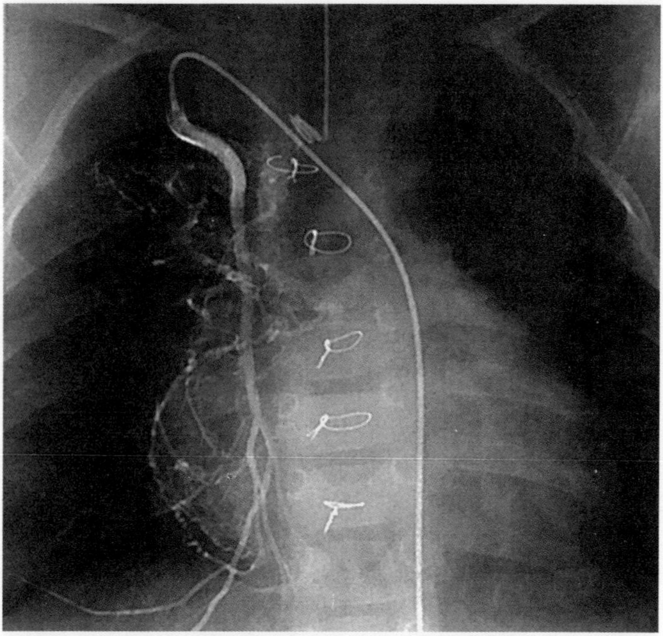

图 6-13 右乳内导管（佛罗里达州迈阿密湖 Cordis 公司）右胸廓内动脉选择性血管造影（后-前位投影）。一位诺伍德-佐野（Norwood-Sano）手术后患上左心发育不全综合征的 2 岁大患者体内的小型全身至肺动脉侧支血管

插入快速交换球囊导管，后者有一个侧孔用于通过导丝。导引导管的管壁通常具有一个以金属丝编制的三层中层结构。导引导管的尺寸（以 French 为单位）反映了其外径（与穿刺鞘尺寸反映其腔内径相反）。对于先天性心脏病患者，导引导管的应用是有限的。

6.1.3 导管选择和导管操作

每一位操作者都有自己以经验为基础的偏好。尽管如此，有几点是必须考虑的。首先，必须详细说明手术目的。例如，在右心导管检查中，原发性肺动脉高压患者血管造影并非标准的步骤，而选择肺动脉楔形导管测量肺动脉压是显而易见的选择。如计划进行右心室造影或肺动脉造影时，则 Berman 漂浮导管作为血管造影导管和多用途导管将是合理选择。导管的尺寸也应与检查对象匹配，因为这决定了最大流量和造影剂注射压。如果诊断导管插入后直接进行介入治疗，则必须检查导管内腔是否能够通过相应的导丝或器械。长度是另一个值得考虑的参数。如果在长时间的导管操作后发现导管太短而无法到达其目的地，这是一件相当烦人的事。

在各种导管中进行选择时，必须牢记解剖细节，发现导管尖端和导管杆的支撑位点，并考虑使用导丝来定位导管或对导管进行塑形。只要有可能，就应在手术中使用双向血管造影机进行检查。漂浮导管和扭力控制导管的操作原理不同。以下为一些导管操作的指南以及提示和技巧。

6.2　漂浮导管

漂浮导管（Berman，Swan-Ganz 公司）非常软，且对扭力的响应十分有限。它们应该在血流方向上自由浮动。无论如何，操作这种导管是很困难的，尤其是在解剖结构情况或瓣膜功能不全情况比较困难时。此外，浮动导管是以弯曲方式包装的，有可能会无法完全伸直。这个问题可能在刚开始穿过穿刺鞘时就出现。如无球囊膨胀，它们可能会进入侧支血管。球囊的膨胀可使导管漂浮至右心房。一旦到达右心房，就可进入上腔静脉。有时可以较小的扭力引导尖端向后并将导管推入上腔静脉。在不成功的情况下，插入直导丝可解决这个问题。如导管内无导丝且无球囊膨胀，导管可能会通过房间隔缺损或卵圆孔未闭进入左心房（如存在）。为了进入左肺静脉，导管应直接向后前进。否则导管将进入左心耳。置于左心房内靠近房间隔的导管的球囊扩张及伴随而来的顺时针扭力有助于穿过二尖瓣并进入左心室。如果此方法不起作用，可使用U形导丝的坚硬末端来使导管的远端形成一个角度。导丝也将有助于传递扭力。在左心室内，导管将朝向心室顶端浮动。再次，该导丝的弯曲坚硬末端可能有助于导管（球囊膨胀状态）朝向室间隔弯曲并向上推入主动脉。为避免在心室壁上张紧，导丝应从导管中部分撤回，以允许球囊自由浮动。

在大多数情况下，导管能从右心房漂浮至右心室。如果未发生这种情况，那么有角度的导丝尖端可有助于弯曲导管。另一种解决方案是在心房壁内找到导管尖端的支撑，将其进一步推入心房以使导管弯曲，随后将其拉回。导管应回弹并跳入心室内。第三种方法是通过以部分顺时针扭力推动导管在右心房内创造一个环。一旦环建立，导管可进入右心室并漂浮至流出道。当导管持续飘向心室顶端时，心房环还有助于到达右心室流出道。如果导管卡在顶端，盘绕的导丝可帮助其重新自由浮动。以导丝对导管塑形也有助于使其进入肺动脉分支。

需要牢记如下的一些问题：

1. 与单一只注射器相比，球囊可容纳更多的二氧化碳；球囊膨胀得越厉害，浮动便越容易，但必须注意太多的二氧化碳会使球囊破裂。

2. 可利用导丝令导管伸直或弯曲，导丝有助于传递扭力。

3. 创建环可有助于操纵导管；最好在导管到达最终目的地后立即将其伸直。

4. 尤其是在血管中，球囊可能会阻塞血管并改变血压；测量血压时应收缩球囊。

5. 在特定应用中，以球囊尖端阻塞血管可有助于进行选择性造影剂注射或进行阻塞测试；始终牢记导管孔洞的位置。

6. 当进行球囊阻塞血管造影时，血管阻塞时间应保持在最短；球囊膨胀后，导管将向下游浮动——将其拉回至预期位置，一旦进行血管造影就立即收缩球囊。

6.2.1　扭力控制导管

大部分的导管都是扭力控制的。扭力被操作人员施加在导管近端。大部分的导管尖端都没有编织层。这使它们柔软且容易扭结。当穿过血管时，有角度的尖端可能会进入分支/附属血管。如出现此问题，可通过导丝插入导管。在猪尾导管中，通过导丝插入导管是强制性的。选定导管的应用已在前文讨论过。

合适导管形状选择的重要性是毋庸置疑的。有时候必须修改导管形状以便到达预期位置。可使用导丝令有角度的导管伸直。另一方面，导丝的坚硬末端可被用于施加附加曲率。利用 Judkins 右冠状动脉导管进入右心室流出道是一个很好的示例。插入右心房的导管将趋向于通过房间隔缺损移动至心房上壁、右心耳、上腔静脉或左心房。不过，可以利用有角度的导丝弯曲导管，随后将其撤回以令其进入右心室。施加于导管上的扭力将把尖端推至流出道。如果想让新的导管形状是永久性的，可通过在导管内放置一根坚硬的预塑形导丝并浸入热水或蒸汽中来重新塑形。一旦完成新的形状，导管必须在生理盐水中冷却。

有时进入血管开口是相对容易的，但导丝会使导管重新弹回而不是进入血管。在主要主动脉-肺侧支动脉和 B-T 分流中可能会发生这种情况。如果导管杆被过度推进，导管杆与血管内导管尖端的角度可能会过于尖锐。在这种情况下，导丝尖端无法伸直导管尖端，它会进一步推动导管，尖端会弹回。因此，最好通过向下拉伸导管来拉直导管的角度。

6.3 导丝

市面上有大量用于心导管室的导丝类型和设计，由各种制造商生产。弹簧导丝由不锈钢或镍钛合金作为内核以及精钢安全导丝和精钢包绕组成。大部分弹簧导丝都涂有聚四氟乙烯（有时还会涂有肝素）来防止凝块。在导丝的远端部分，核心会变窄或只有安全导丝及外绕组。这样可以使尖端柔软，并防止了血管或心脏壁损伤的风险。柔软的尖端能适应血管形状并穿过狭窄区域和迂回曲折部分。在这种情况下尖端“松软”的导丝会特别有用。导丝的尖端可为笔直或弯曲的。J型尖端是最常见的。导丝越坚硬，其向诊断或治疗导管提供的支撑力也越大。核心从近端延展至远端的导丝能以1∶1或近似于此比例传递扭力，这使得这些导丝更易于操作。尖端通常具有铂金、黄金或钨元素，令射线更加无法透过。导丝杆也可进行涂层，如聚乙烯/钨材料，以增强其在透视检查下的显影性。

- 当沾水时，亲水涂层导丝会变滑。它们能够在弯曲血管内轻易地滑动。操作这种导丝是很困难的，因此特殊的塑料扭力设备非常有用。亲水导丝必须随时保持湿润，因为当干燥时它们会变黏。
- 可转向导丝上有一根额外的细丝与一个近端手柄附接。操作人员可通过移动手柄来改变导丝尖端的形状。得益于导丝的镍钛核心，尖端可恢复至最初形状。此类导丝可用于通过曲折血管时或者穿过支架时导航，而无需从支架骨架间经过。
- 压力导丝在其尖端配备了压力传感器。最初，压力导丝被设计用于测量横跨冠状动脉狭窄段的压力梯度，以评估血流储备分数。随后，其他应用也逐渐被开发，如测量狭窄瓣膜或诸如左心发育不全综合征杂交手术后患者的肺动脉环束等血管的压力梯度。

导丝的尺寸以英寸来显示。长度单位为厘米。特别长（260～300cm）的交换导丝被用于交换长导管（图 6-14）。部分导丝可通过延长导丝来额外延长。

导丝被用于引导诊断导管、治疗导管、导引导管以及穿刺鞘通过心脏或血管。导丝的选择必须与其使用目的相匹配。必须考虑：

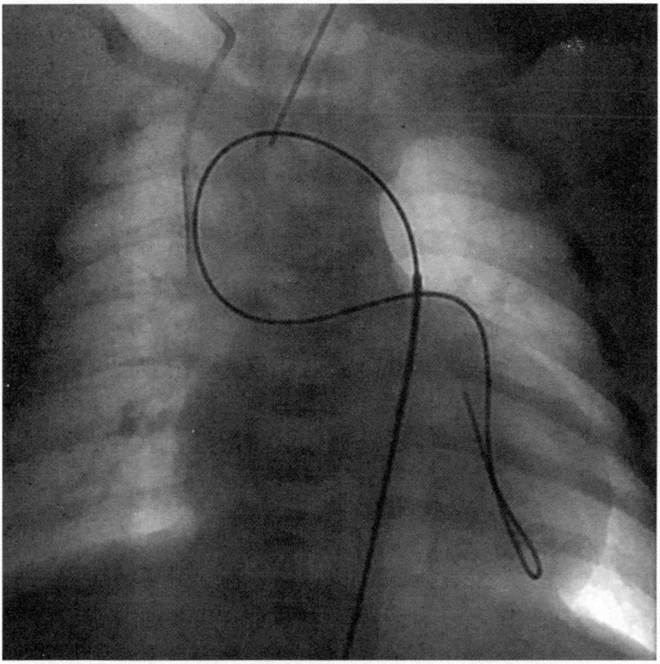

图 6-14　一位 3 周大的复杂先天性心脏缺陷和改良型右 B-T 分流后管道依赖型肺循环患者在向严重左肺动脉狭窄中植入支架前的导丝（伊利诺伊州布卢明顿 Cook Inc.）位置。导丝从主动脉通过右布莱洛克-陶西格分流、右肺动脉和左肺动脉逆行插入至左下肺叶肺动脉远端分支。导丝的柔软部分盘曲在肺动脉远端分支中以便为支架植入提供更好的支持

1. 导丝直径 操作人员应知道何种尺寸的导管能够容纳何种尺寸的导丝。通常情况下，带有冲洗口的导管后端口应被用于防止出血和血栓形成。在巨大的导管内腔/导丝不成比例时，这一点尤其重要，因为出血可能会很严重。如果无冲洗口可用，则必须牢记经常用肝素化生理盐水来冲洗导丝。如果需要介入治疗，导丝尺寸必须根据介入治疗设备（如球囊导管）的管腔选择。

2. 导丝长度 导丝过短时，将无法离开导管尖端或无法到达预期位置。也无法通过导丝交换导管。如上文所述，如有必要，部分导丝可延长。

3. 亲水涂层 有助于穿过曲折的血管和很窄的狭窄。虽然亲水导丝的尖端具有柔软性，它仍能轻易穿透心脏或血管壁，尤其是在导管存在的情况下。这就是采用标准导丝而不是亲水或细冠状动脉导丝被推荐用于穿过严重狭窄主动脉瓣的原因。后者更有可能会穿透瓣膜小叶。

4. 柔软尖端的长度 柔软的尖端可进入预订位置，但似乎过长而无法支持介入性治疗设备。另一方面，尖端较短的导丝更易造成创伤。

5. 坚硬度 使用坚硬的导丝推进导管或鞘更安全也更容易，因为坚硬的导丝可提供更好的支撑。较软的导丝会扭结并丢失其位置或令装置的推进变得不可能。

6. 尖端形状 J型尖端导丝被认为更容易推进且不会进入分支或附属血管。无论如何，血管直径必须足够大以便容纳尖端。部分导丝的弯曲尖端有助于利用扭力操作来到达选定位置。钢制核心导丝尖端可由操作人员塑形来获得她/他需要的最佳形状。

7. 扭力传递 具有核心的导丝与那些尖端没有核心的导丝相比，可更好地持续将扭力从近端传递至远端。松软尖端越长，扭力的传递越受限制。

8. 可追踪性和可转向性 导丝的杆部应能够根据操

作人员的操作跟随尖端通过迂回曲折部分或狭窄部分。

如关于导管操作的部分所述，导丝的坚硬近端可被用于弯曲导管尖端或将其塑形。必须谨慎操作以免令末端坚硬的导丝伸出导管，因为末端可损坏或穿透血管结构或心腔壁。

6.4　穿刺鞘

穿刺鞘被用于保证安全的血管通路，实现导管和干预性治疗设备的插入，并帮助引导设备通过心血管系统中迂回曲折的部分。穿刺鞘通常配有一个用于防止失血过多的止血阀和一个用于冲洗、压力测量和偶尔用于造影剂通过的侧口。

穿刺鞘是一个薄壁塑料管，由足够坚硬、可防止在血管内扭结的材料组成。其尺寸反映了管的内直径，即用于实现通过血管壁的光滑通道的扩张器的直径。因此，4 French 的穿刺鞘可容纳 4 French 的导管。鞘外部尺寸更宽，且取决于制管所用材料的厚度。扩张器具有伸至鞘外的锥形长尖端。扩张器和鞘被锁在一起，并通过导丝插入血管。操作人员应了解扩张器内腔的尺寸，尤其是在需要交换鞘并使用另一个尺寸的鞘时。

穿刺鞘被用于维持血管通路并通过介入设备进行操作。其长度应匹配血管的解剖结构——鞘末端不应位于血管壁对面，因为这可产生诸如血管壁损伤和出血等并发症。长鞘被用于伸直血管并为诊断设备以及尤其是诸如支架、封堵器、血管塞、活检钳或经肝穿刺等介入治疗设备创造光滑的通道。大部分长鞘可用热蒸汽或热空气重新弯曲以便符合特殊手术的需要。Mullins 鞘是一种弯曲长鞘，具有多种诊断和介入治疗用途。高度的灵活性以及能够在没有扭结或折叠的情况下通过特别曲折的血管的能力，是 Super Arrow-Flex 长鞘的特征。长鞘应用的细节在专门讲解具体手术的章节中有述。

尾端止血阀和侧口既可成为穿刺鞘的一个整体部分，也可以是在鞘末端附接至鲁尔锁的独立设备。通常情况下，整合入鞘的止血阀是一种中间留有一个小孔用于插入设备的乳胶薄膜。此类阀门的阻力可显著影响操作有效性和施加于导管和导丝上的扭力的传递。对于部分穿刺鞘，其阀门接口和刚性使有效操作变得不可能。配有以螺钉紧固的接头的阀门（Tuohy 型）可通过操作人员的需要来调节。一旦带有侧口的可拆卸止血阀位于鞘内且阻塞了其管腔，该阀门也可被移除，对设备的控制也更加容易和有效。

推荐阅读

[1] Grifka RG（2008）Cardiac catheterization and angiography. In：Allen HD，Driscoll DJ，Shaddy TR，Feltes TF（eds）Moss and Adams' heart disease in infants，children，and adolescents：including the fetus and young adults，7th edn. Lippincott Williams & Wilkins，Philadelphia，pp 209-238.

[2] Horlick E，Benson L，Mclaughlin P（2011）Cardiac catheterization in adult congenital heart disease. In：Gatzoulis MA，Webb G，Daubeney PEF（eds）Diagnosis and management of adult congenital heart disease，2nd edn. Elsevier Ltd Saunders，Philadelphia，pp 68-85.

[3] Mullins C（2006）Balloon dilation procedures-general. In：Mullins C（ed）Cardiac catheterization in congenital heart disease：pediatric and adult. Blackwell Futura，Massachusetts，pp 163-223.

第7章　球　囊
Balloons

Caroline Ovaert
（潘湘斌 译）

7.1　引言

目前用于先天性心脏病患者心导管诊疗的球囊导管种类繁多。球囊被用于各种繁杂适应证和导管操作。

狭窄的瓣膜和血管的直接扩张（无论是否放置了球囊膨胀支架）仍是球囊导管应用最重要的适应证。过去多年来，业内已制造出了大量的各种长度和直径的球囊，且球囊特性大大改善，这将在下面段落中进行描述。这些球囊中有部分是专为儿童和成人先天性心脏病患者设计的，但其中只有少数几种球囊最初是为治疗其他病变设计的。当为各种年龄和体重的患者进行复杂的心导管检查和球囊扩张时，导管室必须尽量准备好种类规格齐全的球囊导管，以期能够应对复杂的临床状况和技术问题。

限制性房间交通的房间隔造口术或扩大术（拉什金德法）通常以专为此设计的特殊球囊导管进行。

在经皮房间隔缺损闭合前的房间隔缺陷直径大小的测量分析中，球囊可能会有用处。直径测量球囊专门为此目的而设计。

球囊也可用于在血流动力学评估过程中测试某个缺损（卵圆孔、房间隔缺损、室间隔缺损）的阻塞。它们还可用于在侧支血管中临时中断血流以便稳定栓塞器械。最后，球囊可用于并发症处理。没有专门针对最后这种用途设计的球囊。

7.2 瓣膜和血管的直接扩张

7.2.1 球囊的特征

扩张球囊为静态球囊，即意味着当膨胀至某个特定最大压（也称为“命名”压）时，它们将扩张至某个固定直径。球囊的直径和命名压通常由制造厂商标出。当传输至球囊的压强超过命名压时，球囊壁张力会成比例增加，且可能会导致球囊破裂[1]。“额定爆裂压”表示达到此水平的压力时球囊可能会破裂。最大耐受压会根据球囊制备材料和直径而变化。与以同样材料制成的小型球囊相比，大直径球囊的命名压和爆破压更低。的确，在相同压强水平上，较大直径球囊的壁张力较大(拉普拉斯定律：压强＝张力/半径)[1]。这也意味着，产生相同壁张力以及作为相关结果的临床疗效时，与小型球囊相比在大型球囊中需要的压强较低。根据压强特征，当前用于小儿和先天性心脏病导管插入术的球囊有低压、中压、高压和超高压球囊四种类型。在下文中将对其进行进一步描述。

球囊的顺应性是一个很重要的特征[2-3]。完全无顺应性的球囊在沿着整个球囊上都具有一个固定的直径，即使在命名压或甚至压强增加至超过命名压时亦是如此。在顺应性球囊中，尤其是在球囊面对的来自周围结构的阻力较小的区域内，直径可能会增加。由于这可能是并发症的来源，因此了解这一点很重要。的确，如果使用了一个直径大于血管直径的顺应性球囊来扩张一个具有阻力的狭窄，压强的增加可能会撕裂邻近狭窄的“正常”血管。

球囊的形态由球囊的直径、长度和“肩部”决定。肩部即为球囊的末端部分，在此球囊的直径减小至球囊杆的直径。大部分球囊都具有不透射线的标记，用以表明球囊工作部分的起始端以及球囊肩部的起始端。在小儿心脏导管插入术中，短肩部的球囊通常是首选，因为肩部会增加整个球囊导管坚硬部分的长度。这使得在小型心脏和血管中的操纵变得更加困难和危险，且血流动力学耐受性更差[2-3]。

球囊导管的外径是一个决定因素，尤其是用于将接受多个心脏导管插入术的年幼儿童以及必须保持血管通畅性的年幼儿童中时。轮廓取决于球囊特征以及导管杆。高压非顺应性球囊通常由厚材料制成，需要较大的引导导管。较大的球囊具有较高的外径。导管杆包含球囊腔和导丝腔。如果球囊导管接受 0.035″的导丝，那么与仅接受 0.014″导丝的导管相比，外径将增加。这需要足够大的球囊腔来快速膨胀和收缩球囊，但将增加球囊导管外径。

大部分小儿和成人先天性心脏病病变扩张用的球囊都是“越过导丝”的球囊，即意味着整个导管将追踪导丝。对大部分冠状动脉成形术球囊来说这都是很困难的，因为在这种情况下导丝追踪会仅限于导管杆的远端部分。专为二尖瓣扩张而设计的 MULTITRACK™ 球囊扩张导管（美国纽约州 NuMED Inc.）在导丝追踪方面也在导管远端有一个受限段（1cm）。

球囊导管的其他特征包括所有球囊间都不相同的灵活性、抗扭结性、可推动性、拉伸性及膨胀收缩时间。鉴于没有理想的“多用途”球囊存在，一个球囊的优势与劣势必须与另一个球囊的优势与劣势相平衡。在导管室内备有多个球囊是很重要的，但拥有所有类型的市售球囊是不可能的，也是没有必要的。基于其自身经验，介入心脏病学家将不得不选择术中具有不同但又互补的特征的球囊，以便能够覆盖所有的临床用途。图 7-1 显示了用于不同位置和临床适应证的四种不同球囊。

7.2.2 低压、中压、高压和超高压球囊

根据可承受的最大压强，球囊可分为低压、中压、高压和超高压球囊四类。中压和高压球囊之间的限值并未明确定义，出于此原因，在此将其作为同组进行描述。表 7-1 总结了当前市售球囊的一些特征。

低压球囊特征为其高顺应性和低命名压及额定爆破压（低于 10atm，1atm＝101.325kPa）。这种球囊具有各种长度和直径，且通常具有较小的轮廓及灵活的杆。其在新生儿、婴儿和儿童肺动脉瓣及主动脉瓣膜球囊扩

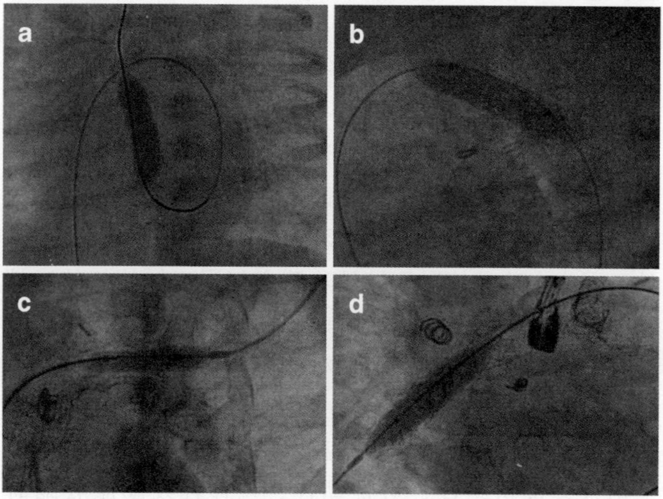

图 7-1 四种不同球囊导管的荧光镜检查视图。(**a**) Tyshak Ⅱ® (NuMED) 6mm，用于新生儿严重主动脉瓣狭窄的扩张。(**b**) Z-MED™ (NuMED) 6mm 球囊，用于导管位置的支架再扩张。(**c**) Ultra-thin™ SDS (Boston Scientific) 6mm，用于通过支架环进行侧支血管扩张。(**d**) Conquest® (Bard) 5mm 球囊，用于支架内狭窄的扩张。请注意 Conquest® 球囊的大肩部

表 7-1 欧洲部分常用球囊的非详尽清单，根据压强特征分类

	名称	公司	直径（mm）	轮廓（Fr）	NP（atm）	RBP（atm）	导丝
低压球囊	Tyshak Mini®	NuMED	4～10	3～4	3～4.5	3.5～6	0.014″
	Tyshak Ⅱ®	NuMED	4～12	4～6	3～4.5	3.5～6	0.021～0.035″
中压和高压球囊	Opta™ Pro	Cordis	3～10	5～8		10	0.035″
	Opta™ Pro	Cordis	12	7		6	0.035″
	Ultra-thin™ SDS	Boston Scientific	4～10	5～7		12	0.035″
	Z-MED Ⅱ™	NuMED	4～10	5～7	6	13～15	0.025～0.035″
	Z-MED Ⅱ-X™	NuMED	8～30	7～16	2～6	3～15	0.035″
	Powerflex™	Cordis	4～12	5～8		8～15	0.035″
	Advance® 35LP	Cook	3～12	5～7	5～10	8～15	0.035″
	Mullins-X™	NuMED	12～25	9～16		9～14	0.035″
	Cristal Balloon	Balt	2～40	5～10	3～10 bar		0.014～.038″
超高压球囊	Conquest®	Bard	5～12	6～8	8	20～30	0.035″
	Atlas® Gold	Bard	12～26	7～12	4～6	12～18	0.035″

提及了公司名称、直径范围（以毫米为单位）、以 French（Fr）为单位的外径、命名压（NP）和以大气压（atm）为单位的额定爆破压（RBP），以及以英寸（1″=2.54cm）为单位的最大导丝直径。1atm=101.325kPa

张中非常有用，而且可用于年幼儿童的主动脉缩窄或静脉狭窄扩张。其能承受的低压及其高顺应性使其不适于“抗压性”肺动脉狭窄以及支架植入中的扩张。当低压扩张持续张开狭窄失败时，对在低压球囊膨胀和收缩中球囊的行为机制的分析对于了解病变仍十分有用。这将可能用于区分长段狭窄和局部狭窄，或抗压性病变和球囊收缩后会弹回的顺应性病变。这将引导后续的介入治疗。低压球囊大部分时间都是由操作人员手动膨胀的。不过仍推荐使用膨胀-收缩器以避免球囊破裂。

第二类球囊包括中压和高压球囊，大部分的额定爆裂压都在 10～20atm。与第一类球囊相比，杆通常更硬、轮廓更大。此类球囊对于抗压性病变（对“低压”球囊无响应），尤其是肺动脉或钙化管道非常有用，而且适用于支架置入术。其必须以膨胀-收缩器来扩张，以便控制膨胀压。目前此类球囊种类繁多（表 7-1）。

超高压球囊在小儿心脏病学领域出现得较晚。其是完全无顺应性的球囊，由超高分子量聚乙烯（UHMWPE）制成。这种抗压性非常好的织物可支持非常高的压强，通常达到 30atm 或以上。此类球囊对治疗支架内狭窄或毗邻支架的狭窄非常有用，通常通过打破先前插入的限制性支架实现。其还有助于在支架覆盖侧支血管时打破支架或有助于扩张抗性非常高的非支架相关狭窄。这些球囊中部分最初是用于血管用途的，拥有特别长的肩部。在选择适用的球囊长度时，这一点必须被考虑在内，尤其是用于年幼儿童时。超高压球囊需要用特殊的“高压”膨胀-收缩器来膨胀。

7.2.3 切割球囊

Boston Scientific 的 Cutting Balloon®（美国马萨诸塞州 Boston Scientific 公司）由一个非顺应性球囊和 4 个纵向嵌入在球囊表面的锋利钢刀片组成。市场上还有其他刀片球囊，但它们被用于小儿或先天性心脏病介入治疗的情况很少见。其原理是在增厚的内膜和介质中创造 4 个受控的撕裂，不过度扩张血管，避免出现会令血管出现动脉瘤样扩张或破裂风险的不受控的较深撕裂（图 7-2）。20 世纪 90 年代时，刀片和切割球囊最初是专为扩张抗性冠状动脉狭窄而设计的。自 20 世纪 90 年代晚期开始，它们也被用于扩张肺动脉抗压性狭窄、支架内狭窄和限制性房间隔缺损[2-3]。

Boston Scientific 的 Cutting Balloon® 具有 2～8mm 的长度可选，且爆裂压为 8atm。受到其极大直径的限制，无法用于小型血管。强烈建议使用长鞘来推进和取回球囊，以避免锋利的刀片对心脏和血管结构造成损害。膨胀和收缩必须非常缓慢并在膨胀-收缩器的帮助下进行，以实现刀片的正确打开和重新折叠。可在以标准顺应性球囊或支架置入术进行的血管成形术之后使用

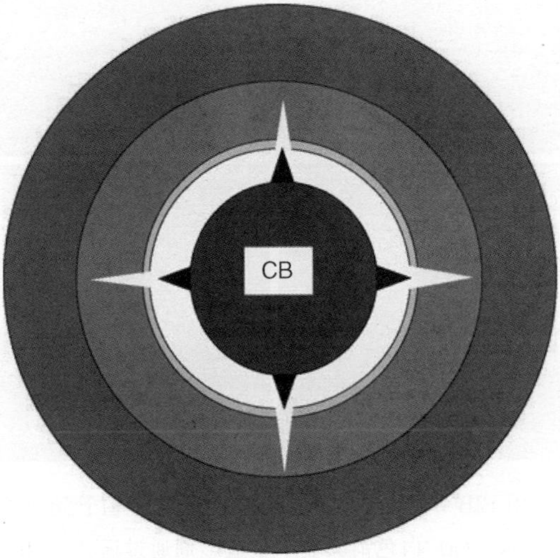

图 7-2　切割球囊（CB）的工作原理示意图。4 个刀片（黑色）在血管内层制造受控撕裂

切割球囊进行球囊扩张。

7.2.4 其他特殊球囊扩张导管

NuMED 球囊内球囊（BIB®）导管（美国纽约州 NuMED Inc.）是一种三轴导管。其中一个腔用于追踪导丝，其他 2 个腔则用于膨胀 2 个球囊。一个小型球囊（内球囊）位于一个较大的球囊（外球囊）内。内球囊膨胀至外球囊的一半直径，并短 1cm。每个尺寸的额定爆裂压都不同。双球囊导管可实现等量增值膨胀，这对于大型血管中的支架放置非常有用。内球囊提供了支架的初始扩展，并作为外球囊膨胀时将支架固定在原地的工具。外球囊随后被膨胀以将支架固定在血管壁上（图 7-3）。

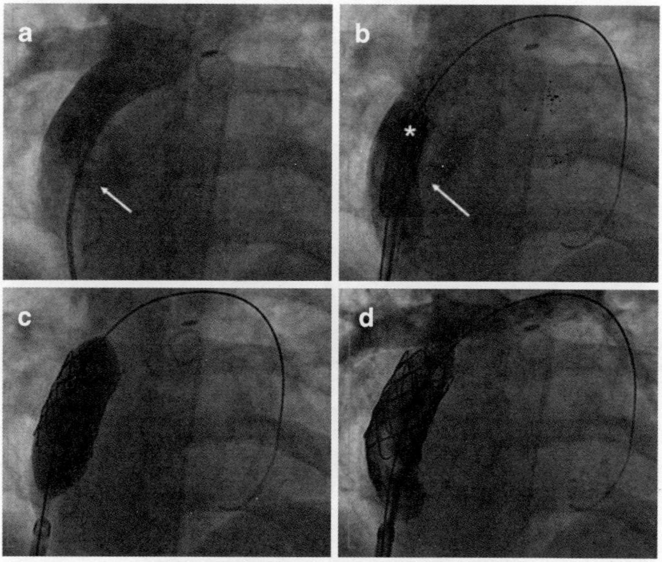

图 7-3 采用 BIB® 球囊（NuMED）闭合心外开窗管道上窗孔的覆膜支架置入术。(**a**) 白色箭头显示了造影剂通过窗孔。(**b**) BIB® 球囊导管的内球囊（白色星号）被膨胀。支架位于正确位置。(**c**) BIB® 球囊导管的外球囊被膨胀。(**d**) 支架位置完美，窗孔完全闭合

Nucleus™，Nucleus-X™ 球囊导管（美国纽约州 NuMED Inc.）和 Inoue-球囊导管（美国德克萨斯州休斯敦 Toray Industries，Inc.）具有“哑铃”形状，并专为瓣膜扩张而设计。Inoue 球囊更多地用于二尖瓣扩张，而 Nucleus 球囊可用于主动脉瓣或二尖瓣瓣膜扩张。较小的中央部分必须位于瓣膜环水平上。较大的外部部分将有助于稳定球囊（图 7-4）。

7.3　房间隔造口术球囊

房间隔造口球囊导管专为跨越卵圆孔和进行拉什金德（Rashkind）房间隔造口术方法而设计。球囊为圆形且非顺应性。目前最常用的球囊导管为 Edwards 5F 房间隔造口术导管（美国加利福尼亚州 Edwards Lifesciences Corporation）以及 NuMED Z-5™房间隔造口术导管（美国纽约州 NuMED Inc.）。Edwards 5F 球囊导管具有用于球囊膨胀的单管腔。导管非常坚硬且在末端具有一个曲线以助于跨越继发孔。此球囊可比其他房间隔造口术球囊携带更多量的造影剂［4cc（4ml）］，当需要大型房间隔缺损时，这是非常有用的。Z-5 房间隔造

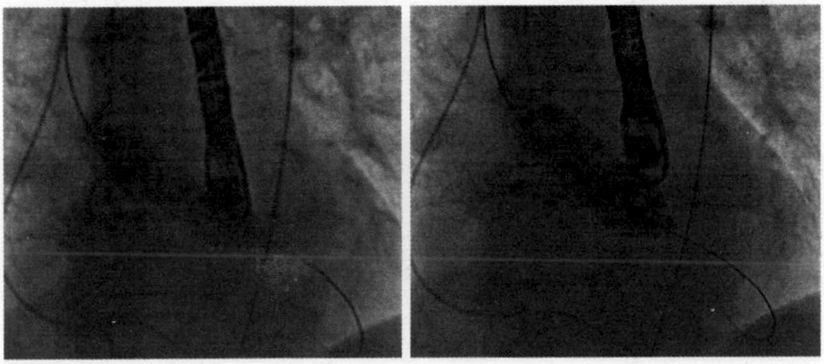

图 7-4　Nucleus™ 球囊（NuMED）被用于主动脉瓣膜扩张。左图中，球囊不完全膨胀并具有哑铃形态；最窄的部分位于主动脉瓣环水平上。右图中，完全膨胀，不再具哑铃形状

口术球囊导管是一种双腔球囊导管。导管柔软，且可轻易通过导丝前行，当跨越限制性房间隔缺损遇到困难时，将非常有帮助。此球囊导管具有 2 种尺寸［1cc（1ml）球囊、4F 导管以及 2cc（2ml）球囊、5F 导管］，最小尺寸的导管十分适用于幼小早产儿。

7.4 定径测量球囊

经皮房间隔闭合过程中，定径球囊被插入并用于测量房间隔缺损。目前存在 2 种以定径方法为基础的定径球囊（图 7-5）。第一种方法是“拉出”技术。使用的球囊是一种柔软、顺应性的球形球囊（Equalizer™，美国马萨诸塞州 Boston Scientific 公司），在左心房中膨胀。在缓慢膨胀的同时，球囊被拉着穿过间隔缺损。当跨越缺损时，球囊直径被认为是拉伸的“房间隔缺直径”。另一种方法是“静态”法，在此过程中一个柔软、顺应性的低压及拉长的球囊［Amplatzer™定径球囊Ⅱ型（美国明尼苏达州 St. Jude Medical Inc）、PTS® 和 PTS-X™（美国纽约州 NuMED Inc.）］被膨胀并跨越房间隔缺陷，直到球囊上的腰部可见。由腰部直径可知房间隔的

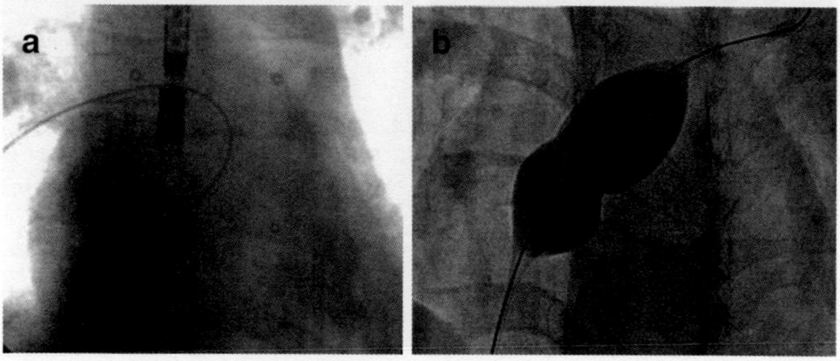

图 7-5 用于房间隔缺损闭合的测量球囊。（**a**）拉脱技术。球囊是圆形的，且被拉着通过缺损。（**b**）柔软顺应性球囊制造的心房缺损静态阻塞。球囊上的腰部十分明显（延展直径）

缺损直径。

7.5　如何使用球囊

7.5.1　准备、插入和膨胀

准备球囊的方式有多种。需要以正常生理盐水来稀释造影剂。通常首选比例为 1 单位造影剂对比 3～4 单位生理盐水，但可能会根据所用球囊类型、目的以及操作人员习惯而有所不同。必须在 2 个注射器（手动膨胀情况下）或 1 个注射器及一压力膨胀-收缩器中注入此稀释造影剂并连接至一个三通旋塞阀。注射器尺寸取决于所用球囊的尺寸。连接至球囊前，整个系统（注射器、膨胀-收缩器和旋塞阀）必须全部排气。一旦完成此操作，系统将被连接至球囊，其中球囊与压力膨胀-收缩器一致。球囊去气可通过在无压下轻轻膨胀球囊并随后移除空气泡来完成。不过，这种技术具有会展开球囊的缺点，随后会丢失球囊的“轮廓”。重新折叠球囊有时候是可行的，但非常耗时。排气的常用方法为“反准备”技术[3]。以膨胀-收缩器或注射器对球囊施加强负压，此负压通过阻断膨胀-收缩器或注射器来维持。随后打开三通旋塞阀，将球囊和另一个注射器连接，后者随后将使球囊导管被动地注满造影剂。此操作会重复数次，以使空气全部被造影剂代替。最后，再次向球囊施加负压，同时将球囊导管推进至鞘和病变。插入前，球囊导管的导丝腔需要冲洗。

如今几乎所有的球囊都是通过血管鞘插入血管系统的。在早年的球囊扩张中，球囊导管的轮廓和收缩特征使其相比于使用非常大的鞘更偏向于不使用鞘而直接通过导丝插入。然而，直接将球囊导管插入静脉会带来血管创伤的高风险，而使用鞘则可减少这种风险。鉴于如今的球囊和鞘的特征，鞘的使用已经成为了标准，且直接插入应被避免[3]。

球囊导管的顺利推进需要良好和稳定的导丝定位。导丝应尽可能坚硬，且直径应与球囊导丝腔的直径匹配。球囊的良好定位通常要求导丝和球囊的温和推拉。一旦获得良好定位，球囊将在透视下控制膨胀。推荐在所有扩张中使用压力膨胀-收缩器，但在有些情况下及使用某些球囊时，可能会授权进行温和的手动膨胀。当膨胀瓣膜或主血管时，必须进行数次以快速膨胀和收缩进行的短扩张，以避免严重的血流动力学干扰。在远端肺血管中，可能会进行更慢更持久的扩张[2-3]。

7.5.2 收缩和撤回

一旦扩张完成，应施加负压以使球囊在离开被扩张病变前完全被清空。重要的是利用透视检查球囊是否已完全清空。如果在此负压操作下血液流回，这意味着球囊已破裂（详见下文）。通常在离开心脏和血管时会维持负压。不过，在坚硬的球囊中这有时可增强球囊折叠的坚硬度并增加对血管和心脏的创伤。当将球囊拉回至腹股沟时必须要格外小心，且当出现阻力时，应避免更用力拉扯，而应轻轻重新推进和旋转，有时也需要少量重新膨胀和收缩，以便取出球囊导管。有时候很难撤回鞘内。在此类情况下，轻轻重新膨胀并以负压收缩可能会改善球囊折叠情况并令撤回更容易。如果只有球囊远端部分无法进入鞘内，可能必须将鞘和球囊导管一同取出，将导丝留在原地[3]。

7.6 双球囊技术

当瓣膜瓣环对于可用球囊来说太大时，可插入 2 个球囊来扩张瓣膜。此方法可同样应用于成人患者的肺动脉瓣膜或二尖瓣瓣膜中的类似情况。双球囊也可应用于较小患者，以减小鞘的尺寸。与将 1 个大型球囊插入并通过 1 个静脉通路相比，将 2 个较小的球囊插入 2 个独立的静脉需要的鞘较小。额外的益处可能是血流动力学耐受性。大型球囊需要长时间来膨胀和收缩。2 个较小的球囊膨胀和收缩会更快，此外使用双球囊技术后，即使在完全膨胀时在球囊间也仍会有部分剩余血流，而这可能会改善血流动力学耐受性[3]。有数个公式来计算 2 个球囊同时膨胀时的有效直径。根据所用的公式和球囊组合，计算所得有效直径将比 2 个球囊直径之和小 15%～30%[2]。

7.7　并发症

球囊破裂是最常遇到的并发症。必须辨别出不同类型的球囊破裂，因为它们可能会导致不同的结果，尤其是在球囊取回时。

球囊可能会被邻近的支架支柱刺破，特别是当支架折断时。钙化的血管壁也可能会刺破球囊。当造影剂在局部区域外渗出球囊时，可通过透视检查识别穿刺。不过，穿刺通常都是在施加负压以收缩球囊时发现的：（当发现）血流带着造影剂一起流回。造影剂的泄漏阻止了球囊内适当的增压，其可能限制血管或支架的扩张并使球囊取回变得复杂。连接球囊和造影剂注射器并在高压下注射造影剂可能是改善球囊和支架扩张并随后允许球囊安全取回的一种方式。

球囊也可能在跨越长距离时撕裂。这通常是以过高压膨胀球囊或扩张钙化非常严重的病变（诸如管道）的结果。在透视下这种情况因造影剂的突然消失而被发现。大多数情况下，撕裂是纵向的，且可轻易地完全取回球囊（图 7-6）。少数情况下球囊会圆周形撕裂，这是一种更加严重的并发症，因为远端部分可能会在球囊导管尖端折叠（图 7-6）。必须避免球囊导管上的过度牵引，因为球囊远端可能会变松且随后自由浮动在管腔内。稳定导丝位置是非常重要的，因为球囊远端仍在导丝上。通常需要使用勒除器来稳定并取回球囊。图 7-7 详细介绍了取回圆周形爆裂球囊的一种实用技术。

可能会发生球囊无法收缩现象，这通常是远端球囊局部破裂或刺破的迹象，同时已收缩的球囊近端阻塞了球囊和球囊导管腔之间的交通。在这类情况下，当出现血流动力学不稳定时，最好爆裂球囊。

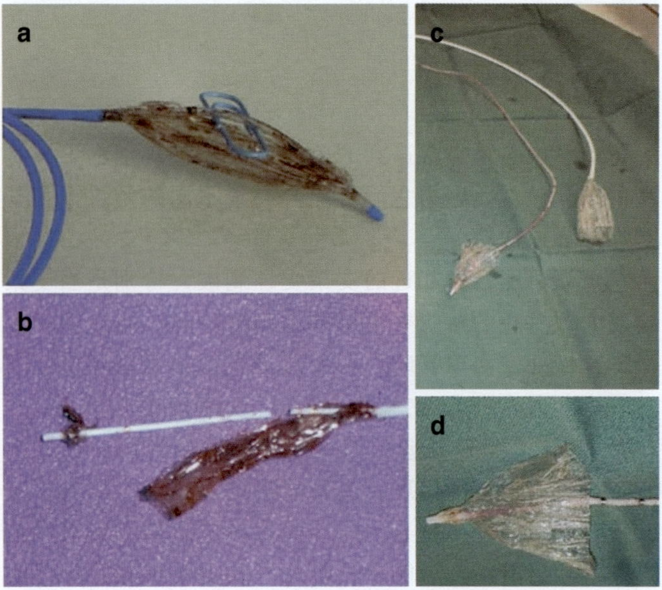

图 7-6 破裂球囊的图片。(**a**) 纵向撕裂。蓝色回形针显示了因纵向撕裂而暴露的球囊杆（来自英国伯明翰郡客座医生 Joseph De Giovanni）。(**b**) 圆周形撕裂，靠近球囊远端。杆已被切断以取回远端部分（来自英国伯明翰郡客座医生 Joseph De Giovanni）。(**c**，**d**) 经皮肺动脉瓣植入术中球囊的圆周形破裂。球囊破裂与杆破裂相关。远端部分仍位于内部杆 (**d**) 上，近端部分位于外部杆上（来自荷兰格罗宁根客座教授 R. Berger）

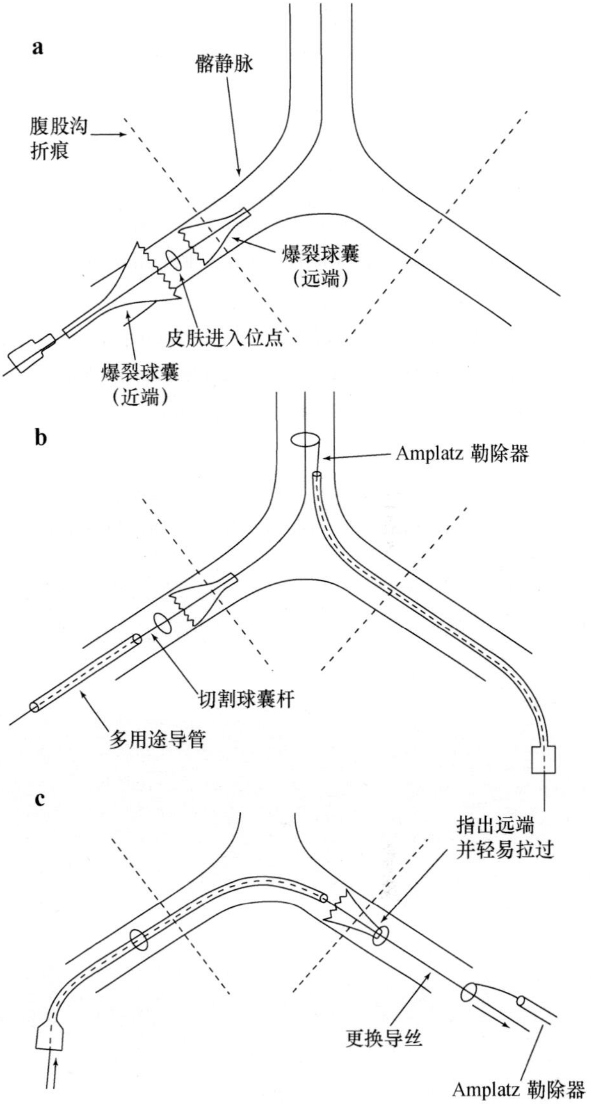

图 7-7　图中所示为横向破裂球囊的取回步骤。(**a**) 必须保持导丝位置。(**b**) 利用对侧静脉将导丝限制在远端。球囊的近端部分将被取出身体，球囊杆将被切断。沿着导丝推进一个多用途导管，以便将导管远端和球囊推向对侧静脉。(**c**) 球囊远端将被轻易推入对侧鞘（来自英国伯明翰郡客座医生 Jo De Giovanni）

球囊杆折断非常罕见，且在单一用途球囊中不太可能出现，但重复使用或重新消毒球囊时可能会发生。

参考文献

[1] Abele JE（1980）Balloon catheters and transluminal dilatation：technical considerations. Am J Roentgenol 135：901-906.

[2] Lock JE，Keane JF，Perry SB（eds）（2000）Diagnostic and interventional catheterization in congenital heart disease，2nd edn. Kluwer Academic Publishers，Boston.

[3] Mullins C（2006）Balloon dilation procedures-general. In：Mullins C（ed）Cardiac catheterization in congenital heart disease：pediatric and adult. Blackwell Futura，Massachusetts，pp 410-429.

第 8 章　支　架

Stents

Eric Rosenthal 和 Sebastian Goreczny
（潘湘斌　译）

8.1　引言

先天性心脏病支架植入术首现于 20 世纪 80 年代末，并在 90 年代迅速崛起。标准球囊扩张是一种成功的狭窄病变治疗方式，但局限性也是明显的。对于纤维化狭窄病变可以在愈合阶段以血管壁重塑来控制夹层，但更具弹性的病变、长段狭窄、血管发育不全、与极少响应良好的血管的扭结或张紧相关的狭窄经常会伴随即刻血管回缩出现。此背景下的球囊尺寸过大可导致伴有内膜分层的血管撕裂、伴有血流动力学崩溃的血管破裂以及晚期动脉瘤形成。

支架植入术防止了即刻弹性回缩，可使血管只被扩张至要求直径，并将小型内膜撕裂封闭至血管壁。无论是急性还是从长期来看，这都是优秀的解除狭窄的治疗方式，且急性血管并发症的风险较低。由于不会过度扩张血管，支架植入术可在心脏外科手术后早期应用。

小儿患者群体的独有问题包括患者体积小而限制了血管通路，以及很难将坚硬的支架推进弯曲血管路径的问题。躯体成长后，需要进行支架再扩张，直至患者体型达到成人标准。成长后支架无法被扩张至成人尺寸会导致固定狭窄。

8.2 适应证

最初只限于足以容纳适当鞘和无需再扩张的支架的患者，而支架、球囊和输送鞘设计方面令人鼓舞的早期结果和改进则扩大了适应证范围（表 8-1）[1-3]。支架被作为桥梁植入新生儿和婴儿体内，并在下一阶段或治疗中进行选择性手术移除。如今可通过 6F 鞘插入扩张后可至成人尺寸的支架。外科医师和介入治疗医师合作的益处在混合外科手术方法下进一步显现。覆膜支架可封闭外科手术、球囊扩张或裸露金属支架造成的动脉瘤

表 8-1　先天性心脏缺陷支架植入术的适应证

1. 肺动脉分支和外周肺动脉狭窄
   (a) 手术后分流
   (b) 原生性分流
2. 肺静脉狭窄
   (a) 完全性肺静脉异位引流（TAPVD）手术修复后狭窄
   (b) 原生性狭窄
3. 主动脉及分支
   (a) 原生性缩窄
   (b) 再缩窄
   (i) 外科手术
   (ii) 球囊扩张
   (c) 动脉瘤
   (d) 腹主动脉缩窄
4. 右心室流出道
   (a) 穿孔后肺动脉闭锁
   (b) 法洛四联症
   (c) 管道狭窄
      (i) 独立式狭窄
      (ii) 经皮瓣膜植入术准备
5. 导管依赖型循环中的动脉导管
   (a) 肺循环
   (b) 全身循环
6. 手术创建的分流
   (a) B-T 分流术
   (b) 中央分流
   (c) Sano 分流
7. 全身静脉狭窄
   (a) 手术（Fontan 手术，Senning 手术，Mustard 手术）后狭窄
   (b) 心脏起搏器电极、中央管线狭窄
8. 主要主动脉-肺动脉侧支动脉（MAPCA）
9. 心内交通
   (a) 房间隔缺损
   (b) 心房开窗术
10. 瘘管封闭或与覆膜支架间的交通
   (a) 开放动脉导管
   (b) AV 瘘管
   (c) Fontan 开窗术
11. 冠状动脉狭窄
   (a) 川崎病
   (b) 动脉转位后狭窄
   (c) 左乳内旁路

和瘘管（图 8-1）。覆膜支架在冠状动脉介入治疗中的应用正在增加。

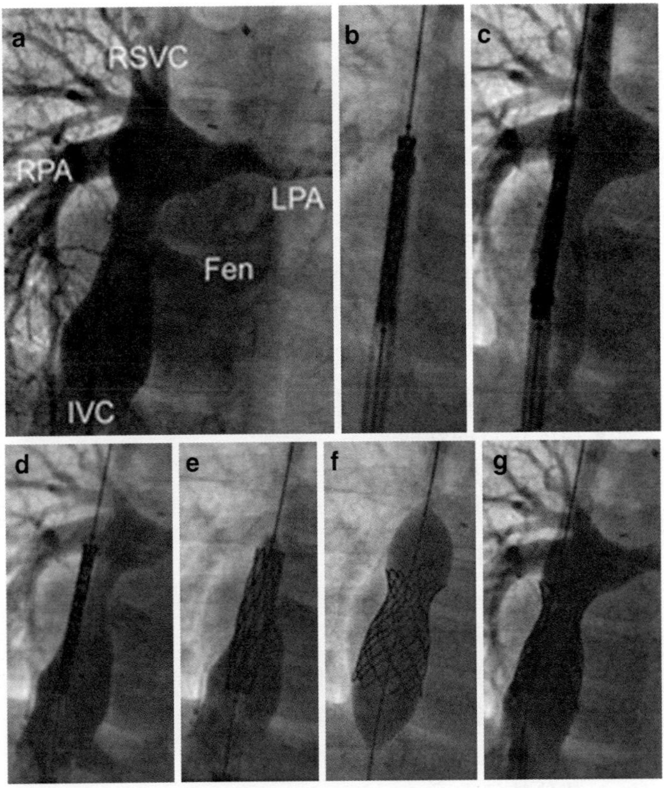

图 8-1 在一名 8 岁的运动性发绀和蛋白质丢失性肠下垂患者体内将覆膜支架［位于球囊中球囊（balloon-in-balloon）上的预安装 Cheatham Platinum 支架］植入侧通道的手术。(**a**) 血管造影显示了肺动脉侧支和开放开窗术前的隧道狭窄。将长鞘通过位于上腔静脉（SVC）内的坚硬导丝插入后，支架被推进 (**b**)。通过长鞘进行的血管造影术被用于定位支架（c，**d**）。通过以血管造影术确定位置的方式在狭窄内膨胀内球囊，并继续向前穿过窗孔 (**e**)，外球囊 (**f**) 紧随其后。最后的血管造影显示窗孔被堵闭 (**g**) 且狭窄被扩张。注意 (**d**) 和 (**f**) 之间支架的位置和缩短情况，以便确保最终位置不会阻塞右肺动脉。RSVC，右上腔静脉；RPA，右肺动脉；LPA，左肺动脉；Fen，窗孔；IVC，下腔静脉

8.3 支架特征

鉴于病变的多样性和患者体型的不同，单一类型的支架不适合所有的情况。支架植入术是为特定患者挑选最匹配支架。最好是在有限范围内合理选用支架（表 8-2）而不用要求掌握所有的支架。

理想支架的属性包括：

- 安全输送至目标病变
  - -允许使用一个小型鞘并跨越较小狭窄的低剖面
  - -通过弯曲途径时的灵活性和易追踪性
  - -插入和经过鞘及血管系统顺畅的预安装
  - -用于精密定位的高度射线不透明度
- 植入位点的性能
  - -扩展时支架长度不缩短
  - -高径向力
  - -对容器曲率的顺应性
  - -不会破坏球囊或血管壁的光滑边缘
  - -不会损害侧支血流
  - -最小限度的内膜增生和不形成血栓
  - -可扩张至成人尺寸的能力
  - -位置不正时的可恢复性
- 其他特征
  - -覆盖动脉瘤和瘘管（不与侧支畅通性兼容!）
  - -随访磁共振成像（MRI）兼容性
  - -防止再狭窄的药物输送

支架类型（图 8-2）：

- 闭环设计：最初的传统闭环设计由无法直接互相交通的常规环组成。扩大环的配置也发生了改变，但所有的环都具有同样的特性——更短且更宽，在所有直径都具有高径向力。但它们缺乏灵活性，会拉直血管而不是顺应其形状。

表 8-2　先天性心脏病的常用支架

支架	材料	环设计	标称直径（可能）	长度（mm）	鞘尺寸（F）	导丝（"）	安装	常见用法
Sinus-Superflex-DS	N	O	7～9	12～20	4	0.018	自动展开式	新生儿和婴儿病变
Zilver 518	N	C	6～10	20～80	5～7	0.018	自动展开式	新生儿和婴儿病变
蓝色 Palmaz	Cc	C	4～7（12）	12～24	4～5 5	0.014 0.018	Aviator 加 Slalom	新生儿和婴儿病变
中型 Genesis	Ss	C	4～8（12）	12～24	5～6 6	0.018 0.035	Slalom Opta Pro 未安装	新生儿和婴儿病变
Formula 535	Ss	O	5～8（20）	12～30	5～6	0.035	高压球囊导管	PA，房间隔，RVOT
大型 Genesis	Ss	C	5～10（12）	19～79	5～6 6～7	0.018 0.035	Slalom Opta Pro 未安装	PA，房间隔，RVOT
Visi-Pro	Ss	O	5～10（14）	12～57	6～7	0.035	高压球囊导管	PA，房间隔，RVOT
Valeo Lifestent	Ss	O	6～10（20）	18～56	5～6	0.035	高压球囊导管	PA，房间隔，RVOT

续表

支架	材料	环设计	标称直径（可能）	长度（mm）	鞘尺寸（F）	导丝（″）	安装	常见用法
Genesis XD	Ss	C	10～12（18）	19～59	8	取决于球囊导管	未安装	肺动脉
Double Strut LD	Ss	O	9～12（18）	16～76	8	取决于球囊导管	未安装	肺动脉
Mega LD	Ss	O	9～12（18）	16～36	9	取决于球囊导管	未安装	肺动脉
Maxi LD	Ss	O	12（26）	16～36	11	取决于球囊导管	未安装	肺动脉、静脉缩窄
Advanta V12	Ss	O	12～16（22）	29～61	9～11	0.035	高压球囊导管	肺动脉、静脉缩窄

续表

支架	材料	环设计	标称直径（可能）	长度（mm）	鞘尺寸（F）	导丝（″）	安装	常见用法
覆膜 Cheatham Platinum	Pi	C	12～24（26）（10 Zig为最多，30mm）	16～45	12～14	0.035	未安装或预安装在BIB导管上	肺动脉、静脉缩窄
Cheatham Platinum 8 Zig	Pi	C	12～24（26）（10 Zig为最多，30mm）	16～45	10～12	0.035	未安装或预安装在BIB导管上	肺动脉、静脉缩窄
Andrastent XL	Cc	H	14～25	13～57	8～9	取决于球囊导管	未安装	肺动脉、静脉缩窄
Andrastent XXL	Cc	H	20～32	17～57	10～11	取决于球囊导管	未安装	肺动脉、静脉缩窄

来自已报告经历的潜在直径——未经过制造商确认

C，闭环；O，开环；N，镍钛诺；H，混合；Ss，不锈钢；Cc，钴铬合金；Pi，铂-铱；PA，肺动脉；RVOT，右室流出道

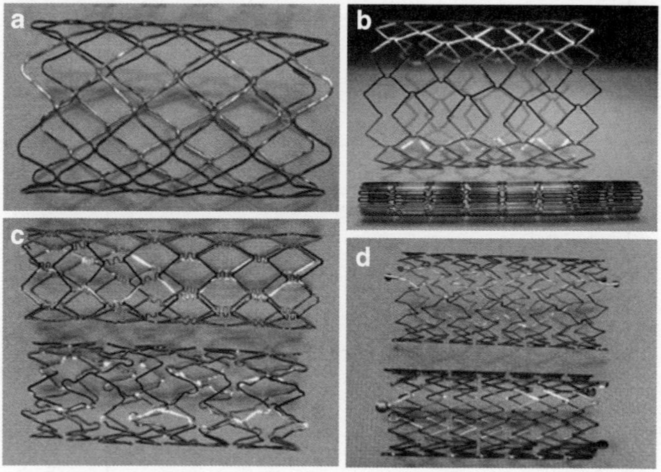

图 8-2 （**a**）闭环支架（Cheatham Platinum）和（**b**）展开及未展开的混合环（Andramed）支架；中型球膨式支架。（**c**）闭环支架（Palmaz）（上）和开环支架（Valeo）（下）；中型自膨式球囊支架。（**d**）Zilver 支架（上）和 Sinus-Superflex 支架（下）

- 开环设计：部分相邻环之间缺乏桥接连接使它们能够在支架展开过程中能并入更大的区域。这使得通向侧支血管的通路更大，允许通过环进行球囊扩张来改善血流（图 8-3）。它们很灵活，可以绕过狭窄的曲线且顺应血管形状。它们也不会压接在球囊上，但不规则的外表面能使其锚定在目标病变上，降低支架移动的风险。它们减少了短缩问题（尤其是当依次展开时），但在大直径时缺少径向强度。新生内膜增生能允许较大开放性环的通过，但可能会出现再狭窄。
- 混合设计：部分支架的设计同时配有开环和闭环元件，以便同时保有径向力、灵活性和锚定性能。
- 预安装支架：各种直径和长度的开环或闭环支架，可根据需要的长度和直径制造。可快速准备并安全推进，无需长鞘，因为这些支架牢固地黏附在

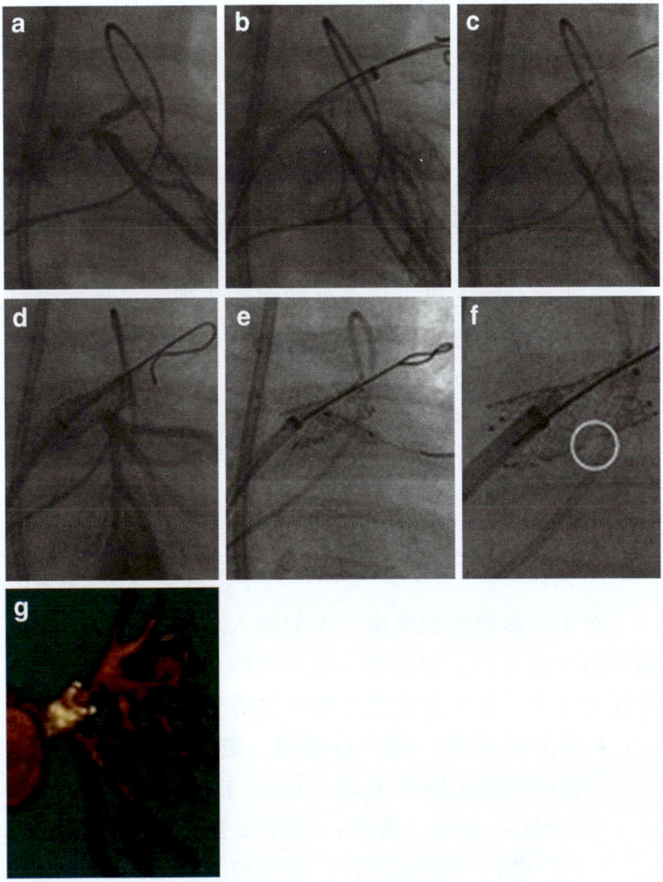

图 8-3　一名 15 个月大的男婴体内 2 次切割球囊扩张后的原生性常见左肺静脉狭窄预安装 Visi-Pro 支架植入术。(**a**) 中为通过肺动脉嵌入注射显示的较紧狭窄。通过两根导丝推进至上肺叶分支的长鞘以及由肺动脉潜入注射引导的未覆膜支架 (**b**，**c**)。支架植入术后，肺下静脉被困 (**d**)，由于有开环设计且小孔 (**f** 中的圆圈) 张开，用冠状球囊 (**e**) 很容易就将源头扩张。18 个月后的 CT 血管造影证实了上下静脉血流进入支架的通畅性 (**g**)

球囊上。

- 自膨式支架：这类支架不经常用于先天性心脏病中，因为它们的径向力与球囊膨胀式支架相比要低得多，不过更顺应血管形状。

- 覆膜支架：可实现全面扩张，与裸露支架相比血管损坏的风险更低，在先天性缩窄和肺动脉管道中的作用日益重要。
- 冠状动脉支架：可用于新生儿和婴儿的各种冠状动脉及其他病变中。
- 成长以及生物可降解支架：可被身体吸收的金属或聚合物支架或接合处较弱的支架，可使球囊轻易破裂并植入新的更大的支架，已经测试但还未达到投入市场的要求。
- 支架移植物：此类用于主动脉的动脉瘤和夹层，不包含在此项回顾研究的范围内。

8.4 支架植入术

对于大多数病变来说，支架植入术的基本原理都是通用的（表 8-1）。对细节一丝不苟的关注以及结构化的方法对于在无并发症前提下取得成功至关重要：

- 手术前成像：超声心动图、磁共振成像（MRI）和计算机化断层显像（CT）扫描可实现对病变［长度，直径，侧支，相邻血管直径，外在结构（支气管、冠状动脉），动脉瘤］和通路血管的评估，在临床背景下这些评估可保证：
  - 使用恰当的支架、鞘、导丝等。
  - 血管通路是针对病变定制的（颈静脉、肱动脉、颈动脉、经肝、经房间隔、双通路、混合）。
  - 血管造影平面的选择旨在减少手术过程中的造影剂和辐射。
  - 安排了特殊措施（房间隔支架植入术经食管超声心动图，主动脉闭锁的射频穿孔，肝通路的支气管镜检查，冠状动脉造影术，肝通路的栓子形成管和塞子，高风险病变的外科手术医师待命）。

• 手术

大部分支架手术都是经过严格的消毒技术在全身麻醉下进行的。

• 通路

这取决于病变、患者体积和可用血管。在可能情况下直接路径为首选。

事实上，对于幼儿或当通路受限或路程弯曲时，可能会需要颈动脉或髂动脉切开术，或者混合方法。对于大口径的动脉通路，可能需要血管预闭合缝合线。

• 血管造影术

描绘了狭窄轮廓的良好品质图像（理想情况为 2 个正交平面）以及对病变和邻近脉管系统的测量在支架尺寸和长度最终选择中是必不可少的，且可作为支架植入的一种参考。

• 预扩张

偶尔也需要对较紧狭窄/闭锁进行球囊扩张来插入鞘和球囊/支架系统。除非特定情况，通常预扩张至既定支架直径都是被避免的。如果在可扩张病变处的球囊膨胀去除了狭窄，植入后支架可能会不牢固，且可能会在球囊撤回时移位。在潜在非相容性病变（肺动脉分支狭窄）中，预扩张测试是很重要的，因为如果病变无法被扩张，支架可能会阻塞或折断（图 8-4）；最初高压或切割球囊扩张可允许后续的支架植入。球囊膨胀可模仿相邻结构［RVOT 支架植入过程中的冠状动脉，Norwood 手术后的左主支气管（图 8-5）］上支架的效果。

• 支架选择

许多因素影响着特定患者和病变的支架选择——不只是操作人员的经验和偏好（表 8-2）。其中一个重要的决定因素是目标血管扩张前后尺寸。

• 导丝和鞘的放置

不同的导管和导丝应用于通过病变区，到过远端稳定区域——为了保证手术顺利，此阶段花费的时间是必

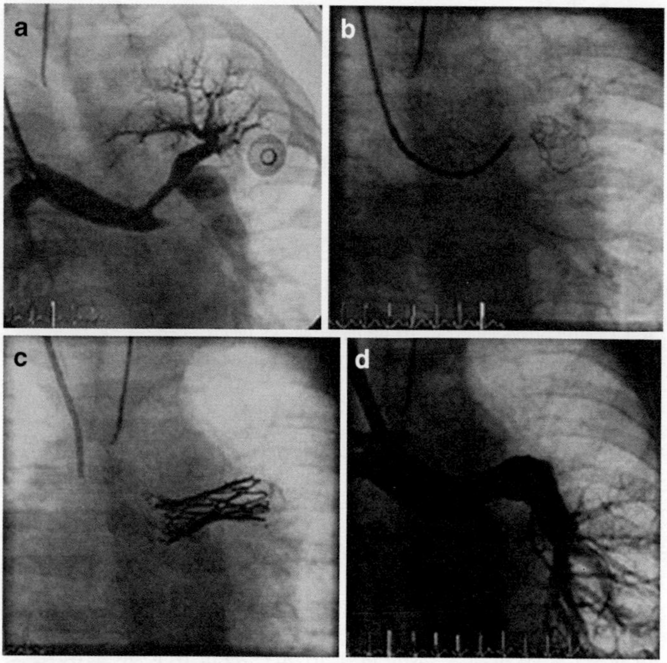

图 8-4 一名 5 岁患者体内通过 Glenn 分流术实现的通向左肺动脉狭窄的内颈静脉通路（**a**）。约 6 个月后，Palmaz Genesis 中型支架折断（**b**）。通过折断的支架两端放置了一个 Cheatham Patinum 支架，通向左下肺叶的血流良好，但通向左上肺叶的血流减少（**c**，**d**）

要的。随后携带支架球囊组合的导丝进入指定位置。导丝厚度取决于支架安装的球囊导管的管腔，且通常应尽可能坚硬。

在大多数情况下长鞘会被推进并跨越病变（图 8-1 和图 8-3）。当路程出现弯曲、急转弯以及狭窄时，这可在不移动支架的同时安全放置支架。这可用于实现支架的正确定位和压力监控的血管造影术。支架植入后，球囊可安全撤回并在必要情况下放置更大的球囊，并在发生并发症时提供控制手段。对于年幼患者，通过坚硬导丝推进长鞘可导致显著的三尖瓣闭合不全和

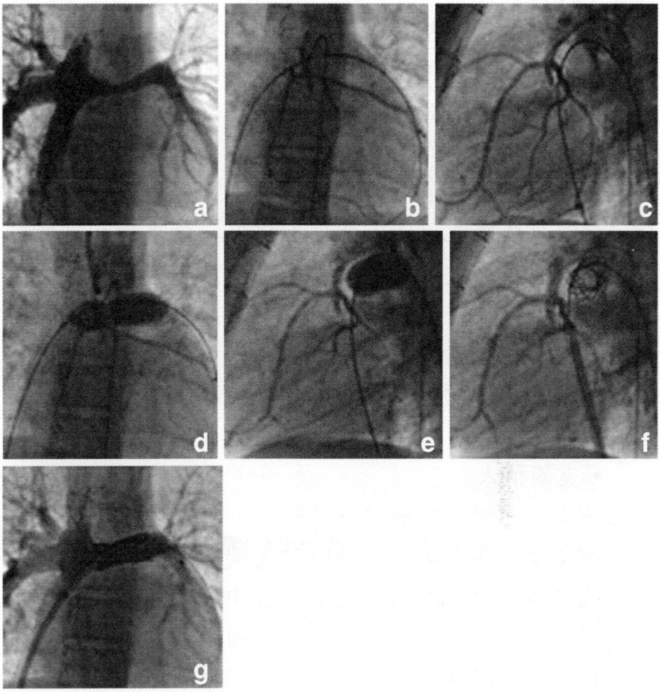

图 8-5　一名 17 岁男性患者Ⅲ期 Norwood 手术后的左肺动脉支架植入术（**a**）。MRI 扫描引发了对于左主支气管和原生主动脉近端，即相对于由前后位（AP）中血管造影术和由就位的导丝进行的侧面投影确认的狭窄段的近端（**b**，**c**）的关注。进行了膨胀至支架直径的试探球囊膨胀，同时还有在不损害两种结构的前提下进行的原生主动脉血管造影术以及支气管镜检查（**d**，**e**）。植入一个 Cheatham Platinum 支架（**f**，**g**）

低血压。在推进过程中将鞘尖端定位于右心房内并使用球囊/支架组合作为鞘“扩张器”，可缩短阻碍血液流动的时间，并避免鞘在扩张器移除时扭结。亲水和抗扭结的鞘也有助于手术。另一种方法是使用结合了预安装支架的短鞘（一个相对柔软的系统）——支架定位依赖于先前获得的界标或独立的血管造影导管。

• 安装

未安装的支架被放置在中央并手动压接在球囊上。球囊中的坚硬导丝可防止破坏管腔。围绕着支架圆周和沿着支架长度方向对称施加逐渐增加的手动力。可通过向球囊应用造影剂作为临时“胶水”来解决支架黏附差的问题，紧紧围绕在支架周围的全棉脐带线加强了压接，部分球囊膨胀可使支架抓握更好。令支架和球囊的长度相匹配十分重要。球囊太短会导致末端不膨胀——当球囊撤回时会产生支架移位风险。如果使用了太长的球囊，远端可能会从小型远端血管上“挤下来”，导致支架展开的位置太近。因此，理想情况下球囊应只比支架本身长数毫米。

• 支架植入

预安装支架轻易通过鞘的阀门。如果是手工安装和覆膜的支架，在直接通过阀门时支架或覆盖物可能会从球囊或支架上掉落下来。支架包装中提供的塑料或金属插管器，或另一个鞘的一小节可在通过阀门插入的过程中保护支架。展开支架前，切记确认支架未从球囊上滑下——否则可能需要撤回或重新安装。

• 支架定位

在目标位点，长鞘被撤回并将支架留在原地。通过鞘（或其他血管造影术导管）进行多次造影剂注射来对支架位置进行微调（图 8-1）。界标（骨、气管、温度探针）组成的框架、影像叠加和路线图可被用于帮助最终路线定位。可能会因坚硬导丝/支架球囊组合的解剖学结构的失真而无法单独依赖于这些因素。整个球囊以及支架必须未覆膜，否则球囊近端部分可能不膨胀。

• 支架展开

通过达到推荐压的一个膨胀-收缩器来膨胀球囊以避免球囊破裂。主操作人员控制着支架球囊组合和导丝以在支架移动的情况下重新定位，例如如果球囊仅近端膨胀并将支架推至远端时。膨胀率并非一成不变——有些操作人员偏爱缓慢膨胀，有些则喜欢快速膨胀（这使得重新定位的范围更小）。球囊内球囊可减少支架缩短，并带来了在全面膨胀前对部分展开的支架重新定位的机会（图 8-1）。快速心室搏动诱导低血压有助于维持缩窄和横向弓形支架的位置。

展开后将收缩球囊，并利用血管造影术来确认支架位置。必须全面收缩球囊，因为撤回一个部分膨胀的球囊会使支架移位。可通过收缩的球囊将一根长鞘推进至支架，以减少移位的风险并允许在必要情况下重复血管造影术和更大/更高压球囊的放置。

8.5　并发症

使用的较大鞘和更坚硬的导丝可增加与心导管插入术相关并发症的发生频率和严重程度——虽然通常情况下发病率和严重程度都很低。可通过对细节一丝不苟的关注，在很大程度上防止急性支架相关并发症。然而，当这些并发症出现时，维持导丝的位置以便使用支架和仍畅通的血管进行补救行动至关重要。

- 支架位置不正或移动

轻微的位置不正可通过以相同/更大的球囊来重新捕获支架并“重新定位”。如果无法采用此方法，则可放置一个重叠支架来完成病变的治疗。如果支架处于自由浮动状态，若其仍位于导丝上则可重新捕获和重新定位——这是将支架在一种不会损害其他血管或不会使血管（IVC 或降主动脉）随着成长而狭窄的“安全”位置展开。如果无法以其他血管工具（勒除器、活检钳、尖端导流器）重新定位支架，且其位置会导致血流动力学受损或支架正处于自由浮动状态，则需要进行外科手术。将一个部分展开的支架撤回至通路位点可允许进行一个轻微的外科切开术来移除它。

• 球囊破裂

支架完全伸展之前球囊破裂可通过以手动或动力注射器快速注射造影剂来处理。如果处理失败，可将球囊从支架撤回（以长鞘稳定支架或阻断支架防止其进入另一个通路可能会有帮助）并以新的球囊更换。

• 侧支受损

虽然后期内皮样化可能会进一步令血流受损，但未覆膜支架极少会对侧支血管造成血流动力学上显著程度的梗阻。也可能在极为靠近狭窄的地方出现侧支血管压迫。开环支架可在侧支中打开以改善血流（图 8-3），但如果存在压迫的问题，那么在侧支中放入第二个导丝+/－球囊有助于在支架展开过程中保护它。如果侧支循环血流不足，那么有必要对主要侧支血管上的覆膜支架打孔。

• 血管夹层和破裂

轻微夹层趋向于愈合。非常紧的狭窄的多度扩张、扩张至比相邻正常血管大很多以及部分支架的尖锐边缘可导致急性夹层乃至破裂。应管理涉及跨区域覆膜支架植入之后的球囊填塞。如果这无法做到，则可能需要紧急外科手术。当尝试通过植入尺寸过大的支架来消除或减少对进一步重新扩张的需求时，超过可耐受扩张值扩张可能会导致动脉瘤形成。

• 支架折断

支架折断可能在植入后立即出现，但更常在数周后检测到。单个或数个支架折断在临床上通常是不显著的，而令支架分离的完全折断则可导致狭窄重新出现。非常紧的狭窄、大幅度倾斜的病变、肌肉结构和外部压迫（如胸骨）都可增加此风险。旨在重新扩张支架的球囊膨胀极少成功，且存在独立导丝穿刺球囊的风险。通常会植入第二个更牢固的支架（+/－覆膜）来桥合缝隙并缓解狭窄（图 8-4）。

• 再狭窄

与支架直径固定相关的因患者成长而导致的再狭窄

可通过支架重新扩张来解决。损害腔室的内膜增生程度很少见且不可预知。它也对此支架+/-第一个支架（裸露或覆膜）内部的另一个支架的进一步扩张响应。虽然每个支架都有扩张限值且可在患者长大后导致固定狭窄，但对许多支架都有进行超过制造商最大扩张限值的扩张的描述。除非可以超高压球囊来扰乱支架——同时在第一个支架内展开一个更大的新支架（覆膜），否则可能会需要手术移除或切除并修补病变。

参考文献

[1] Ing F（2002）Stents：what's available to the pediatric interventional car-diologist? Catheter Cardiovasc Interv 57（3）：374-386.

[2] Mullins CE（2006）Intravascular stents in congenital heart disease-general considerations，equipment. In：Mullins CE（ed）Cardiac cathe-terization in congenital heart disease：pediatric and adult. Blackwell Futura，Malden，pp 537-596.

[3] Peters B，Ewert P，Berger F（2009）The role of stents in the treatment of congenital heart disease：current status and future perspectives. Ann Pediatr Cardiol 2（1）：3-23.

第9章　血流动力学：压力和血流

Hemodynamics: Pressures and Flows

Juan Pablo Sandoval Jones 和 Leé Benson
（吕子超 译　荆志成 校）

9.1　血流动力学评估

血流动力学一词来源于希腊语，原意为血液的动力，指血液循环生理学特性的研究，包括心功能、外周血管生理学和血流调控的物理规律。这些指标可以在导管室中检测，并为健康个体和先天性或后天获得性心脏病患者的心功能提供进一步认识。心脏导管插入术过程中侵入性检查手段能够记录体循环和肺循环的动脉压力血管阻力和心排血量。这些信息能够用来指导临床决策和患者的诊疗策略。

9.2　压力评估和波形（表9-1）

压力波形图像化表达在理解评估血流动力学中起着重要作用。准确获取和理解压力波形有助于基于心脏循环相关问题对心功能（或心功能失调）做出诊断，不准确的测量结果则会导致误解和潜在危害。

心腔和血管中压力变化一般通过膜传感器把压力信号转换为电信号，该电信号经过滤放大处理后，显示为压力随时间的改变。作为一种能提供高保真压力变化的高保真压力感受器，转换器可置于导管尖端。这种系统主要缺陷在于造价昂贵和难以重复使用，这限制了它们在科研中的应用。通常压力换能器在体外，压力波形则通过血管内导管中液体被传递给换能器。

表 9-1　准确评估压力的建议

第一步
检查设置（换能器矫平、归零和校正）
选择合适的注满液体的导管（短、大孔、硬性、有侧孔或有尾孔）
确保导管和转换器连接紧密，防止液体泄漏
排出通路中的所有气泡
第二步
对波形结构进行分析并和心电图紧密联系
检查能够扭曲波形的人为因素（如阻尼过高或过低）
检查动脉血气以确认血碳酸正常并排除呼吸病理影响
在呼气末测压
在注射造影剂之前获取压力波形数据

通过导管获取血流动力学资料并保证数据准确性的关键是压力换能器设置，需特别留意检查换能器是否矫平、调零和校正。对于固定在桌上的换能器，其安装的体表标志点应位于胸廓前后直径 1/2 的位置（腋中线）和第四肋间隙的交点，约为右心房位置。下一步为换能器调零，即为后续压力测定设定参考点。换能器活塞薄膜与大气连通（大气压），血流动力学系统通过电子信号将该信号设定为零点。该系统校正依靠的是生理记录器设定合适比例系数。设置完成后，该换能器即可用于准确测量压力。如果换能器置于高于真实零点的位置，测量值将低于真实压力，反之则会高于真实压力。因此，这一过程十分重要，微小压力改变都将导致错误诊断和治疗。某些换能器并没有固定于桌上，而是包含在一个多通管中，把导管与换能器和冲洗管连接在一起。在这种情况下，多通管可以放于桌上任何位置，但是换能器需要充满液体后在腋中线水平调零。当用此装置测

量时，多通管必须置于调零时位置。压力信号在通过充满液体的系统时可能会受到压力波形震动导致扭曲。就此而言，压力信号保真度取决于测量系统物理学特性，例如，换能器导管长度、导管壁顺应性、管腔大小、导管内液体黏度。如果波形不清晰且间隔远，则表明系统阻尼过高。这将低估收缩压并高估舒张压。当导管扭曲或连接处松弛时可能会发生这种情况。当振幅过于显著则表明系统阻尼过低，此时信号会被放大，将高估收缩压而低估舒张压。就此而言，这些结果一定程度上可以通过改变液体黏度来修正，例如，在导管内混入造影剂或血液。由于疏忽，气泡可能进入从导管头端到换能器膜的任何位置。任意量的气体都会引起阻尼增加，通过降低测量系统的固有频率并产生高频率信号的震动，导致压力波形过冲（常常见于心室收缩和舒张曲线）。冲洗测量系统可恢复其固有频率和信号保真度。

9.3　压力

9.3.1　右心房

正常的右心房（RA）压在 2～8mmHg。右心房压取决于心房和心室适应性，房室瓣功能，以及中心静脉压（CVP）。后者可以被一些血流动力学因素影响，包括心排血量、呼吸运动、骨骼肌收缩、静脉交感神经张力和静水压等这些能够影响右心房压的因素。

当导管尖端置于右心房时，波形有两个主要正向波（a 和 v）和两个负向波（x 和 y）（图 9-1）。a 波在心电图上的 P 波后 80ms 之后出现，是心房收缩导致的压力上升，正常情况下是主导波形。因此，心房颤动患者的 a 波缺失。房室瓣狭窄或心室腔顺应性减低时，心房排空受到限制出现增强 a 波。心房继续收缩，由于心房舒

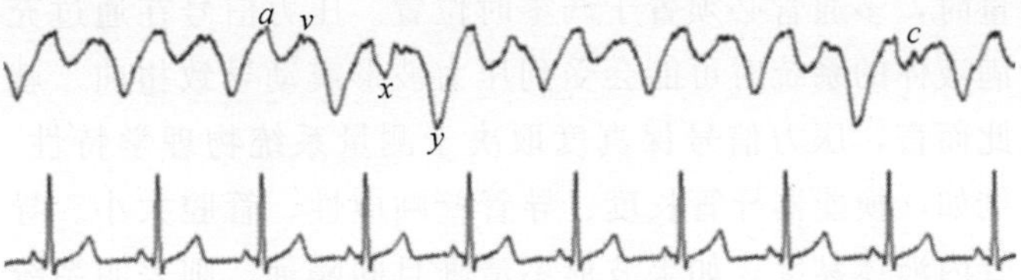

图 9-1　上层曲线中，从右心房记录的静脉压力，表示不同波形成分出现的时间点。a 波紧随心电图中的 P 波出现，是由心房收缩导致的压力上升产生的。x 负向波之后的正向 v 波是由三尖瓣关闭之后，右心房由静脉被动充盈产生的。下层曲线为心电图

张和房室连接处随早期心室收缩导致压力降低，出现 x 负向波。有时，第三种小正向波形（c 波）可能会在早期心室收缩伴房室瓣关闭并凸向右心房时出现。若出现 c 波，其在心电图中 PR 间期时紧随 a 波出现在 x 负向波中。因此，一度房室传导阻滞患者可能会出现增强 c 波。随着心房继续舒张，x 负向波改称为 x'，并代表压力降低。紧随 x 波最低点后面出现的正向波称为 v 波，是三尖瓣关闭时由右心房被动充盈产生的，v 波高峰出现在心室收缩末期，和心电图中 T 波出现相一致。最后，y 斜坡反映了当房室瓣打开并快速向心室排空时右心房压力下降。在吸气时，胸廓扩张胸膜腔内压降低变为负值，负压传导到右心房，因此吸气时右心房压降低。充血性心力衰竭患者中，心包或心肌顺应性下降，或出现心脏压塞时，右心房压不能随着呼吸升高或降低。这种异常表现常常被称为 Kussmaul 征，在临床上则把随着吸气出现反常颈静脉压升高和宽大畸形 y 负向波作为诊断依据。

9.3.2　右心室

正常情况下，右心室收缩压为 20～30mmHg，舒张末压为 2～8mmHg。需要指出的是，生理条件下右心室（RV）和左心室（LV）每搏量相同，但因为肺循环阻

力较低，每搏功却低于左心室（～25%）。一旦心室收缩开始，右心室压力增高，迫使房室瓣关闭，在这个出现早且极短的时期，肺动脉瓣关闭，使得在容积不改变的情况下压力升高（等容收缩）。当压力超过肺动脉（PA）压时，肺动脉瓣开放，血液进入肺动脉。这使得RV 的波形以快速倾斜上升为特点（与 LV 截然不同），并且在大多数情况下紧随心电图上的 QRS 波出现。当复极化开始，触发心室舒张，压力开始下降，当压力低于 PA 压时，肺动脉瓣关闭。相似的，在这个短暂的过程中，肺动脉瓣和房室瓣都处于关闭状态，即在容积不变的情况下压力降低（等容舒张），直到舒张压低于右心房压，导致房室瓣开放（图 9-2）。舒张末压通常在RA 压力波形最低点处，即后续的射血过程之前测量。在早期和晚期心室充盈过程中，RA 压力缓慢上升，而当心房开始收缩，*a* 波可能会在舒张末期出现在心室波形中。在正常情况下，RV 在心房收缩后压力不会显著升高。在右心房顺应性降低的情况下，压力可能会经心腔传递并提前开放肺动脉瓣。*a* 波也可能会在其他病理条件下出现，如在容积负荷或压力负荷过载（如肺高血压）时。RV 压力曲线的轮廓也能够提示病变情况。例如，在肺动脉瓣狭窄伴室间隔完整时收缩曲线为三角形；然而在室间隔缺损情况下（如法洛四联症），右心室曲线轮廓和左心室相同，都有收缩期平台。

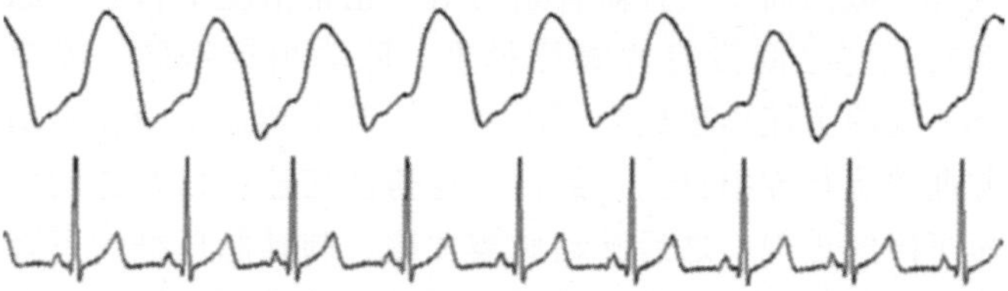

图 9-2 上层曲线为典型右心室压力曲线。注意其轮廓和伴有肺动脉瓣狭窄时右心室曲线（图 9-3）的对比。下层曲线为心电图

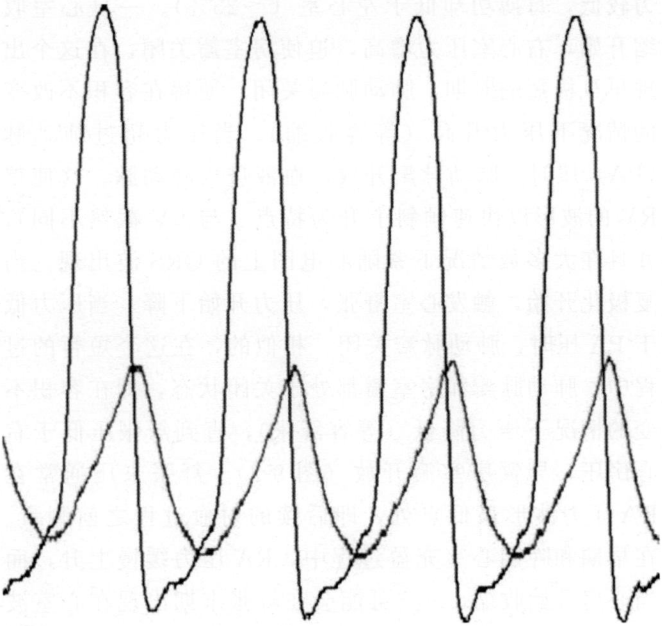

图 9-3 伴有肺动脉瓣狭窄的右心室曲线。注意其与正常右心室曲线（图 9-2）对比，出现了三角形改变。压力向肺动脉传递时发生了延迟，并且因为出口受限导致压力降低

9.3.3 肺动脉

正常 PA 收缩压是 17～32mmHg，舒张压是 4～13mmHg，平均肺动脉压在 12～16mmHg，这反映了肺循环横截面面积大且血管阻力低。正常情况下在肺动脉和右心室之间没有收缩压梯度，除非出现瓣膜、瓣膜下、瓣膜上流出道梗阻（图 9-3）。升支切迹很少在肺动脉曲线上行支中见到，然而，重搏波切迹可以在肺动脉压下降时出现，之后肺动脉瓣关闭、肺动脉压继续下降直到降至舒张压。肺动脉压升高见于以下情况，高流量状态而肺血管阻力正常（如血容量过多、动脉导管未闭或室间隔缺损）或肺动脉阻力增高的状态（如肺血管疾

病）或下游阻塞（如肺静脉或二尖瓣狭窄）。

9.3.4 肺毛细血管楔压

肺毛细血管楔压（pulmonary capillary wedge pressure，PCWP）是通过右心导管检查获得的，用于估计左心房压，而且在没有肺静脉阻塞或二尖瓣疾病时，PCWP可以反映左心室舒张末压（LVEDP）。正常情况下，平均 PCWP 为 2～12mmHg。测量 PCWP 时，向肺动脉内植入一个尖端球囊端孔导管，扩张球囊来阻断血流。这样可以在球囊和左心房之间创造一段静止血流，来反映左心房压力波形。PCWP 波形和左心房波形相似，都有正向的 a 波、v 波和负向的 x 波、y 波。PCWP 压力波形较左心房稍有减弱和延迟（40～140ms），因为左心房压力波形需要经过肺毛细血管传至导管。当测量 PCWP 时，操作者应该十分小心，避免过度扩张球囊使球囊楔得过深，导致所得错误 PCWP 波形没有可识别的 a 波和 v 波，甚至可能导致肺动脉破裂从而危及患者生命。因为胸腔内压随呼吸变化且可传递到肺血管，PCWP 测量值随呼吸周期变化。相应的，呼气末楔压常常被用作 PCWP。

9.3.5 左心房

左心房（LA）与右心房压力波形相似，但压力稍高，并以 v 波为主。正常情况下，左心房平均压为 5～12mmHg。左心房压可以间接地通过 PCWP 来获得，有心房水平分流的患者（如卵圆孔未闭或房间隔缺损）可直接测得，或者用传统穿刺针或尖端有高频探头的穿刺针通过房间隔穿刺术测量。这些操作可在心脏内超声引导下进行。升高的 a 波可能会出现在二尖瓣狭窄或左心室顺应性减弱的情况下。高大 v 波可能会在二尖瓣反流的情况下出现。心房缺损时，波形可能会和右心室波形相近，而左心房平均压正常。

9.4 心排血量评估

心排血量的测量能在导管室中完成，可用于评估患者的血流动力学状况。心排血量代表1min内由心脏射出血液的容积，单位是L/min，并常常通过体表面积（BSA）标化从而得到所谓的心脏指数（CI），单位是L/(min·m²)。成人静息状态下心排血量正常值为5～8L/min，心脏指数>2.4L/(min·m²)。心排血量的测量方法较多，需牢记各种方法的优缺点。

9.4.1 Fick方法

在1870年，Adolph Eugen Fick发明了一种测量心排血量的方法。Fick方法原理非常简单，他发现静息状态下血液中某种指示剂成分（如氧气）从流入到流出某器官（如肺）时总是成比例地发生变化。心排血量可以通过计算动静脉氧差和每分钟氧耗量获得，并广泛应用于导管室评估心脏血流。Fick方法假设没有心内分流，且肺血流量和体循环血流量相等。动脉和静脉血氧含量通过从肺动脉（低血氧含量）和肺静脉（高血氧含量）采集的血液样本获得。肺静脉血常常用外周动脉血代替。测定氧耗量则较为复杂，相比于直接测量值，更倾向于用已有的表格来估算氧耗量。

Fick等式用氧耗量和血氧含量来计算心排血量：

$$Q(L/min)=\frac{VO_2(mlO_2/min)}{\text{动脉氧含量}-\text{静脉氧含量}(mlO_2/L)}$$

心排血量用Q表示，单位是L/min，氧耗量用VO_2表示，单位是mlO_2/min。Fick公式分母是动静脉氧含量差（AV O_2），单位是mlO_2/L，通过计算动脉和静脉氧含量（C_aO_2和C_vO_2）得出。计算动静脉氧含量

(mlO_2/L) 方法简单，可通过计算氧容量得出。计算中的主要错误是单位不准确，因此必须注意单位统一（如 ml/L 还是 ml/dl）。血氧容量是血液样本（动脉或静脉）可结合最大氧量。正常氧分压状态下（如室内空气），几乎血液中所有的氧气都结合在血红蛋白的铁原子上，只有一小部分溶解在血浆中。当呼吸纯氧时，这一小部分溶解氧极为重要，并且必须计算在内；否则，血流的计算将出现错误（见下文）。每克血红蛋白能够携带 1.39ml O_2（或 1.34ml 和 1.36mlO_2），1L 血液（动脉或静脉）最大携氧量为：

$$\text{血氧容量}\ (mlO_2/L) = \text{血红蛋白}\ (g/L) \times 1.39\ (mlO_2/g\ Hgb)$$

血氧含量是特定血液样本（动脉或静脉）所携带的氧量，可通过以下公式计算：

$$C_aO_2\ (mlO_2/L) = \text{氧容量}\ (mlO_2/L) \times \text{动脉氧饱和度}\ (\%)$$

$$C_vO_2\ (mlO_2/L) = \text{氧容量}\ (mlO_2/L) \times \text{静脉氧饱和度}\ (\%)$$

例如，如果血红蛋白（Hgb）是 140g/L，静脉氧饱和度是 70%，则血氧容量是 140g/L×1.39＝194.6mlO_2/L，氧含量是 0.70×194.6＝136.22ml O_2/L。

如果患者正在吸入高浓度氧（$F_IO_2 > 30\%$），那么溶解的氧气比较显著且必须计算在血流公式中。在体温环境，1mmHg 的氧分压下，1L 血浆中可溶解 0.000 032ml 氧气。因此，血浆中氧溶解系数为 0.000 03 毫升 O_2 每毫升血浆每毫米汞柱氧分压。因此，1L 血浆每毫米汞柱 P_xO_2 中溶解的氧气为 0.032ml，并需要加在上面的公式里：

$$C_aO_2(mlO_2/L) = 氧容量(mlO_2/L) \times 动脉氧饱和度(\%) + 0.032 \times P_aO_2(mmHg)$$

$$C_vO_2(mlO_2/L) = 氧容量(mlO_2/L) \times 静脉氧饱和度(\%) + 0.032 \times P_vO_2(mmHg)$$

仔细留意样本的单位；如果血红蛋白单位为g/dl（不是g/L），则需要乘以10来换算单位（分升换算为升）。

理想状态下，血样必须同时获得；动脉血样从肺静脉和（或）左心房获得，尽管这常常从技术上不可行。在这种情况下，主动脉、股动脉或桡动脉都可以用来计算动脉氧饱和度。同样，用于计算静脉氧含量的混合静脉氧饱和度血样应该取自肺动脉且没有心内分流。在理想情况下，应直接测量氧耗量而不是估算氧耗量[3]。大多数情况下，需要一个紧且大小合适的面罩，它能在测量氧浓度之前吸收所有呼出气体并排入一个混合系统。通过吸入气体（室内）氧浓度和呼出气体氧浓度差，并已知样本泵气流流速，可以计算氧耗量[6]。这个方法并不复杂，但是需要熟悉这个理论的有经验的操作人员。用于监测插管患者的更复杂仪器（分光光度计）也适用，但需要专业操作人员来校对和安全操作，且在大多数导管室并不适用。通常情况下，氧耗量通过患者的年龄、性别、体表面积来估测。由LaFarge和Miettinen[2]提供的表已经被广泛应用于氧耗量估测，尽管研究已证明估测值和实测值并不完全相符，尤其是在儿童身上[4-5]（详见十篇附录：表格）。应注意在使用Fick方法来估测心排血量时影响获得准确心排血量的潜在误差来源。Fick方法假定患者处于一个稳定的状态，稳定且没有血流动力学变化。如果血液样本中有气泡，且没有立即送检，这可能会导致测量结果错误。此外，从健康个体获得的估测氧耗量在推广到病理状态时并不准确，但此方法却被广泛使用，可能大多数情况下已能满足需求，并能计算出其上限和下限。

在儿科实践中，从表中索引出的氧耗量较准确测量的氧耗量价值更大。例如，如果 VO_2 是 240ml/min，BSA 是 $2m^2$，则索引得到的氧耗量是 $120ml/(min \cdot m^2)$。同样，小于 3 个月的婴儿氧耗量约为 $130ml/(min \cdot m^2)$，2～5 岁儿童氧耗量为 $150 \sim 200ml/(min \cdot m^2)$，青少年氧耗量为 $120 \sim 180ml/(min \cdot m^2)$，成人女性氧耗量约为 $100ml/(min \cdot m^2)$，成人男性氧耗量为 $110 \sim 120ml/(min \cdot m^2)$。

9.4.2　指示剂稀释法

染色剂稀释测量心排血量（现在很少使用）包括向循环中注射一定量指示剂（一种惰性、不代谢、缓慢排泄的染色剂），随后该指示剂在血液中被稀释。之后，从远离注射位置的一点采集血样，用一个小玻璃管从指示剂第一次经过循环系统连续测量指示剂浓度，制作一条染色剂浓度-时间曲线。心排血量计算通过染色剂质量除以平均染色剂浓度和取样时间。Stewart-Hamilton 公式描述了这种关系：

$$Q=(I \times 60)/(C_m \times t)$$

Q 代表心排血量；I 代表注入的染色剂质量（mg），60s/min（把秒换算成分）；C_m 是指示剂的平均浓度（mg/L）；t 是曲线总时程（s）。此方法准确度高，但需要操作复杂仪器，其他更简便的方法现在正广泛应用于临床。此外，由时间-浓度曲线计算心排血量仅在没有心脏分流的情况下准确，有分流时将被早期染色剂再循环干扰。然而，此方法可通过曲线轮廓计算分流率，但是需要一些假设，详细情况不是本章所要讲述的内容。

9.4.3　热稀释法

热稀释法是广泛应用于计算心排血量的方法，且操作相对简单。它其实是一种指示剂稀释法，把血液温度用作指示剂。一个特殊的球囊尖端漂浮导管被置于肺动脉，其远端有一个热敏电阻，近端向右心房开口。将少量（5～10ml）室温生理盐水或葡萄糖快速注入右心房。为使注射液充分混合，注射位置和采样位置之间需要有一个闭合腔（此时是右心室），使溶液和血液在循环中充分混合，热敏电阻可以记录血液温度的改变。血液温度随时间的改变可成比例转换成血液流量。这个过程应该重复2～3次，取每次测量值的平均值。样本间误差应小于10％。正如在指示剂稀释法中，热稀释法对于有心内分流的情况也不准确，且在低心排血量、严重三尖瓣反流、心律失常、严重呼吸变化的情况下测量也会不准确。

9.4.4 血管造影法

此方法曾用在心排血量的测量中，但现在很少在导管室中使用。它通过左心室造影术获得每搏量（SV）来估算心排血量。每搏量通过舒张末容积减去收缩末容积的计算获得，心排血量是每搏量和心率（HR）的乘积——Q＝SV×HR。这种方法的主要缺陷在于：①实验所采用的放大系数需要校正；②考虑到解剖学上的一些假设，需要选取合适的偏移方程。对于有心律失常、瓣膜不完整和心脏解剖结构复杂的患者，用此方法测量心排血量会非常不准确。

9.5 血流测量以及 Q_p ∶ Q_s 比值

血流测量基于 Fick 方法，且能够应用于肺循环（Q_p）和体循环（Q_s）。Q_p 可以用以下公式计算：

$$Q_p = VO_2/(\text{肺静脉氧含量} - \text{肺动脉氧含量})$$

同样，Q_s 可以通过以下公式计算：

Q_s = VO_2/(体循环动脉氧含量－混合静脉氧含量)

最后，有效肺动脉血流（Q_{ep}）是泵入肺循环的去氧血量。

Q_p = VO_2/(肺静脉氧含量－混合静脉氧含量)

对于一个有双心室没有分流的心脏，Q_{ep} 与 Q_p 的意义相同。然而，对于复杂发绀性疾病，富氧血可能会被泵入肺，而且是非有效的肺血流。同样，总肺血流量将会比正常情况多，而有效肺血流量减少，这就解释了为什么儿童可以在发绀的同时总血流量增加。

如果无法从肺静脉或左心房获得血样，可以假设肺静脉氧饱和度（PVO_2）是 95％或 98％。混合静脉氧饱和度在计算静脉氧含量时是必需的，且最好取自右心腔远端，或没有左向右分流的位置。常用做法是在上腔静脉（SVC）和下腔静脉（IVC）分别采集血样计算混合静脉氧饱和度：

混合静脉氧饱和度＝(3×SVC 氧饱和度＋IVC 氧饱和度)/4 或
＝SVC 氧饱和度－(SVC 氧饱和度－IVC 氧饱和度)/4

事实是，由于混合静脉的氧饱和度更接近 SVC，因此很多临床医生仅采上腔静脉血而忽略下腔静脉血，导致样本错误（即肾静脉血氧饱和度高于肝静脉）。同理，采集靠近冠状窦的右心房血样会导致氧饱和度偏低。没有分流时，肺循环血流量和体循环血流量相等（Q_p = Q_s）；然而，当分流存在时，单纯的心排血量计算是无效的[1]。计算肺循环血流量和体循环血流量之比（Q_p : Q_s）能够估算分流量程度：

$Q_p:Q_s=(\text{Ao sat}-\text{MV sat})/(\text{PV sat}-\text{PA sat})$

Ao代表主动脉氧饱和度，MV为混合静脉氧饱和度，PV和PA分别代表肺静脉和肺动脉氧饱和度。

$1<Q_p:Q_s<1.5$ 表示有少量的左向右分流，临床表现相对较轻。$Q_p:Q_s>1.8$ 则表示有较大左向右分流，而 $Q_p:Q_s<1$ 则表示单纯右向左分流。Fick方法的局限性同样适用于 $Q_p:Q_s$ 计算。儿童必须处于安静状态，血样必须取自血管管腔，且血样不能被远端心腔污染（如房室瓣反流）。小分流无法被检测，在高血量状态下，混合静脉血样可能大大降低检测的敏感度。采集血样时，不要将血样和室内空气相通；牢记，当血红蛋白>200g/L时，血氧定量计所测的氧饱和度并不准确，还要加测血气。上腔静脉采样的位置常常高于奇静脉，右心房采样位置在中外侧壁，下腔静脉采样位置高于膈肌远离肾静脉，防止血样污染。

除了上述血流计算，还可用于评估心脏运输氧气到组织的效率。总氧气输送量（DO_2）也被称为全身氧气输送量（SOT），是从肺运送到全身的氧气量。它是总血液流量或心排血量（Q_s）和动脉氧含量（C_aO_2）的产物，单位是ml/min，公式为 $DO_2=Q_s\times C_aO_2$。氧摄取率（O_2ER）是氧耗量（VO_2）和氧输送量（DO_2）之比，代表了传递到微循环被组织吸收的氧气，$O_2ER=VO_2/DO_2$。O_2ER 正常值为0.2～0.3，提示只有20%～30%的氧气被利用了。这个多余的容量使身体能够适应氧气传递量降低，避免早期有氧呼吸减弱。

9.6 阻力

血管阻力是血流两端的压力差与血流量的比值。在体内，血液循环受到血管床施加到心脏的阻力的影响。

对于右心，肺血管床将决定肺循环的阻力大小，可通过以下公式计算：

$$PVR=(mPAP-mLAP)/Q_p$$

PVR 是肺血管阻力，mPAP 是平均肺动脉压，mLAP 是平均左心房压（可使用肺静脉压或 PCWP 替代），Q_p 是肺循环血流量。同样，体循环血管阻力可通过以下公式计算：

$$SVR=(mAoP-mRAP)/Q_s$$

SVR 是体循环血管阻力，mAoP 是平均动脉压，mRAP 是平均右心房压，Q_s 是体循环血流量。阻力单位通常使用小儿心脏病专家常用的 Wood 单位，即 mmHg/(L・min)。阻力单位也可以使用 dyne・s・cm^{-5}。将 Wood 单位换算成 dyne・s・cm^{-5} 需要乘以 80。当肺循环血流量和体循环血流量是通过体表面积索引得到时，血管阻力也应通过索引得出，并使用 Wood unit・m^2。需要注意的是，为了校正体表面积，肺血管阻力需要乘以体表面积。例如，如果体表面积是 0.5m^2，Q_p＝2L/min，mPAP＝20mmHg，mLAP＝8mmHg，PVR＝(20－8)/2＝6Wood unit，PVRI＝{(20－8)/2}×0.5＝3Wood unit・m^2。

9.7　肺血管反应试验

评估肺血管反应性在肺动脉高压管理和评估中有重要意义。在评估基础血流动力学指标之后，患者吸入 100%纯氧（至少 10min），并再次测量氧饱和度和压力。当吸入高浓度氧（F_IO_2＞30%）时，溶解的氧气必须计算在内。否则计算所得 PVR 比正常值低。导致 PVR 升高的情况包括缺氧、高碳酸血症、红细胞增多症、交感神经张力增加、肺栓塞、毛细血管前肺水肿、肺萎缩

(胸膜积液)、机械通气，以及胸膜腔内压正压。常见的肺血管阻力计算错误包括低通气和酸中毒导致肺血管收缩，未计算溶解的氧气，低估动静脉氧含量差导致高估肺动脉血流量从而低估肺血管阻力，以及在间隔缺损的情况下若没有肺动脉压力降低则意味着肺血管阻力没有降低。

例如，一室间隔缺损患儿，Hgb＝100g/L，VO_2＝150ml/(min・m^2)。在室内环境，主动脉氧饱和度（Ao sat)＝95%，肺动脉氧饱和度（PA sat)＝80%，mLAP＝6mmHg，mPAP＝60mmHg。

Q_p：Q_s 是（95－72.5)/(95－80)＝1.5：1。

室内环境中的肺血管阻力指数（PVRI）可通过氧容量计算：

氧容量＝Hgb（g/L)×1.39×100＝139ml O_2/L

肺动脉和肺静脉氧含量分别为：

肺动脉氧含量＝139×80%＝111.2ml O_2/L

肺静脉氧含量＝139×95%＝132.05ml O_2/L

肺动静脉氧含量差为：

肺静脉氧含量－肺动脉氧含量＝132.05－111.2
＝20.85ml O_2/L

肺循环血流量是氧耗量与肺动静脉氧含量差的比值＝150ml/(min・m^2)/20.85ml O_2/L＝7.19L/(min・m^2)。肺血管阻力指数（因为氧耗量是查表所得）是 60－8/7.19＝7.23Wood unit・m^2。

若给患儿吸入 100%纯氧，测得 mPAP＝60mmHg，mLAP＝8mmHg，PA sat 为 95%，PaO_2 为 95mmHg，Ao sat 为 100%，PaO_2 为 600mmHg。如果不把溶解的氧气计算在内，动静脉氧含量差将为 6.95ml O_2/L，肺

动脉血流量是 21.53L/(min・m^2)，肺血管阻力指数为 2.4Wood unit・m^2。当把溶解的氧气计算在内时（实际上），动静脉氧含量差将为 22.1ml O_2/L，肺动脉血流量是 6.78L/(min・m^2)。肺血管阻力指数为 7.66Wood unit・m^2，提示血管反应阴性。

除吸氧外，研究表明还可以吸入一氧化氮（通常 40×10^{-6}）或口服西地那非。在那些条件下，应该保证药物洗脱期，且在下一次用药前应回到测量基线水平。

参考文献

[1] Gossl M, Rihal CS (2010) Cardiac shunt calculations made easy: a case based approach. Catheter Cardiovasc Interv 76 (1): 137-142.

[2] LaFarge CG, Miettinen OS (1970) The estimation of oxygen consumption Cardiovasc Res 4 (1): 23-30.

[3] Li J (2013) Accurate measurement of oxygen consumption in children undergoing cardiac catheterization. Catheter Cardiovasc Interv 81 (1): 125-132.

[4] Rutledge J, Bush A et al (2010) Validity of the LaFarge equation for estimation of oxygen consumption in ventilated children with congenital heart disease younger than 3 years-a revisit. Am Heart J160 (1): 109-114.

[5] Schmitz A, Kretschmar O et al (2008) Comparison of calculated with measured oxygen consumption in children undergoing cardiac catheterization. Pediatr Cardiol 29 (6): 1054-1058.

[6] Wilkinson JL (2001) Haemodynamic calculations in the catheter laboratory. Heart 85 (1): 113-120.

第 10 章　从心理学角度看待先天性心脏病：一个伴随一生的问题

Psychological Aspects in Congenital Heart Disease: A Lifelong Perspective

Edward Callus，Cristina Farè 和 Emilia Quadri
（荆志成 译）

10.1　引言

为了探索这个话题，我们将阐述先天性心脏病（congenital heart disease，CHD）患儿家长在患儿胎儿期和新生儿期所期望得到的教育及咨询与心脏病专家[1]提供的信息之间的差异。其次描述先天性心脏病患儿从童年到成年的心理功能[2-3]。

10.2　心脏病学专家在胎儿期和新生儿期提供给家长的重要信息

- 在论述这个话题时，首先要提到的是对于胎儿期和新生儿期 CHD 患儿，心脏病专家需要提供哪些更重要和更相关的信息，尽管患儿家长和心脏病学专家有一些共识，但也存在分歧。
- 胎儿期 CHD 诊断率的提高可能会增加终止妊娠的发生率，因此在知晓病患家属对病情的预期了解程度后，沟通才会更加高效。

- 有趣的是，影响双方（患儿家长和心脏病专家）是否决定继续妊娠的因素却并不一致。然而，双方都考虑患儿的生活质量和成年期生存率，对于心脏病专家，决定因素也包括神经系统发育延迟和 CHD 的严重程度。另一方面，影响患儿家长决定终止妊娠的因素包括道德及宗教信仰和分娩成功率。
- 在胎儿期，医生和家长都希望能指出并了解患儿心脏功能、出生前后几个小时期望值、分娩成功率、儿童期和成年期并发症、是否出生后有可能不用医疗介入，以及怎样获得额外的感情/心理支持。
- 在这个阶段，家长对以下问题的重视程度高于心脏病专家：一生需要接受的手术次数、心脏移植的潜在需求、运动限制，以及患儿的子女患 CHD 的可能性。
- 在新生儿期，双方都认可家长应能够说出心脏损伤名称，明确他们的心脏病专家和儿科医生、出院后药物治疗、并发症、何时寻求医疗求助，以及如何进行心肺功能恢复锻炼。
- 另一方面，家长在新生儿期对以下问题的重视程度高于心脏病专家：为什么孩子会有 CHD、为什么孩子需要接受手术、向医生解释 CHD 的能力，以及随访需求。

10.3 先天性心脏病儿童和青少年心理适应和生活质量

- 2009 年，一篇文献综述从心理学角度研究了开胸手术的 CHD 儿童和青少年的相关预后[3]。该综述把评估了心理适应（通过半结构式访谈，家长和老师的代理人报告，自我报告）和生活质量的研究列入考察范围内。

- 通过家长评估长期心理适应时，根据报道结果，心理失衡发生于较大比例的儿童中，并且这一比例和其他慢性疾病患儿（他们比一般人群儿童精神疾病发病的风险高 2 倍）的比例相当。
- 家长还报告说，经过手术的患儿，其行为表现超过正常规范，且比正常对照组的心理问题更多（不包括大动脉转位经手术治疗的儿童）。
- 然而由老师出具的代理人报告表明 CHD 患儿的心理功能和表现与正常对照组相同，这可能表明这些心理问题在学校环境下更难以发现，或家长的焦虑心情影响了他们对孩子的感知。
- 经过心肺旁路移植（搭桥）手术患儿的心理适应自我报告研究很少见，同样与对照组相比，其与经过心脏缺陷修复手术的患儿的报告没有较大差异，这样的结果与来自家长的代理人报告截然相反。两个包含了较大比例青少年的样本研究显示了自我报告的行为问题，说明青春期时孩子会表现出心理问题，可能被家长将其与增加的学业负担联系在一起。
- 当涉及生活质量时，生活质量受损常常由家长而不是患者本人报告。
- 尽管现在有关 CHD 患儿的心理功能和生活质量危险因素的数据仍然不完整且充满争议，心脏病诊断本身似乎并不是心脏手术后心理平衡失调的危险因素。
- 发育迟缓是患儿特定的危险因素；然而，这是家长的代理人报告提出的，没有经自我报告研究证实。
- 经过手术修复心脏缺陷的患儿父母可能是患儿长

期生活质量和心理适应受损的直接来源；然而，这还需要更多的调查研究数据来论证。

10.4 成人先天性心脏病的心理功能

- 近期一篇聚焦于成年 CHD 患者的心理功能的文献综述中，重点关注了医疗以及其他变量和心理活动之间的关系。
- 这篇文献中的一些研究强调 CHD 人群和健康对照人群相比有着相似甚至更好的心理功能，可能是因为他们通过持续不断地克服生理限制和困难获得了更强的凝聚感。不同国家的医疗护理类型也能够影响患者的健康状态。
- 同样可以否认的是高成就动机能够影响自我评价数据。
- 焦虑和抑郁的程度与后天获得性心脏病患者人群相当，后者可能是最好的对照选择。
- 应该注意在一些使用全面临床心理和精神评估的研究中发现，原来认为适应良好的患者都经历过严重的心理和精神问题，且治疗不彻底。
- 大多数研究指明，这种人群的心理活动和医疗因素例如疾病诊断和身体状态无关。这部分人群报告的与其主观感受有关的会导致心理压力的预测因子包括：

  -孤独感

  -对负面评价的恐惧

  -强加的限制

  -身体运动功能低下

  -意识到自我健康状态

10.5　如何与家属和患者近距离沟通，提供准确恰当的建议和忠告

- 这类家庭和父母需要处理各种从胎儿期就开始的问题，且这些问题影响着如何处理发展中的病情。小儿心脏病学专家发现他们经常传达的消息，病患家属需要有坚强的心理素质才能接受，且医疗团队中的心理医生在解决特殊的困难情境时能够提供必需的支持，并在必要时向家庭和患者提供心理支持。
- 与非盈利组织建立合作也是非常有用的，他们能够提供同龄人之间的相互支持。家长在和其他患儿或青少年患者的家长见面时感到放松，而且青少年患者和成人患者能够在和相同处境的人交流活动时受益。
- 一般而言家长比心脏病专家更希望了解更多的信息，他们认为话题的多样性是必需的。但心脏病学专家可能认为给予家长过多的信息会增加家长的焦虑和压力。另一方面，家长似乎希望对自己的情况了解得更多，提前做好心理准备，做出更合适的决定。
- 因此极为重要的是，心脏病学专家根据家长所处境况、患者的年龄、他们希望了解的程度和他们的心理和宗教需求，与患者和家长建立个性化的关系。
- 当面对家庭时需牢记，家长和患者对待疾病有完全不同的方式。例如，一些有先天性慢性疾病的人习惯了其所处的境况，对他们而言，这就是“正常状态”。对家长而言，却难以理解——这个结论经由儿童和青少年 CHD 患者心理适应和生活质量数据中的分歧所支持。

- 对于青少年和成人，很重要的一点是不把心脏状态和疾病的危险程度与精神上的痛苦自动地联系在一起，精神上的痛苦更大程度上是由每个人的精神特质和低活动量所导致的。
- 最后，医疗和护理人员应定期交流探讨经验、技巧，且随时给予患者支持来预防倦怠症状的发生。

10.6 结论

总之，心脏病学专家需要投入时间来询问患者家长和患者长大后（当他们心智成熟了并有了解意愿时）想要了解的信息，并且根据他们的精神需求和信仰来提供合适且有效的沟通，这是很有必要的。

参考文献

[1] Arya B，Glickstein JS，Levasseur SM，Williams IA（2013）Parents of children with congenital heart disease prefer more information than cardiologists provide. Congenit Heart Dis 8（1）：78-85.

[2] Callus E，Quadri E，Ricci C，Passerini C，Tovo A，Pelissero G et al（2013）Update on psychological functioning in adults with congenital heart disease：a systematic review. Expert Rev Cardiovasc Ther 11（6）：785-791.

[3] Latal B，Helfricht S，Fischer JE，Bauersfeld U，Landolt MA（2009）Psychological adjustment and quality of life in children and adolescents following open-heart surgery for congenital heart disease：a systematic review. BMC Pediatr 9：6.

第二篇>>>

血管通路

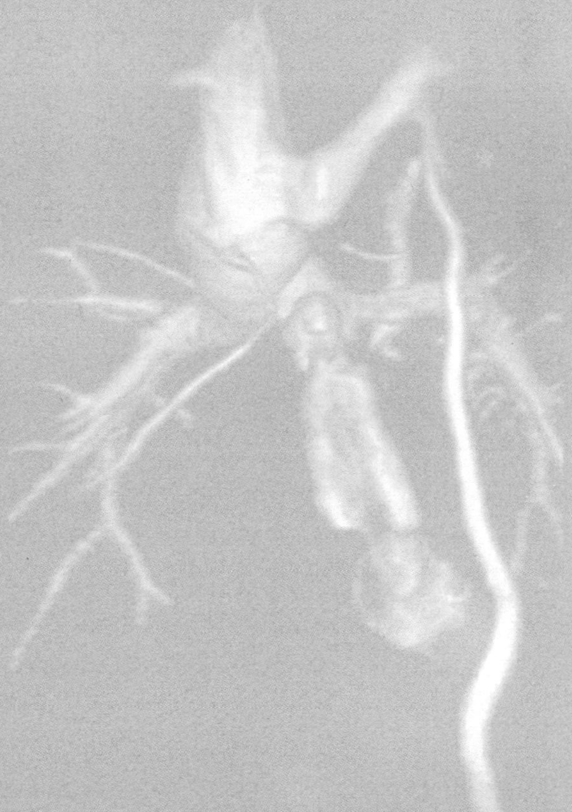

第 11 章　常规血管通路

The Usual Vascular Access

Jochen Weil
（潘湘斌 译）

在经皮心脏介入手术中，最常用的径路为经由股动脉和（或）静脉的通路。

其他通路方式也是可选择或必要的，例如，在接受 Glenn 分流的患者中或因先前的介入手术而导致股血管阻塞的患者中，只能通过 SVC 到达肺动脉。

通过股血管建立通路到达心脏是先心病介入手术的标准。

替代通路包括：

- 颈内静脉
- 锁骨下静脉
- 脐静脉和脐动脉
- 桡动脉

11.1　股静脉和动脉通路

11.1.1　定位和界标

尤其在婴儿及幼儿的治疗中，臀部的小幅度抬高（如借助尿布）有助于暴露股血管。腿部应固定在狭小空间内，并处于微向外旋转的位置。

应寻找的界标为髂前上棘和耻骨结节之间的腹股沟韧带（图 11-1）。

应寻找股动脉脉搏。股静脉靠近股动脉内侧。此区域的一个有用界标是腹股沟折痕，在体重正常的儿童和

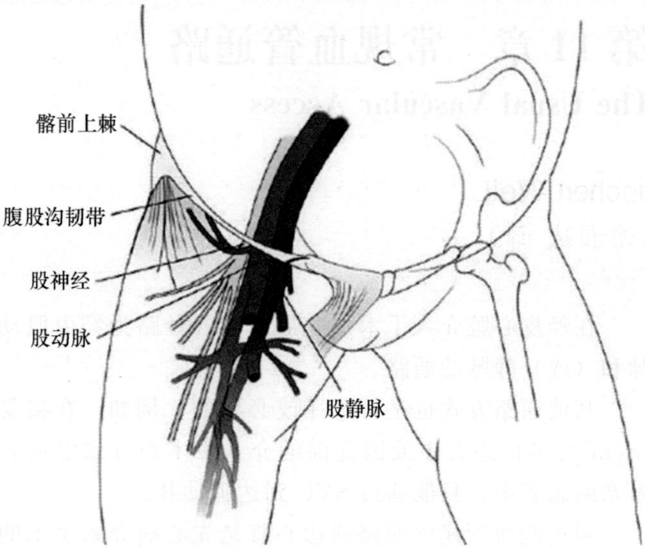

图 11-1 股动脉和静脉通路界标（来自 Bergersen[1]，取得许可）

青少年中此折痕位于腹股沟韧带下 1cm 处，但在超重患者中，则可能有所偏移[1-2]。

应在两侧腹股沟都进行股动脉脉搏触诊，以感受其脉搏质量方面是否有差异。如果因血管狭窄等原因导致一侧的脉搏减弱，则对侧血管穿刺应为首选。

在铺单前，许多操作人员都会用笔在两侧标记血管。铺单后这些标记就有助于识别血管（图 11-2）。

2D 超声以及多普勒成像的血管描绘有助于血管穿刺（图 11-3）。通过此方法，可探测到血管的狭窄或阻塞。此外，可在视图引导下将针通向相应血管。

11.1.2 技术

- 始终同时准备好两侧的腹股沟将很有帮助。
- 局部麻醉时，进行小剂量皮下注射。始终在插入至针枢纽（hub）处时撤回，以确保未注射进

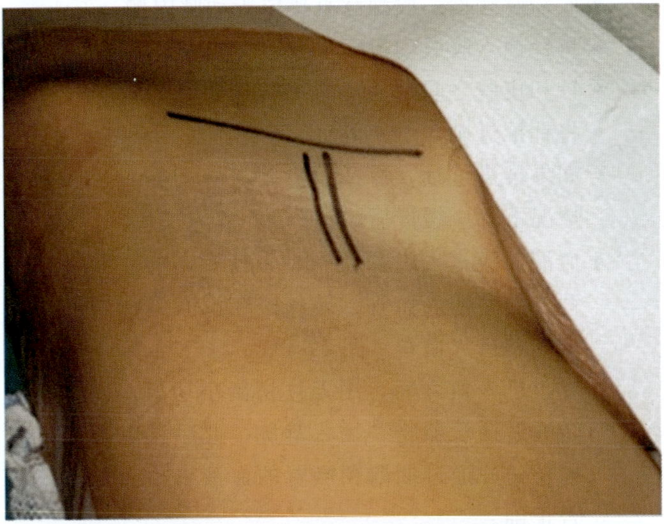

图 11-2　股动脉和静脉通路界标标记

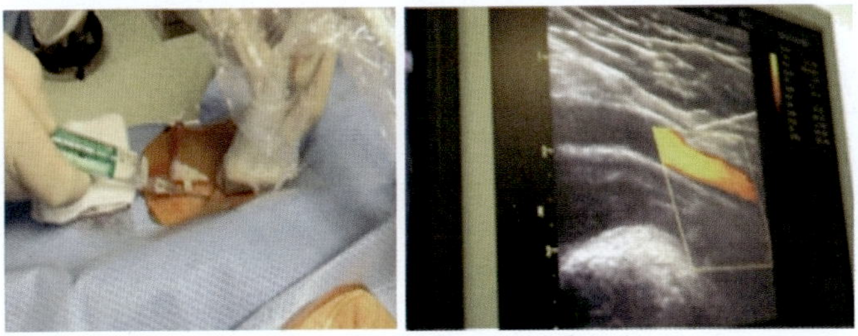

图 11-3　使用线性探针进行的超声引导股血管通路。可看到股动脉的脉动流以及针直接朝向股动脉

血管。

- 大剂量的利多卡因将扭曲下面的血管。请注意，疼痛感主要来自皮肤！

11.1.3　股静脉通路

- 通常静脉通路要优于动脉通路。

- 股动脉触诊。股静脉直接位于动脉内侧。
- 将针插入腹股沟折痕下方的皮肤内。
- 针和皮肤之间的角度约 45°。
- 将针推进刺入 1～2mm，等待血液回流进入针。
- 如果推进过远，有或没有附接注射器负压吸引的情况下都应缓慢撤回针。
- 血液回流进入针后，用右手持针，并将导丝插入针，随后插入血管。导丝应在没有施加力的情况下顺利进入血管（图 11-4）。
- 导丝进入血管后，用刀片切出小切口，并轻柔旋转通过插管器将鞘插入静脉。此后移除扩张器和导丝，并通过抽取鞘侧臂的血液来检查鞘位置是否正确。

提示

- 当推进变得困难时，撤回导丝和针。很有可能未正确穿刺血管。
- 当导丝已在血管中，但不能再推进时，改用小型短套管并尝试通过撤回套管来抽吸血液，随后再次推进导丝。
- 如果怀疑因先前的经皮介入术而致血管远端存在

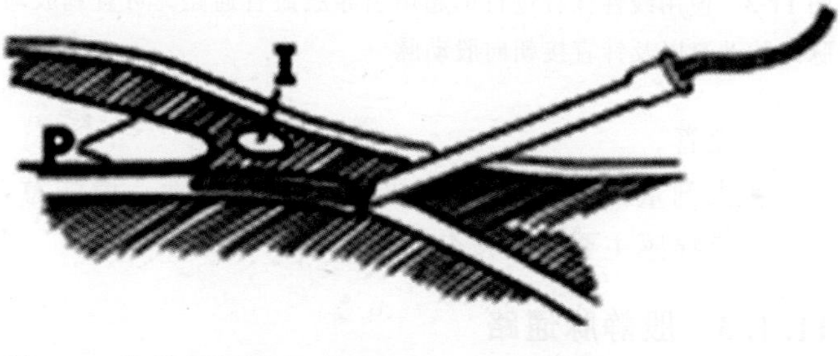

图 11-4　将导丝和鞘从远离腹膜囊（P）的腹股沟韧带（I）下方股血管处插入（来自 Mullins[2]，取得许可）

血栓等造成的阻塞，可考虑小心注射小剂量的造影剂[1]。

11.1.4　股动脉

手术方式与所描述的静脉通路相似。当针刺中动脉时，会有活跃且脉动的回流。不需要用注射器抽吸血液。

11.1.5　股通路的并发症

- 如在腹股沟韧带上方穿刺股血管，将导致腹膜后出血[3]！

11.2　颈内静脉通路

11.2.1　定位和界标

- 通过在肩下放置毛巾使头部向后仰。
- 将头部转至对侧。
- 确认界标，即由胸锁乳突肌的胸骨端和锁骨端以及锁骨组成的三角形。颈内静脉位于可感觉到脉搏的动脉的外侧（图 11-5）。

备注：

与左颈内静脉相比，优先选择右颈内静脉，因为：

- 右肺尖位置稍低。
- 通向心房的路径更直。
- 损伤胸导管的风险较小。

11.2.2　超声引导方法

- 可实现颈动脉和颈内静脉的清晰描绘。
- 当进行轻微的外部压缩时，静脉会压扁但动脉不会。

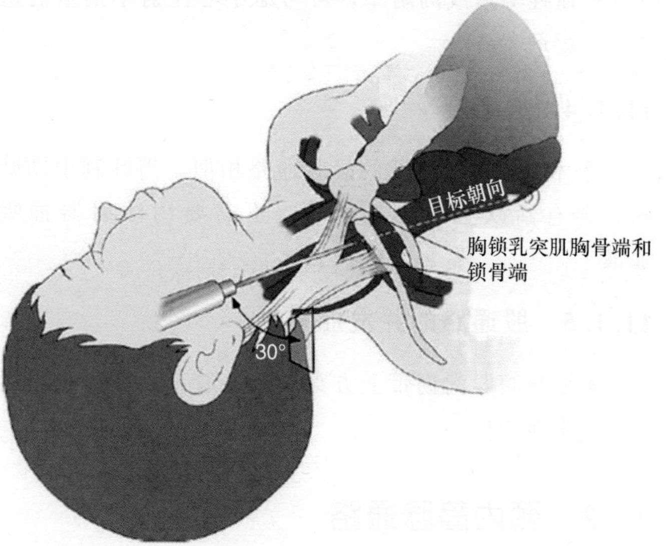

图 11-5 以前路方法进行的颈内静脉通路界标（来自 Bergersen[1]，取得许可）

11.2.3 前路方法

- 针进入的位点位于由颈动脉、下颌骨和胸锁乳突肌组成的三角正中的颈动脉侧方。
- 针与皮肤的角度约为 45°，朝向同侧乳头。

11.2.4 后路方法

- 针从下颌骨及锁骨夹角间胸锁乳突肌中间部分边界插入。
- 针与皮肤的角度为 30°，朝向胸骨切迹。

11.2.5 中路方法

- 针从下颌骨及锁骨夹角间胸锁乳突肌中间部分边界的位点插入。

- 针与皮肤的角度为 30°，朝向胸骨切迹。

11.3　锁骨下静脉通路

11.3.1　定位和界标

- 两侧都可作为入口。鉴于导丝的路线及导管更易于进入心脏，有些操作人员偏好左侧。
- 同侧手臂应沿着胸部垂直向下。
- 使用治疗巾将肩部略抬高，头转向对侧。
- 界标为锁骨和胸骨上切迹。

锁骨下血管位于锁骨下方。锁骨下动脉朝向头侧紧靠锁骨动脉（图 11-6）。

11.3.2　技术

- 针入口位于锁骨外侧三分之一处的锁骨下方约 2cm 处，朝向胸骨上切迹。
- 接注射器连续抽吸下推进针。

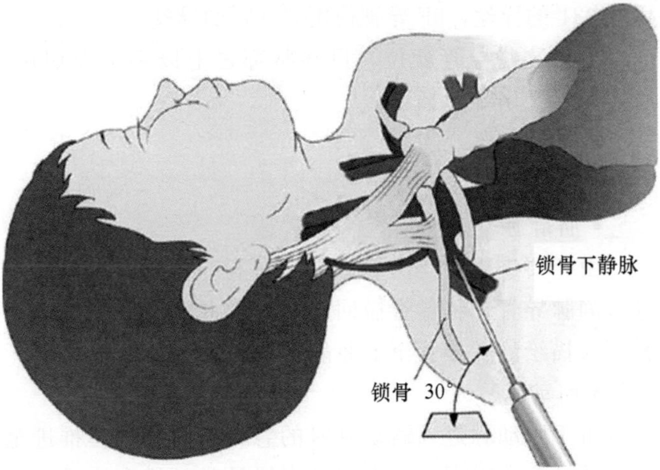

图 11-6　锁骨下静脉通路界标（来自 Bergersen[1]，取得许可）

- 当自由血流可见时，推进一根长的弹性导丝确保其位于静脉结构［上腔静脉（SVC）、右心房（RA）］内或位于 Glenn 循环的肺动脉（PA）内。

11.3.3 并发症和规避

- 刺入锁骨下动脉后发生的血胸。避免针从内侧进入，否则穿刺位点无法压靠在第一根肋骨处。
- 气胸

肺顶点位于第一根肋骨之下。针不应进入过深，而是应以约 30°的角度朝向胸骨上切迹。所有的界标都必须在铺单之前确认[1]。

11.4 脐静脉通路

脐血管（两条动脉和一条静脉）介入手术在新生儿教科书中已有详细描述，且是新生儿治疗中的一种标准手术。

介入手术以一根 3.5 或 5F 脐导管进行。3.5F 导管使用 0.021″的导丝，5F 导管使用 0.025″的导丝。

如果这些导管就位，可在脐部之上以手术刀切短，所需鞘可经由导丝插入。

11.4.1 问题

- 脐静脉

由于要进入的是门静脉，导丝和导管很难手动操作进入静脉导管。将导管撤回至脐静脉并注射小剂量的造影剂来描绘静脉导管至下腔静脉（IVC）的路线。

- 脐动脉

由于脐动脉进入髂动脉时的急转弯，将导丝推进至主动脉可能会很困难。常规的直线导丝可能会比具有坚硬肩部的扭矩导丝更合适。

11.5　桡动脉通路

11.5.1　定位和界标

- 以 90°外展手臂并放置在臂架上。
- 以棉签稍微抬高手腕，并固定手部。
- 界标为桡骨和尺骨远端以及桡动脉脉搏。

11.5.2　技术

- 以 30°角从表面插入针。不必接注射器。向前推进直至脉动血猝然流动。

参考文献

[1] Bergersen L（2009）Vascular access. In：Bergersen L，Foerster S，Marshall AC，Meadows J（eds）Congenital heart disease the catheteriza-tion manual. Springer Science + Business Media，New York，pp 21-34.

[2] Mullins CE（2006）Vascular access：needle，wire，sheath/dilator and cath-eter introduction. In：Mullins CE（ed）Cardiac catheterization in congeni-tal heart disease. Blackwell Publishing，Malden，USA，pp 100-162.

[3] Wilson N（2009）Complications of vascular access. In：Hijazi MZ，Feldmann T，Cheatham JP，Sievert H（eds）Complications during percu-taneous interventions for congenital and structural heart disease. Informa Healthcare，London：UK，pp 41-46.

第 12 章　非常规通路

Unusual Access

Stephan Schubert 和 Felix Berger
（潘湘斌 译）

12.1　引言

常用中心动脉或静脉（如股动脉或颈静脉、锁骨下静脉）的血管畸形、狭窄或血栓形成对替代血管通路路径提出了需求。血管通路的建立有时是非常困难的，尤其是在年轻时接受过多次导管手术或接受过前述中心血管管线放置的患者中。防止血管狭窄，尤其是年幼患者的血管狭窄，是一项重大的挑战。心导管介入手术指南建议尽可能使用最小的鞘，尤其是在动脉通路中。此外，鞘移除和止血后压缩敷料的使用可能会导致血管栓塞或血流受阻。因此，应避免使用，尤其在幼儿中。为防止进行复杂或非常规通路的患者因多次穿刺尝试而造成血管创伤，超声引导穿刺更具优势。

12.2　超声引导穿刺

当需要小血管通路，或在早产、营养不良，或新生婴儿心脏介入手术中，超声引导穿刺可增加治疗处于复杂血管状态下的患者的安全性和有效性。另外，在应用脉动性或非脉动性心脏辅助装置的患者中，由于必要的抗凝，传统穿刺易导致难以控制的出血，使用超声扫描引导穿刺也非常实用[1]。在这些情况下，高频率超声波探头（10～

12Hz）加选择性彩色多普勒成像的使用是非常必要的。可通过使用一次性无菌探针针尖来保证无菌性。儿童或体重小于20kg的患者中的血管通路可使用20G Abbocath静脉内造影套管（美国莱克福里斯特Hospira Inc.）或20G/50mm长的单件血管造影针（Cordis，美国强生公司）以及0.46mm（0.018英寸）的短针进行。图12-1为非常规通路路径（腋动脉）的示例。

超声引导穿刺还可用于经肝通路等不常见的血管通路。

12.3 经肝血管通路

在腔静脉血栓或血管畸形（SVC、IVC或奇静脉连

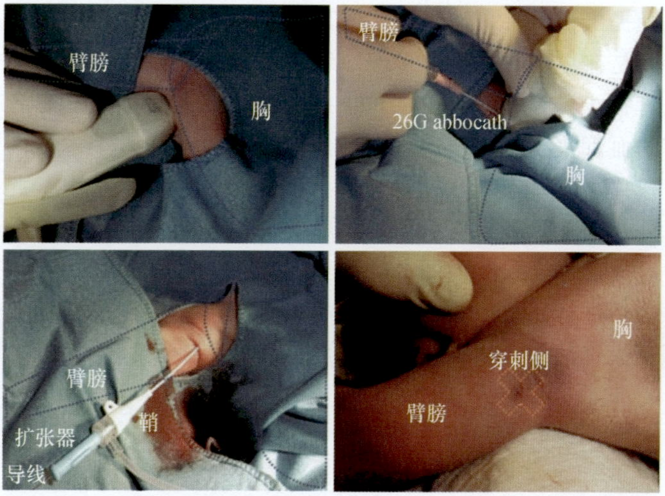

图12-1 超声引导穿刺：体重2.9kg的3天大复杂动脉导管依赖性缺陷患儿的超声引导下穿刺右腋动脉通路。4.5～11.5MHz超声波探针（美国沃瓦托萨GE Healthcare）被用于腋动脉可视化，并以20G Abbocath进行经皮穿刺。血管穿刺和导线放置后，经皮插入一个3 French的鞘（法国蒙莫朗西Balt）并进行支架植入术（蓝色Coroflex支架）

续缺失）的患者中，可能无法通过传统方式建立中央血管（腔静脉或心房）通路。如果股静脉或颈静脉通路受阻或缺失，可通过经肝方法实现心导管介入诊断、治疗或中心静脉置管[2]。在肝结构，尤其是肝静脉超声可视化后，采用超声引导方式进行经肝穿刺[1]。伴随结构和血管可视化后，我们从外侧或内侧位进行了经皮穿刺。经过肝实质后，针近端应接触到肝静脉，并应尝试抽吸。如可抽出血液，应通过超声波再次检查插管位置是否正确，此后可将引导线推进至心脏心房。因此，无论有无预扩张都可进行鞘和中央导管放置。如果中央管线保留在原位，可通过超声方式排除肝血肿的存在，并监测转氨酶水平（图 12-2）。

12.4　椎旁通路

脊椎-奇静脉-半奇静脉途径可显示出接受先天性心脏疾病修正手术后患者显著扩张的侧支血管，尤其是那些接受了改良 Glenn 或 TCPC/Fontan 手术的患者或患

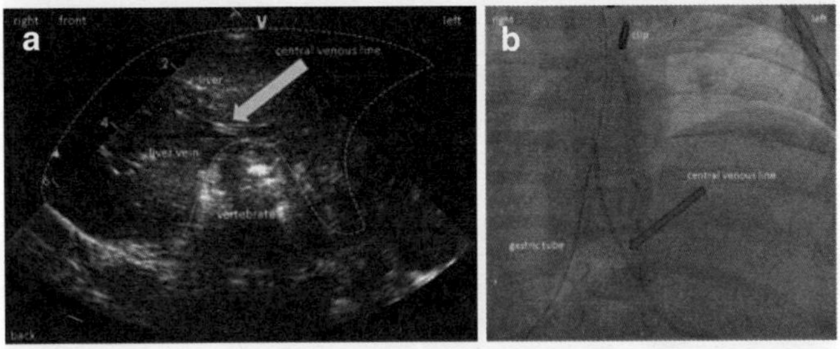

图 12-2　经肝中央静脉管线放置：因腔静脉血栓患者的反向腹腔位置而进行的左椎旁静脉及正中静脉经皮方式超声引导穿刺。（**a**）经肝中央静脉管线放置后的超声图像。肝静脉和肝组织可视化在经皮方法中是至关重要的。（**b**）经肝方法插入的中央静脉管线的荧光镜检查图片

有上腔静脉梗阻和血栓的患者。在这些患者中，侧支循环途径可通过支气管血管系统与肺静脉连接，可能会引起显著的从右至左分流，并在某些情况下可能引起发绀。在与椎旁静脉连接的情况下，这些血管通常位置极为靠后，令体静脉或肺静脉的逆行通路非常难获得或无法实现。在某些情况下，近端区域可能已经被封闭，但侧支循环血流仍存在。奇静脉或半奇静脉的 MRI 或 CT 扫描引导的椎旁静脉到达奇/半奇静脉通路，使得经导管封闭策略从技术上成为了可能（见图 12-4)。尽管可直接靠近胸膜，但只有在高精密度的实时 CT 导航下才可能实现椎旁静脉通路。

最近，我们报告了一例使用 CT 扫描的椎旁通路病例[3]。血管通路经由一个第 4～第 5 胸椎水平处作为小

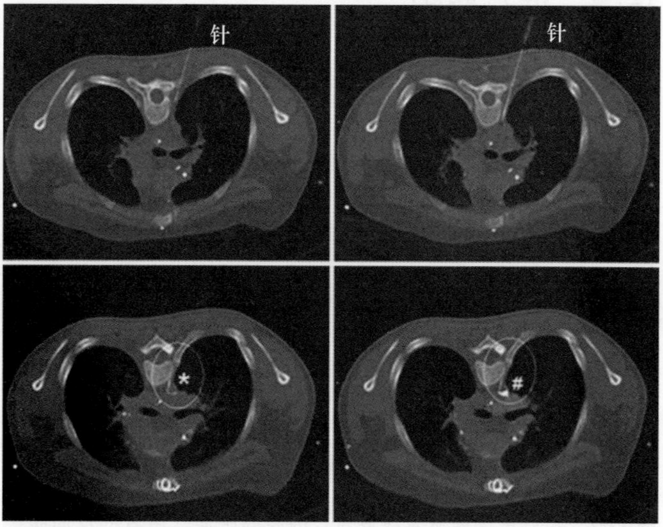

图 12-3 初始椎旁方法（患者俯卧位）的 CT 扫描，针经过椎旁空间。(**b**) 以右侧针进行椎旁静脉穿刺。(**c**) 引导导丝（*）进入椎静脉。(**d**) 将 4Fr. 插管器通过导丝插入椎旁静脉，并应用造影剂（#）验证鞘的位置是否正确（来自 Schubert 等[3]）

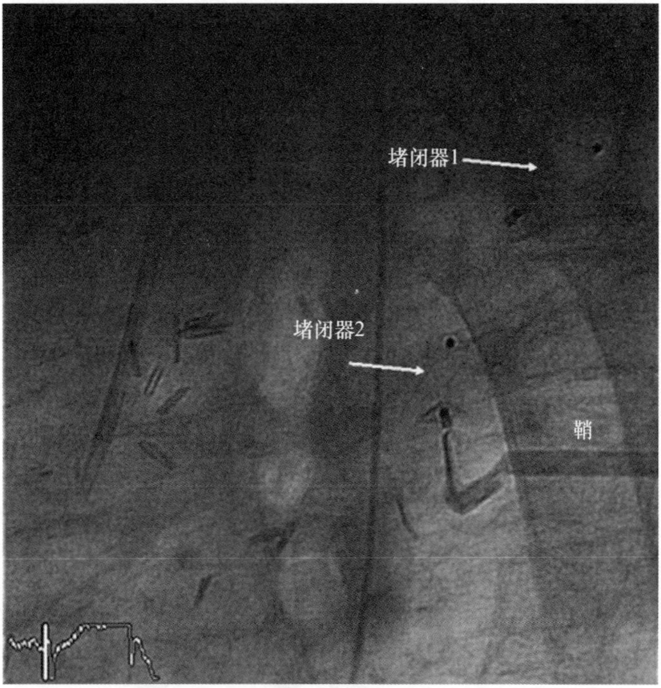

图 12-4　无造影剂情况下侧位的血管造影片：两个 Amplatzer 血管插头处于原位。一个堵闭器被放在流向侧支循环的血流中，另一个堵闭器被放在侧支循环内。通过椎静脉的鞘通路被椎旁通路记录（来自 Schubert 等[3]）

型供血血管的 4mm 椎旁静脉建立并识别。在实时 CT 引导下，使用一个 4Fr 的 Micropuncture 插管器套件（印第安纳州布卢明顿 COOK Medical Inc.）对此血管进行穿刺，并利用 Seldinger 技术放置了一个 4Fr 的鞘（COOK Medical Inc.）（图 12-3 和图 12-4）。

12.5　髂静脉通路

在股静脉狭窄或血栓患者中，髂静脉通路可提供一种替代方式。同样，这也可通过超声引导血管穿刺实现。经皮穿刺路径将低于腹股沟韧带，但在超声引导下移动针的过程中，针进入静脉的位置应尽可能高。在移除鞘管时，必须压迫下腹腹股沟区域来实现止血。必要时需要对止血进行超声控制。对于没有合适股静脉或颈静脉通路的患者，髂静脉通路可成为经肝通路路径的可行替代通路。如股静脉狭窄明显，应可以且应在鞘移除过程中进行治疗（详见图 12-5a～c）。

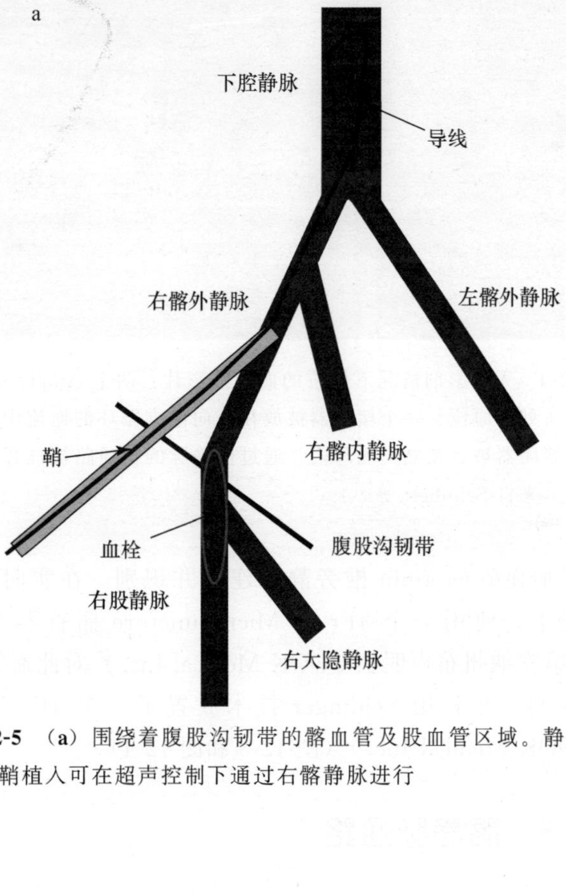

图 12-5 （a）围绕着腹股沟韧带的髂血管及股血管区域。静脉穿刺和鞘植入可在超声控制下通过右髂静脉进行

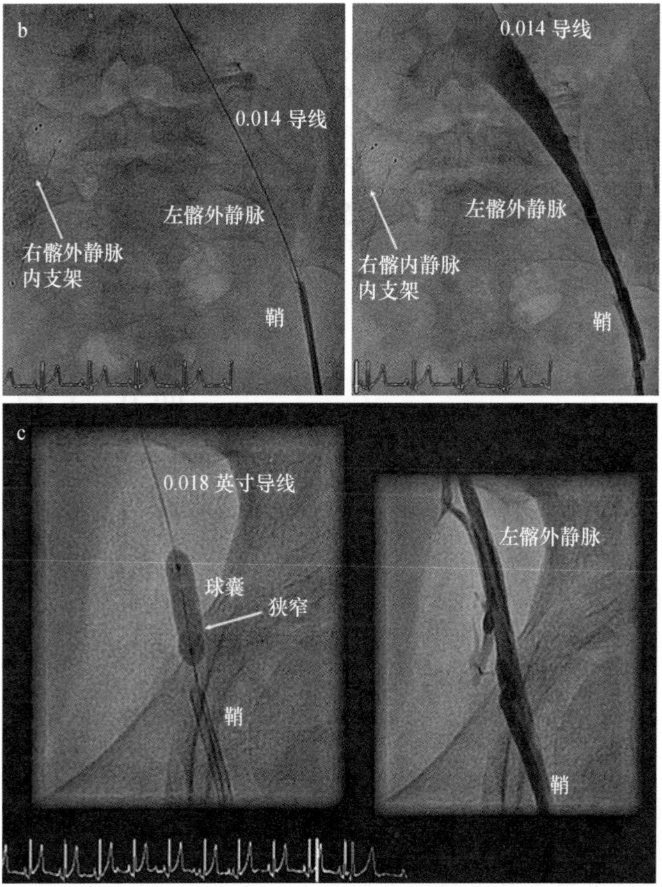

图 12-5（续）（**b**）一名经历多次血管穿刺及鞘/中央管线植入并因狭窄而接受右髂静脉支架手术的 12 岁女孩的血管造影及荧光镜检查示例。（**c**）鞘从髂静脉移除时针对髂静脉和股静脉狭窄而在鞘内进行的球囊扩张。鞘移除后血管狭窄的完整治疗被记录，且此血管被保存为可进一步插管的通路路径

参考文献

[1] Johnston TA et al (2003) Transhepatic catheterization using

术位点留下异物，因此在全世界各大医院中仍被视作控制出血的最好方法。

进行MC时，鞘在诊断手术后被立即移除，但在为了使活化凝血时间（ACT）降低至小于170s而进行介入手术时，鞘的移除可能会被延迟（通常为2～4h）。撤回鞘前，应检查外围静脉管线的畅通性以确保在需要静脉药物给药时可用。在撤回鞘时，首先应以盐水冲洗鞘并支撑皮肤，以最大程度降低牵引力和血管损伤[1]。

MC过程中应去除远端固定绷带以避免静脉通路的“止血带效应”。

对生命体征进行监控，并在肢体远端放置脉搏血氧仪来检测动脉脉搏。压迫过程中，应继续检查下肢着色情况（不应损害肢体远端灌注）。切记，即使在通路血管为静脉的情况下，MC也有可能会损害动脉循环。

当鞘管被去除时，以无菌敷料在股动脉或股静脉上施加稳固的手动压，通常施压位点就在皮肤入口位点数毫米之上（动脉通路）或之下（静脉通路）。

在保证血氧仪脉动信号确切压迫持续10min，随后2～5min稍稍减小压迫力度，再随后则是轻微压迫，之后压迫应以压迫敷料进行。当鞘尺寸较大以及在抗凝血背景下，应让压力维持更长时间。MC应一直维持直到患者从麻醉中苏醒，因为躁动可能会导致再次出血。

如果出血持续，则MC继续保持15min。如果30min后出血仍不停止且ACT超过200s，则考虑进行硫酸鱼精蛋白给药来中和肝素。理想情况下，鱼精蛋白剂量应根据肝素给药后经过的时间来计算。

中和100单位的肝素所需的鱼精蛋白剂量为：

- ＜30min：1mg
- 30～120min：0.5～0.75mg
- ＞120min：0.25～0.375mg

通常 1mg 的鱼精蛋白可中和 100 单位的肝素（不超过 50 毫克/剂量）。

如果在进行了所有前述措施的情况下仍无法止血，可进行血管切开和直接手术缝合或简单结扎（静脉通路），但在幼儿中这种情况很罕见。

一旦止血成功，建议卧床休息 6～8h。对于婴儿或幼儿，很难让他们静止不动，因此不强制。

弹性敷料不应太紧，且应留置 12～24h。应对穿刺位点和下肢血管路径进行检查，检查间隔为每隔 15min，持续 1h，随后为每隔 30min，持续 2h，再然后是每隔 2h，直到第二天出院。

13.1.2　血管闭合设备（VCD）

在许多医院中，基于设备的止血已成为当前的标准实践，尤其是对于成年患者。VCD 的最初目的是在安全性与 MC 相当的情况下改善患者的舒适度并减少止血时间。

目前，所有基于导管的成人手术中，10%～15%利用了 VCD 进行股通路位点的止血。不过，这些设备的使用在儿科中并不普遍。

根据其作用机制，VCD 被分为两类：被动和主动。

13.1.2.1　被动血管闭合设备

止血垫

这些止血垫有利于凝血和止血的促凝物质，可与 MC 同时使用。与单独应用 MC 相比，止血垫不会缩短卧床休息的时间，但可改善患者和医师的舒适度。

压迫设备：FemoStop（美国 St. Jude Medical）和 ClampEase（美国 Pressure Products Inc.）

压迫设备为借助可膨胀泡状物（FemoStop）或夹具（ClampEase），以机械压迫代替人工压迫的机器。

13.1.2.2 活性血管闭合设备

Cardiva 催化剂（美国 Cardiva Medical Inc.）

与 MC 一同使用，建议将 Cardiva 催化剂用于鞘尺寸最大 7Fr 的诊断或介入手术中。

通过现有鞘管插入器械。一旦尖端进入动脉腔，会展开为一个 6.5mm、涂有硫酸鱼精蛋白的伞形盘。移除鞘，并以张力夹紧贴固定伞形盘的动脉壁，轻拉伞形盘。15min 后（在介入手术中为 120min），撤回设备并轻压 5min。

设备适用于大多数患者，且被成功应用于儿科患者。

胶原蛋白塞设备：Angio-Seal（美国 St. Jude Medical）

Angio-Seal 是一种三个组件的设备，包括一个小而扁平的锚形体、一个胶原蛋白塞和一根缝合线。

Angio-Seal 采用纯牛胶原蛋白作为密封基质。可再吸收的胶原蛋白塞诱导血小板活化和聚集，释放凝血因子，并最终形成纤维蛋白和生成血栓。它以经由鞘输送系统将胶原蛋白塞锚定在前血管壁上的方式实现止血。

通过动脉切开术定位器将现有的动脉鞘更换为专门设计的 6Fr 或 8Fr 鞘。一旦动脉腔内手术定位确定后，将鞘牢牢固定在原位并移除导丝和动脉切开术定位器。将设备插入鞘直至卡到位。展开锚形体并紧贴动脉壁拉回。这能让胶原蛋白塞恰好位于动脉壁外。在皮肤水平下断开缝合线，并留在锚形体之后；在 2～3 个月内胶原蛋白塞和缝合线都会溶解。

胶原蛋白塞设备：Mynx（美国 Access Closure 公司）

Mynx 采用了一种用于动脉外的聚乙二醇密封剂，同时一个球囊会在动脉内阻塞动脉切开术位点。

通过现有手术鞘插入设备，在动脉内膨胀至一个小球囊，再拉回至动脉壁。将密封剂放置在动脉壁外，它将延展并实现止血，然后使球囊收缩并通过管道移除。

聚乙醇酸（PGA）塞设备：ExoSeal（美国 Cordis Corporation）

ExoSeal 通过可视化引导将一个可吸收的合成塞输送至与动脉切开术部位相邻的空间用于 6Fr 的动脉切开术闭合。

FISH（美国 Morris Innovative 公司）

FISH 采用的是来自猪肠黏膜下层的可吸收细胞外基质“补丁”。适用于采用 5～8Fr 鞘的手术。

通过动脉切开术位点插入“补丁”并跨越动脉壁。将“补丁”从设备上释放并拉动一根缝合线令补丁牢牢固定在原位。

夹具设备：StarClose（美国 Abbott Vascular 公司）

StarClose 采用了一种镍钛诺夹具植入物来实现止血。

将设备插入动脉腔，展开“翅膀”，设备移除时紧贴动脉壁拉动。将夹具在紧挨着动脉壁的壁外展开，以抓住动脉切开术位点边缘并将它们聚拢在一起。StarClose 设备是专为采用 5～8Fr 动脉切开术的有创手术操作设计的。

缝合设备：PerClose（美国 Abbott Vascular 公司）

Perclose 提供了缝合介导的 VCD，并已成功应用于儿科病例中。

止血手术的步骤：定位设备，展开针，缝合线捕获，以及针移除。血管闭合从以 Perclose 设备代替血管插入鞘开始。导丝通路将不会改变，直到成功止血。每个系统中包括的三个必要组件为：一个闭合器，一个锁紧钳，及一个推结器。

当设备的针出口恰好位于动脉腔内（正如通过与针出口点相邻的“标记”腔的血流搏动出口所指示的一样）时，展开针以便能够在动脉腔内退出设备，经过血管壁，由动脉外设备轴杆上的圆筒收集。

圆筒随后通过鞘通道将针和缝合线引导至表面，找到每根缝合线的两端并打个活结，随后将缝合线拉至动脉表面以实现动脉切开术的“外科”闭合。输送鞘和导丝随后被移除，依靠活结张力实现止血[2]。

13.1.3 非股通路位点的止血

13.1.3.1 颈静脉通路

颈内静脉通路的使用在先天性心脏病手术中很常见。通常即便在使用大型插管器时，简单的 MC 也能在鞘撤回 5～10min 后成功实现止血。颈部压迫并不会损害颈动脉血管的形成。

13.1.3.2 脐通路

在 3～5 天大的新生儿中，脐动脉和脐静脉均可用于血管通路。脐静脉可容纳相对大的导管并有助于进入心脏。脐动脉可进行插管并用于动脉及左心室导管插入术，但不太频繁。在手术结束时撤回导管和导丝，并通过简单的 5～10min 脐部轻压实现止血。如果出血持续，可直接缝合脐静脉或以皮肤缝合线阻塞。随后应以无菌非压迫敷料覆盖脐部 24h。

13.1.3.3 经肝通路

对于用于诊断、介入手术的经典通路位点闭塞的患者来说，这已成为了一种重要的替代通路。经肝通路允许插入大型鞘并提供了通向房间隔、左心房和肺静脉的相对直接的通路。

经肝通路在 3.1kg 的小患者中也可实现，但主要用于体重超过 10kg 的患者。在介入手术结束时，为了减少显著出血的风险，实质鞘通道将以明胶海绵塞闭塞。如果 ACT 超过 200s，需进行鱼精蛋白给药（每 200U 肝素 1mg，最大剂量为 25mg，在 5min 时间内给药）可在撤回经肝鞘前将 ACT 降低至 200s 以下。随后，移除导管，替换扩张器，鞘缓慢从肝静脉撤回至肝实质。

注射极小容量（1～2ml）染色造影剂以便保证鞘不再位于肝静脉内。明胶海绵塞由小型明胶海绵条轧制而成，以纳入输送鞘内。将明胶海绵塞推进至鞘末端，展开明胶海绵塞后鞘被撤回。

鞘尖端的实质内位置可通过注射造影剂记录。

也可使用 MReye 栓子形成旋管（美国 Cook Inc.）或 Amplatzer 血管塞（美国 AGA Medical Co.）来替换。旋管或设备放入肝静脉和肝包膜之间的实质通道内，可将出血风险降至最低（图 13-1）。随后鞘被完全撤回，并以无菌敷料覆盖穿刺位点。

导管插入术后，监控患者，检查其生命体征，并对经皮经肝穿刺位点进行检查，每 15min 检查一次，持续 1h，后改为每隔 30min，持续 2h，之后是每隔 2h，直到第二天出院[3]。

13.1.3.4　外科血管通路

当采用 Seldinger 法失败或使用了较大的鞘管时，外科通路可能是优先选择。通过动脉或静脉通路插入鞘管，并以两根 Prolene 6/0 采用荷包缝合法固定。鞘移除后，拉紧缝合线末端，伤口会像钱包一样闭合。一旦实现止血，以 Vicryl 4/0 闭合皮下组织并以 Dermalon 4/0 缝合皮肤（皮肤缝合线会在 2 周后移除）。

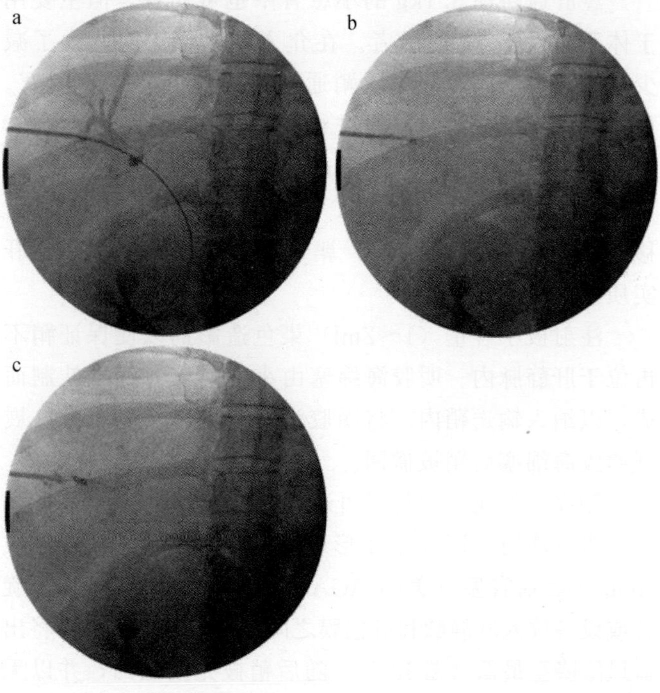

图 13-1　经肝导管插入术后的止血：(**a**) 注射小容量（1～2ml）的造影剂以使肝静脉可视化。(**b**) 将一个 MReye 栓子形成旋管［0.89mm（0.035 英寸）×4cm×3mm］推进至鞘末端，并在肝静脉及肝包膜之间展开。(**c**) 鞘尖端的实质内位置可通过注射造影剂记录

13.1.3.5　混合手术

直接穿刺心脏结构，并采用两条 Prolene 5/0 或 6/0 缝合线以荷包缝合法固定鞘。在外科血管通路中，以同样的方法实现止血。

13.1.3.6　胎儿介入治疗

在胎儿介入治疗中，母亲腹壁以直接壁穿刺的方式进入心脏腔室。在手术结束时，通常以简单的针、导丝

和球囊取回来实现止血。无菌非压迫敷料被放置于母亲腹壁通路位点处。不需要其他止血措施。

参考文献

[1] Radtke WAK（2005）Vascular access and management of its complica-tions. Pediatr Cardiol 26：140-146.

[2] Lasic Z，Nikolsky E，Kesanakurthy S et al（2005）Vascular closure devices，a review of their use after invasive procedures. Am J Cardiovasc Drugs 5：185-200.

[3] Shim D，Lloyd TR，Cho KJ et al（1995）Transhepatic cardiac catheter-ization in children. Evaluation of efficacy and safety. Circulation 92：1526-1530.

第 14 章　血管路径的并发症及处理

Access Complications and Management

Zakhia S. Saliba，Georges S. Tabet 和 Chady C. Kallassy

（郭朋举 译　刘 超 审校）

14.1　血管路径的并发症及处理

血管通路的并发症是心血管手术常见的并发症之一，其发生率的不同取决于对这些并发症的定义。

由于儿童解剖和生理的特异性，常导致医源性的血管损伤。成人的动脉可能存在钙化，在穿刺针作用的压力下钙化斑可能破裂，动脉粥样硬化晚期及动脉闭塞性疾病常需同期手术修复，而儿童则不存在此类问题。

然而，儿童的皮下脂肪层较厚，使得术后的加压包扎措施可能有所失效。这是由于儿童的依从性较差，他们可能不会严格遵守术后的活动限制及下床活动指导，并且他们可能无法正确表达异常的下肢疼痛。

儿童的动脉相对成人更脆弱，更易痉挛、出现外膜下撕裂伤。此外，结构性心脏病可能会要求实施多点穿刺，多次的心脏外科手术可能会导致血管可穿刺点的减少。因此，每一次的操作都应努力做到保护好血管。

为了能够预防及处理这些并发症，清楚地认识到其高危因素是至关重要的，这些高危因素大致分为三类：

1. 术者相关因素，如利用超声引导进行血管路径引导穿刺的经验和能力。

2. 患儿自身因素，包括年龄偏小、使用抗凝药物治疗、凝血功能障碍、红细胞增多症、结缔组织病、多次心脏外科手术或 VAS 多次使用等。

3. 操作因素，如鞘管偏大、患儿未被牢靠固定、操作复杂和长时间的手术暴露、计划外的穿刺、同侧股动脉及静脉同时穿刺，以及使用血管闭合装置（VCD）来止血。

对于有着上述一个或多个高危因素的患儿应重视心脏介入术后血管止血问题，并提前做好预防。

14.1.1　预防措施

为了减少穿刺并发症的发生率，可以采取以下预防措施：

- 依病情不同术前若干天停止抗凝药物/抗血小板聚集药物的使用。
- 深度镇静使 VAS 完全制动。
- 严格进行无菌操作。
- 避免行同侧的股动脉和股静脉穿刺。
- 尽量使用超声引导建立经皮穿刺血管路径。
- 无阻力的情况下植入导丝并且通过 X 线透视确定其在血管内的位置。
  - 如果导丝位置不确切，可换成静脉套管并注入造影剂以显示血管解剖情况（图 14-1）。
- 如果需使用较大的扩张器/鞘，可逐步地进行预扩张。
- 如果手术时间较长，可通过检测活化凝血时间（ACT）来给予适当剂量的肝素抗凝。

充分的止血（参考第 13 章）及介入术后若干小时甚至数周的细致随访观察至关重要。

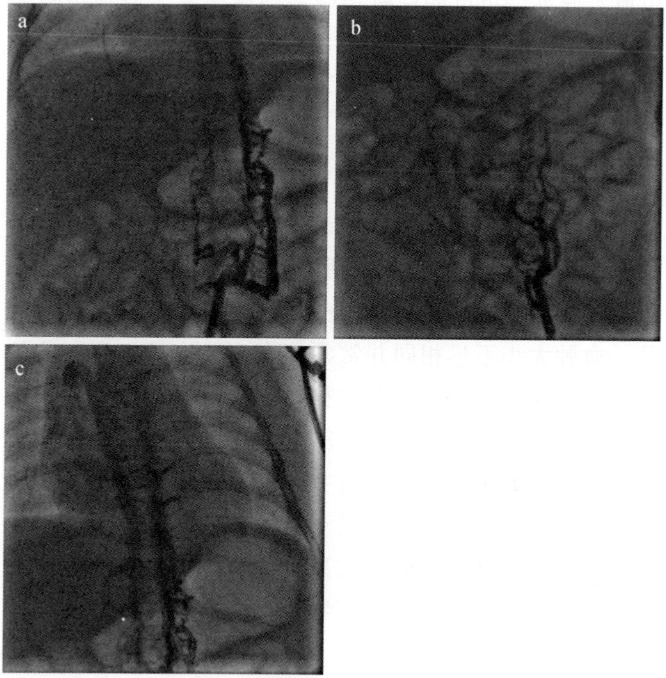

图 14-1　12 月龄的患儿双侧股静脉闭塞：双侧静脉均注射造影剂（**a**，**b**）后显示，血液经脊柱旁血管侧支网络进入右侧奇静脉和右上腔静脉（**c**），流入右心

14.1.2　血管路径位点及技术相关并发症

14.1.2.1　股血管路径

通常首选经皮股动脉和股静脉穿刺行心脏介入术，因其血管直径较大且易进入心脏。为了更好地穿刺进入血管以及能够有效地压迫，穿刺点应高于股血管分叉处，低于腹股沟韧带。

低于股血管分叉处的穿刺容易导致假动脉瘤、血肿、动静脉瘘、血管夹层和囊状淋巴管瘤，而高于腹股沟韧带穿刺可能会伤及腹壁下动脉或后壁，引起腹膜后出血。此外，也可能导致动脉或静脉闭塞、股神经受损及肺栓塞的发生。

血肿

动脉出血是一种相对常见的 VAS 并发症，血液积聚于软组织内。血肿可能是 VAS 或在动、静脉穿刺破裂时失血引起的，也可能在动脉穿刺点低于股血管分叉处时发生，此时将不能利用股骨头进行压迫止血。

临床上，穿刺点周围的皮肤可见明显肿胀，质地变硬。血肿大小不尽相同并常常伴有腹股沟区疼痛，尤其是在休息或活动下肢时。根据血肿严重程度的不同，可能会导致血红蛋白减少、血压下降和心率增加。

血肿的处理包括加压包扎并制动下肢，标出血肿区域以观察其范围的变化，适当补液以补充血容量，持续监测全血细胞计数，维持或延长卧床休息时间，以及必要时停用抗凝和抗血小板药物，如有需要，在有输血指征时输血治疗。

如果血肿较为严重，可能需要进行外科手术，但这在患儿较为少见。多数血肿数周后即可消散并被组织吸收。

急性动脉闭塞

已有文献报道，体重不足 14kg 的患儿在行心导管插入术后出现了穿刺血管搏动消失，尽管预先使用了肝素抗凝。原因通常是血管痉挛，尤其多见于年幼患儿。如果出现典型的 5P 综合征（疼痛、瘫痪、感觉异常、无脉及皮肤苍白），常提示肢体循环受损。

在儿科，肢体缺血的发现可能会被推迟，这是由于其无法有效地沟通及体征的改变（如皮肤温度的降低，肢体运动幅度及皮肤颜色的改变）不太明显。

血管搏动的恢复可能是血管再通的一个错误信号，因此应尽快使用超声检查来确定是否存在血管痉挛（应与 VAS 血栓形成相鉴别)。

患儿具有建立丰富侧支循环的能力（图 14-1），出现跛行或肢体长度差异的概率较小。

在行心导管插入术后出现足背动脉搏动显著减弱的患儿，需接受 12～17U/(kg・h) 的肝素治疗，以消除动脉痉挛的风险。如果在导管插入术过程中未使用肝素抗凝，起始剂量应为 100U/kg；如果是使用了肝素的操作术后超过 2h，起始剂量为 50U/kg。如果持续不能触及患儿足背动脉搏动或明显减弱超过 4h，则高度怀疑血栓形成，应及时转入重症监护治疗病房（ICU）治疗。在溶栓治疗开始时，一次性给予组织型纤溶酶原激活剂 0.1mg/kg，而后持续静脉注射 0.5mg/(kg・h) 应用 2h。然后再次给予肝素 12～17U/(kg・h) 抗凝 4h。

如果抗凝期间足背动脉搏动恢复，则持续静脉注射肝素抗凝 6h。否则，需再次进行上述溶栓疗程，即要继续给予组织型纤溶酶原激活剂负荷量 0.1mg/kg，再给予 0.5mg/(kg・h) 持续应用 2h，然后继续使用肝素 12～17U/(kg・h) 抗凝 6h。在此期间需密切观察患者病情变化，尤其是 VAS 是否出血。应显露出加压包扎敷料，以便于发现出血并能够及时行手法压迫（MC）止血。患儿需禁食（NPO）并采取平卧位，下肢保持伸直。密切监测患者生命体征变化。这些处理可使血管再通率达到 95%[1]。

慢性动脉闭塞

有文献报道，永久的动脉阻塞发病率占 5.5%～20%。

如果慢性股动脉闭塞没有任何症状，应定期监测患儿没症状时的肢体状态；反之，则有手术干预指征。

对于年龄较大的患儿和成人，可尝试经皮血管再通术治疗。首先使导丝通过血管栓塞部位，然后使用较硬的导管或扩张器通过导丝。一些医疗中心使用拉直的房间隔穿刺针完成下面的部分。在此操作期间，要反复向扩张器或支撑导管注入造影剂以确认穿刺针或导丝在血管腔内。在导丝通过血管闭塞部位后，用一个直径略大于相邻正常血管直径的球囊进行血管球囊成形术。

导丝血管再通和球囊血管成形术可用于股动、静脉和髂动、静脉的血管再通，上腔静脉、下腔静脉和无名静脉同样适用。通过这种方式获得的血管腔直径足够用于心导管插入术，但并不一定能保持长期的通畅。因此，可考虑进行支架植入术以获得直径足够均匀一致的管腔，从而保证长期通畅率。

腹膜后出血

出血通常出现在贴附于腹腔或盆腔的浆膜的后方，如果动脉穿刺部位高于腹股沟韧带，有可能损伤腹壁下动脉或穿透动脉后壁，这将导致腹膜后出血的发生。

如果不能及时发现，腹膜后出血可能是致命的，CT 扫描有助于及早发现和诊断。

患者常表现出中至重度背痛，穿刺部位同侧的腰痛，模糊样腹痛或背痛，以及腹胀（通常不会伴随明显的低血压和心动过速）。皮下瘀斑、血红蛋白以及血细胞比容下降出现较晚。

腹膜后出血的处理包括适当补液以补充血容量，持续监测血细胞计数，保持卧床休息，必要时停用抗凝和抗血小板药物，以及在有输血指征时输血治疗。极少数情况下需要手术清除血肿。

假性动脉瘤

在薄弱的股动脉血管壁与周围组织之间形成一个通道，导致血液由动脉进入周围组织。

可能的诱因包括动脉插管困难，鞘管拔出后压迫不充分，或止血不彻底。当动脉穿刺点位于股动脉分叉处下方时，不能充分地利用股骨头进行压迫止血，即有可能出现这种情况。

儿童创伤后假性动脉瘤十分罕见，因此相关的治疗经验较少。成人由于使用溶栓剂、抗血小板药物和抗凝剂，常发生假性动脉瘤。

其临床症状包括穿刺点肿胀、较大且疼痛明显的血肿、瘀斑、搏动性肿块或腹股沟区杂音和（或）震颤。假性动脉瘤可能破裂，造成急性的严重肿胀和疼痛。

值得注意的是，当疼痛感与血肿的大小不成比例时，应怀疑出现神经压迫，可导致肢体无力，需要数周恢复。

停用抗凝剂后较小的股动脉假性股动脉瘤可自行消失，并且需要长时间卧床休息和监测，而较大的假性动脉瘤则需要在超声引导下进行压迫或手术治疗。

动静脉瘘

当在尝试建立多个血管路径的穿刺点低于或高于适当位置且凝血功能受损时，一旦拔出鞘管，动脉壁的破孔和静脉壁的破孔可形成直接的交通。

动静脉瘘可能无明显症状，在 VAS 处可形成血管杂音和（或）震颤，引起肢体肿胀和疼痛。远端动脉灌注不足和（或）深静脉血栓形成可引发肢体缺血和充血性心力衰竭。

有些动静脉瘘无需干预即可自行闭合，有些则需要在超声引导下压迫治疗，但很少需要手术治疗，尤其是对于儿童。

14.1.2.2　颈内静脉

颈内静脉血管路径应用广泛，尤其对于下腔静脉阻断或行 Glenn 手术后的患者。

建立颈内静脉血管路径时常见的并发症包括颈动脉损伤、霍纳（Horner）综合征、空气栓塞、纵隔血肿、血胸及颈动静脉瘘。反复穿刺颈静脉会增加并发症的发生率，穿刺时患者应被严密监护。超声引导下经颈静脉导管插入术的并发症发生率明显低于传统的按照解剖标志穿刺。

当不慎刺入颈动脉或形成血胸/气胸时，必须立即停止操作并小心将导管拔出。应将患者转入 ICU 进行密切监护。第二步是局部进行加压止血，监测患者生命体征的变化。如果生命体征平稳，需进行进一步检查，包括体格检查、神经系统检查、多普勒超声检查、X 线胸片、磁共振血管成像，以及颈动脉血管造影。具体治疗措施取决于临床耐受情况[2]。

14.1.2.3 经肝路径

建立经肝路径时潜在的并发症包括气胸、出血、腹腔积血、胆道出血、胆管炎、肝脓肿、败血症，以及肝静脉血栓形成。当腹腔出血时，需要进行剖腹手术。

在建立经肝路径时利用超声能够清晰地显示出肝实质和肝静脉，这将在很大程度上降低在穿刺过程中损伤到肝其他结构，从而降低并发症的风险。为了减少出血，在止血时提倡闭合鞘管经过肝实质留下的穿刺通道，通常可利用螺圈栓塞或明胶海绵填塞。当发生肝实质出血时，应保守治疗。如果保守治疗耐受性差，可能需要行剖腹探查术。

14.1.2.4 经脐路径

在出生不到 4 天的新生儿，脐静脉可用于建立快速血管路径，但这可能导致一系列的并发症，包括出血、血管穿孔和血栓形成。

经脐导管操作较易导致新生儿坏死性小肠结肠炎。为了尽可能避免该并发症，建议在导管植入术后禁食 48h。

14.1.2.5 血管闭合装置（VCD）

血管闭合装置（VCD）多用于成人，儿童使用该类装置的有效性尚未达成共识。虽然 VCD 的应用减少了止血时间并可使患者术后尽早活动，但其安全性尚存争议。

除了该类装置可能引起血栓形成外，VCD 相关的并发症与传统 MC 止血处理时的并发症相似。此外，有报告指出使用 VCD 后可能会发生严重的动脉周围组织感染和动脉内膜炎，这可能需要手术治疗，因此仅建议在特殊患者中使用[3]。

参考文献

[1] Radtke WAK（2005）Vascular access and management of its complications. Pediatr Cardiol 26：140-146.

[2] Roushdy AM，Abdelmonem N，El Fiky AA（2012）Factors affecting vascular access complications in children undergoing congenital cardiac catheterization. Cardiol Young 22：136-144.

[3] Lasic Z，Nikolsky E，Kesanakurthy S et al（2005）Vascular closure devices，a review of their use after invasive procedures. Am J Cardiovasc Drugs 5：185-200.

第 15 章　经房间隔穿刺路径

Transseptal Access

Chad Kliger 和 Carlos E. Ruiz
（郭朋举 译　刘 超 审校）

15.1　引言

1959 年首次提出经房间隔（TS）穿刺进入左心房作为一种新的、可替代的进入左心系统的路径，用来评估获得性心脏病或先天性心脏病[1]。随着结构性心脏病手术量的增加以及越来越多的先天性心脏病患儿步入成年期，这类人群可能曾进行过心内操作，手术医生需要熟练地掌握 TS 穿刺技术以保证操作的安全性。

15.2　房间隔的解剖学

全面地了解左心房、右心房、房间隔以及毗邻的心脏结构解剖，对于 TS 心导管插入术是至关重要的[2]。房间隔的大部分是由左、右心房壁向内折（房间沟）而形成的，通过穿刺卵圆窝（FO）以外的区域及肌束（缘）邻近的区域易导致心脏穿孔。房间隔（IAS）的后界是左、右心房之间的反折，前方为上腔静脉（SVC），前上方为主动脉瓣无冠窦，前下方为冠状窦，下方为下腔静脉（IVC）。后上方的边缘通常被称为第二房间隔。主动脉冢（译者注：主动脉冢不应该为房间隔部分，是右心房近主动脉部分向房间隔的延续）位于 FO 前上方，覆盖在主动脉之上，其后方为横窦或主动脉后空间。另外，锥状间隙组成了后间隔，右肺静脉及其表面心包反折所形成的斜窦位于此处。

15.3　房间隔穿刺术

由于手术医师的习惯和患者病情的不同，TS 穿刺术的操作步骤可有所变化（图 15-1）。首先，需将直径 0.813mm 或 0.889mm（0.032 英寸或 0.035 英寸）的长为 135cm 的 J 型导丝植入上腔静脉，并将长 62cm 的 8F 鞘管（SL 或马林斯）沿导丝植入。然后移除导丝，将由扩张器固定的鞘管留在原位。移除扩张器，用注射器从固定处回抽血液并冲洗数次，以避免血栓或空气进入右心房。接下来，选择一个适合鞘管长度的 71cm 的 TS 穿刺针（标准的 Brockenbrough 针式穿刺法，19°角），并连接一个支鞘，以便监测压力、冲洗/抽吸及注射造影剂。

穿刺针在送入的同时应不断冲洗，并使其缓慢地前进穿过鞘管且能够在扩张器里自由转动。如果遇到阻力，特别是在下腔静脉/骨盆边缘的位置，探针要重新插入，以防止穿透扩张器/鞘管。穿刺针必须确保位于扩张器腔内，与鞘管接口保持大约两横指宽（1～2cm）的距离。一旦间隔穿刺针和扩张器头端平行，整个操作装置需定位在 3～6 点钟方向——无论是鞘管的侧孔还是针尾指示柄，均需指向同一方向。通常 4～5 点钟方向（与水平面成 45°夹角）是最为理想的，3 点钟方向偏向患者左侧（图 15-2）。房间隔通常位于 4～5 点钟方向所指的后方，主动脉/心脏横窦位于 1～3 点钟方向，应注意避开此方向。

而后开始对上腔静脉和右心房的压力波形进行监测和记录，整套穿刺装置都要向下腔静脉方向回撤，同时注意维持鞘管和穿刺针之间相对距离的恒定。紧接着从

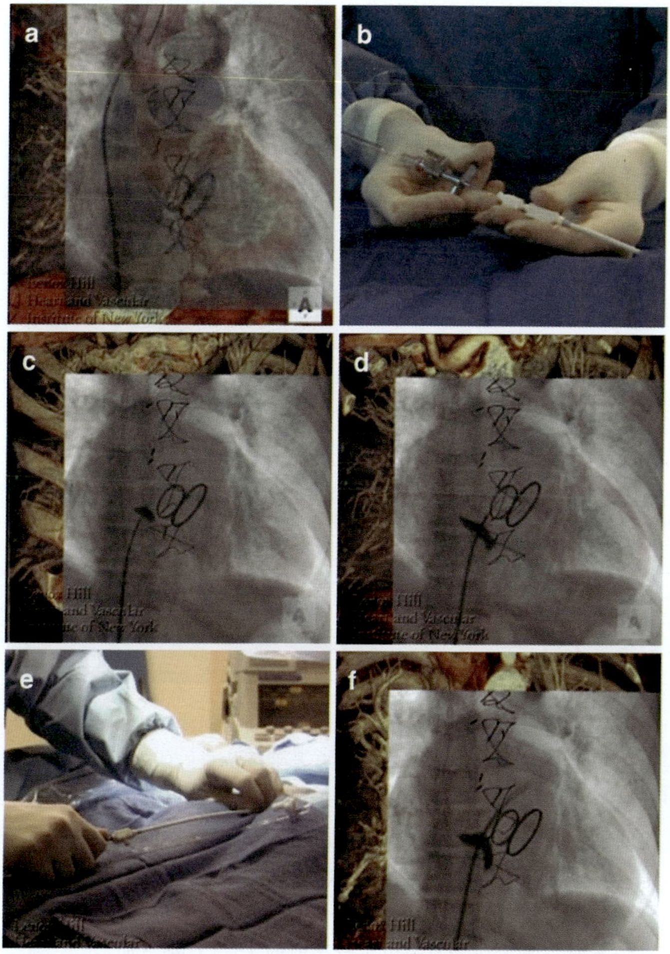

图 15-1　房间隔穿刺术。(**a**) 将长 62cm 的 8F 鞘管沿 J 型导丝植入上腔静脉。移除导丝，并将长 71cm 的经房间隔（TS）穿刺针不断冲洗并植入鞘管。(**b**) 与鞘管接口保持大约两横指宽（1～2cm）的距离，固定整个穿刺装置指向 4～5 点钟方向并向前推进直至出现向左弹滑动作：从上腔静脉向心房移行时和肌部房间隔。(**c**) 穿刺针牢靠地顶住卵圆窝（FO）并注射造影剂以证实。(**d**) 迅速地推入穿刺针以刺穿房间隔。(**e**) 一旦确定穿刺针位于左心房（LA），整个穿刺装置向前推进 1cm。将扩张器从鞘管分离，将穿刺针和扩张器朝向 12～1 点钟方向。(**f**) 鞘管通过扩张器进入 LA，最后移除扩张器和穿刺针，使鞘管端口低于心脏水平，适当放血排出鞘管内气体，给予抗凝处理

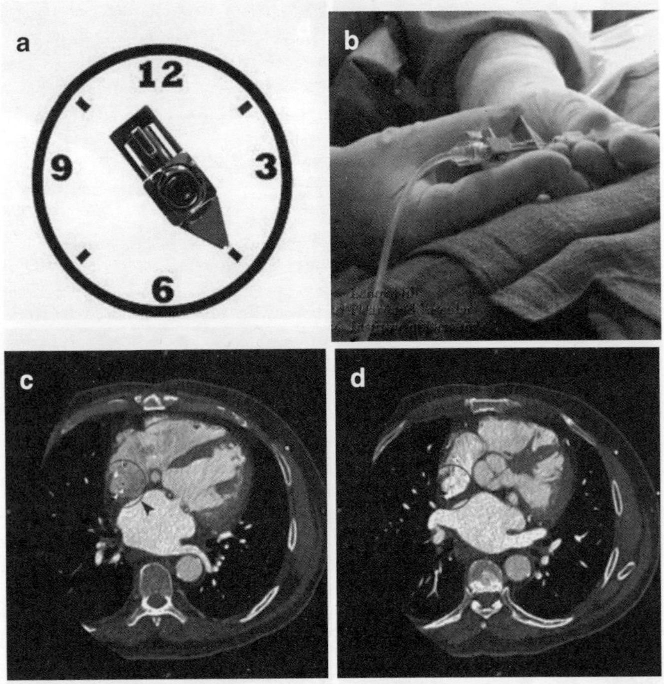

图 15-2　经房间隔穿刺针的方位。(**a**) 经房间隔 (TS) 穿刺针指示柄指示的方向即为针尖位置。患者平卧位 (3/9 点钟)，沿导丝的鞘管和指示柄沿同样方向成 4～5 点钟方向 (与水平面成 45°)。房间隔及卵圆窝 (FO) 位于此方位的后方。(**b**) 把持穿刺针和 TS 鞘管/扩张器，同时注意保持穿刺针与鞘管插孔距离 (1～2cm)，将整个穿刺装置一起推进。(**c**，**d**) CT 显示 FO 位于 4～5 点钟方向，而主动脉瓣膜位于较靠前的 1～3 点钟方向

上腔静脉向卵圆窝处过渡，通常有两次向左弹滑动作，第一次是穿刺套管从上腔静脉向心房移行处；第二次是肌部房间隔进入卵圆窝处 (也就是主动脉冢的区域)。通过缓慢轻微地推进穿刺套管，使 TS 穿刺针尖牢靠地顶住卵圆窝。此时传感器会显示右心房压力明显减低，随后注入 3～5ml 的造影剂以对房间隔进行显影。一旦位置确定，固定好鞘管/扩张器，迅速地推入穿刺针以

穿透房间隔。此时传感器可显示出左心房压力，此外还可以通过注射造影剂和测定氧饱和度以确定穿刺针位于左心房内。如果不能显示出左心房压力，需调整压力标尺，证实是否为主动脉压。心包或主动脉造影可显示出特殊征象，以此可判断穿刺针是否不慎刺入心包或主动脉。在确认穿刺针位于左心房之后，鞘管/扩张器才能向前推进。

随后整个穿刺装置向前推进约 1cm，使扩张器通过房间隔。将扩张器从鞘管上分离，然后将穿刺针和扩张器沿逆时针方向旋转，朝向 12～1 点钟方向，使得整个穿刺装置向前指向左心房的中心并远离左心房后壁。固定扩张器和穿刺针，向前推进鞘管进入左心房。然后固定鞘管，缓慢退出扩张器/穿刺针，避免让空气进入鞘管。此外，不推荐通过 TS 鞘管回抽血液，因为这可能导致气体进入。可使鞘管端口低于心脏水平，适当的放血有助于排出鞘管内的气体。这时可以冲洗鞘管，给予患者适当的抗凝治疗，使 ACT 达到 250～300ms，然后根据预期进行后续操作。

15.4　影像学知识

15.4.1　X 线透视检查

一般而言，TS 技术需要通过 X 线透视检查来完成。前后（AP）位投影可以协助将穿刺装置妥善植入右心房，并可避免将装置不慎放置到右心室或通过未闭卵圆孔（PFO）进入左心房。将猪尾导管植入无冠窦可协助判定后主动脉壁的边界及主动脉瓣/根部。在手术过程中，它还可提供动脉血压监测。

除了 AP 位影像，其他体位也可以利用，包括成 40°～50°的右前斜（RAO）位和成 30°～55°的左前斜

(LAO) 位[3] (图 15-3)。TS 穿刺装置在前/后轴的位置需由 RAO 位判断，在上/下轴的位置需由 LAO 位判断。在 LAO 位时，可判断出房间隔的上缘、下缘和后缘。预期穿刺点位于心房后缘与无冠瓣下方 1～3cm 的主动脉后壁之间连线的中间位置。穿刺针通过房间隔时，可

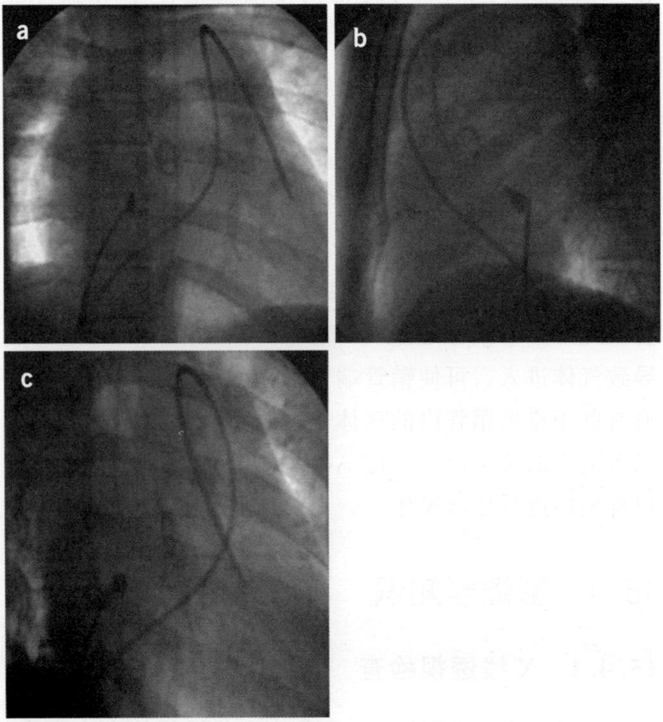

图 15-3　经房间隔的 X 线透视检查。(**a**) 在前后 (AP) 位，可见猪尾导管置于无冠瓣内，以显示主动脉壁的边界及主动脉瓣根部。一个尖头球囊导管通过右心室流出道进入左肺动脉分支。(**b**) 在成 30°～55°的左前斜 (LAO) 位，预期的穿刺点大约介于从猪尾导管后方到脊柱之间的一条成 45°角的线的中间位置，针尖指向右后方。(**c**) 在成 40°～50°的右前斜 (RAO) 位，预期穿刺点位于心房后缘与无冠瓣下方 1～3cm 的主动脉后壁之间连线的中间位置

见其逐渐远离影像视野。在 LAO 位时，可从猪尾导管后方到脊柱之间绘出一条成 45°角的线。预期的穿刺点大约介于这两个标志中间的位置，同时穿刺针指向右后方向。

15.4.2 超声心动图

尽管常规的 X 线透视成像发挥了重大作用，但房间隔扭曲变形一定程度地降低了 X 线透视成像判定解剖标志的准确性。超声心动图可以提供心脏重要结构的高分辨率图像，最初经胸成像，而近年来经食管超声心动图（TEE）和心内超声心动图（ICE）被广泛应用。采用容积成像或多平面 2D 成像原理的经食管 3D 超声心动图提供了更加全面的心脏影像资料[4-5]。3D 成像的房间隔与真正的解剖形态较为相似，并且使从右心房到左心房旋转的图像更易理解，心内的导管清晰可见。另外，ICE 提供的 2D 影像和目前的 3D 影像可清晰地呈现出心脏内的导管位置、房间隔、穿刺前定位，以及清楚地看到左心房中气体的位置，以引导穿刺针定位[6]。

15.5 高级影像和定位穿刺

随着技术的进步，经食管超声心动图联合 X 线透视技术，也称为超声 X 线透视成像技术，在导管室内提供了一种可替代传统图像引导经房间隔导管插入术的方法。融合成像的基础依赖于实时超声数据以及实时超声和实时 X 线透视影像的融合。超声 X 线透视成像软件（Philips 医疗公司，Best，荷兰）可通过参考 X 线透视影像的探针位置，自动校正经食管超声 3D 视野。在成功校正后，房间隔穿刺点的坐标可以在 2D 的 X 线荧光透视屏上被定位，并且通过 3D 视图进行确认。随后这些标志投影在荧光屏上引导房间隔穿刺（图 15-4）。

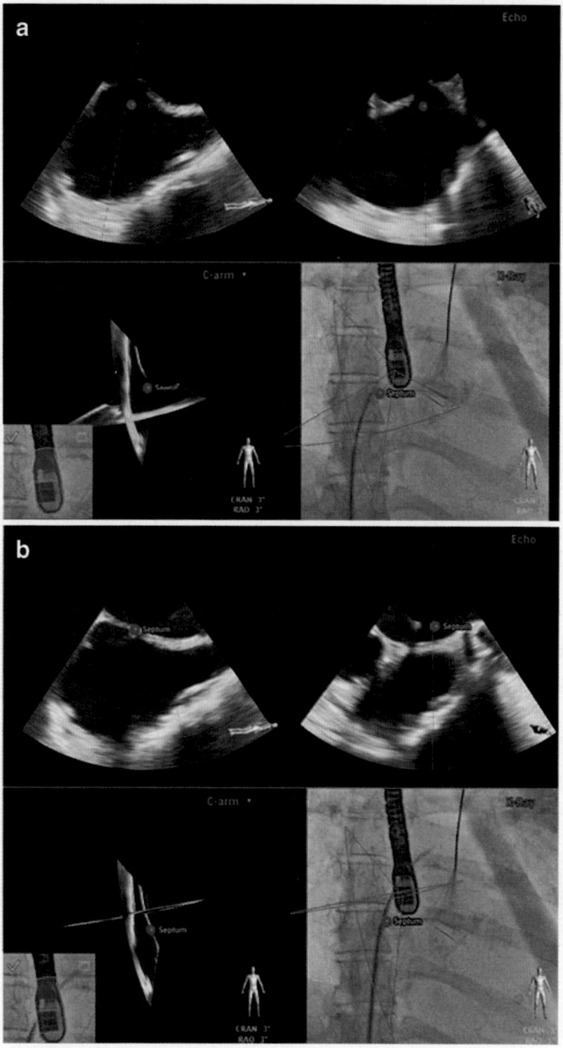

图 15-4 超声 X 线透视成像技术。(**a**) 超声 X 线透视成像技术提供了一种利用动态超声数据与实时的 X 线透视影像相结合的可替代传统图像引导的方法。超声 X 线透视成像软件（Philips 医疗公司，Best，荷兰）可通过参考 X 线透视影像的探针位置，自动校正经食管超声 3D 视野。成功校正之后，经房间隔（TS）穿刺点的坐标（蓝点）可以在 2D 的 X 线透视屏上被定位（上方图），并且通过 3D 视图进行确认。随后这些标志投影在荧光屏上引导 TS 穿刺（右下图）。(**b**) 成功地定点 TS 穿刺将鞘管/扩张器按预定的穿刺点送入左心房

15.6　经房间隔穿刺术的解剖学高危因素

解剖学的高危因素可能不尽相同，包括心轴的异常旋转，心脏内部或外部因素导致的房间隔扭曲，房间隔瘤样形成、异常纤维化、肥厚和（或）钙化，以及先前放置的房间隔封堵器。充分地了解和发现这些高危因素是十分有必要的，以便及时地调整 TS 穿刺路径。异常的心轴旋转可见于明显的心室肥大或肥厚型心肌病。心脏内部导致房间隔扭曲的因素见于先天性心脏病引起的左心房和右心房的扩张。左心房的扩张可导致房间隔向右心房侧膨出，引起 FO 凸起，当 TS 穿刺针前行时，穿刺系统的指向将过于靠前或靠后。另一方面，右心房的扩张可导致房间隔向左心房侧膨出。FO 将会凹陷，这将使得 TS 系统难以抵达 FO 处。心脏外部因素也可引起房间隔扭曲，严重的脊柱侧弯可旋转房间隔的轴向，升主动脉扩张会导致房间隔向前上方膨出（图 15-5a，c，d）。

房间隔缺损修补术后的补片及缝线会发生内皮化改变，这将进一步改变解剖定位标志而使得鞘管难以推进。修补材料包括心包补片、聚四氟乙烯补片（Dupont，Wilmington DE）、涤纶补片（Dupont），以及 Gore-Tex 补片（Gore，Flagstaff AZ）；然而，这些修补材料在行穿刺术后形成残余分流的可能性均较低[7]。FO 处纤维增厚或钙化以及其先前的穿刺瘢痕将增加再次行 TS 导管插入术的难度，使成功率降低[8-9]（图 15-5b）。最后，先前放置的房间隔缺损或 PFO 封堵器同样可以改变解剖定位标志，封堵器与房间隔重叠部位的不同和封堵器表面内皮化使得鞘管的推进更加困难。

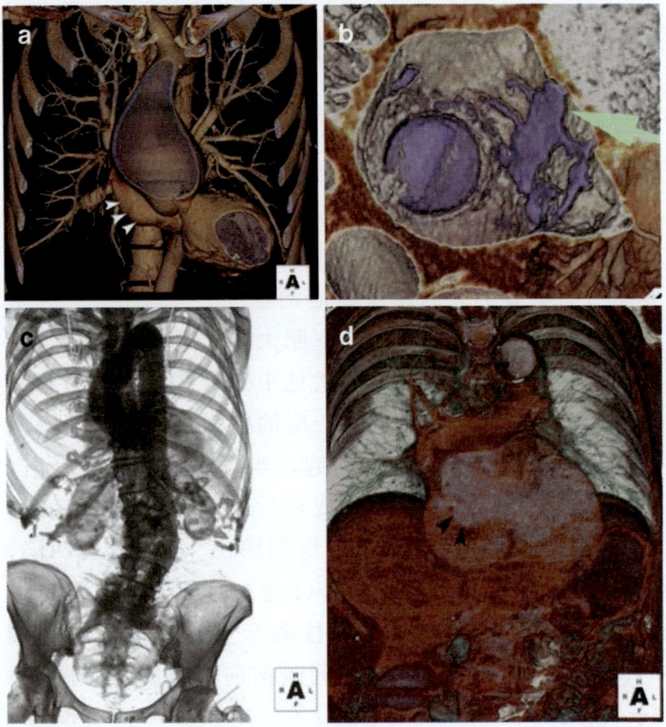

图 15-5 CTA 显示经房间隔穿刺的高风险因素。(**a**) 升主动脉瘤引起的心脏外部扭曲可导致房间隔(IAS)向前上方膨出(白色箭头)。(**b**) 外科术后患者的房间隔可见广泛钙化(绿色箭头),可穿刺部位减少。(**c**,**d**) 显著脊柱侧弯可导致房间隔轴向更加趋于水平(黑色箭头)

15.7 先进技术和替代方法

解剖变异可能与鞘管衔接 FO 障碍有关[10]。将标准的 BK 针弯曲来增加(扩张的右心房)或减少(扩张的左心房)曲度,和(或)将患者右侧肩部置于低位可能有助于穿刺装置与房间隔的衔接。长 89cm 或加强曲度

（BK1，53°）的 Brockenbrough 针在抵达并衔接 FO 时是必要的。

此外，需进一步确认房间隔穿刺后的 TS 穿刺针位于左心房内，且左心房游离壁未被穿破[11]。在固定 TS 穿刺装置时，可将带有多分支的导管从 TS 穿刺针上移除，并将 0.36mm（0.014 英寸）的冠状动脉导丝植入左心房或左上肺静脉。除了判定位置外，导丝也可减少整个穿刺装置穿过房间隔引起心房穿孔的风险。

射频（RF）能量可作为一种新的方法来替代传统的机械性穿过房间隔[12-13]。该方法可通过使用一个专用的 TS 射频穿刺系统（Baylis 医疗，蒙特利尔，加拿大）或直接将射频能量释放于标准的 ST 穿刺针。增加射频烧灼时的能量可以减少刺穿房间隔时需要的力量，有利于提高鞘管的精确性，及降低鞘管/扩张器意外移位的风险。

如今越来越多的患者需要在行 TS 心导管插入术之前已行经皮房间隔缺损或卵圆孔未闭封堵术[14-16]。当房间隔部分区域未被封堵器覆盖或适合穿刺时，可考虑行经房间隔穿刺术。如果上述情况均不可行，可通过封堵器直接进行穿刺。该方式可按标准的经房间隔穿刺技术或使用射频能量来完成。一旦通过影像证实穿刺针通过了封堵器，即将扩张器推入左心房。随后退出 TS 穿刺针，并将一硬质导丝植入左心房或者左肺静脉内。通过使用扩张器或预先使用较小的球囊进行房间隔造孔扩大通道以供所需的 TS 鞘管通过。当房间隔缺损不足 5mm 或封堵器过大或过小时，需格外谨慎。一般来说，在封堵器植入 6 个月之后实施该项操作较为安全，因为此时封堵器表面已内皮化。若时间更长，可考虑进行封堵器修复。

15.8　禁忌证

尽管该项技术有着潜在的一些适应证，但了解其禁忌证也同等重要。无论左心房还是右心房存在形成血栓的可能，均是操作的绝对禁忌证。如果血栓已机化，尤其位于左心耳（LAA）处，可作为相对禁忌证，此时手术操作必须由经验丰富的手术医师利用先进的成像技术来协助，以确切避免导丝和鞘管触及LAA。吸烟不是禁忌证。如果患者存在凝血功能障碍，国际标准化比值(INR)＞2.5和（或）血小板计数＜50 000/dl且未得到纠正，不建议进行该操作。此外，当正常的下腔静脉(IVC) 血流受阻时，应避免经股静脉进行TS穿刺。

15.9 并发症

整体而言，经房间隔穿刺是一个相当安全的操作，其并发症发生率约为1%。可能出现的并发症包括以下几种：心脏穿孔；右心房或左心房壁、LAA或冠状窦穿孔导致的心包积血伴或不伴心脏压塞；主动脉壁穿孔；IVC穿孔和腹膜后血肿；心律失常，如房性心动过速和心脏传导阻滞；空气、血栓、脂肪或钙化灶导致的系统栓塞；死亡。文献报道心脏压塞发生率为1%～3%，系统栓塞发生率不到1%，死亡率为0.1%[17-19]。穿刺针穿破房间隔或鞘管进入左心房时是发生并发症的高危时期。影响并发症发生率的因素包括行房间隔穿刺的目的（诊断或介入治疗），抗凝程度，鞘管尺寸，左心房压力，心包顺应性，引导TS穿刺的成像技术，而最重要的是，术者需根据具体情况采取合适的操作方式。

15.10 结论

近年来，由于对左心系统的诊断和介入治疗需求的增加，促使经房间隔穿刺路径行心导管插入术的应用日益广泛。理解穿刺适应证/禁忌证、房间隔局部解剖、TS 穿刺技术要点及其并发症是至关重要的。对于手术风险和难度较高的患者可采取替代技术。另外，借助多重成像可精确定位 TS 穿刺点，使操作更为安全。更先进的成像技术，如超声 X 线透视成像技术，可在定点 TS 穿刺中发挥更大的作用。总体来说，经房间隔穿刺路径是一种风险较小、可成功实施的技术，具有较大的临床应用意义。

参考文献

[1] Ross J Jr, Braunwald E, Morrow AG (1959) Transseptal left atrial puncture; new technique for the measurement of left atrial pressure in man. Am J Cardiol 3 (5): 653-655.

[2] Tzeis S, Andrikopoulos G, Deisenhofer I, Ho SY, Theodorakis G (2010) Transseptal catheterization: considerations and caveats. Pacing Clin Electrophysiol 33 (2): 231-242.

[3] Rocha P, Berland J, Rigaud M, Fernandez F, Bourdarias JP, Letac B (1991) Fluoroscopic guidance in transseptal catheterization for percutaneous mitral balloon valvotomy. Cathet Cardiovasc Diagn 23 (3): 172-176.

[4] Eng MH, Salcedo EE, Kim M, Quaife RA, Carroll JD (2013) Implementation of real-time three-dimensional transesophageal echocardiography for mitral balloon valvuloplasty. Catheter Cardiovasc Interv 82: 994-998.

[5] Faletra FF, Nucifora G, Ho SY (2011) Imaging the atrial septum using real-time three-dimensional transesophageal echocardiography: technical tips, normal anantomy, and its role in transseptal puncture. J Am Soc Echocardiogr 24 (6): 593-599.

[6] Mitchel JF, Gillam LD, Sanzobrino BW, Hirst JA, McKay RG (1995) Intracardiac ultrasound imaging during transseptal catheterization. Chest 108 (1): 104-108.

[7] El-Said HG，Ing FF，Grifka RG et al（2000）18-year experience with transseptal procedures through baffles，conduits，and other intra-atrial patches. Catheter Cardiovasc Interv 50（4）：434-439；discussion 440.

[8] Tomlinson DR，Sabharwal N，Bashir Y，Betts TR（2008）Interatrial septum thickness and difficulty with transseptal puncture during redo catheter ablation of atrial fibrillation. Pacing Clin Electrophysiol 31（12）：1606-1611.

[9] Marcus GM，Ren X，Tseng ZH et al（2007）Repeat transseptal catheterization after ablation for atrial fibrillation. J Cardiovasc Electrophysiol 18（1）：55-59.

[10] Sy RW，Klein GJ，Leong-Sit P et al（2011）Troubleshooting difficult transseptal catheterization. J Cardiovasc Electrophysiol 22（6）：723-727.

[11] Hildick-Smith D，McCready J，de Giovanni J（2007）Transseptal puncture：use of an angioplasty guidewire for enhanced safety. Catheter Cardiovasc Interv 69（4）：519-521.

[12] Sherman W，Lee P，Hartley A，Love B（2005）Transatrial septal catheterization using a new radiofrequency probe. Catheter Cardiovasc Interv 66（1）：14-17.

[13] McWilliams MJ，Tchou P（2009）The use of a standard radiofrequency energy delivery system to facilitate transseptal puncture. J Cardiovasc Electrophysiol 20（2）：238-240.

[14] Santangeli P，Di Biase L，Burkhardt JD et al（2011）Transseptal access and atrial fibrillation ablation guided by intracardiac echocardiography in patients with atrial septal closure devices. Heart Rhythm 8（11）：1669-1675.

[15] Katritsis DG（2011）Transseptal puncture through atrial septal closure devices. Heart Rhythm 8（11）：1676-1677.

[16] Chen K，Sang C，Dong J，Ma C（2012）Transseptal puncture through Amplatzer septal occluder device for catheter ablation of atrial fibrillation：use of balloon dilatation technique. L Cardiovasc Electrophysiol 23（10）：1139-1141.

[17] Roelke M，Smith AJ，Palacios IF（1994）The technique

and safety of transseptal left heart catheterization: the Massachusetts General Hospital experience with 1, 279 procedures. Cathet Cardiovasc Diagn 32 (4): 332-339.

[18] B-Lundqvist C, Olsson SB, Varnauskas E (1986) Transseptal left heart catheterization: a review of 278 studies. Clin Cardiol 9 (1): 21-26.

[19] Clugston R, Lau FY, Ruiz C (1992) Transseptal catheterization update 1992. Cathet Cardiovasc Diagn 26 (4): 266-274.

第三篇>>>

胎儿手术

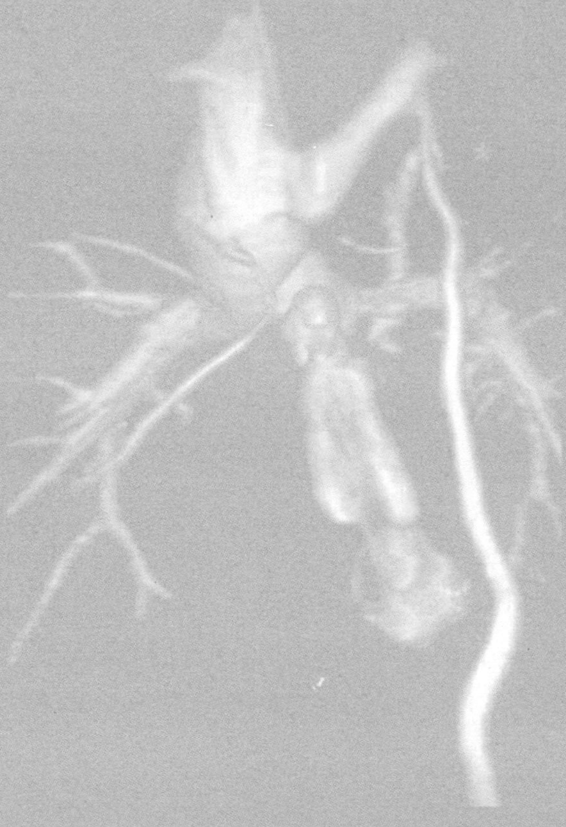

第 16 章　胎儿介入术

Fetal Interventions

Carlos A. C. Pedra 和 Simone Fontes Pedra
（张大伟 译）

16.1　引言及临床前景

在过去的 10～15 年，随着导管技术和影像技术的不断发展，以及更好的适应证选择，胎儿介入术已经成为一些复杂性先天性心脏病（CHD）的重要治疗方法。这些类型的先天性损害包括主动脉瓣狭窄（AS）及渐进性左心发育不良综合征（HLHS），HLHS 伴完整或高度限制性房间隔（IAS），完整性室间隔（IVS）伴右心发育不良综合征（HRHS）的肺动脉瓣闭锁（PA）或重度肺动脉瓣狭窄（CPS）。在这种情况下，产前介入即可重塑心脏结构，维护心脏功能，改善胎儿产前和产后差异，包括增加双心室（BV）循环的可能性[1-3]。在本章中，我们回顾了胎儿介入术的适应证、手术技巧以及当前术后结果。

16.2　介入术的解剖学、病理生理学、适应证及患者选择

1. 重度主动脉瓣狭窄（AS）和渐进性左心发育不良综合征（HLHS）[1-3]　AS 由超声心动图下可视增厚、不稳定的主动脉瓣伴湍流或减少的彩色多普勒血流确诊。因为时常伴有左心室（LV）功能不全或心内膜弹力纤维增生，多普勒源性梯度不能用来筛检患者。理想

情况下，在诊断主动脉瓣狭窄时，LV 舒张长度的 Z 值应大于－2。有时，我们在 LV 比较小时（LV 舒张长度 Z 值在－3～－2）行主动脉成形术，目的是希望避免 LV 发育不全，同时能够改善 LV 功能，促进跨瓣顺行血流。渐进性 HLHS 的诊断标准是基于心功能参数而定，如横向主动脉弓（TAA）逆向血流、跨房间隔的左向右分流、单向二尖瓣（MV）血流，以及妊娠中期中至重度 LV 功能障碍。胎儿主动脉瓣成形术最好在胎龄 30 周以内时进行（图 16-1）。

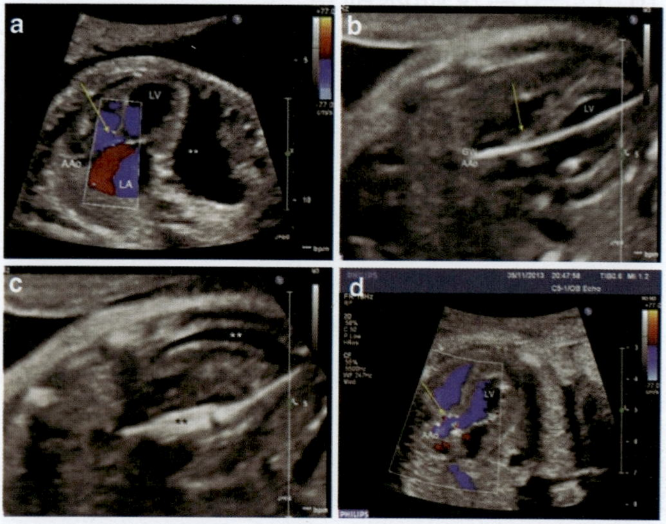

图 16-1 26 周龄水肿胎儿的危重主动脉狭窄。(**a**) 介入前的超声心动图评估。主动脉瓣附近的彩色多普勒（箭头所示）显示细微的前向血流（蓝色箭头）。红色显示穿过三尖瓣流向右心室的血流。左心室（LV）明显扩大并且失去功能。胎儿的严重心力衰竭导致了水肿。星号表示腹水。(**b**) 升主动脉中可以清楚地看到导丝，表明成功穿过了主动脉瓣（箭头所指）。(**c**) 球囊（黑色星号）膨胀并穿过主动脉瓣。扩张后需要将心包积液（白色箭头）抽出。(**d**) 主动脉瓣膜成形术后的直观效果。彩色多普勒（蓝色显示穿过主动脉瓣的脉冲血流）显示穿过主动脉瓣的前向血流明显增多（箭头所指）。LA，左心房；AAo，升主动脉；GW，导丝

2. 左心发育不良综合征（HLHS）伴完整或高度限制性房间隔（IAS）[1-3]　HLHS 患儿伴完整 IAS，或微小（≤1mm）房间隔缺损（ASD），或卵圆孔未闭（PFO），或肺静脉显著逆向血流，都应该做产前超声心动图检查。胎儿房间隔造口术和 ASD 封堵术的最佳手术时机是妊娠 29～32 周，以增加产前耐受（图 16-2）。

3. 伴右心室发育不良的室间隔完整型肺动脉闭锁及重度肺动脉狭窄[1-3]　如果有以下体征，患儿应该做产前 PA/IVS 或 CPS/IVS 超声心动图检查——膜性肺动脉闭

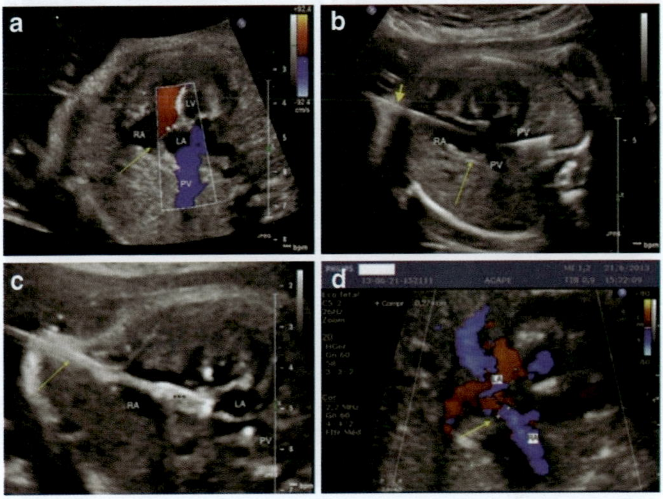

图 16-2　29 周胎龄确诊左心发育不全综合征的胎儿房间隔造口术（**a**）。介入前的超声心动图评估。左心房（LA）明显扩张而房间隔（箭头所指）基本完好。彩色多普勒（蓝色）示流向肺静脉（PV）的反向血流。红色示血流穿过三尖瓣流向右心室。强回声区示左心室（LV）发育不全并弥漫性内膜弹力纤维增生。（**b**）Chiba 探针（粗短箭头所示）穿过房间隔（细长箭头所示），可以在肺静脉中看到导丝。（**c**）4mm×10mm 的冠状动脉球囊（黑色星号所示）充气至临近破裂值达到直径 4.7mm，将之穿过房间隔。注意 Chiba 探针（箭头所指）与房间隔平面垂直。（**d**）胎儿房间隔造口术次日超声心动图评估。可以看到房间隔（箭头所示）出现了一个 2.8mm 的缺口。RA，右心房

锁，伴可识别的肺动脉瓣（PV）小叶或膜，无或很少收缩期开放，以及无或很少跨 PV 彩色多普勒血流；完整性室间隔；动脉导管未闭（PDA）的左向右分流；右心发育不全，伴三尖瓣（TV）环 Z 值≤－2 及可识别但很小右心室（RV）并且没有证据显示在 2～4 周系列超声心动图评估后 RV 有所增长。胎儿期被诊断为大的并冠状动脉右室瘘的患者应排除。肺动脉瓣膜成形术应该在妊娠 24～30 周进行（图 16-3）。

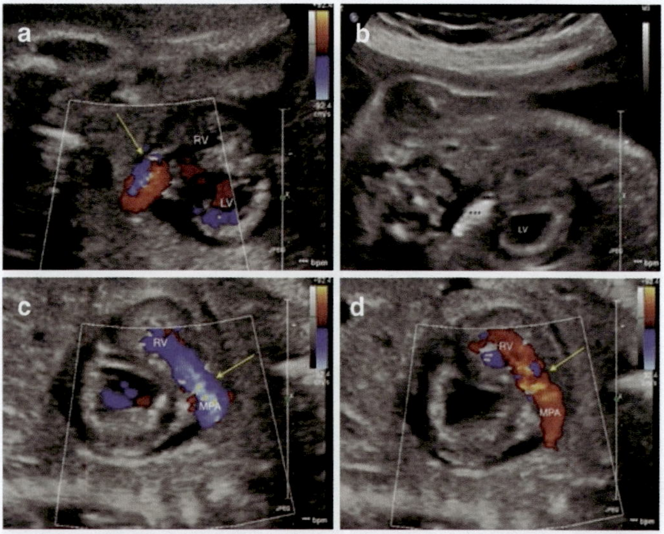

图 16-3 28 周龄的胎儿临界肺动脉瓣狭窄。(**a**) 介入前超声心动图评估。彩色多普勒示穿过肺动脉瓣（箭头所指）的细微前向血流（蓝色表示）。红色表示导管中的逆向血流。测量肺动脉环为 4.0mm。(**b**) 一个 4mm×10mm 的冠状动脉球囊（黑色星号所示）充气至临近破裂值达到直径 4.7mm，将之穿过肺动脉瓣。(**c**) 肺动脉瓣扩张后的直接效应。穿过肺动脉瓣的彩色血流频谱（箭头所指）表明穿过瓣膜的前向血流明显提高（蓝色表示）。(**d**) 穿过肺动脉瓣的彩色血流频谱（箭头所指）示明显肺动脉瓣关闭不全（红色表示），表明扩张有效。RV，右心室；LV，左心室；MPA，肺动脉主干

4. 严重主动脉瓣狭窄、大量二尖瓣反流（MR）、巨大左心房（LA）及水肿[1-2]　这些病变有正常大小的 LV 和 TAA 逆向血流。主动脉瓣膜成形术和房间隔造口术作为“亡羊补牢”措施应该在妊娠 30～34 周进行，以降低由于右心室压迫和肺静脉相关性水肿造成的胎儿死亡的风险。

16.3　术前影像和方案

胎儿心脏介入手术应该由多个学科合作进行。胎儿心脏科医师负责患者筛检以及术前术后超声心动图评估。胎儿内科医师负责胎儿定位和麻醉，同时控制穿刺针和超声探头。介入医师（通常两名）把持导管和引线，胎儿内科医师固定穿刺针以保持其术中位置。

16.4　手术方法、手术物品及要诀和技巧

在麻醉医师完成产妇脊椎局部麻醉复合静脉镇静术后，进行介入手术[1-2]。胎儿合适的手术体位是由母亲的体位决定的。母亲采取轻度左倾位。为了促进子宫松弛，术前 12～24h 给予产妇硝苯地平 20mg，每日 3 次，用药 48～72h。偶尔遇到羊水过多的产妇，则用 15cm 长 21-G Chiba 针（康克公司，布卢明顿，美国）适量抽取羊水。如果通过外部的操作不能获取胎儿的理想体位，则应放弃手术。我们不通过任何产妇腹壁切口或暴露子宫而进行手术。在选定胎儿最佳手术体位后，给予芬太尼（5～10μg/kg）、泮库铵（10～20μg/kg）及阿托品（20μg/kg）混合制剂肌内注射麻醉，也可通过脐带用 21-22-G Chiba 针进行麻醉[1-2]。

心脏入路经由子宫和胎儿胸壁直接穿刺获得（图 16-4）。在连续二维超声引导下，用一根 15cm 长 17-18-G

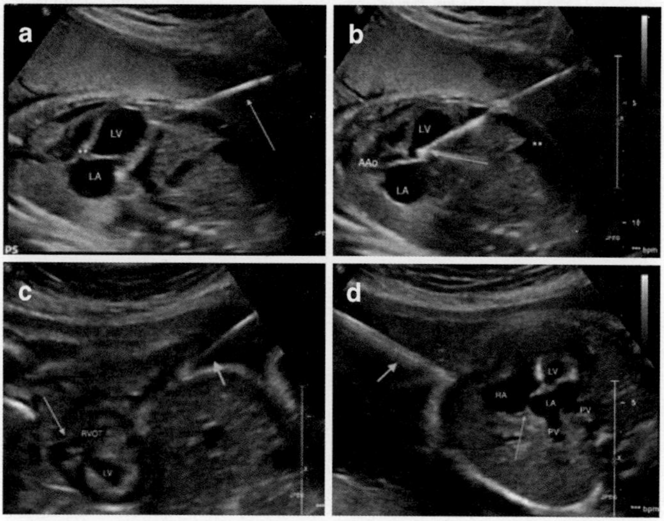

图 16-4　行胎儿心脏操作时的正确穿刺路径、角度和定位。(**a**) 胎儿主动脉瓣膜成形术时，探针的尖端（箭头所示）沿左心尖与左心室流出道的连线指向主动脉瓣（星号所示）。(**b**) 穿过左心尖后，将探针的尖端（箭头所示）停留在主动脉瓣下，就可以用最小的幅度检测到主动脉瓣。星号所示胎儿有腹水。左心房（LA）显著扩大 (**c**)。胎儿肺动脉瓣膜成形术时，探针的尖端（短粗箭头所示）沿右心尖与右心室流出道（RVOT）的连线指向肺动脉瓣（细长箭头所示）。(**d**) 胎儿房间隔造口术时，探针（短粗箭头所示）应该与房间隔平面（细长箭头所示）垂直。LV，左心室；RV，右心室；RA，右心房；AAo，升主动脉；PV，肺静脉

Chiba 针进入胎位目标心脏（左心室、右心室或右心房）。影像平面需要仔细调整，以便能够将针的整个长度和目标心室腔纳入视野（图 16-4）。将一个预标记系统推进到所需位置。针、导丝和球囊轴也要预先测量和标记，以便于从外部测量中也能知道胎儿心脏位置，而不是单靠超声成像。球囊轴用无菌条带标记，避免在推进时球囊被挤出 Chiba 针尖。导丝也由无菌条带固定，避免软线从球囊顶端挤出。

LV 或 RV 由顶端进入，针平行经过狭窄/闭锁的半月瓣流出道（图 16-4）。这样就可以用最小的导丝和导管毫不费劲地通过瓣膜。对于肺动脉瓣的操作，用同样的针通过闭锁的肺动脉瓣。有时，根据胎盘或胎儿位置需要，经胎盘和（或）肋下经肝穿刺路径到达目标位置也是必需的。拔出探针后，继续引入并推进导管直至轴标到达针的近端。球囊扩张的位置是由上述外部测量和超声定位确定的，重点是导丝的显影，位于升主动脉内（对于严重的 AS），或右侧肺动脉或穿过 PDA 的降主动脉（对于 PA/IVS）内，或 LA 或其中的一个扩张的肺静脉（对于房间隔成形术）内。球囊用压力表充气，以便于精确估计其直径。选择直径大于主动脉或肺动脉瓣环 10%～30%的球囊进行瓣膜扩张（图 16-1 和图 16-3）。根据胎儿的具体情况，需要放置 2～4 个球囊。

对于房间隔造口术，需要用一个管腔内径更大的 17-G Chiba 针以容纳直径更大的球囊（选用尽可能大的球囊；通常 4mm，可扩张至 4.7mm）。虽然我们还没有试图在 IVS 放入支架，但这可由波士顿胎儿介入团队设计的特殊导管实现[3]。17-G Chiba 针垂直 IAS 方向穿过右心房（图 16-2 和图 16-4）。用同样型号的针穿过 IAS 到达左心房（图 16-2）。一旦在扩张的左心房看见针尖，就推进预标记系统直到导管球囊轴的带端标记达到 Chiba 针的近端。此时，将整个系统作为一个整体拉回直到球囊横跨整个 IAS。应用足够的压力将球囊充满至最大直径，且压力需在破裂气压范围之内。如果新创建的 ASD 太小而难以缓解左心房高压，可用相同的技术在 IAS 进行第二次穿刺。

当瓣膜或整个 IAS 被扩张后，将整个系统（穿刺针＋球囊＋导丝）作为一个整体穿过胎儿心壁并从胎儿和产妇体内拉出，以避免从导管轴剪断气囊。如果出现显著或持续的胎儿心动过缓（＜80～100 次/分，持续 3～

5min)，可以立即用小剂量单位的肾上腺素（1～10μg/kg）和阿托品心内注射以缓解血流动力学不稳。通常也应该备一个新的 21-22-G Chiba 针以应对心脏压塞时的心包引流（图 16-1）。

16.5 误区和并发症

发生在产妇的严重并发症少见。然而，因胎儿心动过缓和心包积血导致的血流动力学不稳定是常见的并发症，尤其是涉及心室通路的手术。胎儿死亡也有可能发生，虽然这多与以上因素有关，但是也可能与其他因素如胎儿和母亲的麻醉问题及机械刺激有关。行胎儿介入手术后的母亲们，都有一定可能出现早产。

16.6 并发症的处理

鉴于胎儿经常发生心动过缓和严重的心包积血，胎儿麻醉期间预防性应用阿托品、治疗性心内注射肾上腺素和阿托品，以及及时的心包引流，应该成为这种介入手术的常规护理部分。

16.7 术后护理和随访

术后母亲要在医院观察一晚。在母亲计划出院前的当天和（或）后一天，要对胎儿进行超声检查评估。胎儿还要根据其心脏主治医师的要求定期进行超声心动图检查。

建议这些母亲在推荐机构按照完整的新生儿心脏病程序进行分娩。虽然这些母亲可以经阴道分娩，但是我们相信剖宫产对这些脆弱的母亲损伤更小。刚出生的患儿应立即转移到新生儿监护病房，并给予前列腺素滴注。

16.8　预期即时效果及产后结果

一个成功的主动脉或肺动脉瓣膜成形术的指标是多普勒超声心动图显示有一个膨胀的球囊跨过瓣膜，并有明确的证据显示顺流和（或）新出现的主动脉瓣反流或肺动脉瓣反流（AR 或 PR）（图 16-1 和图 16-3）。我们认为术后的 AR 和 PI 作为主动脉瓣或肺动脉瓣有效扩张的标志（图 16-3）。AR 是很好耐受的，原因是胎盘循环和较高的左心室舒张末压造成的全身低血管阻力，并且在出生以前这也会得到明显改善甚至消失。一个成功的房间隔成形术的指标是有明确的超声心动图证据显示在介入术后当天或第二天有新出现的 ASD（图 16-2），伴有左心房体积缩小或肺静脉多普勒模式改善（图 16-5）。ASD 的面积是通过测量彩色喷柱的宽度（射流断面）得到的（图 16-4）。

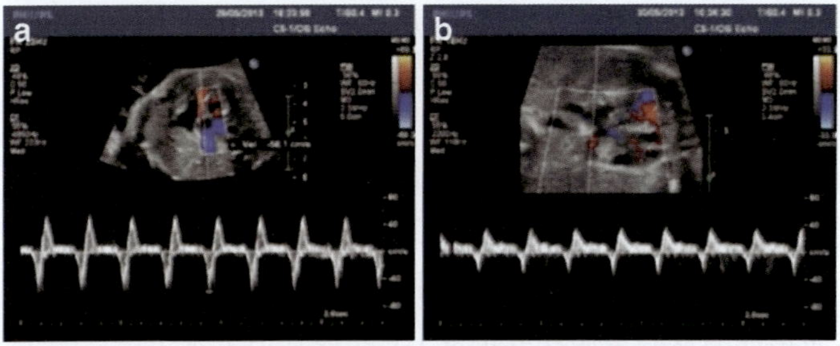

图 16-5　左心发育不全综合征并基本完整性房间隔的胎儿中房间隔造口术术前和术后的肺静脉多普勒追踪。（**a**）介入前评估。心房收缩（基线以下的负向波）时可见肺静脉中双向血流并高速反流（58cm/s）。（**b**）介入后次日评估。肺静脉（舒张期充盈良好）中的三相血流模式示反向血流速度减小（小于 40cm/s）

一般来讲，一个新生儿的双心室循环血量能够达到接受宫内主动脉瓣膜成形术胎儿循环血量的30%～50%。通常这些患儿左心室长轴Z值>0，左心室短轴Z值>0，主动脉瓣环Z值>3.5，二尖瓣环Z值>2，以及二尖瓣反流或主动脉瓣狭窄伴最大收缩梯度≥20mmHg或中度EFE而出现的较高左心室压。左心室较小的胎儿同样可以在手术中获益，因为手术改善了冠状动脉循环和心肌功能，无论手术方案怎样（Norwood与Hybrid），这对新生儿的预后都有积极影响[1-2]。此外，从理论上促进宫内胎儿血流向前通过主动脉瓣能够最大程度地减少继发于TAA逆向血流造成的神经系统发育异常。更重要的是，胎儿期和婴儿期左心结构的不断增长导致最终双心室的修复，这与我们的经验相符[1-2]（图16-6）。我们已经对接受胎儿主动脉瓣膜成形术的患者采取了阶段性方案，以及之后的新生儿复合手术和球囊主动脉瓣膜成形术。这种方法成为了“左心室大修理”和之后的双心室修复的桥梁。虽然产后这些患儿可能会出现左心室功能障碍问题，但是我们始终相信，与单心室状态的远期发病率和死亡率相比，这些问题是小得多的[1]。

患有严重AS、二尖瓣反流以及大左心房的胎儿，其心脏功能会比较差，不论产前或产后接受了何种治疗。这可能会导致流产或者早产。根据我们的经验，只有1/4的这种患儿依靠胎儿早期复合手术及9个月时的LV修复术而达成的双心室循环或正常LV功能存活下来[2]。

接受了宫内室间隔缺损创造术或扩大术的HLHS患儿血氧饱和度较高，最初临床状态也更加稳定。然而，Norwood手术的术后死亡率仍然高于没有进行宫内室间隔缺损干预的HLHS胎儿[3]。根据防止肺血管的继发改变和肺实质的变化来判断妊娠晚期进行的手术是否有效，人们在这一点存在争议。

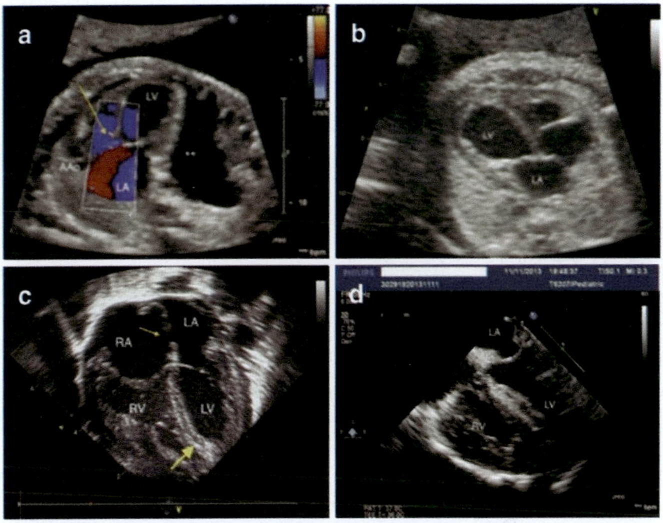

图 16-6　一例临界性胎儿主动脉狭窄的阶段性康复（与图 16-1 为同一个患者）。(**a**) 29 周龄胎儿介入前的超声心动图评估。穿过主动脉瓣（箭头所指）的彩色多普勒示细微的前向血流（蓝色）。红色示穿过三尖瓣流向右心室（RV）的血流。左心室（LV）明显扩张失去功能。严重的二尖瓣反流导致左心房（LA）扩张。星号示严重心力衰竭导致的腹水。(**b**) 32 周龄时 LA 体积和心力衰竭明显好转。未检测到积水。(**c**) 新生儿房间隔造口术后经胸廓的超声心动图，球囊扩张主动脉瓣后进行一个混合步骤。图为四腔心面观。LV 的体积较大（LV 长度 Z 值为－2.7）并仍表现出内膜弹力纤维化增生（粗短箭头所示）。细长箭头示一个 4mm 的房间隔缺损。(**d**) 9 月龄新生儿左心室手术后的即刻经食管超声心动图。内膜纤维层切除术后，LV 体积明显减小（LV 长度 Z 值为－1.2）。RA，右心房；AAo，升主动脉

从技术层面讲，由于右心室大量的小梁及较小的室腔，针对 PA/IVS 或 CPS/IVS 的宫内肺动脉瓣膜成形术可能更具有挑战性，这也可能导致了较高的失败率，尤其在初学阶段。尽管如此，在妊娠中到晚期成功接受介入手术的胎儿，与没有接受产前治疗的对照组相比，

右心室结构出现显著增长，后者出生后是单心室循环状态。根据我们观察的 6 例胎儿的经验，第一例出现了技术失败。一例还在宫内。其余 4 例胎儿在接受了肺动脉瓣膜成形术和支架植入术后病情均有所缓解，表现为右心室显著增长并最终达到双心室循环[2]。

参考文献

[1] Pedra SF，Peralta CF，Pedra CAC（2013）Future directions of fetal inter-ventions in congenital heart disease. Interv Cardiol Clin 2：1-10.

[2] Pedra SR，Peralta CF，Crema L，Jatene IB，da Costa RN，Pedra CA（2014）Fetal interventions for congenital heart disease in Brazil. Pediatr Cardiol 35：399-405.

[3] McElhinney DB，Tworetzky W，Lock JE（2010）Current status of fetal cardiac intervention. Circulation 121（10）：1256-1263.

第四篇>>>

手术详细过程：瓣膜扩张

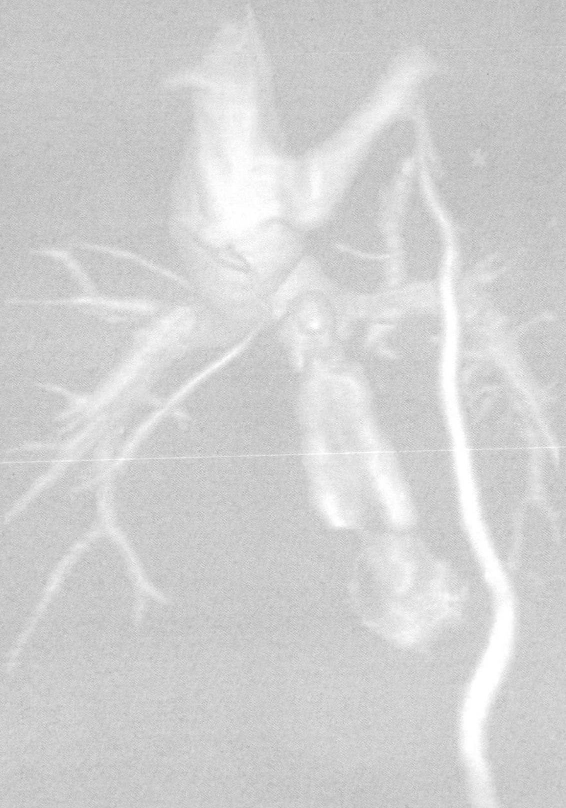

第 17 章　先天性主动脉瓣狭窄
Aortic Valvular Stenosis

Xiangbin Pan
（欧阳文斌 译）

17.1　解剖学描述和病理生理学因素

正常的主动脉瓣是三叶瓣。主动脉瓣的正常功能取决于正常发育的主动脉瓣环和主动脉根部内瓣叶之间的正确关系。

主动脉瓣狭窄（AS）患者的主动脉窦瓣环通常存在一定程度的发育不全、瓣膜叶厚和不同程度的瓣交界融合。

AS 的解剖学分类包括单叶瓣、二叶瓣、三叶瓣、四叶瓣，以及未分类化主动脉瓣。

大多数 AS 是二叶瓣，世界范围内发病率为 1%～2%，占全部先天性 AS 的 67%。二叶主动脉瓣分两类：平衡型（解剖性二叶瓣）和非平衡型（功能性二叶瓣）。两个同等大小的瓣膜和两个主动脉窦形成解剖性二叶瓣。然而，功能性二叶瓣尽管只有 2 个打开的瓣膜却有 3 个主动脉窦。二叶瓣中的一瓣由 2 个大小不同的瓣叶通过一个闭合的交界而形成一个融合的瓣尖。融合的瓣叶因比对侧的瓣叶大，所以叫作非平衡二叶瓣。

在需要治疗的患者中三叶瓣患者占 25% 的婴儿和 40% 的年龄大些的患者。三个瓣叶大小不同。大多数右冠状瓣发育不全，瓣叶增厚而卷曲，交界融合。单叶瓣常见于新生儿，在有手术指征患者中见于 10% 的婴儿和 3% 的大龄儿童。瓣膜增厚而融合；瓣膜只有一个交界，主动脉瓣关闭不全合并轻至中度狭窄的患者可以通过降低后负荷、利尿或两者同时使用来精心治疗。在心排血量减低和左心室收缩功能下降的情况下，应该使用正性肌力药物如多巴胺、多巴酚丁胺及肾上腺素。对于危重AS，导致血管显著舒张的药物应该避免使用，因为当主动脉瓣开口狭小时将引起显著的低血压。呼吸困难和肺水肿的患者可以从气管插管、正压通气和利尿疗法中获益。

经皮球囊主动脉瓣瓣膜成形术在1983年首次描述。随着导管技术的发展，该技术已经成为重度AS患者的标准疗法，可以安全实施并且具有较小并发症发生率。然而，对于严重瓣膜发育不全和重度主动脉瓣反流的患者，球囊瓣膜成形术并非最佳选择。外科瓣膜切开成形术现已很少应用，除非是单纯球囊扩张不充分的复杂瓣膜形态患者。Ross手术是另一外科手术选择，尤其是对于低龄儿童患者有益。人工主动脉瓣瓣膜置换术主要用于球囊主动脉瓣瓣膜成形术或外科瓣膜切开成形术失败后，重度主动脉瓣关闭不全进展并伴随左心室扩张或左心室收缩功能恶化的患者。

17.5 手术前影像学

术前超声心动图是最重要的数据，它可以提供以下信息：主动脉瓣形态、多普勒瞬时峰值和平均主动脉瓣跨瓣压差、主动脉瓣环直径和z值、左心室大小、左心室短轴缩短率和射血分数以及主动脉瓣反流严重程度，这些都是判断瓣膜成形术适应证所需的信息。应注意的是，由于左心室射血分数降低，主动脉瓣跨瓣压差可能会被低估。除此之外，房间隔缺损、室间隔缺损、主动脉缩窄、二尖瓣病变和Shone综合征都可以由超声心动图确定。这些病变可能影响手术的策略，例如，主动脉瓣跨瓣压差可能由于动脉导管未闭（PDA）分流而高估；对于轻度 AS 的患者，PDA 最好先行处理。

17.6　手术详细过程

1. 术前准备　通常，为保证充足的氧供，心导管插入术在全麻下进行，以避免婴儿和临床条件不佳患者发生躁动和出血。同时，体外除颤仪和心肺复苏药物必须要准备好用于处理瓣膜扩张中因严重受损的心脏射血功能而导致的心室颤动和心脏停搏。建立血管通路后，给予患者肝素 100IU/kg。

2. 建立血管通路　导丝和导管可以从主动脉（逆行途经）或者左心室（顺行途经）通过主动脉瓣。逆行途经最常用的是穿刺股动脉。然而，血管并发症可能会在进入股动脉的穿刺点发生，尤其是新生儿发生率更高。脐动脉或切开的颈动脉（或新生儿的右腋动脉）可以被使用。有时导丝不能以逆行途经通过严重狭窄的主动脉瓣至右心室，通过股静脉或脐静脉的顺行方法途经作为替代方法。尽管顺行途经可以减少股动脉损伤和主动脉瓣穿孔的风险，但该方法可能导致二尖瓣损伤。

新生儿通常需要使用 4Fr 鞘管。对于大龄儿童和青少年，血管通路的大小取决于所选球囊大小。

3. 血流动力学评估　血流动力学评估包括测量主动脉瓣跨瓣压差和主动脉造影。通过同时获取左心室和升主动脉的压力，主动脉瓣跨瓣压差可以精确测量。或者，远端的血压可以置管从桡动脉测量。

通常，主动脉造影通过将猪尾造影导管或侧孔端侧造影导管置于主动脉窦稍上方施行。左前斜 40°和后前位投影可确定详细的瓣膜解剖信息和主动脉瓣瓣叶交接点之间的瓣环直径（图 17-1）。诸如低血压和左心室功能差的血流动力学不稳定患者不行主动脉造影。经胸超声心动图可用于观察主动脉瓣形态，测量主动脉瓣环直径（图 17-2）。

4. 选择合适的球囊　球囊瓣膜成形术引起的主动脉反流可以是交界撕裂、尖端撕裂或瓣叶穿孔的结果。这导致将来外科手术再干预更加困难。过大的球囊是主动脉反流的一个危险因素。球囊与主动脉瓣环直径比应该小于 1∶1。球囊起始直径应大约是 80％主动脉瓣环直径，而后以每 1mm 的大小递增。

理想的球囊长度应使球囊骑跨于在主动脉瓣上而不

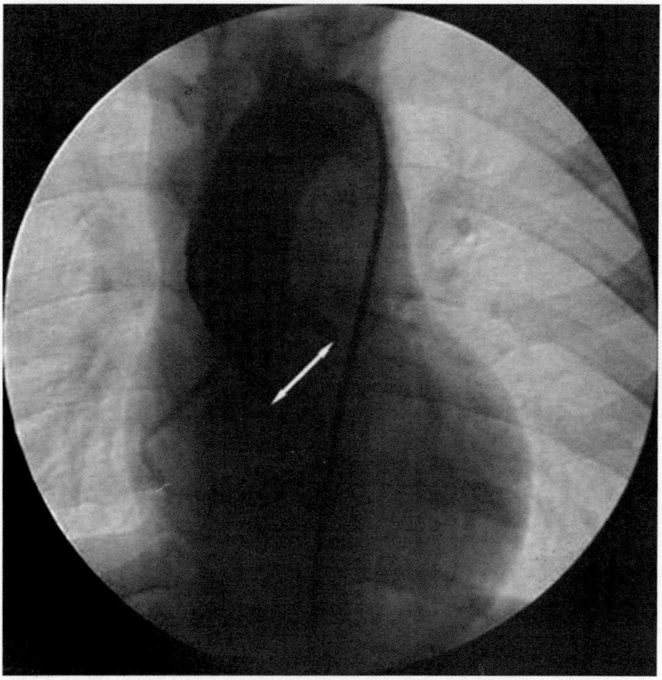

图 17-1　主动脉瓣环直径通过主动脉后前位造影测量。双箭头指示了瓣叶交界点之间的瓣环直径

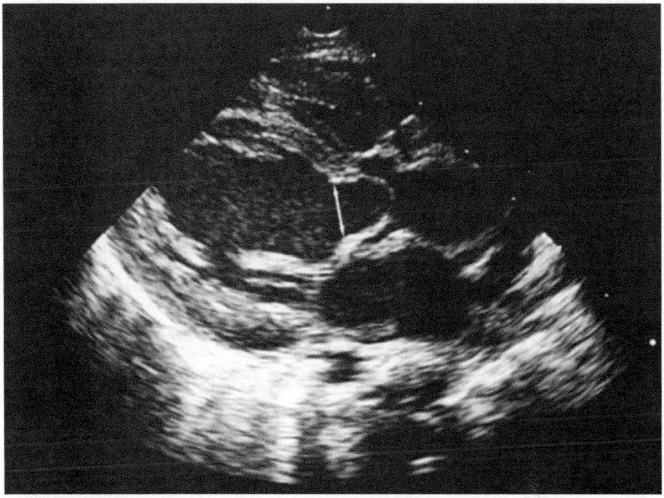

图 17-2　超声心动图左胸骨旁长轴切面测量瓣叶交界点之间的瓣环直径（双箭头）

与二尖瓣腱索重叠。我们通常选择 20mm 长的球囊用于新生儿，30mm 球囊用于较大儿童，40mm 球囊用于成人。

5. 瓣膜成形技术　球囊瓣膜成形术包括单球囊和双球囊瓣膜成形术。

5.1　单球囊瓣膜成形术：通过一根造影导管（Judkins 右冠导管，多功能导管）的帮助，将一根亲水导丝［新生儿用 0.36mm（0.014 英寸）标准冠状动脉导丝，小儿童使用 0.46mm（0.018 英寸）亲水 J 形头导丝，大龄儿童和青少年使用 0.89mm（0.035 英寸）J 形头导丝］通过狭窄的主动脉瓣。必须特别注意避免通过导丝使主动脉瓣受力，另一个重点是确认导丝不在冠状动脉中。

升主动脉造影中的造影喷流可以作为指引。

将亲水导丝替换成另外一种用于血管成形术的导丝［新生儿用 0.36mm（0.014 英寸）冠状动脉导丝，儿童使用 0.89mm（0.035 英寸）标准导丝，青少年使用 0.89mm（0.035 英寸）J 形头超硬导丝]。导丝被沿着室间隔置于左心室尖端、二尖瓣腱索装置的前方。

沿导丝将球囊扩张导管跨过主动脉瓣至正确的位置，用 4～7atm 的压力充盈球囊，直到球囊腰部消失(图 17-3)。对于新生儿，手动充盈已经足够。每个充盈-排空过程不超过 5～10s。为了保持球囊充盈时跨主动脉瓣的稳定性，一种称为临时快速起搏的技术阻止机械收缩来减少球囊移位的概率。该技术将一根双极起搏导管置于右心室尖并以 220～240 次/分的频率在球囊扩张时使用 VVI 起搏。最终，这种起搏技术可以提高手术成功率。

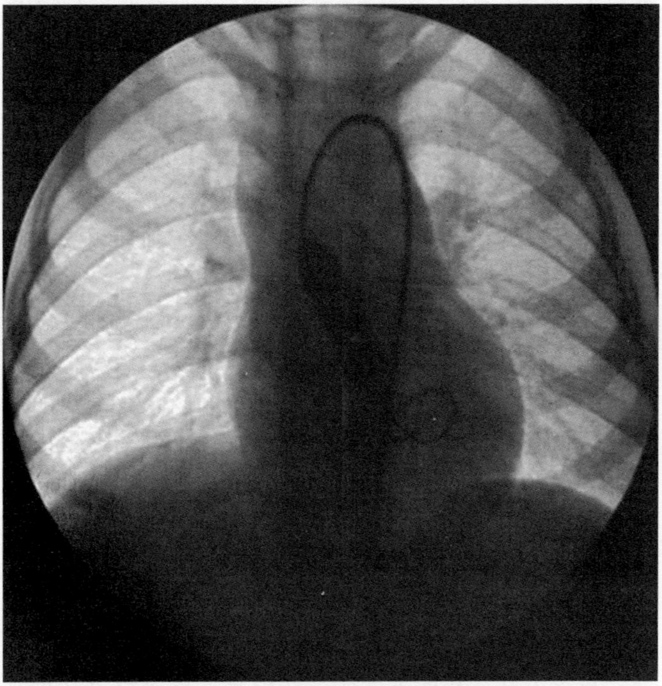

图 17-3 单球囊技术后前位造影图像

5.2　双球囊瓣膜成形术：除了使用两个单独的球囊导管以逆行法通过主动脉瓣外，双球囊瓣膜成形术与单球囊瓣膜成形术完全相同。每个球囊的直径和长度相似，因此两球囊直径之和与动脉瓣环直径之比约为 1∶3。两个球囊被置于主动脉瓣相似位置并被同时充盈（图 17-4）。研究[1]显示双球囊瓣膜成形术通过制造比单球囊更深的瓣交界融合撕裂来提供更好的压力梯度缓解。除此之外，两个小的球囊比单个大球囊更容易从股动脉置入和取出，并据此推测可以减轻血管损伤。第三，双球囊技术扩大了受球囊充盈制约的主动脉瓣环的范围。该技术允许直径≤31mm 的主动脉瓣环有效扩张。最后，并排充盈两个小球囊比一个大球囊有更小的完全阻塞左心室流出道血流的风险。

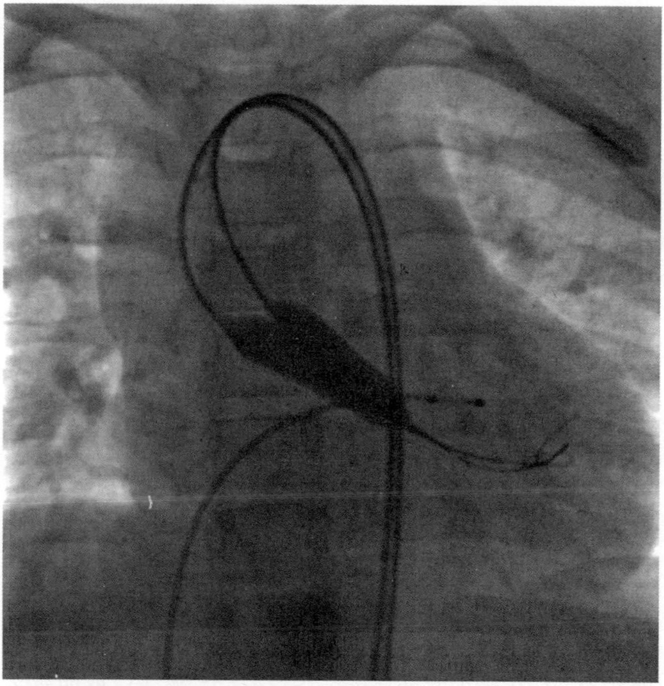

图 17-4　后前位投射下的双球囊技术

6. 术后评估　术后通过血管造影和超声心动图来评估血流动力学。理想的手术结果是瓣膜狭窄有效缓解(残留的压力梯度＜30mmHg）并不伴有中至重度的主动脉反流。

17.7　器材

市场上有不同的球囊和导丝产品可供选择。

1. Tyshak 和 Tyshak Ⅱ（NuMED，Inc）在主动脉瓣瓣膜成形术中经常使用。除直径 21mm 和 24mm 的球囊，可提供 4～30mm 广泛的球囊直径选择，以 1mm 递增直到 25mm。因为该产品有较粗的输送杆和导丝，Tyshak 可以更好地抵御左心室射血的冲击并因此首选用于大龄儿童。另一方面，Tyshak Ⅱ 首选用于婴儿，尽可能更细的输送鞘对患者非常重要。Tyshak Mini 通常用于新生儿；该产品提供了 4～10mm 直径的球囊，并且只需要 3～4F 的输送鞘。但是该产品只能被 0.36mm (0.014 英寸）的导丝引导。

2. VACS Ⅱ 是德国 Osypka 公司生产的。该产品具有直径 4～30mm 的球囊，以 1mm 递增，除了 11mm 和 13mm，球囊直径直到 18mm。超过 18mm 后递增量是 2mm。该产品是小外径球囊，可能对婴儿有益。

3. 导丝的粗细取决于球囊导管的管腔内径大小。对于新生儿，冠状动脉导丝可以用于 Tyshak Mini 球囊。Terumo™冠状动脉导丝具有柔软尖端，值得推荐。当球囊导管的内管腔介于 0.46～0.71mm（0.018～0.028 英寸）时，具有短而软的尖端的 0.018 英寸的 SV 5™直导丝（Cordis 公司）可以给球囊提供出色的支持。如果 0.89mm（0.035 英寸）的导丝适合球囊导管的内管腔，推荐 Cook 公司生产的 0.89mm（0.035 英寸）聚四氟乙烯涂层的 THSF 导丝。

17.8　预期疗效

通常，成功的球囊瓣膜成形术的标准是主动脉瓣跨瓣压差下降 50％以上，主动脉瓣口面积增加 25％以上，以及没有显著的主动脉反流。残余主动脉瓣跨瓣压差小于 30mmHg 一般作为手术目标。

17.9　手术成功的建议

1. 手术径路选择　逆行法和顺行法是两种主要方法，逆行法最为常用。然而，逆行法可能导致导丝穿过严重狭窄的瓣膜困难，外周血管并发症也可能在股动脉穿刺处出现。顺行法采用经间隔的顺行通路通过主动脉瓣，减少了外周并发症并且导丝穿过严重的瓣膜狭窄更容易。如果经过 20～30min 瓣膜还未被成功穿过，或股动脉扭曲或细小，应考虑采用逆行法。

2. 瓣膜成形术的最大挑战是使导丝顺利穿过 AS。左冠瓣和无冠瓣间的交界是最常见的瓣膜裂开处，导丝-导管系统应该在左前斜位投影中对准该方向。另一方法是当导管达到主动脉瓣射出的血液束时会使其颤动（震动），我们可以保持导管在此位置并尝试使用导丝通过主动脉瓣。

3. 使用右冠状导管可以帮助导丝通过主动脉瓣。当主动脉瓣不能通过逆行法穿过并且考虑二尖瓣损伤问题时，应考虑使用顺行法结合主动脉内导丝捕捉圈套法通过主动脉瓣。

4. 球囊充分充盈前的移位导致低效的瓣膜扩张并可能损伤瓣膜叶或周边组织。为减少和防止球囊充盈过程中的移位，我们选择了硬输送杆和导丝并采用双球囊和快速右心室起搏技术。

17.10 陷阱

有时，尤其是在后前位投射下，在左冠状动脉中的导丝可能看起来像在左心室内。在导管向前推进以前，应该在后前位和侧位确认导丝的位置。导丝应该轻柔地向前推进并送入导管中以避免损伤瓣膜或冠状动脉。球囊破裂可能会引发空气栓塞。我们通常用1/3的对比剂和2/3的生理盐水混合并仔细去除球囊中的空气。防止球囊移动和避免达到球囊的额定爆破压是非常重要的。

17.11 并发症

经皮球囊主动脉瓣瓣膜成形术已经被证明可有效地缓解主动脉跨瓣压差并不引起主动脉反流。然而，充盈的球囊可能完全堵塞主动脉内血流，导致左心室无法射血，并引发致命的心室颤动、左心室收缩功能障碍和心脏停搏。早期死亡率大约是4%，并发症发生率与患者年龄和病变类型有关。相比大龄儿童，新生儿在经皮球囊主动脉瓣瓣膜成形术后有较高的并发症发生率和较差的中期预后。主动脉反流是一个潜在的严重并发症。大约15%的患者在经皮球囊主动脉瓣瓣膜成形术后会发生中至重度主动脉反流。球囊主动脉瓣瓣膜成形术后的外周血管并发症的发生率也值得关注，特别是使用了股动脉的新生儿。此外，在球囊充盈过程中短暂心动过缓、左束支传导阻滞、期前收缩、二尖瓣撕裂和体循环血压下降都有可能发生。

17.12 并发症的治疗

很多的这些并发症现在认为是可以用现代介入导管

科技和经验预防的。双球囊瓣膜成形术使用体积更小、创伤更小的导管来减少球囊充盈过程中的左心室流出道阻塞。这样可减少手术过程中的一些种类心律失常的发生率。除了更好地减缓主动脉瓣跨瓣压差，一些报告显示该技术较单球囊瓣膜成形术更能减少主动脉反流。总体来说，逆行法具有最少的并发症发生率。然而，导丝应该轻柔地推进以防止二尖瓣损伤。

为了减少经皮球囊主动脉瓣瓣膜成形术的并发症，一种通过胸骨正中切口的杂交球囊主动脉瓣瓣膜成形术混合方法被用于重度先天性 AS 婴幼儿（图 17-5）。其明显的优点包括可使用足够大的动脉鞘管和球囊、较少的

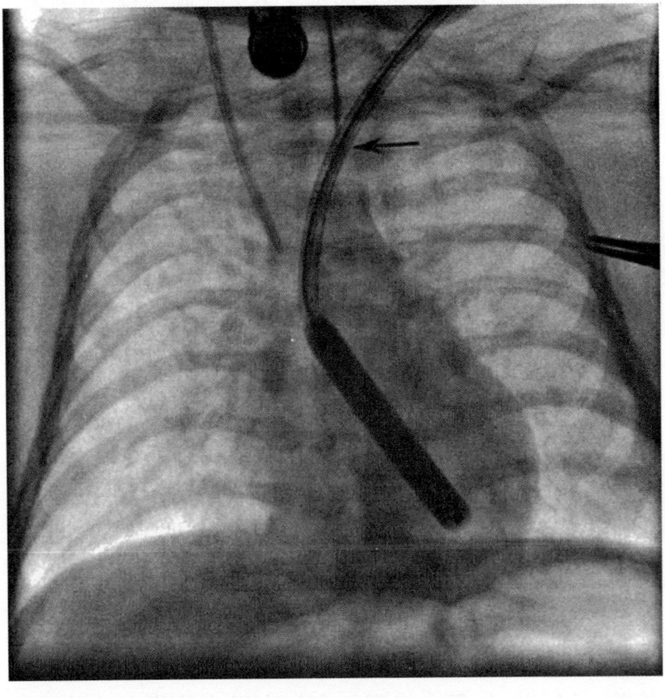

图 17-5　患者仰卧在混合主动脉瓣瓣膜成形术手术台上，在全身麻醉的情况下接受气管插管。正中胸骨切开术后，导线和导管通过一根插入主动脉的鞘管前进到主动脉（箭头指示动脉鞘管）

辐射暴露、无需临时起搏器、可直视心脏按压和备有体外循环。杂交球囊主动脉瓣瓣膜成形术是一种治疗低体重婴幼儿重度先天性AS的有效、简单和安全的手术。

17.13 术后护理

患者在球囊主动脉瓣瓣膜成形术后应被小心地转移到重症监护病房。术中采用了顺行途径的患者需要保持仰卧卧床12h。术中采用了逆行途径的患者需要保持仰卧卧床24h。需要密切观察患者的不适症状。呼吸频率、血压和脉搏需要每30min测量1次，体温应每4h测量1次。6h后，生命体征应每1h测量1次；72h后，生命体征应每4h测量1次。严格观察是否有直立性低血压和心律失常的现象。患者术后72h内必须避免剧烈运动。为避免长期压迫股动脉或股静脉造成的下肢坏死，应有规律地测量足背动脉搏动。

17.14 随访

先天性AS是一种终身疾病，应告知患者的家属该手术为姑息性质。所有的患者应该在术后第1、3、6个月和每年定期进行心电图及超声心动图随访。对大龄儿童和青少年进行肌力测试、动态心电图检查有助于判断心脏功能和心律。

经皮球囊主动脉瓣瓣膜成形术因其低手术死亡率而受到青睐，但是该技术有较高的远期再干预率（15%～65%）。主动脉瓣形态和主动脉瓣环直径与手术成功率相关。Maskatia等[2]发现，在初次经皮球囊主动脉瓣瓣膜成形术15年后，65%的患者能免于再次行主动脉瓣瓣膜成形术，61%避免了主动脉瓣置换术，87%避免了死亡或心脏移植。术后跨瓣压差大于 25mmHg 或基线左心室短轴缩短率低的患者预后较差。

参考文献

[1] Weber HS（2006）Catheter management of aortic valve stenosis in neonates and children. Catheter Cardiovasc Interv 67（6）：947-955.

[2] Maskatia SA，Ing FF，Justino H et al（2011）Twenty-five year experience with balloon aortic valvuloplasty for congenital aortic stenosis. Am J Cardiol 108（7）：1024-1028.

1. 危重型肺动脉瓣狭窄

出生时存在肺动脉瓣的严重狭窄，表现为发绀，常需静脉应用前列腺素以维持肺血流。此类患儿通常收住于重症监护室，接受插管治疗。

2. 新生儿期后肺动脉瓣狭窄

此类患者多无症状，除非存在严重狭窄。通常因行常规体格检查时发现了心脏杂音，才使病情得以发现；随着年龄的增长，中度狭窄可能引发症状，出现乏力、胸闷、运动耐量减低，以及轻微发绀。重度狭窄的患者可能会出现不同程度的发绀，甚至出现右心衰竭。

18.3 治疗适应证及策略

1. 危重型肺动脉瓣狭窄

需急诊治疗。

有时由于存在右心室功能不全，跨肺动脉瓣压差可能相对不高。

2. 新生儿期后肺动脉瓣狭窄

心脏超声检查显示的收缩期峰值跨瓣压差＞60mmHg（相当于有创测量峰-峰压差≥30～40mmHg）的肺动脉瓣狭窄，或者合并右心室功能不全的显著肺动脉瓣梗阻，首选球囊肺动脉瓣膜成形术。符合上述标准合并轻-中度肺动脉瓣发育不良的患者肺动脉成形也可采用。

对于合并严重右心室发育不良、显著瓣环发育不良或者严重肺动脉发育不良者，建议不应进行球囊扩张术。在这些病例中，外科手术治疗应为首选。

18.4 术前心脏超声评估

超声心动图是诊断肺动脉瓣狭窄最有价值的检查方法。二维（2D）超声心动图可以清楚地显示瓣膜增厚、瓣叶粘连导致的穹顶样改变，以及狭窄后肺动脉扩张。

同时超声可以准确地测量肺动脉瓣环直径，有助于球囊扩张术中球囊直径的选择。

对于合并右心室发育不良或相对发育不良的病例，需要测量、评估右心室及三尖瓣环功能。事实上，在危重型肺动脉瓣狭窄的新生儿，如果三尖瓣环＜－2 SD，可能需要同时植入动脉导管支架。

可定性、半定量评估右心室功能。

脉冲多普勒、连续多普勒以及彩色多普勒技术可以进一步确诊并明确狭窄病变位置。应用简化 Bernoulli 方程可以计算出峰值瞬时压差：

$$\Delta P = 4V^2$$

其中 ΔP 为压差，V 为主肺动脉峰值多普勒流速。然而，多普勒峰值压差可能被高估，可能与压力恢复现象有关。

18.5　技术要点

1. 病例选择

通过临床表现、X 线检查以及超声心动图结果诊断和评估肺动脉瓣狭窄。术前与患者或其双亲签订知情同意书。

2. 镇静和麻醉

镇静下操作。新生儿危重肺动脉瓣狭窄患儿常需要气管内通气复合麻醉，除新生儿期外，可以避免。术中要持续监测心率、血压、呼吸以及氧饱和度。

3. 血管途径

经皮股静脉穿刺是球囊扩张术最常用的途径。根据患者的年龄及体重选择初始的鞘管尺寸（新生儿一般选择 5F 鞘管）。在一些高危患者中，可能需要术中动脉血压检测装置以连续监测动脉压力。植入鞘管后，给予肝素100IU/kg，术中维持活化凝血时间（ACT）不低于200s。

4. 右心室血管造影

常规进行血流动力学评估，并测定跨肺动脉瓣峰-峰压差。应用Berman血管造影导管或猪尾导管行双平面右心室电影脉搏描记图（后前斜位＋足位），明确梗阻部位，或测量肺动脉瓣环径，以及评价右心室功能。瓣环直径由收缩期瓣环交界处距离测得（图18-1）。

5. 导丝定位

操纵端孔导管穿过肺动脉瓣，导管尖端植入左（最好）或右肺动脉远端。

通常使用Judkins右冠状动脉导管或Cobra导管。

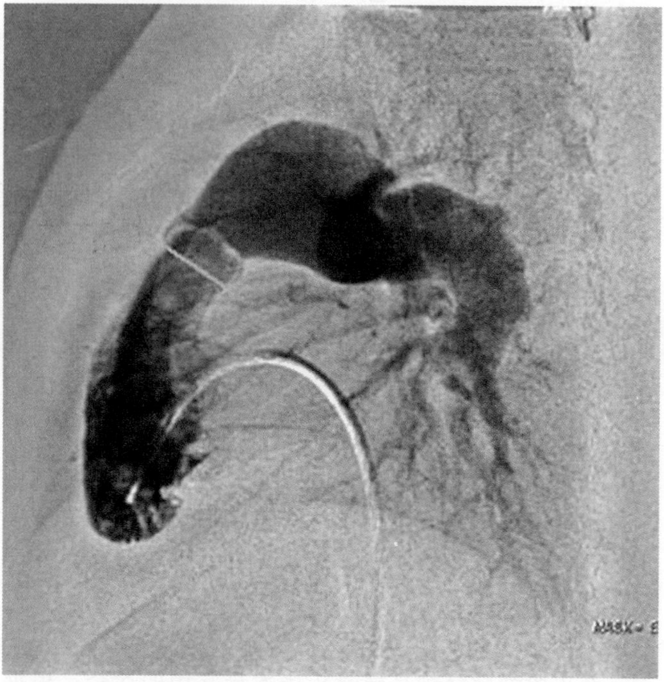

图18-1 左侧位右心室造影显示肺动脉瓣狭窄，瓣膜增厚、开放呈穹顶状，肺动脉主干可见狭窄后扩张。白线为肺动脉瓣环直径

在弯头标准直导丝的引导下，导管穿过三尖瓣进入右心室。

也可以选用 4F 或 5F 端孔的多功能导管。易于到达右心房。操纵导管轻推、顶住右心房游离壁打弯成环。下一步是顺时针旋转导管，使导管末端转向三尖瓣。最后稍微回撤导管，使导管滑入右心室。

继而顺时针旋转并轻拉，使导管朝向右心室流出道（RVOT）。此时，导管穿过肺动脉瓣。

由于右心室肥大，这部分操作不容易。

弯曲、软头导丝可用于帮助导管通过肺动脉瓣。当使用亲水涂层导丝时应格外小心。实际上即使是弯头导丝也可以穿孔。

新生儿中常使用 0.356mm（0.014 英寸）冠状动脉导丝或者 0.457mm（0.018 英寸）亲水导丝，植入肺动脉远端，或者通过动脉导管植入降主动脉。年长儿中可以应用 0.889mm（0.035 英寸）导丝，植入肺动脉床远端合适位置。

导丝位置对操作很重要。

经过导管植入 J 形头加长硬交换导丝，确保交换导丝位置固定后，撤出端孔导管。所使用交换导丝的粗细取决于选用的球囊导管。

新生儿中，当穿过针孔状瓣膜开口时，常需要应用冠状动脉球囊（直径 2.5～3.0mm，长度 15～20mm）进行预扩张。

6. 球囊导管的选择

球囊导管的尺寸取决于肺动脉瓣环径大小。通常选择的球囊直径为瓣环直径的 1.0～1.2 倍。新生儿和婴儿中一般选用 20mm 长的球囊，儿童选用 30mm 长球囊，而青少年及成人选用 40mm 长球囊。球囊过长可能影响三尖瓣，造成术中心脏传导阻滞或者三尖瓣反流。选定球囊后，要更换合适的股血管鞘，以便沿导丝递送球囊。

7. 球囊扩张

选定的球囊血管成形术导管沿着导丝递送至肺动脉瓣环位置。同时使用肋骨、胸骨或固定标记，进一步确定肺动脉瓣环的位置。选择一幅充分显示肺动脉瓣位置的右心室电影脉搏描记图，上传到术者对面的屏幕上。

应用稀释的造影剂（通常 1 份造影剂与 3 份水混合）快速充盈球囊（图 18-2）。逐渐增加充盈压直至达到厂商推荐值（图 18-3），之后球囊迅速放气。注意球囊扩张持续时间尽量短暂，通常球囊腰征消失后立刻抽吸。

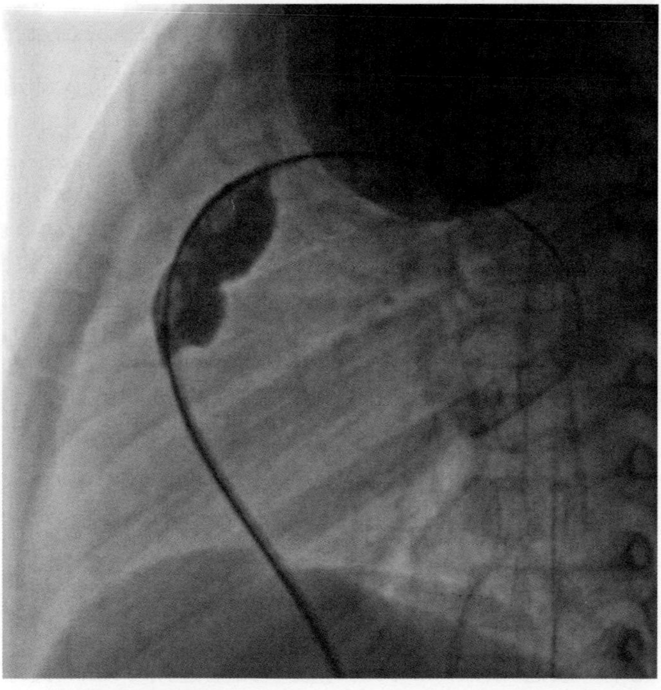

图 18-2 左侧位观部分球囊导管通过肺动脉瓣。球囊扩张时，可见肺动脉瓣处的球囊腰征

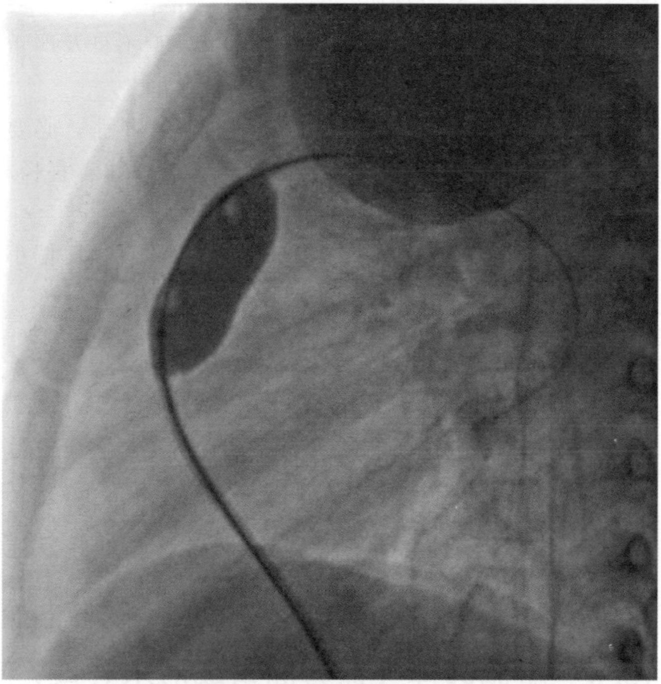

图 18-3　左侧位观球囊充分扩张时，腰征完全消失

如果球囊中部没有在瓣环位置或在扩张时位置滑动，可调整导管位置，并再次扩张球囊。扩张时轻拉球囊导管可能有助于缓解右心室收缩产生的对球囊的前向冲击力，利于固定球囊在适当的位置。球囊扩张完成后，可以再进行一次球囊扩张，确保成形效果。

8. 扩张后评价

多通道导管可以用来记录年龄较大患者跨肺瓣压力差。

对于新生儿，可以沿 0.356mm（0.014 英寸）导丝，植入多用途导管，应用 Y 形接口，进行血管造影。

如果扩张效果不理想（峰-峰跨瓣压差仍然大于 50mmHg），不要急于再次扩张，首先要进一步寻找原因：是否有肌性反应存在？

有没有残余跨瓣压差？有没有血管发育不良及严重的肺动脉瓣发育不良？

如果确实存在瓣膜残余狭窄，可以再次扩张，必要时更换较大球囊，直至扩张效果满意（注意球囊直径/瓣环直径比不要超过120%）。

在青少年及成人，如果因为球囊与瓣环直径比偏小而没有扩张满意，可能需要双球囊扩张。

对于明显的瓣膜或者瓣环发育不良患者不能接受球囊扩张治疗，建议手术治疗。

扩张后通常重复右心室血管造影。

床边超声心动图检测可直接观察术后肺动脉瓣瓣叶的活动，测定扩张后跨瓣压差，评价有无流出道狭窄，以及辨别有无三尖瓣反流及心包积液等严重并发症发生。

18.6 器械选择（球囊血管成形术导管）

导管设备随时间、地区不同有一定差别。适用于球囊扩张的球囊血管成形术导管有很多种，如Tyshak-Ⅱ球囊、Opta Pro球囊、Z-Med球囊、Z-Med Ⅱ球囊、Powerflex球囊、ev3球囊，以及Cristal球囊，具体的球囊型号因不同的导管室而异。选择合适的血管成形术球囊应考虑以下因素：

1. 所需血管鞘的大小。

2. 球囊长度　长球囊有助于保持扩张时位置的稳定，但是会增加扩张充盈及抽吸的时间，同时容易顶在三尖瓣上，可能引起三尖瓣关闭不全。短球囊避免过多地顶碰弯曲的心腔或血管结构，可减少损伤，短球囊可以减少对相邻血管或腱索的损伤，但在扩张时容易滑动，不易维持球囊中间部分在瓣环位置，不能有效充分扩张狭窄部位。

3. 球囊顺应性（指在一定压力下球囊的扩张性）顺应性球囊通常可以使用小的血管鞘，易于充盈，但工作压力低，对狭窄段产生的扩张压力低，相对容易破裂。非顺应性球囊能够充盈至较高压力，产生较大的扩张压力，但常常需要较大的血管鞘。

在新生儿及婴幼儿我们通常选用易于扩张的 20mm 长顺应性球囊（如 Tyshak-Ⅱ球囊）。该球囊短小，可以通过 4～5F 的鞘管。这种球囊的工作压力为 3.5～4atm。为避免球囊破裂，可以使用压力泵充盈球囊，以精确控制球囊充盈压力。年长儿及青少年可分别使用 30mm 和 40mm 长的非顺应性球囊，如 Cristal 血管成形术球囊。球囊直径通常在 12～20mm，充盈压力在 6～8atm，可以应用 7～9F 血管鞘。

如果肺动脉瓣环直径过大，难以使用单一球囊（需要直径 25mm 以上的球囊）进行有效扩张，或者患者股静脉发育异常，不能应用大的血管鞘，此时可以考虑应用双球囊同时扩张进行肺动脉瓣膜成形术（图 18-4）。在这种情况下，可以减少并发症。应用单球囊扩张时，右心室血流被完全阻断，常引起系统性低血压。然而，双球囊扩张时，右心室血流仍可以通过两个球囊之间的缝隙进入肺循环，血压降低相对不明显。相比单个大球囊扩张，双球囊使用两个相对小的球囊，虽然需要穿刺双侧股静脉，但每侧血管使用的都是相对小的鞘管，减少了血管损伤。使用双球囊时的有效扩张直径可通过下面的简化公式计算：

$$有效球囊扩张直径=0.82\ (D_1+D_2)$$

D_1、D_2 是指两个球囊的直径。最好使用相同直径的球囊同步进行扩张，这样易于保持球囊在扩张工程中位置的稳定。

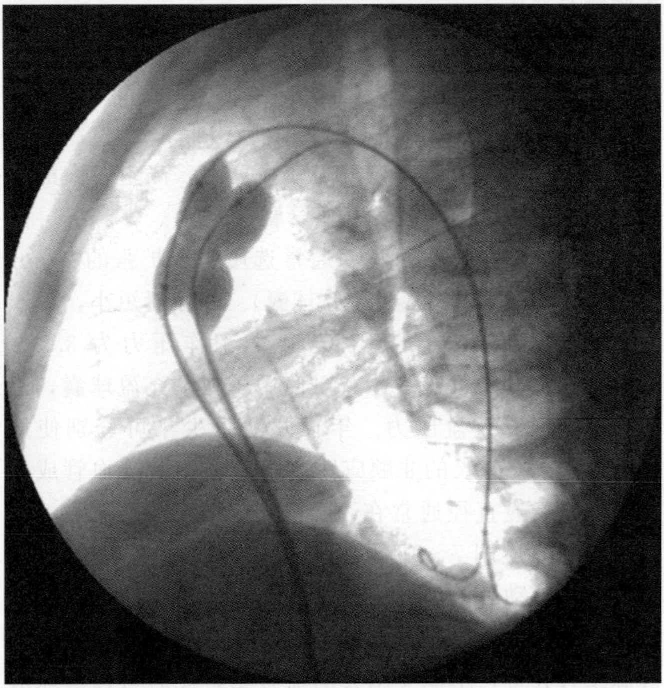

图 18-4　左侧位观双球囊导管位于横过肺动脉瓣处，可见狭窄瓣膜导致的球囊腰征

18.7　扩张效果

理想扩张的指标是球囊肺动脉瓣膜成形术后，导管测定的肺动脉与右心室之间的瓣峰-峰压差小于 20～25mmHg。

球囊肺动脉瓣膜成形术和外科肺动脉瓣切开术在减轻急性跨肺压差方面短期及长期效果均不错（跨瓣峰值压差＜30mmHg）。与外科手术相比，球囊扩张术后二次狭窄率相对高，再次介入干预率较高。但是外科手术后肺动脉瓣反流和室性心律失常的患病率较高。

18.8　要点与技巧

1. 临床随访发现，即便是轻到中度的婴儿及幼童肺动脉瓣狭窄，也可能快速进展成重度狭窄，建议尽早接受球囊肺动脉瓣膜成形术治疗。超声检查提示的严重肺动脉瓣狭窄，即使临床情况较好，也应进行治疗。

2. 在推进球囊导管前要确保导丝没有通过三尖瓣腱索及乳头肌。否则，可以造成三尖瓣腱索断裂及严重的三尖瓣闭锁不全。应用 Berman 漂浮导管有助于避免误穿三尖瓣腱索。

3. 充盈球囊所用的造影剂盐水的稀释比例因球囊类型不同而异。对于直径小于 4mm 的小球囊，应使用高浓度、接近 100％的造影剂充盈球囊，以确保球囊显影明显。对于直径 5～10mm 的球囊，常以 1/3 造影剂＋2/3 盐水混合充盈；而直径＞10mm 的球囊，多以 1/4 造影剂＋3/4 盐水混合充盈。造影剂浓度越高，显像越清楚，但是越黏稠，充盈和抽吸时间长。

4. 对于严重的肺动脉瓣狭窄的病例，选定球囊血管成形术导管可能难以通过狭窄部位。此时常采用多球囊顺序扩张，先以 2～4mm 直径的较小球囊预扩张，继以大球囊再次扩张。

5. 球囊扩张时，若头、尾、腰部特征都不明显，提示所用球囊的直径偏小，一味加大压力过度扩张可能造成球囊破裂，治疗策略是考虑更换较大型号的球囊。若球囊的腰征非常明显，提示球囊选择偏大，一味加大压力消除腰征可能造成瓣环撕裂。对于介入医生来说，扩张过程中时刻注意观察腰征变化并及时做出反应是非常重要的。一个简单的原则是，如果球囊扩张后腰部直径小于两端球囊直径的 75％，提示球囊过大，此时不能完全充盈球囊，应该更换较小球囊，以避免血管撕裂。

18.9 陷阱

球囊扩张时看到腰征并不一定表明球囊通过了肺动脉瓣狭窄部位。而确保球囊真正通过瓣很重要。有时可能是球囊位置过高，瓣上狭窄使球囊出现腰征，而有时可能是球囊位置过低，右心室流出道肌肉收缩使球囊出现腰征。不论哪种情况，在右心室流出道不同位置定位球囊变化很有必要。

18.10 并发症

球囊肺动脉瓣膜成形术是一种治疗中至重度肺动脉瓣狭窄的安全而有效的方法。大量临床研究报告表明其并发症发生率很低，只有新生儿及婴儿重症肺动脉瓣狭窄的球囊扩张并发症发生率相对较高。

常见并发症包括术中一过性心动过缓、期前收缩、低氧血症（特别是存在房间隔缺损时）、低血压等，这些并发症多在球囊抽吸撤出后恢复。

少见并发症包括完全性右束支传导阻滞、暂时性或永久性心脏传导阻滞、室性心律失常、股静脉闭塞、三尖瓣损伤、肺动脉瓣反流、高压球囊膨胀时球囊破裂、心脏停搏，以及心脏压塞。这其中有些并发症是不可预测和避免的。但是，通过术中仔细操作、选择合适直径和长度的球囊、避免高压球囊充盈、缩短充盈/抽吸时间等可以避免并发症的发生。

三尖瓣损伤多数是因为导管误穿三尖瓣腱索及乳头肌，少数是因为选择球囊过长引起。严重的三尖瓣闭锁不全需外科手术修补。

球囊扩张导致的严重肺动脉反流随着年龄增长会日渐明显。因此，这些患者需要长期临床随访监测。轻度肺动脉瓣闭合不全没有临床症状，患者可以很好地耐受。严重的肺动脉瓣关闭不全可能需要肺动脉瓣置换。

痉挛性右心室流出道瓣下狭窄已有报道。虽然球囊肺动脉瓣膜成形术后肺动脉瓣闭塞获得了有效解除，但反射性瓣膜下狭窄造成右心室压力居高不下，该类患者术后可应用 β 受体阻滞药［如幼儿中应用普萘洛尔 1mg/(kg・d)］。此类患者 3～6 个月后常能缓解。

扩张术后二次狭窄比较少见。这类患者在外科手术前首选的也是再次球囊肺动脉瓣膜成形术。如果问题在解剖学因素（无交界融合的瓣膜发育不良、瓣上肺动脉狭窄或严重漏斗部梗阻），则建议外科手术治疗。

18.11　术后护理

新生儿球囊血管成形术后需要 ICU 监护，并继续应用前列腺素直至病情平稳。

术后即刻行心电图及超声心动图检测。术后 1 个月、6 个月及 12 个月常规复查心电图及超声心动图，并推荐以后每年检查 1 次。

球囊扩张术后即刻心电图很好地记录了右心室肥大情况的变化。超声心动图可以直接评价残余梗阻的情况，是肺动脉瓣狭窄患者最有用的随访工具。多普勒压差是反映残余压差程度的有用、可靠的无创监测工具。

18.12　随访

短期、中期以及长期的随访已经表明球囊扩张治疗肺动脉瓣狭窄技术成功率高，并发症发生率低。长期观察证实了球囊肺动脉瓣成形术在治疗肺动脉瓣狭窄，甚至瓣发育不良中的作用和效果。因此，球囊肺动脉瓣膜成形术可以作为肺动脉瓣狭窄治疗的首选。

致谢

感谢 Lin-Lin Jiang 医生在资料收集方面所做的工作，同时向上海儿童医学中心的心内科医生、超声、护理以及导管室技师团队的辛勤工作表示感谢和敬意。

推荐阅读

[1] Feltes TF，Bacha E，Beekman RH 3rd et al (2011). Indications for cardiac catheterization and intervention in pediatric cardiac disease: a scientific statement from the American Heart Association. Circulation，123：2607-2652.

[2] Bergersen L，Foerster S，Marshall AC，Meadows J (2009). Congenital heart disease: the catheterization Manual. Springer Science＋BusinessMediea，LLC.

[3] Sievert H，Qureshi SA，Wilson N，Hijazi ZM (2007). Percutaneous interventions for congenital heart disease. Informa，London.

第 19 章　肺动脉闭锁和完整室间隔

Pulmonary Atresia and Intact Ventricular Septum

Zaheer Ahmad，Mazeni Alwi
（高　伟 译）

19.1　引言

肺动脉闭锁伴完整室间隔（PAIVS）是一种罕见缺陷，表现为右心室流出道完全阻塞，以无孔膜瓣或肌性闭锁漏斗的形式存在，通常伴以因肌细胞过度生长而产生的不同程度的右心室发育不全。奇特的右心室-冠状动脉连接，在肌肉闭锁和重度右心室发育不全的患者中更为常见。少数患者的冠状动脉循环可能依赖右心室[1]。

以闭锁瓣穿孔和球囊扩张为主的导管治疗是治疗膜闭锁的首选方法。右心室腔小的患者可能需要调整 Blalock-Taussig（BT）并联，可伴随进行动脉导管未闭支架术[2-3]。

19.2　解剖学描述

PAIVS 中主要的解剖学病变完全阻塞了右心室血外流，可能存在无孔膜瓣，占 60%～70%，或肌性闭锁整个右心室外流出道（漏斗）。尽管定义提示为一种简单的孤立性病变，该病的主要特征是右心室发育不全的程度跨度很大，从轻度到重度，其中肌细胞过度生长可造成右心室腔几乎完全闭合。而少数伴有重度 Ebstein 畸形的病例中，右心室（及外流出道）的壁极薄，且明显扩张（图 19-1c）。右心室-冠状动脉连接是 PAIVS 的特异性伴随症，经常在右心室极小的患者中出现。

19.2.1 主要解剖学分类

(i) 无孔膜瓣

这组中叶瓣完全融合，留下无孔膜。漏斗通常发育正常，内壁光滑，但是偶有异常肌束造成额外固定的瓣下狭窄。右心室发育不全通常为轻度至中度，有些病例中三个部分（入口、漏斗、心尖）都存在，也就是“三全”，或者常见右心室“两全”，即肌细胞造成心尖部分闭合，而其他两个部位发育良好（图 19-1a，b）。闭锁膜瓣通常是一层很薄的膜，具有轻度或中度发育不良的环。相反，肺动脉根部及窦通常发育良好，形成造影中所看到的罩在膜瓣和漏斗上的“杯子”（图 19-2a，b）。肺动脉主干及其分支也发育正常。有时，瓣膜很厚不能动，肺动脉根部和窦发育不良（图 19-2c，d）。极少数情况下，右心室外流出道明显扩张，因而通常的隧道结构不见了，小瓣和小环正对着圆顶状的漏斗（图 19-2d），通常还伴有严重的 Ebstein 三尖瓣畸形。

右心室-冠状动脉连接在此分组中并不常见。

图 19-1a，b 展示了形态方面的分类，适用于瓣穿孔和球囊扩张，有机会达到 2 室或 1½ 室循环。本章将重点介绍该部分。

(ii) 肌闭锁

全部或近全部漏斗肌闭锁的患者通常有严重的右心室发育不全，只存在小入口（“一全”），其他部分被肌肉覆盖。右心室经常出现明显高压，右心室-冠状动脉

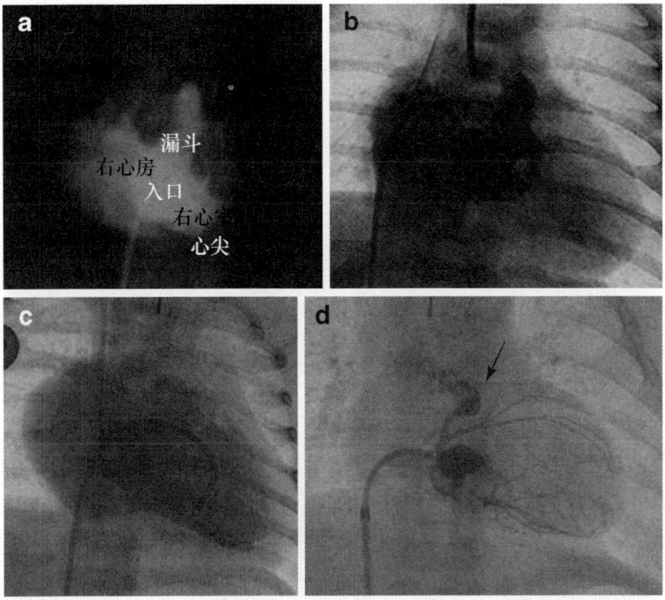

图 19-1　PAIVS 右心室造影形态。（**a**）轻度右心室发育不全的"三全"右心室，有发育良好的漏斗、入口和心尖。中度 TR、右心房扩张。（**b**）"两全"右心室，入口和漏斗发育良好，但心尖几乎被肌肉覆盖。中度 TR。（**c**）PAIVS 伴重度 TR，三尖瓣发育不良。右心房、右心室明显扩张且壁薄。（**d**）重度右心室发育不全，只有入口部分，也就是"一全"。右心室-冠状动脉连接至左右冠状系统。造影剂回流入主动脉根部（箭头）。无 TR。（PAIVS，肺动脉闭锁伴完整室间隔；TR，三尖瓣反流）

连接一般情况下存在（图 19-1d）。由于近端冠状动脉闭锁或严重狭窄，冠状动脉循环依赖于右心室，各地报道中有 3%～34%的患者会出现此现象。因为右心室太小而不具备足够的肺泵功能，所以 PAIVS 的这一亚组当作单心室循环心脏来管理。

三尖瓣发育不良并伴有不同程度的反流比较常见。重度 Ebstein 畸形伴有右心房和右心室明显扩张、薄壁是公认的伴随症。

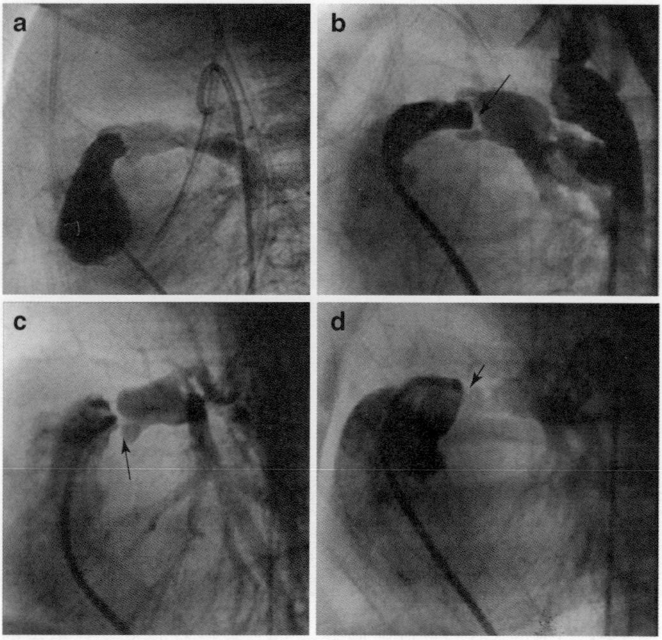

图 19-2 右心室外流出道瓣和肺动脉。同时造影右心室外流出道和动脉导管未闭对面的降主动脉，描绘其结构。(**a**) 发育良好的漏斗、薄膜瓣和轻度发育不良的环。肺动脉主干和窦发育正常，“罩”在瓣膜和环上。(**b**) 与 (**a**) 中解剖学形态相似，但瓣膜“稍微”厚一点（箭头）。(**c**) 非常厚的膜板（箭头）。肺动脉主干根部的窦发育不良。(**d**) 右心室外流出道明显扩张，伴有 Ebstein 三尖瓣畸形相关的严重三尖瓣反流。肺环小，肺动脉根部和窦发育不良（箭头）

PAIVS 中动脉导管未闭与孤立性动脉导管未闭类似，发生自远端弓，插入远离近侧左肺动脉孔的肺动脉主干圆顶上。尽管它们通常延伸，但极少弯曲。但是，在其他发绀型心脏病中，动脉导管未闭可能出现更复杂的形态，并插入近端左肺动脉，造成分支狭窄。

19.3　病理生理学与临床表现

由于右心室流出道完全阻塞，及肺主动脉侧支血管很少，因此肺循环主要依赖于导管。这是通过卵圆孔未闭（PFO）强制性右向左分流；因此，出生时的发绀——与暂时性导管收缩有关——是最常见的表现。然而，在当下，往往通过产前诊断中的胎儿心脏筛查诊断。动脉导管迅速关闭可造成依赖导管的肺内血流病变、严重发绀、酸中毒，以及循环衰竭。右心室明显高压，尤其是在三尖瓣完整的情况下。明显的右心室肥大和小右心室腔导致右心室异常，即使球囊扩张术使右心室压恢复正常后，也会造成持续性右向左分流。严重的三尖瓣反流可引起右心房明显扩大。在冠状动脉循环依赖右心室的情况下，肺瓣膜切开术（手术）或球囊扩张术给右心室减压后，可能发生缺血/梗死。

19.4　治疗选项、适应证和患者选择

管理策略应根据 2 室（或 1½室）循环的可能性对比单心室生理而决定，建立在右心室解剖结构上。

明确的漏斗肌闭锁和小型右心室患者一开始应导向 Fontan 轨道法，一种以 BT 分流诊断开始的、很大程度上基于外科手术的方法。导管介入治疗，作为分流手术和球囊房间隔造口术的替代选择，只在动脉导管未闭支架术中实施。

对于漏斗发育良好、闭锁只由闭锁膜瓣造成的患者，目标是使进入肺血管床的顺流通畅，去除右心室高压，减少三尖瓣反流，促进右心室生长，以及在某些患者中，中断右心室-冠状动脉连接并恢复正常冠状动脉灌注。终极目标是在右心室生长不足的患者中实现双心

室循环或至少 1½ 心室循环。常规治疗方法为外科瓣膜切开术或右心室外流出道开放重建。许多外科医生选择进行伴随性 BT 分流，因为成功瓣膜切开术术后仍发生发绀的数量较多。

如今，进行射频辅助瓣膜切开及球囊扩张术(RFV-BD) 的导管介入法是开放瓣膜闭锁和建立肺动脉顺流的首选方法。右心室狭小患者和 RFV-BD 后需要增加肺部血流量的患者，可同时进行动脉导管未闭支架术。个体患者单心室对比两心室的跟踪评估基于最初的超声心动图和心脏导管术。

19.5 术前影像

超声心动图为初步治疗计划提供了详细的信息。PAIVS 患者超声心动图检查的一个重要参数是右心室大小和形态，即患者是否适合 RFV-BD，例如，膜性闭锁伴发育正常的漏斗，中度以下右心室发育不全（三全或两全右心室)，或决定进行 Fontan 轨道法的患者，如，肌性漏斗闭锁和小型、一全右心室。

测量三尖瓣（TV）Z-分值及 TV/二尖瓣（MV）环比率为测量右心室大小提供了半定量测量方法。多普勒超声心动图提供了关于三尖瓣反流程度与右心室收缩压估计的额外信息。

最后评估肺动脉支脉的大小和汇流。如果需要以动脉导管未闭进行治疗，动脉导管未闭支架术前评估动脉导管未闭支架术形态尤为重要。大的右心室-冠状动脉连接可用彩色多普勒观察，但是其描绘工作只可通过血管造影术完成。

血管造影术可提供更精确的信息，是制订治疗方案的关键。准确评估肺部闭锁、漏斗、肺动脉瓣环、动脉导管未闭形态的类型，是介入疗法的一部分。我们推荐所有患者均进行血管造影，包括确定行 Fontan 轨迹法的患者，因为它可以详细描绘右心室-冠状动脉连接。

19.6　技术、材料、提示和技巧

(i) 理想状况是患者体重＞2.5kg 以防止接触性并发症。所有操作在全身麻醉下进行，预备加护病房用于术后恢复。双平面透视必不可少，超声心动图随时待命，供疑似心脏压塞时使用。

(ii) PGE1 点滴需在进行支架术前 4～6h 停止，使动脉导管未闭更适合手术，但是未必任何情况下都可行。分别需要 4F 和 5F 鞘进入动脉和静脉，给予 50～100μg/kg 肝素。4F 猪尾导管置于动脉导管未闭对面的主动脉，以便给肺动脉和动脉导管未闭造影。

(iii) 初步血流动力学及诊断评估：获取主动脉的基线、右心房/右心室压力和动脉血气结果。[提示：于右心室进行导管术，记录初始压力，血管造影术和后续瓣膜穿孔操作往往极具挑战性，因为三尖瓣反流通常引起右心房扩张，右心室腔也常常浅、小。在右心房内放置一个 5F 的 Mullins 鞘（Cook 公司，Bloomingdale，IN 47404，美国）可协助这项操作。长鞘尖端自然面向三尖瓣，使导管轻松进入右心室（图 19-3a，b）。] 我们推荐 4F 或 5F 的 Judkins right（JR）导管，用于诊断和介入操作。由于右心室腔通常非常小，手动注射通常可满足需要。右心室造影使用前后位和侧位投影，评估右心室大小及右心室流出道形态（图 19-4a）。如果存在右心室-冠状动脉连接，则进行多平面右心室造影描绘，同时进行主动脉根部造影排除右心室依赖性冠状动脉循环（RV-dependent coronary circulation，RVDCC）。如果存在或疑似存在 RVDCC，不可行瓣膜切开术和球囊扩张术。

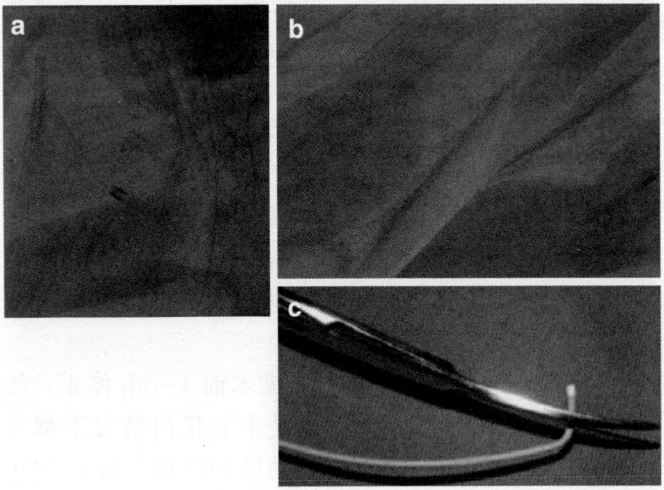

图 19-3 （**a**，**b**）置于右心房内的 5F Mullins 防护尖端对着三尖瓣，协助快速进入右心室，并在造影期间为导管提供稳定性，使导线穿过瓣膜。（**c**）剪掉 JR 导管的远端使导管操作更容易进入右心室外流出道，将其定位于瓣膜下方。右心室腔浅、小梁重，经常使此项操作更困难

（iv）通过操纵 JR 导管尖端进入右心室流出道进行漏斗部的选择性造影。同时行动脉导管未闭层面造影，使动脉导管未闭、肺动脉主干和根部不透明。

肺环大小及瓣膜/板厚度皆可测量（图 19-2）。在有利的情况下，肺根部和窦罩在膜性闭锁瓣和漏斗上（图 19-2a，b）。[提示：由于右心室腔浅、小梁重，在操纵 JR 导管进入右心室流出道时可能遇到困难。可以通过切断导管末端并保留原始曲线的方法解决（图 19-3c）。]

（v）瓣膜穿孔：同一根 JR 导管现在用来传送穿孔导线。导管末端置于瓣膜/板下方。为确保放置正确，防止误穿孔及压塞，需微调位置，用少量造影剂检查（图 19-4b，c）。

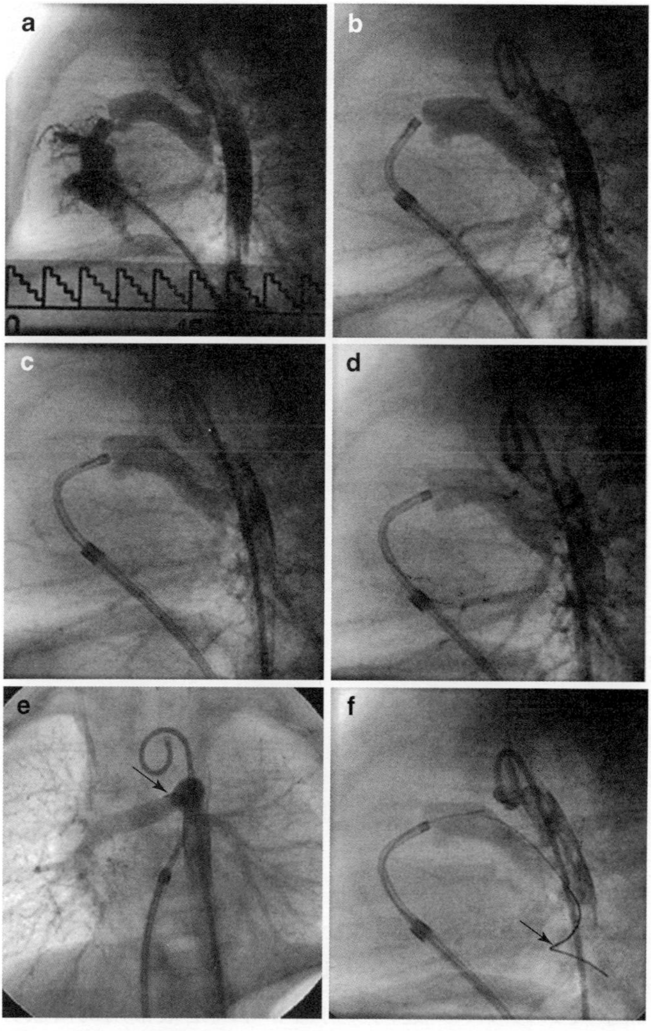

图 19-4 操作步骤解析。(**a**) 诊断型右心室造影，侧位投影，使用 JR 导管。右心室腔狭小，漏斗发育正常，膜性闭锁。(**b，c**) 射频导线推动 JR 导管尖端，准备穿孔。微调导管尖端位置，用少量造影剂进行检查，确保定位准确，防止误穿孔。(**d，e**) 对动脉导管未闭对面的降主动脉造影，使肺动脉不透明。RF 导线顶端（箭头）在右肺动脉管腔内。(**f**) 选择 PT 额外支撑冠状动脉导线与射频导线并排通过，固定在远端的右肺动脉（箭头）分支处。然后抽出射频导线

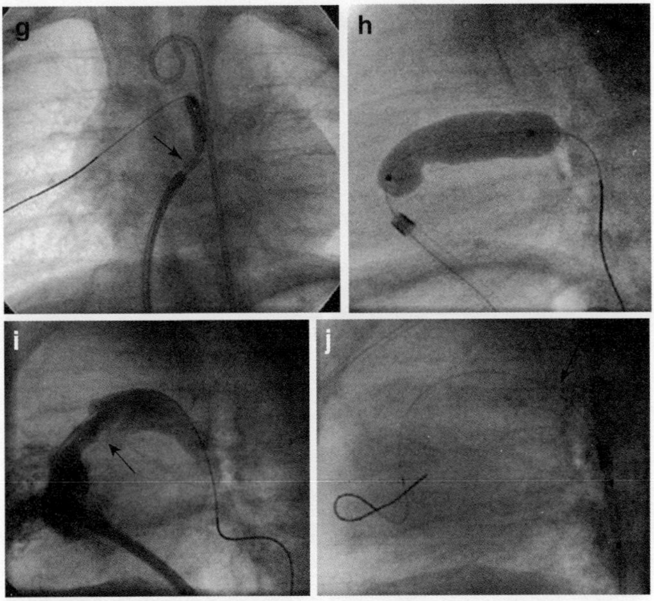

图 19-4（续）（**g**）用 2.0mm×15.0mm 的冠状动脉球囊进行初步球囊扩张。一根 5F JR 导向导管（箭头）在球囊穿过瓣膜时提供支撑。如果没有支撑，球囊导管轴和导线容易在右心房内回绕，而不是前行穿过瓣膜。（**h**）用 8.0mm×30mm 的球囊进行终极扩张。（**i**）扩张后行侧位投影，进行右心室造影，结果显示瓣膜大开（箭头）。（**j**）由于右心室腔狭小，同时进行动脉导管未闭支架术

(a）使用射频导线穿孔——设备及材料

Baylis 射频同轴系统（Baylis 医疗公司，蒙特利尔，加拿大 H4T 1A1）连同发射器和导线是最常用的瓣膜穿孔系统。它由 BMC 射频打孔器和 Nykanen 射频穿孔管（线）组成。导线的活动端直径为 0.305mm（0.012″），主体直径为 0.610mm（0.024″）。

Baylis 系统以 cereblate PA 120 导线［直径 0.457mm（0.018″）］和 HAT 300 发射器基本取代了旧的 Osypka 系统（DR Osypka GmbH，费尔登 79 618，德国）。在一些

困难的病例中，我们倾向于采用 Baylis 发射器给 Osypka 导线供电工作，因为 Osypka 导线更为灵活、纤细，在打错孔的情况下可减少压塞发生的可能。

Baylis 系统的导线一旦穿过肺瓣膜，同轴的微导管越过导线向前。然后导线换成冠状导线，进行分级球囊扩张。Osypka 系统，可推动中等韧度的冠状导线，如选择 PT 额外支撑导线（波士顿科学，8600NW，迈阿密街 41 号，佛罗里达州 33166，美国），与穿孔导线并排向前。冠状导线固定在远端肺动脉分支上后，穿孔导线即可撤掉（图 19-5a）。

Y 连接器连接 JR 导管，防止失血，方便从侧面端口手动控制造影。插入射频导线，尖端向前、朝向瓣膜。用少量造影剂确认位置后，激活发射器至 5W/2s 的一般设置。多数情况下，这些就足够了。然而，膜板厚的情况下，可能需要 10～15W 的能量。侧位透视下，小心推动导线，导线穿过瓣膜时停止射频。进行动脉导管未闭对面的主动脉造影，确保导线在肺动脉管腔中（图 19-4d，e）。可能出现心外误穿孔。导线在心包腔内沿心脏外缘也暗示误穿孔。用中等韧度的冠状导线代替射频导线，停留在肺动脉的一个支脉中（图 19-4f）或通过导管进入降主动脉。然后取出 JR 导管，换上 3mm 冠状动脉球囊进行初始扩张。［提示：用腔直径为 1.473mm（0.058″）的 5F 导管顺利输送球囊导管，否则球囊和导线可能在右心房内回绕——尤其当腔明显扩张的情况下——尝试推动球囊通过小孔穿过瓣膜（图 19-4g）。］随后用 Tyshak 迷你球囊（NuMED 加拿大公司，45s St West，康沃尔郡，ON K6J 1G3），以 150%～200%大于环的大小（通常是 6～8mm 直径的气球），进行球囊扩张（图 19-4h）。

(b) 使用硬冠状导线穿孔

另一种选择是，在更简单的情况下，例如，非常薄

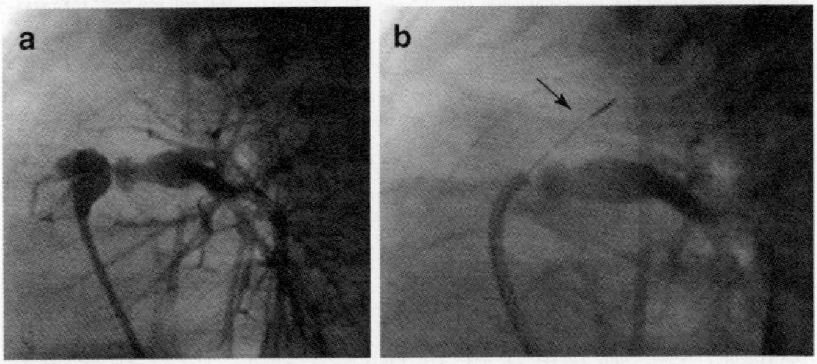

图 19-5　误穿孔。(**a**) 伴有 Ebstein 畸形和严重三尖瓣反流患者右心室流出道左侧投影的造影摄片。右心室流出道明显扩张，膜环和肺动脉根部细小。(**b**) 射频导线已经在右心室流出道壁前方打孔。动脉导管未闭对面的降主动脉造影摄片显示射频导线在肺动脉外侧（箭头）

的瓣膜、发育正常的肺动脉根部和窦道罩在隆起的瓣膜上，可使用硬度更高的冠状导线完成穿孔。这类导线一般用于冠状动脉慢性完全闭塞的血管再通，例如 Conquest Pro 导线（Asahi Intecc 有限公司，3～100 Akatsuki-cho，Seto，爱知县 489～0071，日本）。

如有说明，此类导线可用于球囊扩张术和动脉导管未闭支架术。简化程序非常有吸引力，但误穿孔的风险高于射频系统。不推荐使用硬端冠状导线。

(vi) 随后获得血流动力学数据，右心室造影就完成了。如果患者的右心室为边缘大小，动脉导管未闭小于 2mm，形态有利的情况下，可同时进行动脉导管未闭支架术。

19.7　预期结果

手术成功的预期效果是建立进入肺动脉的正向血流（图 19-4i）、恢复右心室压力以及短期内明显提升氧饱和度。即时全饱和的情况并不常见，因为右心室肥大降低了右心室的依从性，而且常常在右心室舒张压恢复正常后，相对较小的右心室腔仍可通过未闭的卵圆孔产生右至左分流。长远来看，可期待肌肉肥大萎缩后逐步改善右心室腔与依从性。

三尖瓣反流——除非由 Ebstein 畸形或瓣膜发育不良导致——也有望得到改善。右心室压可能保持升高，可能的原因包括扩张不足、漏斗痉挛或存在瓣膜下固定狭窄。右心室-冠状动脉连接的患者，如果右心室充分解压，右心室造影将呈现这些血管即时消失。如果同时行动脉导管未闭术（图 19-4j），肺循环流量过大比较常见，可能需要使用几周利尿剂。

19.8　陷阱、并发症及其管理

(i) 该手术主要的特异性并发症是心脏外导丝误穿孔。幸运的是，多数误穿孔不会导致心脏压塞。为了避免误穿孔，如上所述，导管尖端和导线正确定位在瓣膜下方至关重要。一旦穿孔生效，进行动脉导管未闭对面的主动脉造影，使肺动脉不透明，球囊扩张前确定导线在肺动脉管腔内（图 19-5）。误穿孔容易在右心室流出道扩张和小环患者中发生。通过动脉导管未闭逆行穿孔是另一种选择。

快速血流动力学恶化表明出现压塞，可用超声心动图证实。可能需要行紧急心包穿刺，但是如果患者病情稳定，最好实施手术。新生儿引流心包积血可能会对右心室造成更多穿刺。

(ii) 看起来非常成功的瓣膜切开及球囊扩张术后，右心室流出道和右心室可能会痉挛，造成缺氧恶化以及血流动力学不稳定，即公认的“右心室自杀”现象（图 19-6）。应恢复使用前列腺素（PG）。如果氧饱和度还是很低，应实施动脉导管未闭支架术。

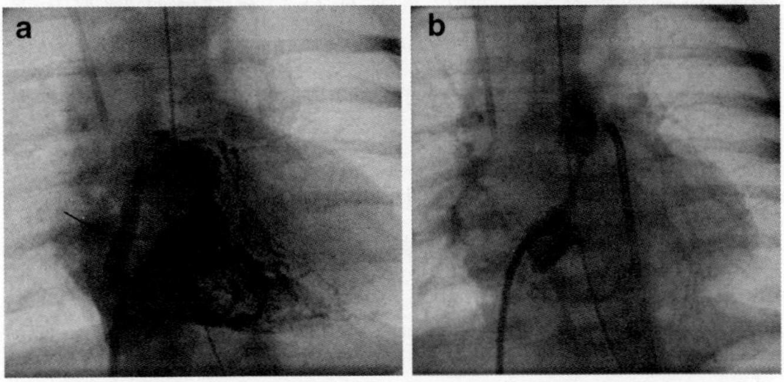

图 19-6 RFV-BD 成功后，右心室和右心室流出道痉挛。(**a**) 初始右心室造影，行前后位投影。漏斗发育良好，但是右心室是明显的“两全”，心尖部位小梁重。主要的右心室-冠状动脉连接连接到右冠状动脉（箭头），次要连接连接到左冠状动脉。(**b**) 球囊扩张术后患者更加缺氧。右心室造影前后位投影显示右心室痉挛伴有较小入口和漏斗，以及心尖小梁间空间消失。对于动脉导管未闭立即行支架术（RFV-BD，射频瓣膜切开术和球囊扩张术）

（iii）如果要对患有严重右心室-冠状动脉连接的患者进行瓣膜切开及球囊扩张术，为确保冠状动脉循环不依赖于右心室，首先要进行详细的血管造影排除近端狭窄或冠状动脉闭锁。

（iv）动脉导管未闭治疗中，导线或导管的操作可能会导致痉挛和严重缺氧。在这种情况下，应重新开始输液前列腺素 E（PGE）。如果仍然无效，则应实施动脉导管未闭支架术。应使用软头冠状导线穿过动脉导管未闭植入支架。

（v）球囊扩张术后可能出现严重或显著的肺动脉瓣反流。加上重度三尖瓣反流、大的动脉导管未闭和卵圆孔未闭，可能会引起循环分流，导致严重发绀。这时需要修复三尖瓣±肺动脉瓣，减少房间流通，但对于新生儿患者风险很高。

19.9　术后

将患者转移到重症监护室，观察动脉血压和血气。如果患者的血流动力学保持稳定、疗效很好，可提前拔管。有些婴儿需要夜间正性肌力支持措施。密切关注未行动脉导管未闭支架术、右心室狭小或两全的患者。导管一旦闭合，他们可能会缺氧，必要时建议输注 PGE，也可能需要行导管支架术或 BT 分流术。第二天进行常规超声心动图检查，评估右心室外流出道中残余梯度并排除心包积液。

19.10　回访

临床进展和超声心动图检查是监测的重要参数。右心室增长、残余阻塞程度、三尖瓣反流及房间分流为主要关注点。瓣膜或瓣膜内结构的残余阻塞可能随时间增加需要再次干预，根据病理采用重复球囊扩张或手术重建右心室流出道。右心室发育正常的患者短期内不太可能需要二次干预。

具有边缘右心室大小的患者需要密切监测右心室增长及发绀程度。他们可能会满足双向 Glenn 分流术的条件，以此减轻右心室负担（1½心室循环）。

在成年早期，初期导管介入治疗成功的患者可能需要手术干预三尖瓣和肺动脉瓣反流。

参考文献

[1] Freedom RM，Nykanen DG（2000）Pulmonary atresia and intact ventricular septum. In：Allen HD，Clark EB，Gutgesell HP，Driscoll DJ（eds）Moss and Adams heart disease in

infant, children and adolescents: including the fetus and young adult. Lippincott Williams and Wilkins, New York, p 845.

[2] Alwi M (2006) Management algorithm in pulmonary atresia with intact ventricular septum. Catheter Cardiovasc Interv 67: 679-686.

[3] Agnoletti G, Piechaud JF, Bonhoeffer P et al (2003) Perforation of the atretric pulmonary valve. J Am Coll Cardiol 41: 1399-1403.

第 20 章　经皮导管球囊二尖瓣成形术

Percutaneous Transcatheter Balloon Mitral Commissurotomy

Raghavan Subramanyan 和 Anuradha Sridhar
（张大伟 译）

20.1 引言

二尖瓣（MV）球囊导管扩张又称经皮经导管球囊二尖瓣成形术（PTMC），被认为是风湿性二尖瓣狭窄（MS）患者在瓣膜解剖结构理想情况下的一种治疗选择。PTMC 于 1982 年最先被 Kanji Inoue 医师应用。此后，全世界广泛应用，并证实对此类患者有短期及长期的获益。本章介绍了关于 PTMC 的患者选择、操作流程、操作技术、材料、局限性，以及术后并发症。

20.2 解剖结构和病理生理

风湿性心脏病（RHD）在发展中国家仍是一个重要的健康负担，其最常引起 MS。MS 是由瓣叶肥厚、交界处融合及腱索肥厚/融合引起。这种狭窄主要由瓣膜结构或瓣下结构引起。钙化在瓣叶、交界处、瓣环或者腱索等处常见。随着二尖瓣面积（MVA）减小，左心室（LV）舒张期充盈主要靠增高的跨瓣压维持，从而导致了左心房（LA）压、肺静脉压、肺动脉（PA）压升高。心房颤动很常见，尤其是高龄患者，同时近 20%患者有血栓栓塞。

和外科瓣膜切开术一样，PTMC通过分离融合的交界处来提高MVA，从而极大缓解二尖瓣狭窄，改善血流动力学。通过PTMC扩张的瓣膜面积和外科手术一样，有着相近的再狭窄发生率。适合PTMC的理想瓣膜具备以下特点：严重的MS，交界处均融合，瓣叶活动好，无钙化，瓣下结构相对轻度融合或肥厚，以及无二尖瓣反流。正常的窦性心律、LA无血栓对安全实施PTMC同样重要。

20.3 适应证和患者选择

PTMC的患者选择依靠临床表现和解剖因素（表20-1）。即二尖瓣狭窄患者临床症状明显，MVA＜$1.5cm^2$，以及理想的瓣膜解剖结构[1]。PTMC在有交界处钙化，轻度以上二尖瓣反流，LA血栓，或有瓣膜或冠状动脉疾病的情况下不适宜进行，这些情况需要外科手术干预。如果狭窄主要是由于瓣下结构的肥厚而不是交界处融合引起的，也不建议PTMC。

表 20-1 PTMC 的适应证

适应证	分级
有对于PTMC理想特征[a]的症状明显的患者	Ⅰ
有外科手术禁忌证或外科高风险的症状明显的患者	Ⅰ
初次治疗，无不理想临床特征[a]，但瓣膜结构欠理想的患者	Ⅱa
无不理想特征[a]，有血栓栓塞高风险，症状不明显的患者	Ⅱa
有栓塞史	
左心房高密度自发性对比	
新发或阵发性心房颤动	
无不理想特征[a]，有血流动力学失代偿的高风险、症状明显的患者	Ⅱa
静息状态下肺动脉收缩压＞50mmHg	
需要进行重大非心脏手术	
有妊娠要求	

修改自 Vahanian et al.[1]. Table 14, Eur Heart J 33: 2476 (with permission from Oxford University Press)

[a] 不理想特征：高龄，有瓣膜切开术史，Ⅳ级症状，心房颤动，严重的肺动脉高压，超声心动图二尖瓣评分＞8，二尖瓣钙化，非常严重的二尖瓣狭窄，或严重的三尖瓣反流

20.4　术前评估

经胸超声心动图（TTE）是了解二尖瓣综合情况最常用的影像工具。融合、增厚、挛缩、钙化、血栓及二尖瓣反流的严重程度及范围都能清楚地观察到。二尖瓣病理学半定量评分已经用于预测 PTMC 的效果和选择合理的患者（表 20-2）。评分小于 9 分，且不超过轻度的二尖瓣反流是 PTMC 的最佳适应证[2]。二尖瓣形态学评分大于 9 分和（或）中度的二尖瓣反流，需要权衡 PTMC 和直视二尖瓣交界切开术（OMC）的风险。PTMC 也适用于 OMC 风险高的患者。但二尖瓣形态学评分并没有对交界处融合和钙化进行定量评估。交界处融合和钙化对解除二尖瓣狭窄同样重要，应予以仔细评估。

表 20-2　二尖瓣超声心动图形态学评分

分级	瓣叶活动度	瓣下结构肥厚	瓣叶肥厚	钙化
1	良好瓣叶活动性仅瓣叶末端受限	二尖瓣瓣叶下轻微肥厚	瓣叶厚度基本正常（4～5mm）	单个区域回声亮度增强
2	瓣叶中部和基底部活动性正常	腱索结构肥厚至腱索长度的 1/3	瓣叶中部正常，瓣叶边缘肥厚（5～8mm）	瓣叶边缘散在区域亮度增强
3	舒张期瓣叶（主要是基底部）仍向前运动	腱索肥厚至腱索远端 1/3	整个瓣叶肥厚（5～8mm）	瓣叶中部亮度增强
4	舒张期瓣叶没有或很小幅度向前运动	腱索结构广泛性肥厚和挛缩，向下扩张至乳头肌	整个瓣叶组织肥厚（>8～10mm）	瓣叶组织多部位亮度增强

修改自 Wilkins et al.[5]，Table 2，p 300（with permission from BMJ Publishing Group Ltd）

对所有患者，术前都推荐进行经食管超声心动图（TEE）检查以排除 LA 血栓，尤其是左心耳内血栓。对有心房颤动或者栓塞病史，或者 TTE 图像不满意的患者则必须进行此项检查。

20.5　PTMC 选用的球囊导管

Inoue 采用的可充气的尼龙-橡胶球囊导管（NLBC）是应用最广泛的技术，之后会予以详细阐述。现在有两种类型的 NLBC 可供选择：Inoue 球囊导管（Toray，东京，日本）和 Accura 球囊导管（Vascular Concepts Limited，霍尔斯特德，英国）。NLBC 的设计是先充盈远端，然后是腰段，最后是近段。腰段的低顺应性使哑铃状球囊居中位于二尖瓣最狭窄部位，并扩张至目标直径（图 20-1）。Inoue 和 Accura 球囊导管的区别见表 20-3。

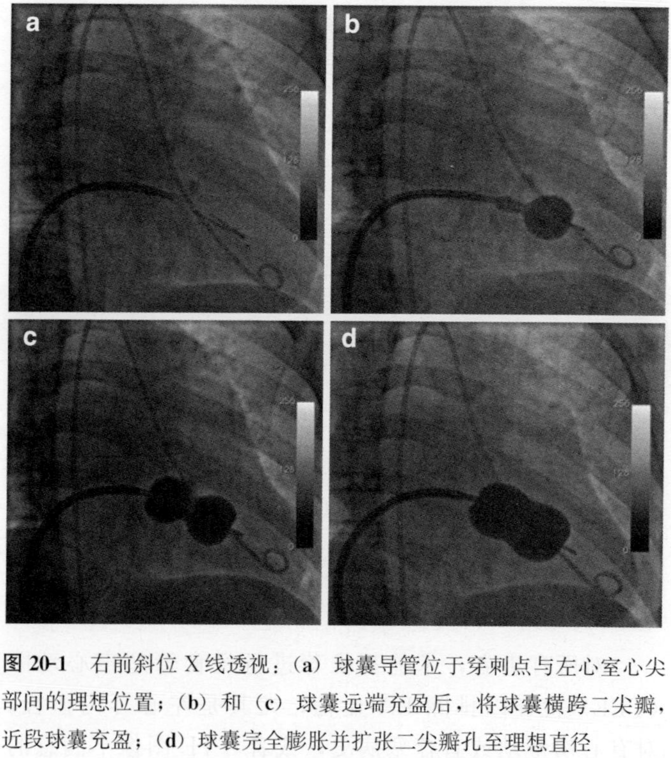

图 20-1　右前斜位 X 线透视：（**a**）球囊导管位于穿刺点与左心室心尖部间的理想位置；（**b**）和（**c**）球囊远端充盈后，将球囊横跨二尖瓣，近段球囊充盈；（**d**）球囊完全膨胀并扩张二尖瓣孔至理想直径

表 20-3　Inoue 和 Accura 球囊导管的区别

特征	Inoue 导管	Accura 导管
结构规格	三腔 12F	双腔 11F
推荐对比剂稀释度	1∶4	1.6～1.8
血管层内渗血	可能	无
预防放气失败	有	无
排气孔	有（n=2）	无
排气管	有	无
球囊尺寸范围	＋4mm（22～26mm）	＋3mm（23～26mm）
费用	较多	较少

修改自 Harikrishnan et al.[6]，Table 22-4，p 225［with permission from Jaypee Brothers Medical Publishers（P）Ltd］

20.6　PTMC 操作过程

1. PTMC 最常见的是经皮股静脉途径。通常患者给予镇静处理，但是病情重或病情不稳定的患者适合麻醉。

2. 常规导管测量数据获得后，房间隔穿刺应谨慎。应避免穿刺部位太低导致进入二尖瓣困难。进入左心房后应立即予以肝素（5000～10 000 单位）。同时记录左心房和左心室压力梯度变化（图 20-3a）。

3. 将 0.711mm（0.028 英寸）的环形钢导丝穿过 Mullins 鞘或扩张器进入左心房。然后在股静脉和房间隔穿刺部位用 14F 长硬扩张器进行扩张。

4. 选择合适直径的球囊扩张器进行扩张对手术效果很重要。最常用的方法是：根据患者身高推算二尖瓣环直径：瓣环直径（mm）=10+身高（cm）/10，尽管这种关系不是线性的。一个更客观的方法是通过 TTE 测量收缩期 4 腔或 2 腔位的最小二尖瓣环直径[2]。

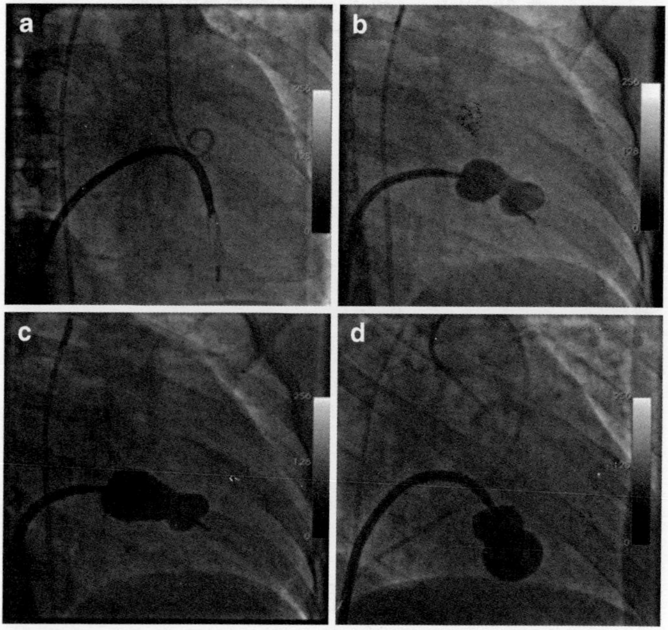

图 20-2 右前斜位 X 线透视：(**a**) 球囊导管不正确的位置，向下向后指向腱索；(**b**) 和 (**c**) 因瓣下结构导致球囊远端和近段扭曲变形；(**d**) 球囊远端和近段部分均在左心室瓣膜孔下扩张。这些线索都提示球囊导管可能被缠绕

5. 对于首次扩张的患者，应按上述公式所得最大直径减 2mm 的球囊直径开始扩张。对于相对适应证患者，则应按上述公式减 4mm 开始扩张。

6. NLBC 是通过插入中央金属延伸管进行延伸，沿导丝送入股静脉。然后进一步小心地进入右心房，穿过房间隔进入左心房。此时将延伸管拉回，使 NLBC 更灵活地进入远端。用 80cm 长的 0.965mm（0.038 英寸）J-形弹簧钢丝探条进行调整，引导 NLBC 的尖端进入二尖瓣。球囊远端适当扩张也有帮助。当 NLBC 进入左心室时，扩张的球囊远端不能回到左心房。导管此时轻轻撤回，以便球囊腰部能紧密结合在融合的二尖

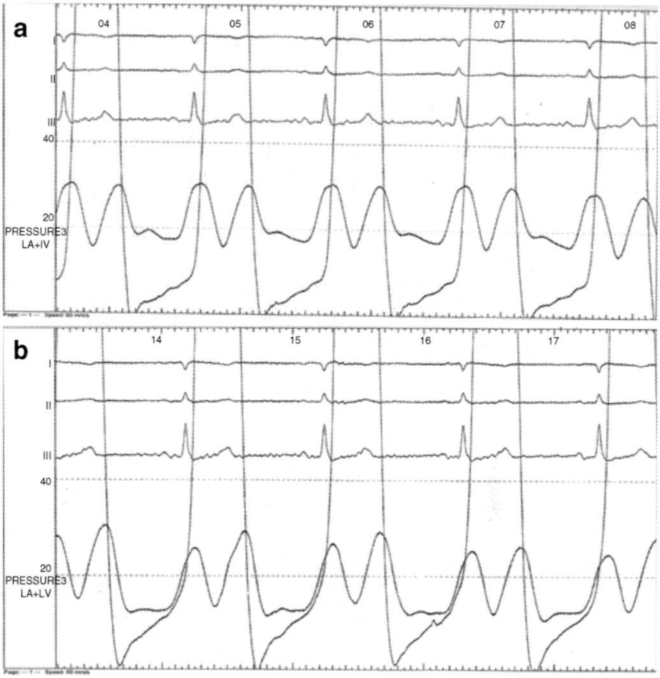

图 20-3　PTMC 术前（**a**）术后（**b**）左心房和左心室压力同时追踪记录，显示 PTMC 成功后，心脏舒张末期左心房-左心室压力阶差消失，舒张期二尖瓣平均跨瓣压显著降低（数据记录：Dr. Rajagopal S）

瓣瓣叶形成的孔内。然后将球囊完全扩张。球囊的哑铃形状能让球囊稳定地位于孔内，同时避免在瓣下结构区域扩张（图 20-1）。

7. 每次扩张之后，需要进行二维 TTE 以评价交界处、MVA 和二尖瓣反流。建议用球囊导管和动脉导管测量跨瓣压梯度变化（图 20-3 和图 20-4）。

8. 接下来的扩张以 1mm 为单位增加。符合以下 1 条或 1 条以上同时不造成二尖瓣反流加重即为扩张终点：①压力测量梯度变化消失；②1 个或 2 个交界处完全打开；③二维 MVA≥1.5cm^2。中重度的二尖瓣反流

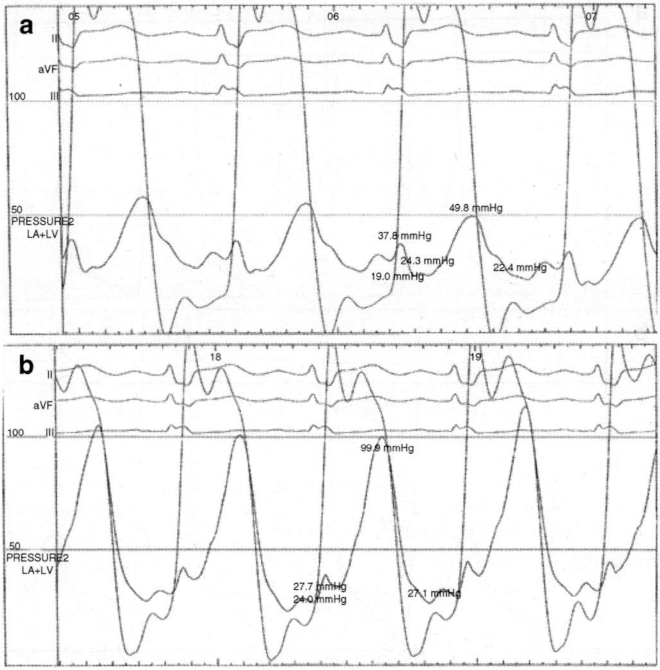

图 20-4 PTMC 术前（**a**）术后（**b**）左心房和左心室压力同时追踪记录，提示二尖瓣跨瓣压减小。但是，高左心房压和大 V 波提示严重急性二尖瓣反流（数据记录：Dr. Rajagopal S）

加重是终止扩张的绝对指征，以避免不可挽回的二尖瓣反流。

9. 尽管可以使用心脏彩色多普勒超声心动图检查评价二尖瓣反流情况，也可以使用左心室血管造影。

10. NLBC 需要用金属延伸管再次延伸、撤出，避免损伤组织。

20.7 PTMC 的其他方法

传统的大直径圆柱形的聚乙烯瓣膜成形术球囊也可用于 PTMC，但是这些导管坚硬，难于操作。过程即放一根长的坚硬的导丝至左心室，穿过二尖瓣后，将球囊导管沿着导丝推进。双球囊经两根导丝，或更流行的单根导丝（MULTI-TRACK 系统，NuMED 公司）同时扩张获得更大的 MVA。这种逆行经血管途径也可以用于进行 1 个或 2 个球囊的 PTMC。由 Cribeir 发明的金属二尖瓣联合切开刀在解除二尖瓣狭窄方面与 Inoue 方法一样有效。由于它可重复使用，因此更经济。但这种联合切开刀体型巨大，且呆板。其他的 PTMC 方法则技术要求更严格，同时伴有更多的并发症。

20.8　特殊情况下的 PTMC

妊娠合并二尖瓣狭窄：妊娠合并二尖瓣狭窄的患者可出现症状恶化和肺水肿，并且会提高孕妇分娩过程中的死亡率。外科二尖瓣成形术和 PTMC 在孕期都可以解除二尖瓣狭窄，但是后者对孕妇和胎儿预后更好。应该在妊娠期的第 4～6 个月或第 7～9 个月由经验丰富的术者操作，将放射量降至最小并给予适当的防护。

二尖瓣再狭窄：如果外科二尖瓣成形术或 PTMC 术后发生的二尖瓣再狭窄主要是由于交界处融合而不是瓣下结构融合，那么 PTMC 仍然有效。再狭窄后施行 PTMC 的病情评估、患者选择以及技术与首次二尖瓣狭窄类似。

青少年风湿性二尖瓣狭窄：对于风湿性二尖瓣狭窄的青少年患者，PTMC 可以安全实施，并且可以获得良好的近期和远期效果。手术适应证和成人类似。

先天性二尖瓣狭窄：先天性二尖瓣狭窄往往病变部位多变，可以位于交界处、瓣叶、瓣下结构，以及二尖瓣环。PTMC 术后效果也因此多样。可在经过选择的患者中，监控二尖瓣反流情况下实施。

二尖瓣狭窄合并左心房血栓：左心房血栓意味着

尖端位于二尖瓣孔内但是导管不能推进或遇到齿轮性阻碍。充盈过程中球囊的形状不正常（图 20-2b，c，d）可能说明被二尖瓣腱索缠绕，尤其是在有严重瓣下结构病理改变的情况下更容易发生。

8. 在二尖瓣内充盈时做成环形，避免在前后推送 NLBC 的过程中损伤房间隔。建议在导管退出左心房时先将导丝坚硬部分撤出，然后只留下柔软的环形部分在房间隔（IAS）。

9. PTMC 必须在超声心动图和压力梯度监测下进行，以便发现二尖瓣反流和穿孔等并发症并及时终止扩张（图 20-4）。

20.10 预后

在 PTMC 中，通过测量平均左心房压、二尖瓣跨瓣压，以及二尖瓣反流程度反映血流动力学改善则提示二尖瓣成形术成功。通过二维心脏超声心动图测得 MVA 提高也提示 PTMC 成功。大部分有理想适应证的患者，MVA 可以提高一倍。PTMC 术后即刻的二尖瓣狭窄的多普勒超声测量结果并不一定符合临床结果。高龄、瓣膜面积过小、二尖瓣交界切开术术后、高二尖瓣形态学评分（>8）、二尖瓣钙化或基线二尖瓣反流都预示近期临床效果较差[1]。

成功的 PTMC 术后无心脏事件远期生存率是指无需再次 PTMC、二尖瓣置换，无心源性死亡，或较高的纽约心脏协会（NYHA）心功能分级。再狭窄是指随访时瓣膜面积再减小或者手术扩张面积减少。有报道称低龄患者 10 年无心脏事件生存率约为 79%[3]，高龄患者则为 56%[4]。二尖瓣特征也影响 PTMC 的远期效果。在二尖瓣评分≤8 的低龄患者中，15 年的无心脏事件生存率和无再狭窄率分别为 66% 和 65%。如果行 PTMC 时二尖瓣评分>8，则 15 年的无心脏事件生存率和不发生再狭窄率更低（分别为 9%和 8%）[3]。

20.11　并发症和相关处理

据报道，临床危险显著的并发症或失败的瓣膜切开术发生在 1.0%～15.0%的患者[1]。PTMC 术后，融合的交界处裂开后可引起二尖瓣反流加重。轻或中度的二尖瓣反流耐受良好，无需二尖瓣置换。重度二尖瓣反流则由于瓣叶的裂开和瓣下结构的断裂，发生率在 1.5%～10.0%，可能需要即刻（<1.0%）或早期的二尖瓣置换。

在房间隔穿刺、操作球囊导管时可能发生心脏穿孔和心包积液（发生率为 0.5%～10.0%）。处理包括使用鱼精蛋白，扩容，且在必要时可行心包穿刺术和外科修补。局部的血管并发症、血栓并发症或死亡少见（0.5%～5.0%）。大部分并发症和后遗症主要发生在未充分准备而仓促行 PTMC 的患者中。

20.12　安全、成功实施 PTMC 的要点总结

- 认真评估和选择患者。
- 选择合适尺寸的球囊。
- 以 1mm 为直径增量逐步扩张。
- 确定的终止点：压力梯度消失，瓣膜面积（>$1.5cm^2$），或二尖瓣反流加重。
- 认真、及时发现手术并发症。
- 丰富的经验和谨小慎微的技术操作是不可替代的。

参考文献

[1] Vahanian A, Alfi eri O, Andreotti F, Antunes MJ, Baron-Esquivias G, Baumgartner H et al (2012) Guidelines on the management of valvular heart disease (Version 2012). Task Force on the Management of Valvular Heart Disease of the European Society of Cardiology (ESC) and European Association of Cardiothoracic Surgery (EACTS). Eur Heart J 33: 2451-2496.

[2] Nobuyoshi M, Arita T, Shirai S, Hamasaki M, Yokoi H, Iwabuchi M et al (2009) Percutaneous balloon mitral valvuloplasty: a review. Circulation 119: e211-e219.

[3] Fawzy ME, Shoukri M, Hassan W, Nambiar V, Stefadouros M, Canver CC (2007) The impact of mitral valve morphology on the long-term outcome of mitral balloon valvuloplasty. Catheter Cardiovasc Interv 69: 40-46.

[4] Iung B, Garbarz E, Michaud P, Helou S, Farah B, Berdah P et al (1999) Late results of percutaneous mitral commissurotomy in a series of 1024patients: analysis of late clinical deterioration: frequency, anatomic findings and predictive factors. Circulation 99: 3272-3278.

[5] Wilkins GT, Weyman AE, Abascal VM et al (1988) Percutaneous balloon dilatation of the mitral valve: an analysis of echocardiographic variables related to outcome and the mechanism of dilatation. Br Heart J 60: 299-308.

[6] Harikrishnan S, Krishnakumar M, Suji K (2012) Inoue and Accura balloons-the single balloon mitral valvotomy catheters. In: Harikrishnan S (ed) Percutaneous mitral valvotomy. Jaypee Brothers Medical Publishers (P) Ltd, New Delhi.

第五篇>>>

手术详细过程：血管治疗

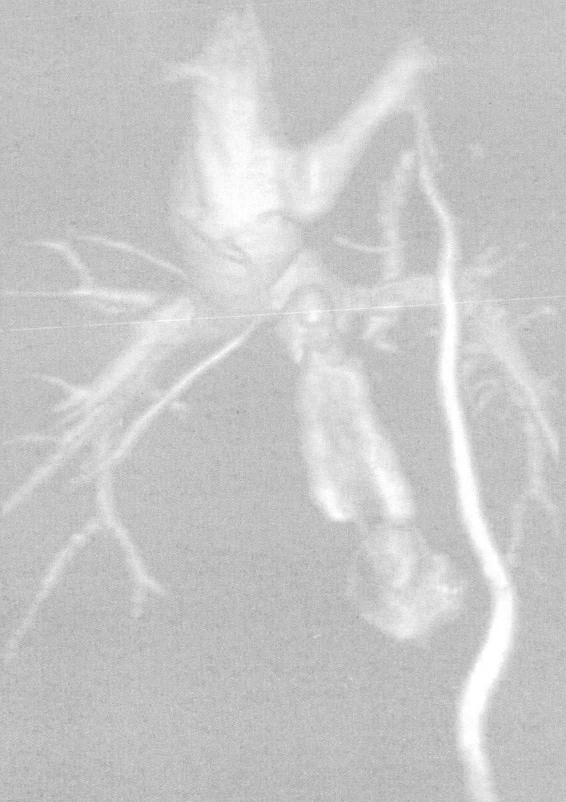

第 21 章 肺动脉分支

Pulmonary Artery Branches

Peter Ewert 和 Andreas Eicken

（伍伟锋 韦 斌 译）

21.1 解剖及病理生理学

- 正常的肺血管有相适应的直径和扩张性，通过弹性贮存功能促使血液向前流动。病变的肺血管可以是由节段或全肺血管发育不全引起不同级别血管树的狭窄，也可以因主动脉或支气管等邻近组织挤压所致的狭窄。
- 发育不全可能与局部血管狭窄所致的血流受限有关，或如威廉斯（Williams-Beuren）综合征（WBS）所致的内源性失调有关。
- 每当主肺动脉侧支循环聚集到肺血管树时，就存在特别广泛的血管异常。从其胚胎学起源来讲，这些侧支循环更多的是体循环动脉而非肺动脉。
- 在许多患者中的肺血管阻塞，部分是外科手术的结果，而经导管介入术后少见，是由小导管、支架等造成的瘢痕形成或再狭窄所致。

21.2 临床情况

- 大多数先天性心脏病（CHD）都涉及肺动脉。
- 在临床中，狭窄或发育不全的肺血管常常增加相应心室的压力负荷，而且大多数情况下是影响解剖性右心室。

- 肺血管分叉处的狭窄可能是先天性，也可以是外科术后引起。与法洛四联症（TOF）、肺动脉瓣闭锁伴室间隔缺损（VSD）、动脉转位术后的完全性大动脉转位及威廉斯综合征等有关。
- Norwood 术Ⅰ期及 Damus-Kaye-Stansel 术后的患者，由于分离肺动脉干及切除导管组织重建肺动脉，因此在新的主动脉后面可能发生中央型肺动脉狭窄。
- 类似于主动脉缩窄，肺动脉缩窄的特点是由导管组织向肺动脉蔓延所致。当导管收缩，相连的肺血管缩小产生典型的环形狭窄。
- 另一方面，通常来说，年龄更大的患者更可能发生外科或介入术后肺动脉分叉处的残余狭窄。
- 肺动脉远端分叉狭窄。
  - 虽然在某些 WBC 或 TOF 类型中呈现普遍的肺血发育不全，但是，在临床上，多发的狭窄局限在更小的分支血管。
  - 尽管有多发狭窄，但在大部分情况下这些明显受限的血管可能是弥漫性动脉病变。
  - 如果累及最小的血管，狭窄病变难以显现，且很容易演变成肺动脉高压。
  - 这些种类不能通过导管介入术治疗。

21.3 适应证及患者选择

经导管肺动脉介入治疗的适应证大多数是狭窄性血管。然而，适应证变化取决于心脏缺损的类型、特定形态及病因学、技术可行性、年龄，以及患者全身情况等因素。

21.4　术前影像

- 在先天性心脏病中，超声心动图是最重要的影像学检查方法。
- 虽然直接可视肺动脉狭窄处，但无法发现周边血管的狭窄，因此常常使其应用受到一定的限制。
- 尽管有这些限制，但超声心动图可以发现分叉处的肺动脉狭窄并帮助量化肺下心室的压力负荷及功能；因此，这是一个有价值的筛查工具。
- MRI 能显示全部肺动脉情况，量化心室功能，并且具有选择性量化左、右肺动脉血流的优点。通过对支架前后血流速度的分析，MRI 能间接地评估支架内狭窄情况。
- CT 扫描提供肺血管的高分辨率图像，植入心脏起搏器的患者也不受影响。
- 有时旋转血管造影可能有助于找到显示血管靶病变部位的最佳角度。

21.5　技术（步骤）

- 借助于其他影像方法（MRI、CT），血管造影术以最佳的方式显示血管靶病变部位，即最小的血管缩短率，甚至用双平板的垂直角度。
- 在导丝和导管通过病变后，测量跨病变处压力差，但这不是必须进行的。如果操作的目的是为了改善血流分布，如孤立的分支狭窄不伴显著增加的右心室压力、或者介入是为了给 Fontan 循环的患者确定理想层流而显示肺动脉形态，那么压力测量是不必要的。
- 如果有必要，选择性血管造影有助于手术方案的精准调整及准确测量的可视图像。

- 之后精确测量血管直径和狭窄长度。
- 当患者所有相关信息完整后，就可以决定如何治疗病变血管。

21.6 治疗方案选择

经导管介入治疗肺动脉的方式有球囊扩张、切割球囊应用和支架植入。通过导丝或射频打孔再通闭塞的动脉血管也是一种选择方案。

21.6.1 球囊扩张

- 历史上，球囊扩张是肺动脉瓣狭窄最可能的首选治疗方式。
- 球囊扩张相对容易操作。它仅需要最小的血管入口，插入一个短鞘即可。
- 然而现在，球囊扩张的作用有限，如果球囊扩张的支架仅稍大于治疗血管的直径，则狭窄的部分可能得不到永久性的扩张效果。
- 另一方面，如果使用更大的球囊，有效改善狭窄的可能性更高，但并发症如夹层或血管破裂的发生率也相应增高。切割球囊和支架可能有更好的效果，且风险低。

21.6.2 切割球囊

- 切割球囊在扩张极其坚硬的狭窄会更有效。
- 每当对使用传统扩张球囊能否解除狭窄存有疑问时，应首选切割球囊。
- 切割球囊也可用于支架植入术前的预扩张。
- 它的相关缺点是必须使用相当直径的长鞘以避免瓣膜、血管的缠绕或损伤，或球囊自带的刀片在球囊撤退过程中损伤。特别为避免这个问题，禁止成角回收切割球囊，或当感觉有阻力时进一步牵拉球囊。

可供使用的切割球囊仅有相对小的直径（最大 8mm）。

21.6.3　支架

- 球囊扩张支架提供最佳即时效果及内径增加，无回弹，安全避免夹层或血管破裂。
- 另一个选择是利用覆膜支架。
- 支架植入或许面临技术上的挑战。需要更大的鞘，同时将支架推送过狭窄部位往往并不容易。
- 如果合适的球囊具有可用的长度，预装支架可能具有优势。
- 开孔设计支架（Max/Mega LD，Andra）是指结构膜在其中某处或所有内部向内弯曲的节点并非由桥连原件连接的支架结构。相反，闭孔设计支架（CP 支架）的纵向柔软性较差。在球囊扩张过程中，开孔设计支架则较闭孔设计支架缩短率低。
- 支架可能会挤压分支动脉的开口而封闭分支动脉。
- 小支架可能因组织向内生长而导致再狭窄。
- 总而言之：血管越大，支架的效果越好。
- 在小血管中，切割球囊是个不错的选择。
- 经典球囊扩张可以用作特定类型狭窄的辅助手工段。
- 婴幼儿使用支架有一个非常重要的问题是在成长期需要再次扩张。因此，通常情况下，只有适合再次扩张至合适成人尺寸血管直径的支架才能植入婴幼儿体内。小支架几乎没有这种优点，因为它们并非设计用于此种目的。
- 除了实验性支架设计如生长性支架或婴儿支架，

一个有趣的例外就是 Cook 公司的 Formula 支架。通过使用超高压球囊，支架网孔可以打开，以便植入大支架（图 21-1）。

- 一个特殊问题是双侧分叉狭窄的治疗。为了克服支架植入阻塞对侧支血管的问题，可以同时在双侧血管植入支架。
  -然而，缺点是肺动脉干内出现双腔会阻塞其他介入治疗如肺动脉瓣植入。
  -另一个观念是 Y-支架的使用，两支架通过支架网孔直接进入分叉部位（图 21-2）。

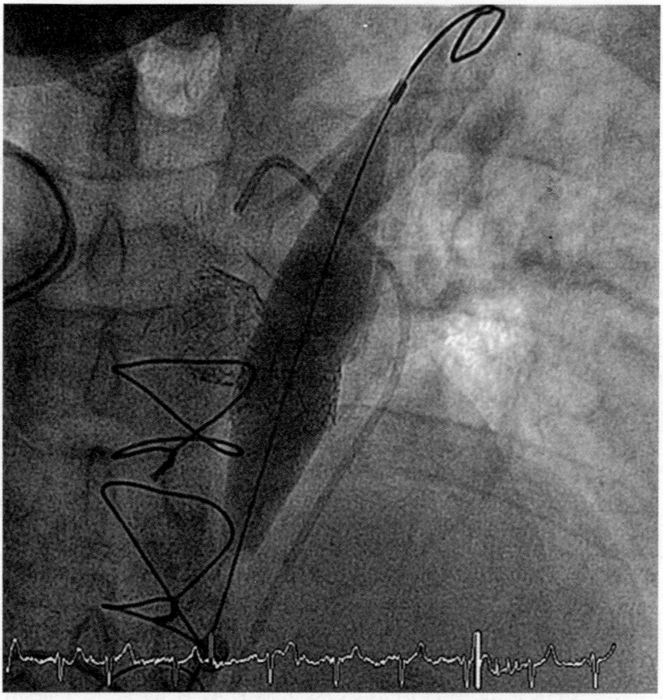

图 21-1 精确地在左肺动脉放置支架后，超高压球囊跨过支架支柱插入，以 8atm 压力扩张至球囊正常直径，撑开支架支柱，使其进入左肺动脉不受限制

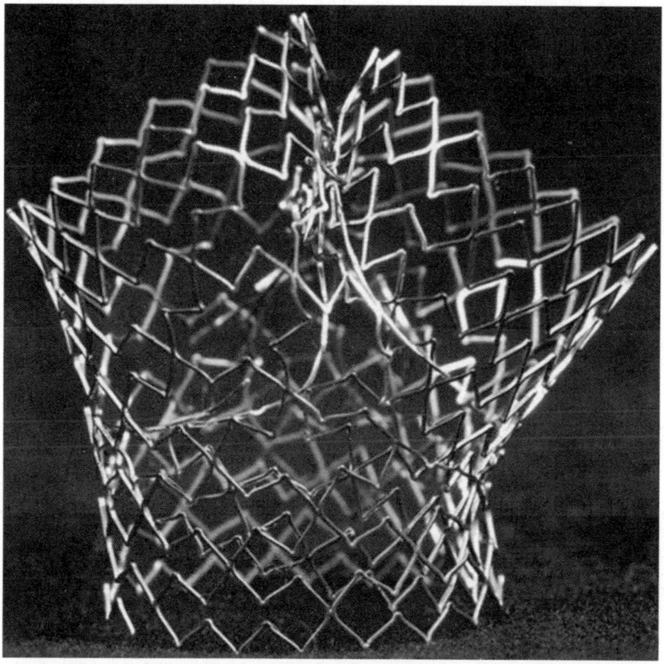

图 21-2　一种 Y-支架，由两个可球囊扩张的支架构建，支架交叉放置跨过彼此支柱，使用超高压球囊连续性扩张（见图 21-1）使血流不受阻并进入两分支

-对于适应证，最好使用大开孔设计支架。因为 9～14atm 超高压球囊可以撑开支架支柱，自由进出而不会阻塞血管——事实是在肺动脉分支重叠支架比较容易。

21.7　材料

- 在行血管造影和准确测量靶病变后，可以确定远端指引导丝的位置。
- 使用末端开口的导管（如 4～7F Arrow 楔形导管、Judkins 右冠状动脉导管、多功能导管）。

- 球囊导管在进入肺动脉过程中很少会被卡在三尖瓣腱索内。
- 直头或弯头的 Terumo 指引导丝（0.018 英寸、0.025 英寸、0.035 英寸）均能有助于到达远端位置。
- 在婴幼儿，冠状动脉导丝［如 BMW 通用指引导丝（Abbot）0.014 英寸］有所帮助。
- 这种导丝紧接着交换成硬导丝［Amplatz extra 或超硬导丝（Cook medical）0.035 英寸/0.025 英寸］；成人和青少年可能需要更硬的导丝（Meier wire Boston Scientific 0.035 英寸，Lunderquist Cook medical 0.035 英寸）。Meier 导丝具有较长的软头，但较 Lunderquist 导丝短一些。
- Multitrack 导管（PFM）可以用于回撤评估和造影而不需要退出指引导丝。
- 如果只计划做一次球囊血管成形术，合适尺寸的短鞘就足够了。
- 对于支架植入和切割球囊，长鞘必须跨过靶病变放置。
- 支架使外部球囊直径扩大 1F 或 2F 取决于支架类型。
- 代表性的鞘是 Flexor（Cook）5～10F（70～80cm），Arrow-Flex（Arrow）6～11F（45～80cm），以及 Mullins 直和弯鞘（Cook）（5～22F）（63～85cm）；冠状动脉指引导管（5～8F）也有帮助。
- 血管成形和支架释放的常用球囊是 Powerflex（Cordis）（6～12mm；2～4cm），VACS（Osypka）（9～30mm；2～6cm），以及 Z-med/BiB（NuMed）（10～30mm；2.5～6cm）。

  –对于阻力大的病变，使用超高压 Kevlar 球囊：Dorado（Bard）（8～10mm；2cm）/Atlas Gold（Bard）（12～24mm；2～4cm）或 Mullins（NuMed）

（12～25mm；4cm）球囊。

- 可使用不同的支架（通常有球囊扩张型、预装或手动卷曲安装型）。
  - 对于节段性肺动脉狭窄支架植入术可预装冠状动脉金属裸支架。这些小支架仅可以扩张至 1 或 2mm，因此不能扩张到大直径尺寸。
  - 中等尺寸的预装支架，例如，预装在 Opta 球囊（5～10nm 球囊）上的 Cordis Palmaz 支架。这些支架可以扩张至 12mm。
  - Cook formula 支架是一种十分新型的支架，预装在 6mm、8mm 和 10mm 球囊上。最大支架可扩张至 16mm。但是，它可以通过使用超高压球囊过度扩张达到无限制级别尺寸。支架支柱断裂，支架因此扩张不受限制（图 21-3）。
  - 其他常用开孔支架是 EV3 Mega LD 支架（长 16mm 和 26mm），EV3 Max LD 支架（16mm 和 26mm），以及 Andra 支架（Andramed xl 13mm 和 17mm，以及 xxl 21mm、26mm、39mm、48mm 和 57mm）。Andramed xxl 开孔设计支架可扩张直径＞25mm 且无明显缩短。
  - 最后，开孔设计 8 zig CP 支架家族（裸支架或 ePTFE 覆膜支架）经常被使用。它们有不同长

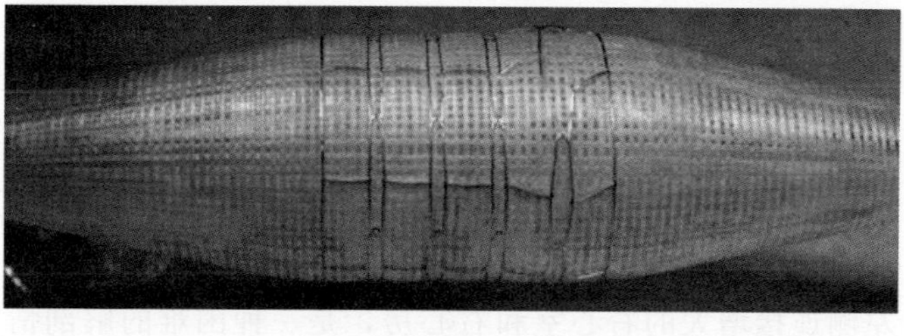

图 21-3　COOK Formula 支架使用 18mm 超高压扩张球囊。支架支柱开始断裂，因此可以达到无限制的进一步扩张

度，最长至 45mm，可以扩张至 24mm。如果扩张至更大直径，支架会明显缩短。

21.8 预期效果

- 对于孤立环形狭窄，支架植入可以达到压力阶差完全消失和血流分布正常。
- 对于多发狭窄应尝试治疗最严重的和近心端的狭窄。由于这些病例一般包含了非常小的血管，应联合使用切割球囊扩张和支架植入技术。但是，总的效果是多样的。在多发狭窄的肺动脉血管床中，如果只在肺段的血管狭窄获得缓解，患者治疗获益评估是有争议的，如肺动脉闭锁并室间隔缺损集合手术后。
- 如果正常脉管系统血流无阻碍地直接流向小肺动脉血管床，那么由于压力和容量超负荷引起血管损伤可能导致肺动脉高压。
- 对于全肺动脉僵硬和发育不良的病变，经导管介入效果有限。

21.9 提示和技巧

- 解剖学的挑战性

对于小个子患者，长鞘进入左肺动脉安全的支架植入有时尤其困难。相应鞘管尺寸的楔嵌球囊导管可能会有帮助。这种楔嵌球囊导管可以抵抗一定程度的牵拉，因此可以使长鞘容易前进并通过肺动脉狭窄处。

细小左、右肺动脉连接一段扩张的管道，尤其是当左侧连接增大的右心室和右心房，是一种困难的解剖情况。这种解剖结构无法提供任何引导的可能。因此，套管式方法是有用的，联合应用长鞘、导管、微导管和导丝。当小球囊或支架需要植入时，套管式长鞘联合指引导管可以输送支架到位。

- 选择合适球囊直径

在心动周期中有泵血的血管，必须小心以避免低估球囊大小。最好以心脏收缩末期时血管最大直径为参照。

当存在漏斗状狭窄时，预扩张或评估狭窄的大小可能有帮助。

在很多情况下，当使用低压球囊测量大小时可以发现环形缩窄。

21.10　陷阱

- 当携带支架球囊的远端推送至小血管时，带支架的球囊在扩张时可能被挤压后退使支架错位或移位——在这种情况下，应尽可能地选择最短的球囊输送支架。
- 植入支架预装在一个过小的球囊上——这是由于误测量狭窄程度所致，而狭窄程度常随血管舒缩改变。如果支架移位，要尽量保持导丝位置，移开球囊，换入一个更大的球囊以复位支架。
- 过硬的支架在放置到位后不能扩张，且由于支架膨胀不完全而使效果欠佳。当估计局部狭窄过硬，应在支架植入前使用切割球囊预扩张。

21.11　并发症及其处理

21.11.1　夹层

- 为了取得血管持续扩张的效果，球囊扩张后血管的夹层可以部分接受。

- 然而，如果大块的血管壁层部分游离漂浮在血管腔内，可能会引起血管阻塞。
- 在有血管夹层的病例中，也可尝试小心膨胀低压球囊使血管夹层重新贴壁。
- 否则，可能必须在病变血管处植入支架。

21.11.2 血管破裂

- 血管破裂可致肺间质、气管及胸膜腔出血。这可能会立即危及生命。
- 如果支气管出血可能会影响有效的气体交换。
- 如果有可能，也可使用低压球囊压迫破裂的血管。此外，补充足够的液体量、抗凝及正压机械通气等也是必要的。
- 如果支气管出血难以控制，可采用双腔经口腔气管导管选择性通气。
- 一旦通过这些方式控制了出血，患者应该进行通气治疗，且让患者放松以避免由咳嗽所致的再次出血。
- 如果出血部位是适合外科手术的，那么手术修补破裂的血管可能会成功。
- 在生死存亡关头，甚至可行部分肺叶切除术。

21.11.3 支架栓塞

- 支架栓塞可由低估靶病变血管大小或高估狭窄血管僵硬度导致。
- 支架栓塞可由支架移位引起，例如，支架植入过程中球囊移位。
- 试图导入一个稍大的球囊，小心扩张使支架套在其上。
- 一旦支架被球囊捕获，在某些情况下，可以成功重新植入支架。

- 在移除大支架时，后退至肺动脉干的大支架可用更大的球囊回收，甚至将支架通过三尖瓣撤回，然后“停留”在合适直径的下腔静脉中以便回收。
- 更小、更柔软的支架有时可以使用圈套器回收到大鞘管中移除。

21.12　术后护理

- 有效治疗严重血管狭窄伴肺动脉高压的患者后，呼吸不畅可能是扩张血管后的毛细血管床再灌注水肿的早期征象。
- 在许多中心，给予 24h 肝素和低剂量阿司匹林治疗；然而，这并没有循证医学数据的支持。

21.13　随访

- 在随访期间，很难通过直接显示治疗的血管段以评价介入成功与否。
- 因此，必须监测间接指标。
- 通过超声心动图，估算右心室收缩压并量化三尖瓣反流、速率是十分有价值的。
- 介入术后的流动分布测量最好选用 MRI。
- 在个别情况可能有必要行闪烁扫描术检查。通过 MRI 评估支架前后局部血管内血液的流速以发现支架内狭窄。
- 在发绀的患者中，肺血管阻塞的缓解可以通过非侵入性经皮血氧测定法发现动脉血氧饱和度增加而指示。

第 22 章　主动脉狭窄

Aortic Coarctation

Raul Ivo Rossi Filho 和 João Luiz Langer Manica
（伍伟锋　刘　畅　译）

22.1　解剖和病理生理学

在所有已知的先天性心脏病中，主动脉狭窄的发生率约为 7%，在活婴中，其发生率约为 0.04%。主动脉狭窄一般发生于肺动脉韧带附近，呈偏心性狭窄。很少发生在升主动脉或腹主动脉。主动脉狭窄的发生可能与主动脉弓部和主动脉峡部的弥漫性发育不全相关，有时也和导管依赖的循环相关。孤立型主动脉狭窄是成人患者最常见类型，其发生率占所有主动脉狭窄患者的 82%。

22.2　临床表现

临床表现主要取决于狭窄程度及相关病变的严重程度。主动脉狭窄常常在无症状的青少年或成人行高血压筛查时诊断出来。下肢脉搏异常或背部心脏杂音的儿童，在做常规医疗检查时也可以发现。另一方面，在新生儿动脉导管闭锁后，主动脉常表现为难治性心力衰竭而危及生命，此时需要紧急干预。

22.3　主动脉缩窄治疗的适应证

上、下肢静息血压差大于 20mmHg 的体循环性高血压，可能还和下列情况同时出现：

1. CT、MRI 或血管造影术证实严重主动脉缩窄。

2. 在新生儿和婴儿中，无论是否合并心脏缺损，均可能表现为充血性心力衰竭。

3. 轻度主动脉缩窄的相关表现：

- 运动后异常的血压反应
- 左心室功能不全
- 无法长时间运动的症状
- 冠状动脉疾病及主动脉瓣关闭不全等相关病变
- 运动时有大于 20mmHg 的上下肢血压差
- 存在左心室肥大和（或）左心室舒张功能不全

22.4 术前影像学检查

超声心动图是诊断主动脉缩窄的金标准，其基于降主动脉中血流的多普勒评价可以为进一步干预提供依据。

从 MRI 和 CT 检查中可获得超声心动图所不能提供的形态学方面信息，而且对充分评价病变并合理安排手术具有非常重要的指导意义。MRI 和 CT 在评估后续并发症时也发挥着重要作用。

值得注意的是，在拟行多次 CT 扫描时，应尽量不增加患者的辐射暴露。MRI 优点是无辐射，但是，既往曾接受金属支架治疗的患者不宜行 MRI 检查。

22.5 外科治疗

1945 年，Crafoord 首次报道了外科手术治疗主动脉缩窄的病例，并且发现外科手术治疗可以改善患者的预后。依据随访时间和外科手术技术的不同，再缩窄的发生率为 8%～35%。目前，对于体重小于 15kg 的新生儿和婴幼儿，外科手术是主动脉狭窄治疗的金标准。

22.6　球囊血管成形术

最初的报道证实，球囊血管成形术治疗外科修复术后的主动脉狭窄患者的疗效良好，但对管状狭窄患者、峡部发育不良患者和中度闭塞患者，再次干预率会增加。然而，球囊血管成形术治疗先天性主动脉缩窄可以增加主动脉管壁损伤的发生率，从而导致主动脉瘤的形成，因此，将球囊血管成形术应用于主动脉缩窄患者的治疗仍然存在争议。

22.6.1　适应证

1. 先天性偏心性主动脉狭窄且无相关主动脉横弓和（或）峡部发育不良。

2. 外科术后或介入术后主动脉再缩窄——应选择球囊血管成形术治疗。

3. 在个别年龄小于 3 个月的新生儿或婴幼儿主动脉狭窄患者，因其严重左心室功能障碍或高手术相关风险，球囊血管成形术可作为缓解病情的治疗手段。

22.6.2　技术

1. 全身麻醉

2. 入路　股动脉（经皮穿刺）。偶尔或需经股静脉、颈动脉、肱动脉或腋动脉路径。

3. 抗凝　穿刺后立即给予肝素 50～100IU/kg。

4. 若采用股动脉入路，可在软头导丝的帮助下应用 Multipurpose 导管跨过缩窄部位。

5. 导丝到达升主动脉后，用造影导管（如猪尾导管或 Multitrack 导管）替换端孔导管。

6. 血流动力学测量——主动脉压力：包括升主动脉

及降主动脉。采用 Multitrack 导管的优点是在反复进行回撤测量时不会改变导丝的位置。

7. 采用上文提到的任何一种造影导管，取左前斜位、右前斜位及侧位投影。投影角度可视具体的解剖情况而改变。为避免多次注射造影剂，最近，三维（3D）旋转血管造影技术已被成功应用于主动脉造影（图22-1）。

8. 测量（最常用侧位投影）　主动脉横弓末端近头臂动脉处横径，主动脉横弓末端近左颈总动脉处横径，主动脉横弓末端近左锁骨下动脉处横径，以及缩窄部位主动脉的最小横径，缩窄部位下方主动脉最小横径，膈水平降主动脉的最小横径。

9. 硬交换导丝（如 Amplatz Super Stiff）跨过缩窄部位，软 J 形导丝置于升主动脉或者左或右锁骨下动脉（视具体解剖情况而定）。

10. 球囊导管的选择

-球囊直径不应超过缩窄部位上方主动脉的横径或膈水平主动脉的横径。

-球囊直径不应超过缩窄部位横径的 3 倍。

-应采用细外形的球囊导管（如 Tyshak 球囊）。低压球囊在年龄较小的儿童有一定疗效，而高压球囊在年龄较大的儿童和再缩窄的患者中疗效更为明显。

11. 球囊导管的准备　冲洗导丝腔，利用注射器抽

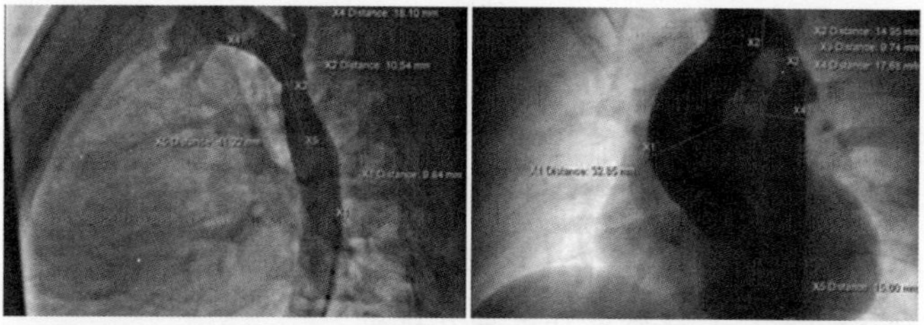

图 22-1　主动脉缩窄在左侧（LAT）及前后（AP）位造影图

净球囊内气体，使之成为真空。

12. 通过导丝将造影导管置换为球囊导管。

13. 将球囊置于缩窄部位。注入稀释的对比剂（25%对比剂+75%盐水）膨胀球囊。球囊出现腰征时提示球囊处于缩窄部位。膨胀球囊直至腰征消失。应维持球囊膨胀 10～15s。随后，迅速抽空球囊。对于大多数病例，不推荐再次球囊扩张，但如果球囊在膨胀过程中出现滑动或腰征不能完全消失，则需再次扩张球囊。

14. 当所有的对比剂从球囊中抽出后，则可以沿鞘管回收球囊（维持球囊内负压直至球囊轮廓完全消失）。

15. 保持交换导丝的位置。

16. Multitrack 导管沿导丝插入升主动脉。

17. 在先前的投影角度多次造影以检查球囊扩张后的解剖改变。测量缩窄部位主动脉的直径。

18. 反复进行血流动力学测量——采用回撤方法测量升主动脉和降主动脉内压力。

22.6.3　预期效果

1. 收缩期压力阶差小于 10mmHg。

2. 缩窄部位主动脉直径有所增加。

22.6.4　注意要点

1. 对于小于 3 个月的婴儿患者，当其出现严重的左心室功能障碍或者存在手术高风险时，推荐球囊扩张术作为缓解病情的治疗方式。普遍观点认为，这些患者的术后再狭窄的发生率更高。

2. 如果用导丝从股动脉跨过缩窄部位困难或者不能通过时，可以尝试从缩窄部位上方跨过缩窄部位（选择腋动脉或者肱动脉途径）。

3. 通过动脉鞘管侧孔监测股动脉压对于快速评价扩

张结果非常有帮助。

4. 在球囊膨胀时，右心室快速起搏对稳定球囊的位置具有一定的作用，尤其是对于老年患者。

5. 加压器有利于控制和监测球囊的压力，而低压球囊可手工充盈。这些取决于操作者个人的经验。

6. 避免在扩张后的部位操作导管或者导丝的尖端，或者导丝的位置发生改变后尝试再穿过扩张后损伤部位。

7. 在老年患者中，由于发生管壁并发症的风险增加，支架植入应该作为主要的治疗方法，有时也可以植入覆膜支架。

22.6.5 陷阱

1. 对于有丰富侧支循环的患者，导丝和诊断性导管很容易进入侧支循环血管而非缩窄部位。

2. 在决定球囊的大小时需要精准地测量，因为测量错误会导致并发症的发生。

22.6.6 局限性

1. 主动脉狭窄合并主动脉横弓发育不良的患者应行外科手术治疗。

2. 管状或者弥漫性主动脉缩窄的患者和主动脉峡部发育不良的患者应行支架植入术，尤其是老年患者。

22.6.7 主要的并发症

1. 主动脉夹层

- 小夹层——需要额外延长膨胀球囊的时间（1～2min）。多次行 CT 或者 MRI 扫描以监测夹层的变化情况，如有必要则需植入裸支架或覆膜支架。
- 大夹层——术中应植入裸支架或覆膜支架。

2. 小动脉瘤

- 多次复查 CT 或 MRI 扫描以监测动脉瘤的变化

情况。

- 如有必要（当动脉瘤直径增加或者存在螺旋状动脉瘤）则需要行支架植入术治疗。

3. 大的动脉瘤或者进展性动脉瘤

- 应立即行覆膜支架植入术。

4. 其他的并发症包括主动脉破裂（应行急诊手术或者覆膜支架植入术）和股动脉损伤（需溶栓或者外科手术修复）。

22.6.8　术后

- 抗高血压治疗（同术前）。
- 如果患者术中出现任何并发症，在出院前需要行 CT 或者 MRI 检查以评估恢复情况，如果患者术中未出现并发症，可在 1 年后再行 CT 或者 MRI 检查。

22.7　支架植入

首次报道于 1991 年[1]，主要针对体重超过 20kg 的患者的研究证实了支架植入术治疗先天性或残余主动脉缩窄病变的有效性，该技术具有迅速缓解阻塞的优越性，中期随访也显示了其持续有效性[2]。

常用的裸支架包括 Palmaz® 支架（Cordis 公司，迈阿密，美国）、Palmaz Genesis® 支架（Cordis 公司，迈阿密，美国）、CP 支架（NuMed 有限责任公司，霍普金顿，纽约，美国）和 Andra 支架（Andramed GmbH，德国）。

1999 年第一次报道了使用带有可扩张的聚四氟乙烯（e-PTFE）膜支架治疗 1 例主动脉缩窄合并主动脉瘤的患者。随后，一些病例报道和小规模研究扩充了可能从该技术中获益的人群。目前，该技术还应用于极其严重的主动脉狭窄、合并动脉导管未闭、导管植入术后、炎症性疾病合并长节段狭窄、高龄、主动脉管壁疾病（如马方和特纳综合征）、直接裸支架植入后主动脉破裂的紧急情况、合并升主动脉扩张，以及主动脉壁不规则和手术补片治疗后的患者[3]。虽然尚未形成共识，但一些学者推荐将该技术应用于所有主动脉狭窄的青少年和成年患者。

目前市面上有两种覆膜支架。CP 支架（NuMed 有限责任公司，霍普金顿，纽约，美国）是一种带有可扩张的聚四氟乙烯膜的普通裸支架。可供选择的支架长度从 16 到 45mm 不等，可扩张的最大直径为 24mm。Advanta V12 LD 支架（Atrium 医药，纽约）是一种具有低外廓（low-profile）的覆膜支架，市面上有 29mm、41mm 和 61mm 三种长度。支架需预先固定在 12mm、14mm 和 16mm 的球囊上，支架可扩张的最大直径为 22mm。

由于覆膜支架植入需要较大的鞘管，因此其在儿科患者中的使用受到了限制。然而，随着材料的发展，例如生物可吸收支架的开发，将会扩大儿童经皮主动脉狭窄介入治疗器械的选择性。

22.7.1 适应证

1. 除了球囊血管成形术后动脉壁的弹性回缩以外的可扩张主动脉狭窄性病变。

2. 管状或长节段的主动脉缩窄。

3. 合并有峡部发育不良的主动脉缩窄。

4. 球囊血管成形术后或外科术后的再缩窄。

22.7.2 技术

此过程遵循球囊血管成形术的步骤。

1. 选择与主动脉弓远端、锁骨下动脉起源水平直径相同的球囊。如果主动脉弓远端发育不良，可选择主动脉横弓作为参考直径。

2. 通常将超硬导丝置于右锁骨下动脉远端或者升主动脉内。在一些特殊情况下，根据主动脉缩窄的解剖情况，部分学者也推荐通过左锁骨下动脉来输送支架。

3. 当主动脉狭窄接近闭锁时，为了使较大的 Mullins 鞘能够跨过狭窄部位，通常需要使用小尺寸的球囊对主动脉病变节段进行预扩张。桡动脉入路的方法需要先将导丝从狭窄病变的上方跨过狭窄孔道，然后使用环状抓捕器抓住导丝，之后再经股动脉入路从狭窄病变的远端插入长鞘。

4. 相同的方法可用于主动脉闭锁的患者，但需先使用射频打孔，为覆膜支架的植入开辟通路。

5. 在植入裸支架时，长鞘应该比输送球囊所需的鞘大 1～2F，而植入覆膜支架则需要大 3～4F。通常，长鞘可选择的范围在 8～14F。

6. 为了确保支架能从球囊的末端打开，应选择比支架长的球囊导管，一些学者喜欢将支架折叠在一个局部扩张的球囊上。支架应可完全覆盖病变，治疗峡部发育不良时也是如此。特别在使用覆膜支架时需仔细测量支架长度，避免覆膜支架造成头臂干动脉的闭塞。

7. 通常将球囊扩张至厂商推荐尺寸释放压后再增加 4～6atm。

8. 在支架植入的过程中和之后，可通过鞘管的臂侧或猪尾导管进行血管造影，以评价手术的效果并排除主动脉夹层和破裂（图 22-2）。

9. 支架植入后需测量支架上、下两端的压力，并且需使用高压泵进行造影。Mullins 鞘的侧臂常用来测量最终的压力阶差。

10. 止血可通过人工压迫、血管缝合器甚至手术修补进行。

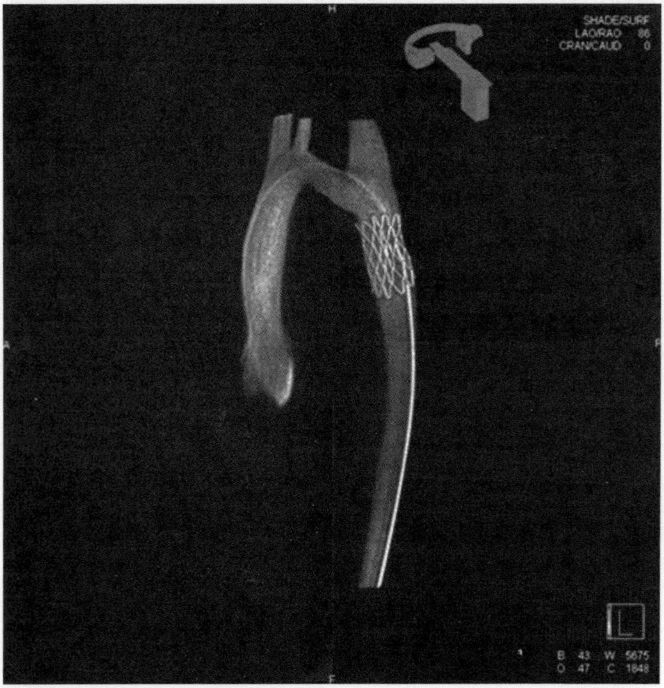

图 22-2　三维旋转血管造影术（3D-RA）显示裸支架植入后结果

11. 所有的患者均需预防性使用抗生素（头孢唑林使用 24h）。

22.7.3　要点与技巧

主动脉狭窄患者行支架植入术的要点：

1. 植入前评估　需要清楚明了病变的解剖结构并精确测量主动脉弓。

2. 清楚病变的解剖学结构后便可以用低压球囊评估其顺应性。此步骤仍存在争议，因为球囊在 4～6atm 压力下可完成扩张狭窄部位，因此预扩张可能会造成球囊腰征的消失，而球囊腰征有助于确定支架植入的位置。另外，预扩张也可能与晚期动脉瘤的形成有关联。另一方面，这一操作对鉴别假性狭窄有一定帮助。

3. 植入技巧　必须保证支架的稳定性。可以通过将硬导丝送达右肱动脉或者应用超速起搏致使心跳停顿（对合并横弓病变或者高动力循环的患者非常有必要；例如主动脉瓣关闭不全病例中）来保证支架的稳定性。另外，可以应用桡-股动脉轨获得对球囊的绝对控制。

4. 支架和球囊组件　球囊的选择会直接影响疗效。Balloon-in-balloon（BIB®）球囊（NuMed，霍普金顿，纽约，美国）是最好的选择并且是专门为主动脉缩窄患者而设计的。其可以部分扩张支架的功能避免了支架的错位。该球囊还可预防一些支架的锐边碰撞进入主动脉壁。虽然该球囊体积有所增加，但有时以更可靠的安全性换取相对较细外形是非常有必要的。不必太苛求使用常规球囊植入主动脉支架。谨慎操作和缓慢膨胀有助于避免支架错位。

手工卷曲支架是一种至今仍然使用的技术。在细外形球囊中卷曲大体积的支架需要细心和耐心。在选择恰当的着力点后，手指缓慢旋转移动使支架卷曲，与此同时，将支架压于球囊的轴上。切记提前将一根导丝穿过球囊。如果未能成功完成上述操作可能会导致球囊内腔压缩。一些学者还使用心脏卷带来施加更大的压力以完成支架的卷曲。覆膜支架的操作要求佩戴干燥的手套，避免覆在支架上的聚四氟乙烯薄层从支架上脱落。

5. 定位　定位最常采用臂侧的长鞘。使用 CP 覆膜支架时，当鞘管尖端距离支架非常近时，必须谨慎操作以免剥脱聚四氟乙烯涂层。可以从桡动脉插入第二条动脉导管施行血管造影，也可以通过房间隔穿刺，将 Berman 导管送达升主动脉施行血管造影。

6. 在年轻患者，为了顺利插入鞘管，可能需要外科穿刺股动脉、髂动脉或颈动脉。

7. 因为需要使用大的鞘管，为股动脉穿刺口处理准备特殊的装置（如 Perclose）对术后止血很有帮助。

8. 为了避免损伤股动脉，Bruckheimer 建议采用系列化的方法行支架植入术。小球囊的使用可以减少对传送系统大小的要求，并且随后必要时对支架进行系列性扩张。需小心由于对球囊大小估计不足而增加支架滑脱的风险。

9. 避免支架过度扩张。这可能会导致新生内膜增生。

10. 将裸支架置于左锁骨下动脉开口并不会减少左锁骨下动脉血流量，因此这并不是禁忌证。然而，当需要在靠近左锁骨下动脉开口处的狭窄部位放置覆膜支架时则存在问题。Tsai 等提出了一个巧妙的方法解决该问题，他们在将支架植入前先用硬头导丝在聚四氟乙烯覆膜支架上穿孔并把导丝远端送到左锁骨下动脉。通过术前 CT 或 MRI 扫描颅内外血管以证明左椎动脉可以由基底系统供血，从而可避免出现上述所有问题。

11. 有时，把鞘管推进球囊的同时不将支架推向前是有帮助的。

12. 通过动脉鞘侧孔监测股动脉压有助于即时评价扩张效果。

13. 对于严重的狭窄，在数月的时间内行阶梯式支架扩张不失为避免主动脉夹层或动脉瘤等并发症发生的可以接受的代替方法。

14. 对于主动脉狭窄合并主动脉横弓发育不良的患者，可能需要植入多个支架。

15. 行支架植入术患者的年龄最好大于 10 岁。

22.7.4 局限性

年轻患者（新生儿和婴儿）只有在特殊情况（病情严重并危及生命的情况，不适合行球囊血管成形术的情况，或应用补片行广泛主动脉弓重建后出现早期外科性缩窄的情况）下方可施行支架植入术。

22.7.5　并发症

22.7.5.1　主动脉壁并发症

相较于球囊或外科成形术，裸支架可减少但并不能消除主动脉夹层或动脉瘤的形成。之前研究报道此类并发症的发生率在 0%～16%，且多见于老年患者和严重先天性或复杂性缩窄的患者。

覆膜支架的使用明显降低了主动脉夹层或破裂的发生率。然而，文献鲜有报道此类并发症的病例。中层囊性坏死是该并发症的重要危险因素。

主动脉瘤或急性动脉瘤破裂时，必须植入覆膜支架。当即将植入覆膜支架时出现紧急情况时，将膨胀的球囊置于损伤部位可作为救命的方法。

22.7.5.2　技术并发症

支架移位是最常遇到的技术并发症，裸支架植入术中支架移位发生率高达 5%。支架移位不太可能在远期随访中发生，也从未见研究报道发生在覆膜支架植入术期间。这种现象很可能与 NuMed BIB®（NuMed，霍普金顿，纽约，美国）的应用有关，因其可以更好地控制支架的位置；也可能与之前植入裸支架时积累的经验有关，在植入覆膜支架时避免了导致裸支架移位的风险因素（球囊导管比缩窄的主动脉近端大以及在假性缩窄患者中使用小尺寸球囊）。为了避免在裸支架植入过程中支架移位，在植入过程中可以使用腺苷或超速起搏。

通过应用具有软端的新支架和 BIB 系统可以避免球囊或支架组件的弯曲，进而防止球囊破裂导致的支架不恰当展开。

覆膜支架植入造成侧支血管闭塞也是技术性并发症

之一，尤其是脊髓动脉的闭塞很可能会导致截瘫。但是，脊髓动脉多起源于膈下而极少闭塞，除非发生支架栓塞——事实上，迄今为止尚未见文献报道。

22.7.5.3 入路相关的并发症

急性动脉闭塞是患者术后第一年常见的入路相关并发症。

由于大鞘管的使用，而发生出血、局部血肿和动静脉瘘等症状并不少见。对于即将行覆膜支架植入术的儿童，为了避免这些并发症的发生，一些学者通常建议手术切开动脉。另一个可以有效减少入路相关并发症发生率的方法是使用血管封堵装置。手工压迫止血仍不失为有效的止血方法，如果操作得当，还可以降低血管并发症的发生率。

22.8 再狭窄

再狭窄的发生少见，再次扩张原狭窄部位仅限于严重的主动脉狭窄有计划再次扩张，或患儿躯体生长需要，个别患者则是由于内膜过度增生。

22.9 支架断裂

有文献报道在 CP 支架或 Palmaz 支架植入后存在支架断裂。有两个因素可以导致管腔阻塞：结构完整性遭破坏和内膜增生。而且，断裂的支架与发生在断裂边缘的主动脉破裂有关，也与远端断裂的支架栓塞有关，尽管尚未有文献报道这种并发症的情况。因此，一些学者认为，当发生支架断裂，尤其与支架不稳定性相关且管腔无阻塞时，推荐植入另一支架（图 22-3）。

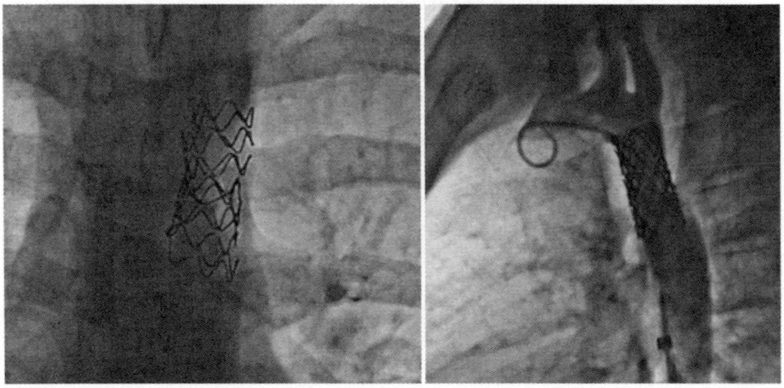

图 22-3 （**a**）以前植入的 CP 裸支架 2 型断裂。（**b**）在断裂裸支架内植入 CP 覆膜支架

22.10　术后护理和随访

术后 48h 患者即可出院。尽管没有证据支持使用阿司匹林的临床效果（3～5mg/kg 每日 1 次），但是一些学者建议支架植入术后使用 6 个月阿司匹林。另外，学者还建议患者避免体力活动 30～60 天。

门诊患者的随访主要是对其进行临床评价，内容包括血压、抗高血压药物的使用、12 导联心电图、X 线胸片和经胸超声心动图，随访时间在术后第 1、第 6、第 12 个月和此后的每年。术后第 3 和第 12 个月可以进行运动试验。在术后 6～12 个月内，建议行螺旋 CT 检查；不过，在复杂的病例，术后 30 天即可行螺旋 CT 检查。

参考文献

［1］ O'Laughlin MP，Perry SB，Lock JE，Mullins CE（1991）Use of endovascular stents in congenital heart disease. Circulation 83：1923-1939.

［2］ Cheatham JP（2001）Stenting of coarctation of the aorta.

Catheter Cardiovasc Interv 54：112-125.
[3] Butera G，Piazza L，Chessa M，Negura DG，Rosti L，Abella R，Delogu A，Condoluci C，Magherini A，Carminati M（2007）Covered stents in patients with complex aortic coarctations. Am Heart J 154：795-800.

第 23 章　外周和中央动脉及静脉的再扩张

Reopening of Peripheral and Central Arteries and Veins

Henri Justino 和 Athar M. Qureshi

（潘湘斌 译）

23.1　解剖学描述与病理生理学

血管阻塞可影响所有类型的血管，包括全身动脉、全身静脉、肺动脉、肺静脉，以及门静脉。儿童和年轻人中最常见的血管阻塞原因是血栓，尤其是全身静脉和全身动脉中，这通常继发于血管内导管的放置。不过还有其他机制的存在，包括吻合术或血管补片成形术后的医源性术后闭塞、感染和炎症。最后，可因动脉导管闭合机制出现后天获得的肺动脉和主动脉阻塞的独特形式。

23.2　临床情景

导致需要进行阻塞血管再通的最常见临床情景为与静脉凝血相关的症状（如面部或下肢水肿），乳糜胸（一种上腔静脉或无名静脉阻塞的常见并发症），或者动脉供血不足。另一种常见情景是需要恢复血管通路路径用于未来导管插入术或留置管线放置的无症状个体。

23.3 适应证及患者选择

通过导管行血管再造术治疗急性或亚急性血栓的适应证为药物治疗失败（如在适当的抗凝或溶栓疗法后），但在抗凝相对禁忌的情况下还应被考虑为主要疗法。慢性血栓阻塞或非血栓阻塞（如术后）患者不应尝试不恰当的抗凝治疗，而应把经导管血管再通作为主要疗法，但前提是临床后遗症值得患者去冒手术风险。

如何选择适合手术的患者部分取决于操作人员经验。患者体型较小显然会使血管再通手术变得复杂，但尽管如此我们还是成功进行了许多新生儿阻塞血管的血管再通术，包括体重小于1100g的早产儿。最良好的情况是在单一血管内相对较短的阻塞段，外周血管的通畅保证了建立血管再通手术本身的血管通路。不过，即使是多处阻塞患者，包括血管通路位点本身阻塞，也可考虑行此手术治疗。但更加复杂的患者往往需要大量的时间和精力，且在这些情况下通过超声引导可能是必不可少的。

23.4 治疗选项

急性血栓栓塞，无论是动脉或静脉，都可以选择抗凝作为主要方式治疗，而在生命或肢体受威胁的情况下，应考虑全身或局部溶栓治疗。在阻塞为局部性，但更具侵略性，且除了基于导管的方法外不太可能有更成功的疗法，则可考虑进行外科手术血栓切除术。慢性阻塞，特别是长节段的慢性阻塞，以外科手术方法治疗起来要更复杂，且需要旁路移植物（很容易引起再阻塞，因为这些移植物的长度或直径无法增长，所以在年幼儿童中应用更加困难）。对术后形成的阻塞或继发于导管组织收缩的阻塞，应考虑在可行情况下进行外科手术修复，但在存在很高手术风险时，基于导管的技术可能是更可行的选择。

23.5　术前成像

血管再通手术是心导管室内最具挑战和最耗时的手术之一。由于这些手术在实践和设备上的大量需求，有条不紊的术前规划是极为重要的。虽然谨慎的规划并非总是可行的（例如在血管通路尝试失败时可能会意外碰到部分阻塞血管），但大多数情况下血管阻塞都为已知或至少是被怀疑存在的。术前成像不需要弄清阻塞的每一个细节，但应大致鉴别阻塞的位置和跨度，并应允许进行通路位点和血管再通术通路规划。传统血管造影术具有更大的空间和时间分辨率，将在血管再通时进行，且将提供有关病变的更详细的情况。

大部分血管阻塞都可通过放射科或超声心动图检查直接探测到。阻塞的跨度、受影响血管的数量、侧支化程度通常都可查明。当超声无法充分描述阻塞情况时，通常 CT 或磁共振（MR）血管造影将能可靠地揭示阻塞血管的解剖结构。我们不会将 CT 或 MR 血管造影作为常规手段应用于所有患者，而是在无法进行超声扫描的模型中使用来充分描绘阻塞特征，以便进行手术规划。重要的一点是，应注意在已存在金属支架且计划进行再介入治疗的患者中，鉴于支架的磁敏感伪影，使用 MR 对这些血管进行成像通常是没有帮助的。

23.6　技术（步骤）

血管再通技术涉及以下步骤：

1. 选择最佳血管通路位点。

2. 获得血管通路。
3. 穿过完全阻塞。
4. 如有必要，建立导丝环。
5. 如有必要，进行血栓切除术。
6. 球囊血管形成术。
7. 如有必要，进行支架植入。

23.6.1　选择最佳血管通路位点

决定血管再通术成功或失败的最关键的步骤之一是规划通路路径。许多阻塞都可通过正行（常规血流方向）或逆行（与常规血流方向相反）通路治疗。当两种通路都可行时，作为血管再通术开端的通路位点选择通用规则如下：

- 位点应适当地远离阻塞部位，以允许鞘或导管有足够长度留在血管内，从而为推进的导丝提供必要的支持。
- 通路通向的血管也是通往阻塞的直接路径，保证在导丝推进过程中更顺畅。
- 在婴儿和年幼儿童中应尽可能选择较大的血管，以降低诱发血管通路中血管创伤的可能性。
- 应选择表面拥有凹口阻塞帽的通路（正行或逆行），这将有助于推进导丝至阻塞帽内。

在许多情况下，首选通路位点无法满足以上所有标准；操作人员需要对决定优先遵守哪些标准做出判断。最后，很重要的一点是，上文中的标准虽然概括了一种选择通路位点的方法，这并不意味着选中的血管将成为处理插入球囊或支架时所用的最大鞘的血管。

23.6.2　获得血管通路

一旦选择最佳通路位点，可利用超声引导或“盲法”（仅以界标引导）经皮获得血管通路。在同时进行溶栓治疗的情况下，超声引导可能是首选，以避免穿刺针反复穿刺，以及只将进入血管前壁的入口可视化而非贯穿血管。超声引导还可在解剖学界标不经常使用或不可用的位点建立通路（如在同侧常用股静脉阻塞情况下直接从大腿中部进入股浅静脉，或直接经皮进入门静脉或脾静脉）。

23.6.3　穿过完全阻塞

当需要时应进行常规的血流动力学评估。在大多数情况下为避免血液在导丝尝试穿过病变过程中流入假道，我们会延迟肝素给药直至导丝血管再通术完成（如适用）。在年龄较大的儿童，或外周血管相对较大及进入位点离阻塞足够远的患者中，我们通常以最小的适用鞘（通常为 4F）直接进入血管，理想的鞘尖端包裹阻碍射线的绷带。在非常小的婴儿中或当将进入的外周血管过小或距离阻塞不够远而无法容纳鞘时，我们将首先以柔软的 Nitinol 导丝［0.36mm 或 0.46mm（0.014 英寸或 0.018 英寸）］进入血管，然后尽可能向内推进导丝，利用一个同轴微穿刺扩张器组件（如 4F 微穿刺组件，印第安纳州布卢明顿 Cook Medical 公司）穿过导丝以提供附加支持，如果组合同轴扩张器无法推进并穿过阻塞，有时会只用最内层的扩张器。如果导丝未遵循预期的解剖结构路径，那么我们将假设导丝进入了侧支血管或到了血管外，并利用仅有的外层微穿刺扩张器或一只 18G 或 20G 的长外周静脉内导管越过导丝进行血管造影，通过 Y 型转换器注射（Tuohy-Borst）造影剂，从而确认这一点。

闭塞血管的血管再通技术始于利用适当导丝穿过病变。在某些急性血栓形成的情况下，可直接以导管穿过阻塞血管。除非病变与进入位点相邻，否则用于经皮通路的导丝不应用于血管再通术。因此，穿过初始病变的导丝的选择是非常重要的第一步。作为一项通用规则，应按照增加坚硬度和增加退出血管通路可能性的顺序来尝试导丝（即应首先尝试预期可合理穿过病变的最柔软和创伤性最小的导丝）。我们的第一选择通常是诸如0.46mm或0.89mm（0.018英寸或0.035英寸）Glidewire（新泽西州萨默塞特市Terumo Medical公司）、0.89mm（0.035英寸）Roadrunner导丝（印第安纳州布卢明顿Cook公司）或0.46mm（0.018英寸）V-18 Control导丝（马萨诸塞州内蒂克Boston Scientific公司）等亲水性通用导丝。只要有可能，应在一开始就使用交换长度导丝。如果不恰当地选择了短导丝（如145cm）来开始血管再通，操作者可能会发现导丝穿过阻塞推进过远，后来才发现在体外的导丝长度已不足以令适用的导管通过它推进体内。我们偏向于具有轻微倾斜尖端的导丝，以便顺应朝向阻塞帽的曲折路径。不过，如果存在以下情况，可能会使用完全笔直的导丝：从通路位点通向阻塞帽为笔直通路，附近没有其他血管，导丝可优先占据而非阻塞血管，以及阻塞帽上存在理想形状的凹嘴。当存在这些条件时，一根完全笔直的导丝实际上可能是有利的，因为力的矢量将直接指向阻塞血管的中央核心，而弯曲的导丝将令力的矢量指向血管壁并可能阻碍导丝推进穿过病变。

如果初始导丝未能穿过病变，可能会使用逐步变硬和（或）轮廓较低的亲水导丝。我们使用各种各样的导丝设计来应对慢性完全阻塞（CTO），如以下0.36mm（0.014英寸）的导丝，以增加进入内膜下空间或血管外空间风险的顺序排列：ASAHI Fielder XT、Pilot、ASAHI Confianza或ASAHI MiracleBros（伊利诺伊州Abbott科技园Abbott公司）。当这些方法都失败时，我们在多数情况下会使用0.89mm（0.035英寸）的末端坚硬的 Glidewire 导丝，但只在需要进行血管再造的血管部分非常直的情况下才适用，因为导丝坚硬末端与任何显著曲线之间的顺应性都不稳定。利用以上任何一种导丝，操作人员都应首先尝试利用温和的方式推进导丝，只有在温和推进失败的情况下才可施加更多的力。除了谨慎选择适用导丝外，操作人员还必须选择适用的导管来推进导丝。如果需要在血管的笔直部分推进，则适合使用笔直的导管，且笔直导管有助于防止在导丝推进过程中出现多处 S 形弯曲。不过，当需要对导丝推进进行定向控制时，应使用具有高扭矩的低轮廓弯曲导管；我们通常使用 4F JR2 或 JR3 导管或 4F Terumo JB1。在此阶段，将导管预装载至合适长度的鞘是非常有帮助的，因为长鞘逐步推进并穿过病变可紧随着导管逐步穿过病变进行。另一种非常有帮助的技术是将一根长导管（如 100cm 4F JR3）载入适当口径的较短引导导管内（在此情况下为 55cm 6F JR 或多用途引导导管）。作为一种通用规则，一根既定导管需要一根尺寸大 2F 的引导导管。这种诊断导管位于引导导管内的组合是理想的，因为导管和导丝都可独立使用，而两者之间将拥有近乎理想的锥度（taper）。当不存在相对笔直的路径时，这种组合也是有用的。

只有当所有其他导丝都无法穿过病变时，我们才会考虑将诸如经间隔针（弯曲或笔直，根据适用情况）作为最后的手段。我们还成功利用了射频导丝穿过无法使用其他手段穿过的长段阻塞。

一旦穿过病变，被用于穿过病变的导丝应被更换为更具支持性的导丝。在婴儿中或需要对小直径血管进行血管再通时，我们使用交换长度支持性 0.36mm（0.014 英寸）导丝，如 ASAHI Grand Slam 或 Ironman（Abbott）用于插入直径≤5mm 的球囊，或利用 0.46mm（0.018 英寸）的 Platinum Plus（Boston Scientific）或 SV-5 导丝（新泽西州布里奇沃特 Cordis 公司）用于插入直径≤10mm 的球囊。对于较大患者或直径＞10mm 血管的血管再通，我们偏向于使用 Amplatz Super Stiff 0.89mm（0.035 英寸）导丝（Boston Scientific）。

23.6.4　如有必要，建立导丝环

当可行时，我们尤其喜欢用勒除器取出导丝的柔软末端并建立一个彻底的导丝环，我们通常会夹紧导丝的柔软末端并垂在体外以增加安全性。取出导丝所需的额外时间与手术过程中以及确保稳定导丝位置过程中节省的时间相当。外置导丝环的另一个优势是鞘同时存在于阻塞两边，为整个过程中通过鞘侧臂进行血管造影提供了方便，并可监控阻塞两侧压强而无需每次都推进一根导管穿过病变，节省了大量的时间。外置导丝环存在的情况下，可选择两根血管中较大的一根来容纳介入治疗所需的较大的鞘。例如，当进行左无名静脉血管再通时，我们可在左肱静脉和股静脉间建立一个静脉循环；在这种情况下，我们可将肱静脉作为使用 3F 或 4F 的鞘进行阻塞血管再通的初始通路位点，但将利用股静脉作为放置用于球囊和支架输送的 7F 或更大鞘的位点。当外置导丝环不可能实现或不现实时，我们将把导丝的柔软末端嵌入最远且最无害的适用血管中（例如，当从股静脉通路进行阻塞的 SVC 血管再通时，导丝的柔软末端位于手臂外周静脉深处将比位于颈静脉内更安全，以避免导丝操作伤害神经）。

23.6.5　如有必要，进行血栓切除术

在急性血栓阻塞情况下，可能会有大量的新鲜血凝块。能够将新鲜血栓与其他血管狭窄或阻塞的原因区分开来是很重要的。无法识别血栓将导致重复而徒劳的血管成形术，并导致血管创伤且无法开通病变的血管。血

栓的去除可利用大量操作完成，包括各种尺寸的手动抽吸导管（如 Fetch 2 抽吸导管，宾夕法尼亚州印第安诺拉 Bayer Healthcare 公司；或者 Pronto 导管，明尼苏达州明尼阿波利斯 Vascular Solutions 公司）以及各种用于机械血栓切除术和破碎的系统，如 AngioJet（Bayer Healthcare）和 Trellis（Covidien，加利福尼亚州圣克拉拉 Bacchus ascular 公司）。此外，急性血栓阻塞可能会要求诸如组织纤溶酶原激活物（tPA）等溶栓剂进行药物治疗。

23.6.6　球囊血管成形术

在血管再通手术中最常用的是球囊血管成形术（新鲜血栓可能例外，这种情况下简单的血栓抽吸即可恢复血管通畅）。作为通用规则，越是慢性阻塞，病变越有可能对标准血管成形术产生抗性。对于直径小于 8mm 的病变，我们通常利用切割球囊来治疗抗性病变（Flextome，Boston Scientific 公司）。对于直径大于 8mm 的病变（或先前放置的支架内的抗性病变），需要借助诸如 Dorado、Conquest 或 Atlas（新泽西州默里山 Bard 公司）等非顺应性高压球囊。球囊血管形成术应遵循一种极为循序渐进的过程进行，在适用情况下逐步增加球囊直径，每次血管成形术后以血管造影重新评估结果。在推进直径更大的球囊前，必须强制性消除既定球囊上的腰部。如果血管成形术后造成了显著的血管壁创伤，更谨慎的做法是接受部分结果，而非使用可能会导致夹层甚至破裂的更大球囊进行血管扩张。

23.6.7　如有必要，进行支架植入

总阻塞（尤其是慢性的）通常需要支架放置，因为仅行球囊血管成形术可能无法提供长期的通畅性[1-2]。

在儿童患者中，自动展开式支架几乎是从不使用的，必须使用球囊展开式支架，因为它们可允许进行未来再扩张以适应躯体的成长。选择支架是势在必行的，因为它们能够将存在问题的血管再扩张至成人尺寸（上下腔静脉和中央肺静脉至少 18mm，胸主动脉为大于 22mm）。如果在支架植入术过程中会通过重要的侧支血管，使用开环支架是最理想的（如 Mega 或 Max LD、Covidien、Plymouth、MN），以协助环控制开孔。

23.7 材料

血管再通手术所需的大部分材料已在上文描述。此外，双平面荧光镜检查是必要的，目的是确保目标路径近似位于两个近乎正交的视野中。鉴于其长度和复杂的性质，我们通常使用全身麻醉来进行这些手术。在 AngioJet 血栓切除术过程中，可能会导致心动过缓甚至心搏停止。因此，随时可能需要用到起搏导管。在血栓切除术中（因为血栓移除可能导致显著的血液流失）或血管破裂情况下血液制品是必要的。在某些情况下，应准备好覆膜支架保证随时可用（如无市售，则需自制覆膜支架）。此外，某些情况可能需要手术备份（如腹主动脉段血管再通术）。由于这些手术乏味且时间长，常常需要第二个熟练的操作人员来协助手术并缩短手术时间。

23.8 预期结果

血管再通手术中通常可获得短期成功，只要在最初失败时操作人员继续手术并改变过程，例如从不同的血管通路位点接近阻塞。但是，长期成功取决于许多因素，如阻塞本身治疗的充分性、阻塞两侧流入和流出血管的充分性、血栓移除的充分性，以及患者是否遵守长期抗凝治疗。与单独球囊血管成形术相比，使用支架植入术后我们获得了更高的成功率。尽管如此，通常避免在年幼儿童中放置支架，因为一个支架意味着患者需要接受大量的重复手术来重新扩张支架。不过，如果在最初手术时不使用支架会导致早期再阻塞或严重再狭窄，我们通常将在重新介入治疗时植入一个支架。

23.9　提示和技巧

血管再通术过程中的一个重要提示是最初使用柔软导丝，且在必要情况下只逐渐换成坚硬的导丝，以避免穿出血管壁。一旦穿出血管空间，夹层将非常难以避免，这要求放弃现有通道，并尝试从阻塞另一侧穿过病变。至关重要的一点是球囊不可用于扩张导丝通道，除非操作人员确定导丝位于血管内。从另一侧陷住柔软导丝尖端以便创造一个彻底的导丝环是确认导丝确实在血管内的理想方式。如果数次尝试后导丝仍不能被套住，血管造影术通常将确认导丝尖端实际上位于内膜中，或极少情况下完全处于血管外。这通常不会引起不良后果，因为单一导丝穿孔通常不会导致显著出血[3]。但是，如果操作人员未能意识到导丝位于血管外，并继续进行手术并开始球囊血管成形术，那么结果可能是灾难性的，尤其是在动脉系统内。另一个重要提示是，弄清将接受血管再通术的区域之前是否已进行过手术，术后阻塞的出血风险较小，因为血管周围会存在大量黏附物。

操作人员必须特别注意周围的血管结构，它们可能会在阻塞过程中起到作用，例如在髂静脉压迫综合征中会有右髂总动脉压迫左髂总静脉的情况。

最后，血管再通术中可能最重要的一点是，如果在手术结束时，造影剂快速通过病变位置或者侧支血管不再显示不清，那么手术更有可能成功。侧支血管网络的持续浑浊化显然是一个表明以下情况的迹象，接受治疗的病变本身并非血流阻力最小的路径，很容易再阻塞。我们不相信故意阻塞侧支血管来鼓励血流通入未经充分治疗的病变的做法，这么做将潜在伤害患者，且未给病变再阻塞时留下其他路径（图 23-1 至图 23-3）。

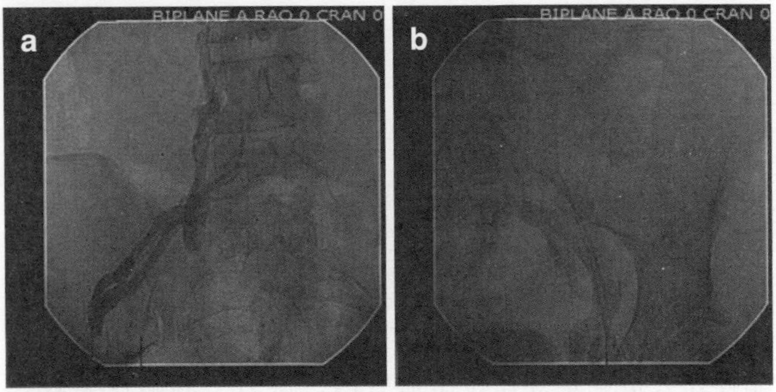

图 23-1 右股静脉（a）和左股静脉（b）内的血管造影显示了两侧髂总静脉阻塞以及肾下腔静脉的阻塞，可见大量侧支静脉

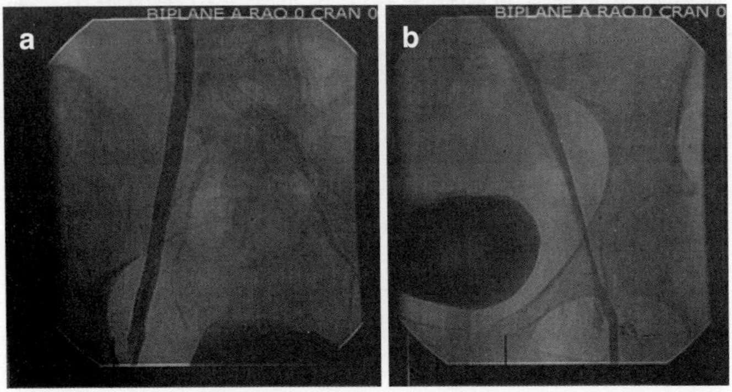

图 23-2 支架放置后右（a）和左（b）髂外静脉及髂总静脉的血管造影显示了这些静脉恢复的通畅性，侧支静脉中存在极少浑浊

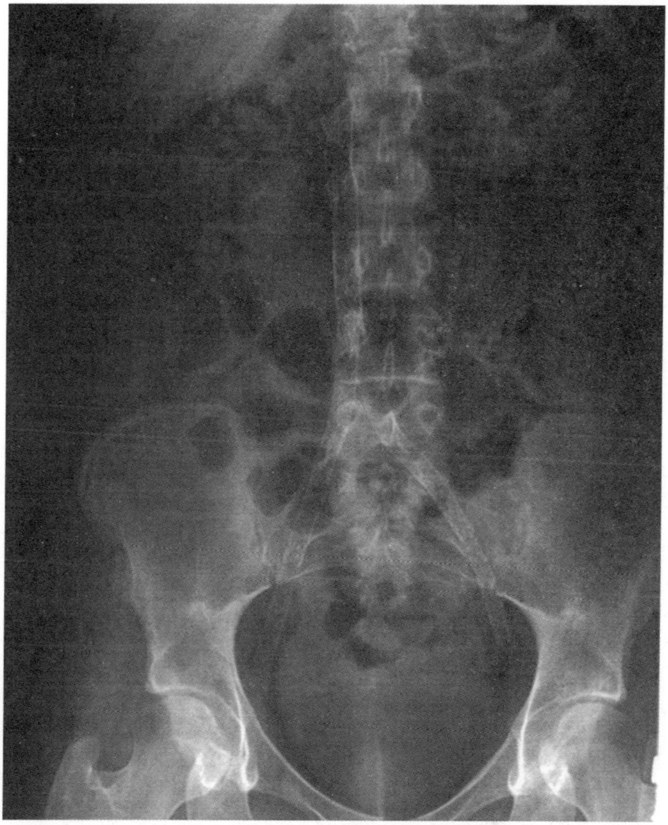

图 23-3　腹部 X 线检查显示了共同进入放置于肾下腔静脉内支架的髂外静脉及髂总静脉的两侧支架配置

23.10　缺陷

应避免的缺陷包括术前规划不充分，以及对阻塞及周围解剖结构了解不完整。在这方面，手术前仔细研究无创成像是极为重要的。如上文所述，球囊血管成形术是被禁止的，直至确定导丝已穿过阻塞并已进入阻塞另一侧的血管空间。

23.11 并发症

并发症包括内膜下导丝通道（通常是良性的），或者血管壁完全穿孔。只要没有导管或球囊推进越过此穿孔处，出血可忽略不计。如未能认识到导丝正在血管外，可导致血管不受控的撕裂。支架植入术可导致支架位置不正或症状明显的血栓。在存在大量新鲜血栓的情况下，血栓栓塞可导致末端器官损害，如肺动脉血栓或卒中。以 AngioJet 进行血栓切除术可潜在导致低血压、心动过缓甚至心搏骤停，尤其是在血栓靠近心脏时，这即往已经有大量病例报告。诸如 AngioJet 等可导致显著红细胞裂解的血栓切除系统还会导致血红蛋白尿，后者可导致肾衰竭。造影剂肾病和放射伤害始终是此类长期和复杂病例中的潜在问题。

23.12 如何管理并发症

血管破裂应根据严重程度进行管理；如果是不重要的小血管撕裂，血管阻塞可立即有效抑制出血并允许在并发症存在情况下继续进行手术。然而，重要血管的破裂必须立即治疗，逆转抗凝状态（如适用），进行输血，只要不会显著影响心排血量可在血管腔内放一个适当尺寸的球囊进行暂时止血。同时可能需要放置覆膜支架，或在撕裂处侧面放置阻塞设备，应就这些治疗方案与紧急手术检查之间进行仔细衡量。

支架血栓形成可通过重新捕获支架并在可能情况下在目标病变内重新展开或在更远处目的性展开来处理。使用勒除器将支架从体内移除是极具挑战性的，特别是对于大直径的支架，且需要使用非常大的鞘状鞘。

远端血凝块栓塞可以使用抽吸导管或其他血栓切除

装置治疗。

心动过缓或停搏可能会发生在 AngioJet 血栓切除术过程中。这些并发症可简单地通过将 AngioJet 导管的每次通过时长限制在不超过 10s 来避免（我们通常只使用 5～6s），并可通过肾上腺素和临时心室起搏进行治疗。

血红蛋白尿和造影剂肾病通常可通过大量流体给药进行治疗。

tPA 或其他药物的溶栓治疗引起的出血必须针对溶栓药本身的特点来纠正，且需要操作人员熟悉溶栓药剂的半衰期和逆转机制。例如，tPA 的半衰期仅约 5min，并可以通过新鲜冰冻血浆给药、冷沉淀物和抗纤溶逆转。

23.13 术后护理

除非存在抗凝的重大禁忌证，否则我们推荐以经皮低分子量肝素治疗至少 6 个月，通常会辅以阿司匹林抗血小板治疗。6 个月后，我们通常只继续进行阿司匹林治疗。

23.14 随访

术后成像大多由多普勒超声扫描辅以 MRI（只要区域内没有支架）或 CT 血管造影完成。对于上身静脉再通术，我们通常会通过外周上肢常规静脉造影进行监测，因为这些不需要进行镇静，且可提供一快速而简单的方式来查看再通病变的状态。我们对于重新回到导管室进行额外介入治疗设立的门槛很低，因为我们相信当再狭窄为中等时更易行再介入治疗，而不是等到病变完全阻塞。以我们的经验来看，如果通畅性可维持数月，那么长期通畅性几乎可以保证，因为晚期再阻塞并不常见。

参考文献

[1] Ing FF, Fagan TE, Grifka RG, Clapp S, Nihill MR, Cocalis M, Perry J, Mathewson J, Mullins CE (2001) Reconstruction of stenotic or occluded iliofemoral veins and inferior vena cava using intravascular stents: reestablishing access for future cardiac catheterization and cardiac surgery. J Am Coll Cardiol 37: 251-257.

[2] Frazer JR, Ing FF (2009) Stenting of stenotic or occluded iliofemoral veins, superior and inferior vena cavae in children with congenital heart disease: acute results and intermediate follow up. Catheter Cardiovasc Interv 73: 181-188.

[3] Latson LA, Qureshi AM (2010) Techniques for transcatheter recanalization of completely occluded vessels and pathways in patients with congenital heart disease. Ann Pediatr Cardiol 3: 140-146.

第 24 章　肺循环中经导管行动脉导管未闭支架植入术

PDA Stenting in Duct-Dependent Pulmonary Circulation

Kothandam Sivakumar

（刘　垚　译）

24.1　肺循环导管支架植入术

外科手术体肺分流术可以缓解患有导管依赖肺循环的新生儿的症状。外科手术产生的问题包括过长的机械通气和重症监护时间，出血和输血，频繁使用多种强心剂，肺部并发症，败血症，以及周围结构如膈神经、喉返神经和胸导管的损伤。导管支架植入术（ductal stenting，DS）提供了一个替代外科手术的选择。在两种治疗方法术后随访中，存在因为导管支架中内膜增生和外科手术分流术中血管内膜纤维剥离及血栓生成导致的渐进性血氧水平降低。随访中 5%～20%的患者发生因分流或支架内血栓形成导致的猝死。外科手术分流可长达数年地缓解症状，但 DS 只能保证 6～12 个月的生命。在缓解持续时间上的差异会影响患者对 DS 的选择。

24.2 解剖学描述和病理生理学

24.2.1 动脉导管解剖学

在被诊断动脉导管未闭的患者中，导管的形状可以是锥形或管状或窗口形等不同的形状，但导管的主动脉起源几乎总是一定的，并超出最近的锁骨下动脉起源。与此相反，在肺动脉闭锁中，导管的起源并不相同，并可能具有一个从主动脉弓底面发出的更近的起源。在少数情况下，导管可能源于对侧无名动脉或锁骨下动脉，极少的情况下是从双侧连接到未汇合的肺动脉（图 24-1）。

24.2.2 病理生理学

早期新生儿前列腺素撤退导致导管内膜垫肿胀，导管收缩，以及管腔闭塞。功能性导管闭锁发生在出生2～3 天，纤维组织的解剖性导管闭锁随后发生。动脉导管闭锁导致肺动脉闭锁的患者严重缺氧。在少数患者中，动脉导管开放数周或数月以保持肺循环。

24.2.3 不同的解剖学病变

在新生儿期，依赖于动脉导管开放以保持肺循环的肺动脉血流量严重减少的先天性心脏病可以分类如下[1]。

24.2.3.1 A 类：双心室肺动脉闭锁

该类型包括法洛四联症（TOF）相关的肺动脉闭锁、双出口右心室，以及大动脉转位。该类解剖学形态适合于稍后的双心室修补术及另外的心脏瓣膜同种或异种导管移植。

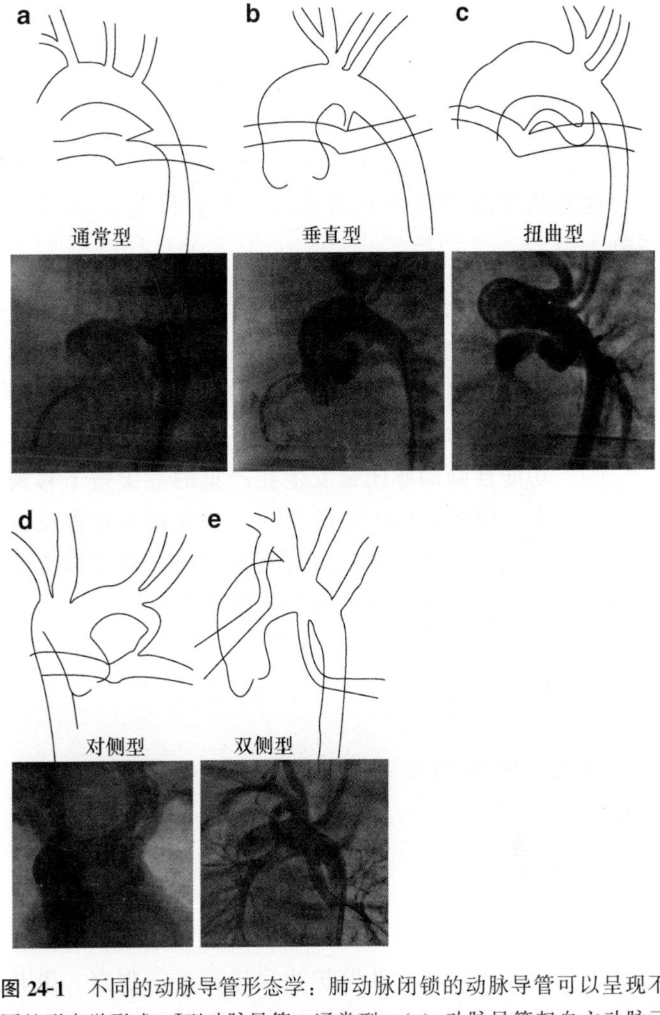

图 24-1　不同的动脉导管形态学：肺动脉闭锁的动脉导管可以呈现不同的形态学形式。Ⅰ型动脉导管，通常型，(**a**) 动脉导管起自主动脉弓和降主动脉的交界处，向前方插入双肺动脉汇合处。Ⅱ型动脉导管，垂直型，(**b**) 动脉导管从近端主动脉弓的底面垂直向下至肺动脉汇合处。Ⅲ型动脉导管，扭曲型，(**c**) 在这种最常见的形态中，动脉导管在插入双肺动脉汇合处前呈现 C 形或 S 形。Ⅳ型动脉导管，对侧型，(**d**) 导管起始于主动脉弓对侧的无名动脉或锁骨下动脉的侧面。Ⅴ型动脉导管，双侧型，(**e**) 很罕见，动脉导管可以是双侧的，每根导管将插入同侧肺动脉。在大多数这类患者中，双肺动脉不汇合，而彼此分开

24.2.3.2 B类：单心室循环肺动脉闭锁

该类型包括单心室相关的肺动脉闭锁，非平衡房室管，具有非开放的室间隔缺损的双出口右心室，肺动脉闭锁伴右心室依赖性冠状动脉循环，以及复杂内脏异位。这些病变随后可由双向 Glenn 手术和 Fontan 手术缓解。

24.2.3.3 C类：肺循环短暂不足

(i) 有肺动脉闭锁伴完整室间隔和严重肺动脉瓣狭窄的新生儿即使在成功的新生儿肺瓣膜切开术数周至数月后仍然有顺行肺动脉血流量不足。

(ii) 功能性肺动脉闭锁发生在严重的三尖瓣下移畸形、右心室心肌病、Uhl 畸形及三尖瓣发育不良伴反流新生儿的胎儿期肺血的高管阻力衰退以前。对于以上这两种类型，更长的动脉导管的开放期是必要的。

24.3 临床病例

以下一些病例研究强调了上述不同类型的临床表现。

病例研究 1

在孕 6 个月时被诊断为 TOF、出生体重 3.2kg 的婴儿，出生后被收入新生儿监护病房进行医学观察。患儿的超声心动图证实了胎儿期的诊断，正在闭锁的垂直动脉导管和汇流肺动脉测量值均为 4mm。36h 后，因缺氧开始注射前列腺素 E1（PGE1）。与心脏外科医生讨论后，在出生后第 4 天采用 4mm 冠状动脉支架进行了择期 DS。在出生后第 4 天，将手术使用的冠状动脉导引导管通过右股静脉通路经右心室推入主动脉弓。垂直动脉导管和主动脉弓底面的锐角不允许导管通过股动脉（图 24-2）。患者随后在 8 个月时接受了导管修复术。

病例研究 2

患有严重发绀的体重 2.2kg 的 10 日龄新生儿被确诊为 TOF、肺动脉闭锁伴细小汇合肺动脉（测量值为每侧 3mm）。分流手术对细小肺动脉和低体重具有很高的风险。通过股动脉通路使用 3.5mm 冠状动脉支架进行 DS（图 24-3）。患儿在 1 岁时进行了择期导管修复术。

病例研究 3

一个产前诊断患有三尖瓣下移畸形、严重发绀的 2.8kg 重的新生儿出生后需要机械通气。患儿有功能性肺动脉闭锁，无显著顺行肺血流，以及右主动脉弓。在经 PGE1 稳定后，患儿停用呼吸机。患儿对 PGE1 的继续依赖导致了在第 14 日龄使用 4mm 冠状动脉支架的

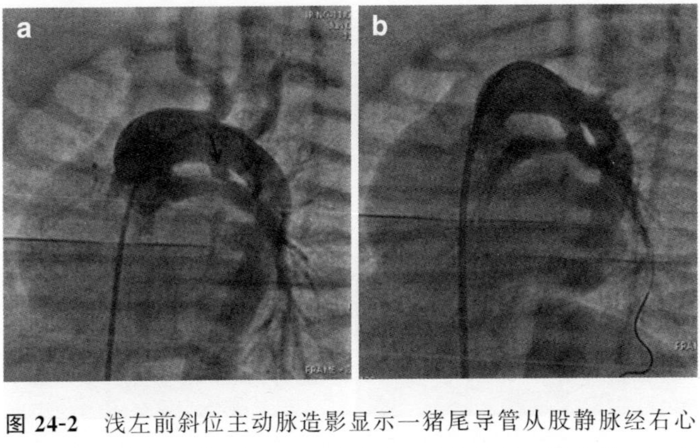

图 24-2　浅左前斜位主动脉造影显示一猪尾导管从股静脉经右心室前进至左侧主动脉弓（**a**），显示了一垂直导管（箭头所示）起始于右侧无名动脉对侧的主动脉弓底面。在这样的情况下，导丝前进至左肺动脉远端分支使导管支架植入术更易（**b**）从最佳角度经静脉途径进行

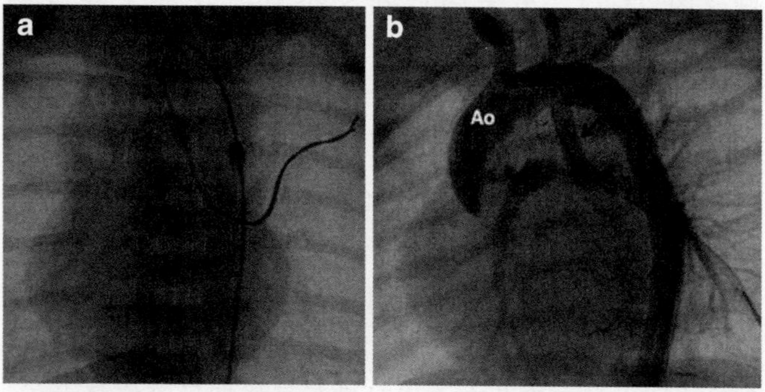

图 24-3　通过一根 4F 长鞘管，一根冠状动脉导丝通过垂直动脉导管推进（**a**）。一根附加的伴随导丝（虚线箭头所示）被推进帮助支架通过垂直动脉导管的锐角。（**b**）支架植入术后，主动脉造影浅左前斜位视图证实了支架（箭头所示）通过了动脉导管的整个长度。Ao，主动脉

DS（图 24-4）。改善的右心室功能在 2 个月后使顺行肺血流量达到正常。该支架保持开放 7 个月，患儿整个童年期的血氧饱和度达到 95%以上。

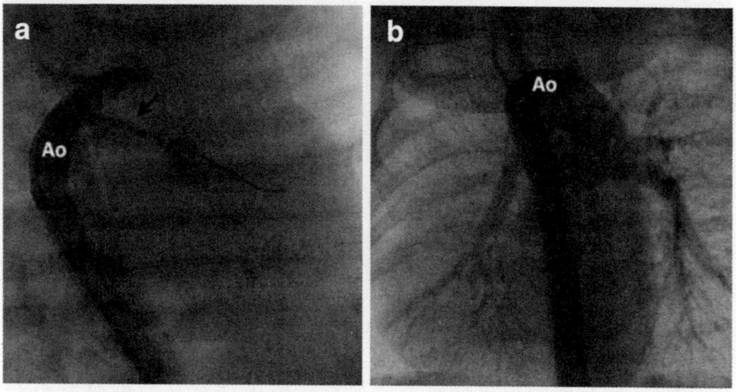

图 24-4　通过一根 4F 长鞘管在浅右前斜位的血管造影（**a**）确认了通过动脉导管前进到左肺动脉中的一根冠状动脉导丝上放置的 4mm 支架的位置（箭头所示）。支架放置后，重复主动脉造影（**b**）显示了通过所述支架导管（箭头所示）肺动脉的良好填充

病例研究 4

一名 10 日龄新生儿患严重肺动脉瓣狭窄，肺动脉瓣环测量值为 7mm，具有通过卵圆孔的右向左分流，伴右心室发育不全，三尖瓣 Z 值为－2。球囊肺动脉瓣膜切开术后严重缺氧持续，即使右心室压力从 120mmHg 降为 45mmHg。患儿正在闭合的动脉导管被通过从静脉端推入肺动脉主干的导向导管植入支架（图 24-5）。患儿的导管支架维持开放期为 1 年。

病例研究 5

一名严重缺氧的 4 日龄新生儿被诊断为肺动脉闭锁伴完整室间隔。三尖瓣 Z 值为－2 提示进行球囊肺动脉瓣膜切开术。然而，心肌窦状隙广泛存在冠状动脉和右心室依赖性冠状动脉循环自由流动（图 24-6）。使用 4mm 冠状动脉支架的 DS 经股动脉实施。

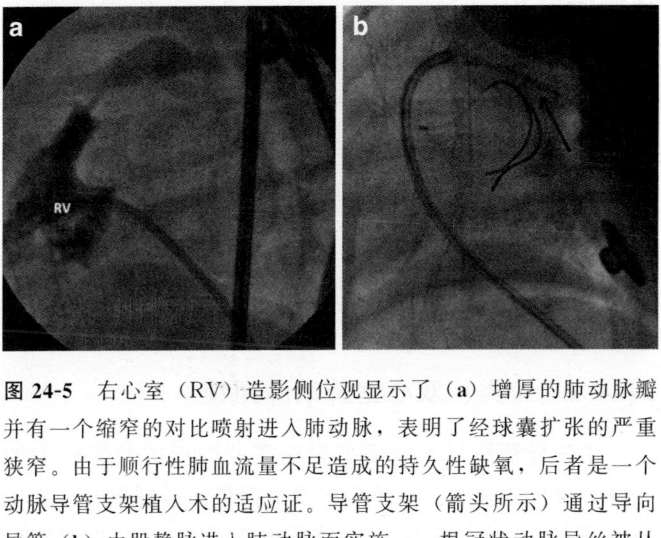

图 24-5　右心室（RV）造影侧位观显示了（**a**）增厚的肺动脉瓣并有一个缩窄的对比喷射进入肺动脉，表明了经球囊扩张的严重狭窄。由于顺行性肺血流量不足造成的持久性缺氧，后者是一个动脉导管支架植入术的适应证。导管支架（箭头所示）通过导向导管（**b**）由股静脉进入肺动脉而实施。一根冠状动脉导丝被从引导导管推进到右肺动脉来引导导管支架的近侧延伸

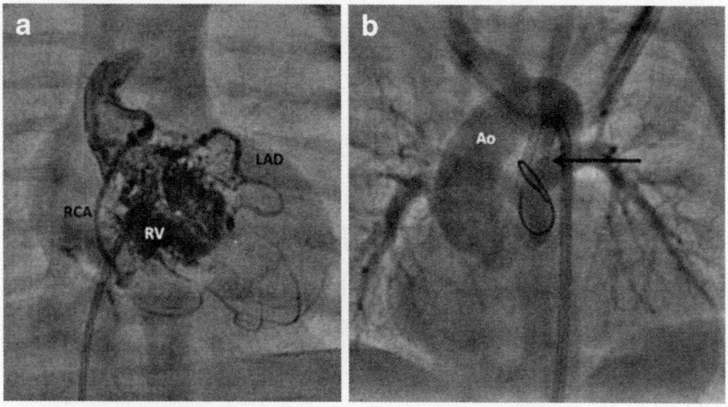

图 24-6　右心室造影（**a**）显示发育不全的右心室（RV）正在充盈多个心肌窦状隙填充的右冠状动脉（RCA）和左前降支（LAD），提示右心室依赖性冠状动脉循环（RVDCC）。这就排除了使用肺动脉瓣膜切开术为右心室减压。动脉导管植入术后，从股动脉途径的主动脉造影（**b**）通过导管支架填充了成形良好的肺动脉窦和肺动脉（箭头所示）

病例研究 6

一名 45 日龄的婴儿患有单心室、肺动脉闭锁、共同房室瓣伴无反流，呈现严重缺氧。从对侧右锁骨下动脉起源的长动脉导管有非常狭窄的肺动脉端。使用 3.5mm 支架的择期 DS 保持患儿充足供氧直到其 1 岁时接受双向 Glenn 手术（图 24-7）。

24.4　适应证和患者选择

24.4.1　A 类：双心室肺动脉闭锁

由于导管修复术需要推迟至婴儿期后以放置较大的导管，较长的新生儿初始症状缓解期是比较理想的。相比外科手术 3.5mm 或 4mm 的移植血管通路，DS 仅仅提供 6～12 个月的缓解期。在这一类患者中，DS 的适应证仅

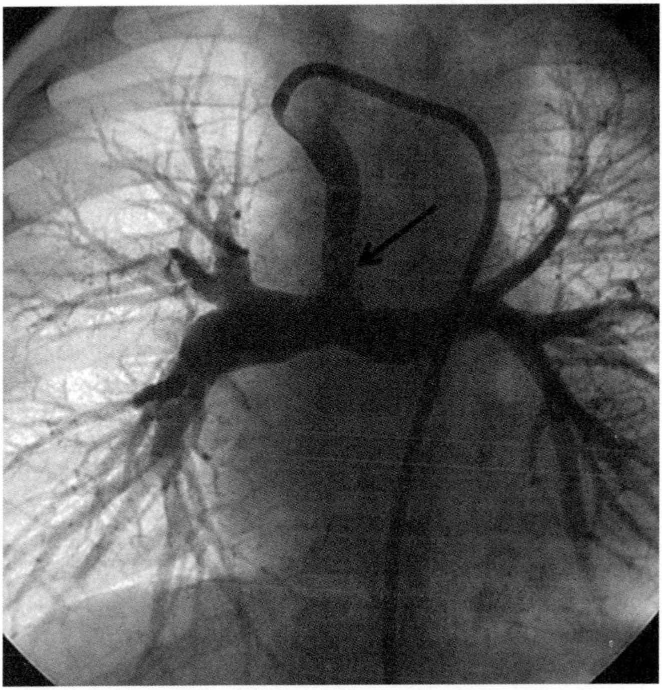

图 24-7　通过从左主动脉弓到右锁骨下动脉的导向导管注射造影剂显示了较长的对侧动脉导管插入到肺动脉汇合处。动脉导管远端插入处狭窄被植入 3.5mm 支架（箭头所示）

限于：

（i）手术风险高的患者：出生体重低于 2.5kg，如 21 三体综合征等综合征，支气管肺炎等并发症，肺部疾病的早产儿，以及其他器官畸形。

（ii）细小肺动脉。由于常见的分流部缩窄，对非常细小的肺动脉实施分流术是非常复杂的。分流后的远端肺门肺动脉狭窄是很难在矫正手术中修复的。相反，DS 术后的肺动脉汇合处狭窄在修复手术中较易接近。

（iii）在非汇合肺动脉伴Ⅴ型双侧导管中，分流术中心肺转流术汇合的广泛重建是必需的。双侧 DS 时这种重建可以推迟数月。

(iv) 如果对新生儿手术分流的经验不足，择期 DS 也可以在低风险患者中实施。

24.4.2　B 类：单心室心脏伴肺动脉闭锁

无论是 DS 或手术分流均增加肺血流量并引起心室容量负荷过重。过长时间的心室扩张和功能障碍使 Glenn 手术变得复杂。高肺动脉压和由此产生的高肺血管阻力也使 Glenn 循环更复杂。在此类患者中，早期 Glenn 分流避免了肺血管床长期暴露于主动脉血流。对于这种短期缓解，DS 比手术分流更为理想，因为其避免了手术并发症。

24.4.3　C 类：暂时性导管开放

C 类病变需要导管保持开放数周或数月，直到右心室功能足以维持肺循环。在这一类患者中，新生儿期保持导管开放而获得的症状暂时缓解是必需的。

24.5　治疗方法选择

24.5.1　A 类：适用于双心室导管修复术的法洛四联症伴肺动脉闭锁

相比 DS 的仅仅 6～12 个月，手术分流提供更长的达到 2～3 年的持续症状缓解[2]。

DS 仅在以下情况优先选用：

1. 手术风险高的患者。
2. 细小肺动脉。
3. 非汇合肺动脉。
4. 新生儿手术并发症发生率高的医疗机构。

外科手术分流优先选用于：

1. 低手术风险的新生儿。

2. 预先存在的动脉导管插入的汇合处狭窄。

24.5.2　B 类：单心室心脏伴肺动脉闭锁

导管支架植入术在 6～7 个月婴儿进行 Glenn 分流术前提供了足够的症状缓解。然而，汇合处狭窄的患者首选外科分流术。

24.5.3　C 类：短暂性新生儿导管依赖

为期 2～6 周的长期 PGE1 注射作为一个治疗方案，具有①长时间的重症监护造成的高治疗成本；②静脉血栓形成和败血症；③药品副作用，即胃窦增生和骨骼的骨质增生；④注射持续时间长短的不确定性。在这类患者中，手术分流导致不受控的很难耐受的肺血流。对此类患者，DS 缩短了住院时间并提供了足够的症状缓解时间，是较为理想的治疗方法。

24.6　术前影像学

超声心动图作为最为关键的影像学工具提供了以下信息：

(i) 动脉导管——形态学、起始和终结、长度、主动脉端和肺动脉端直径。

(ii) 主动脉弓——主动脉弓取向和主动脉分支向腋动脉或颈动脉的通路。

(iii) 肺动脉——纵隔及肺门肺动脉的大小，在动脉导管插入部位的汇合处狭窄。

(iv) 心脏解剖学——不同的分型，A、B 和 C 型。

(v) 心室收缩功能、房室瓣环的大小和功能、主动脉根部直径和主动脉瓣功能。

(vi) 静脉途径中的静脉畸形。

(vii) 房室交通及球囊房间隔造口术的必要性。

24.7 详细技术

- PGE1 注射应在 DS 前至少 1h 停止，使动脉导管得到充分收缩。
- 术前给予一次 3～5mg/kg 剂量的阿司匹林。
- 体温过低可利用暖风机（3M Bair Hugger）、热无菌织物遮盖以及在生理盐水和造影液使用前加温来避免。
- 为应对术中失血而准备的交叉配型的红细胞。
- 如果预期通过腋动脉或颈动脉进行插管，首选机械通气和全身麻醉。
- 静脉滴注以对抗 PGE1 相关的低血压并帮助快速建立血管通路。
- 为使用一根高流量猪尾导管进行的最初主动脉造影而经股动脉获得的 4F 或 5F 血管通路。
- 血管通路建立后，给予 100U/kg 的肝素；在长时间的每隔 1h 的持续给药，剂量由经验或活化凝血时间（超过 180s）决定。
- 为了显示肺动脉及其汇合点，Ⅰ～Ⅲ型导管的主动脉造影应在浅左前斜位来完成（LAO 20°、头位 20°）（图 24-2 和图 24-3）。对从右主动脉弓起始的导管，选择 RAO 20°、头位 20°（图 24-4）。
- 对Ⅰ～Ⅲ型导管，动脉导管的起始和插入、形态学、长度和直径都由侧位投影确定（图 24-1c）。对Ⅳ型和Ⅴ型导管，主动脉造影通过前后位完成（图 24-6）。
- 一些操作者更愿意通过经皮建立的左腋动脉通道或手术切开建立的左颈动脉通道来到达Ⅱ型和Ⅲ导管（图 24-8）。以下的技术适用于经股动脉通路的Ⅱ型和Ⅲ型导管，所使用的导管和导丝专用于

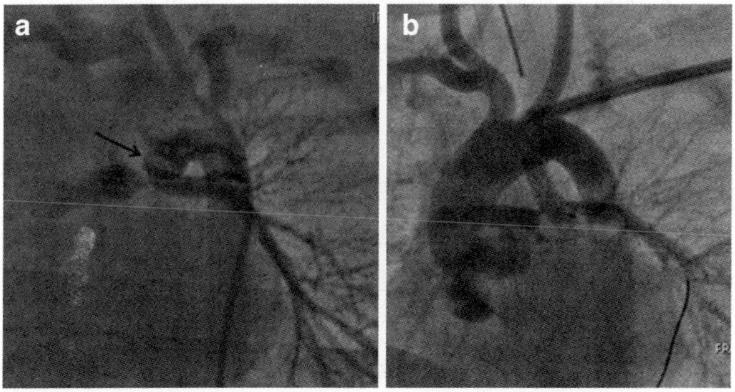

图 24-8　股动脉造影（**a**）末端孔导管显示扭曲Ⅲ型导管，经腋动脉途径成功植入 4mm 冠状动脉支架（**b**）。指引导丝在左肺下叶

股动脉通道。如果获得了腋动脉或颈动脉通道，4 French 多用途导管或 Judkins 右冠状动脉导管经常被使用。

- 对于Ⅱ型和Ⅲ型导管，猪尾导管的尖端被切割为 J 形，并被重新插入到主动脉弓以接合动脉导管。Judkins 右冠状动脉导管最好选用Ⅰ、Ⅳ和Ⅴ型导管插入。
- 一根 0.36mm（0.014 英寸）软 J 型尖加强支撑的冠状动脉导丝沿着动脉导管的弯曲进入肺动脉。一根 Y 型连接（Tuohy borst）控制失血。超越柔软尖端的导丝应更多地进入肺动脉。
- 如果导丝没能前进超越软尖，一根微导管可以帮助导丝进一步推进。
- 大部分支架植入术通过长 4F 鞘管完成，有时通过 5F Judkins 右冠状动脉导引导管完成。
- 选用预装的非药物洗脱冠状动脉支架，基于超声心动图和血管造影选择支架长度。应注意支架应通过整个动脉导管的长度，不要遗留任何支架未达到的导管部分。

- 将拉直动脉导管的导丝定位后，如果血流动力学和血氧饱和度保持稳定，已知长度和双侧标记的冠状球囊被推进到导管。再次进行血管造影，动脉导管的长度通过比较球囊长度进行评估（图 24-12）。
- 体重低于 2.5kg 的患者选用直径 3.5mm 的支架，4mm 支架用于超过 2.5kg 的患者。对于供应两侧肺的双侧Ⅴ型导管，使用 3～3.5mm 支架。
- 当支架从股动脉通路进入Ⅱ型和Ⅲ型导管时，支架可能会被向近侧推入主动脉弓，而不是通过动脉导管。在这种情况下，一根附加的辅助导丝（图 24-3）可帮助推进支架进入导管。
- 使用充盈装置快速充盈支架以确保支架的完全扩张。
- 再次进行主动脉造影以确认整个动脉导管长度都已被支架支撑。
- 止血后，以 15～20U/(kg・h) 的剂量持续肝素输注 24～48h。尽早进行口服或鼻饲进食。每日给予抗血小板药物阿司匹林［3～5mg/(kg・d)］和氯吡格雷［1mg/(kg・d)］。
- 出院前，血氧饱和度及血流动力学需在重症监护病房中监控 48h。

24.8 手术器材

导管：4F 猪尾导管，4FJudkins 右冠状动脉导管，5F Launcher Judkins RCA 导向导管（Medtronic Co），0.46mm（0.018 英寸）管腔 Cantata 微导管（Cook Medical），0.53mm（0.021 英寸）管腔 Progreat 微导管（Terumo Corporation）。

导丝：0.36mm（0.014 英寸）平衡的中间配重冠状动脉导丝（Abbott），Choice PT 强支撑导丝（Boston

Scientific)。

长鞘管：4F 波士顿儿童医院鞘管（Cook Medical)。

支架：不同长度的 3.0mm、3.5mm、4.0mm 和 4.5mm 直径的冠状动脉支架 Driver（Medtronic Co）和 Vision（Abbott)。

24.9　预期疗效

Ⅰ型、Ⅳ型和Ⅴ型导管，使用 Judkins 右冠状动脉导管插管，DS 通常比较成功[3]。血氧饱和度术后立即上升到 85%～95%。主动脉血液紧急流入肺动脉可能会导致短暂的自限性全身性低血压。动脉导管的整个长度应被植入支架。如果动脉导管的肺动脉端或主动脉端未被支架支撑，这些端部最终的缩窄封闭会引起严重缺氧。如果主动脉造影显示了动脉导管有任何不被支架支撑的部分，一个附加的重叠支架被植入以覆盖整个导管长度。

对Ⅱ型和Ⅲ型导管，从股动脉通道进入的剪切过的猪尾导管通常插入动脉导管的主动脉端以帮助导管走线。如果柔软的导丝不能推进到肺动脉更深的位置，一根辅助导丝或微导管可协助推进导丝。在少数患者中，经静脉通道通过心室进入升主动脉的导管可能帮助导管插入和走线。如果所有这些尝试均以失败告终，同侧经皮腋动脉通道或同侧手术暴露颈动脉通道可以作为备选方案进行尝试。由于动脉导管的主动脉起始点位于这些动脉的对侧，导管插管往往较易达成（图 24-8)。约 5%的Ⅱ型和Ⅲ型管道患者尽管尝试了所有的这些血管通路，但由于动脉导管曲折而无法放置支架。

24.10　提示和技巧

- 尽管经静脉导管支架植入术有利于Ⅱ型和Ⅲ导管，

较硬的导引导管通过三尖瓣和主动脉瓣时使其泄漏并进而引起低血压。导管也可能摩擦希氏束并导致传导阻滞。

- 冠状动脉支架可以较高的充盈压力超越其标称的直径。
- 支架覆盖整个动脉导管非常关键。如果有任何未被支架覆盖的导管组织，将植入一个附加的同直径的重叠支架以覆盖整个导管长度（图 24-9）。

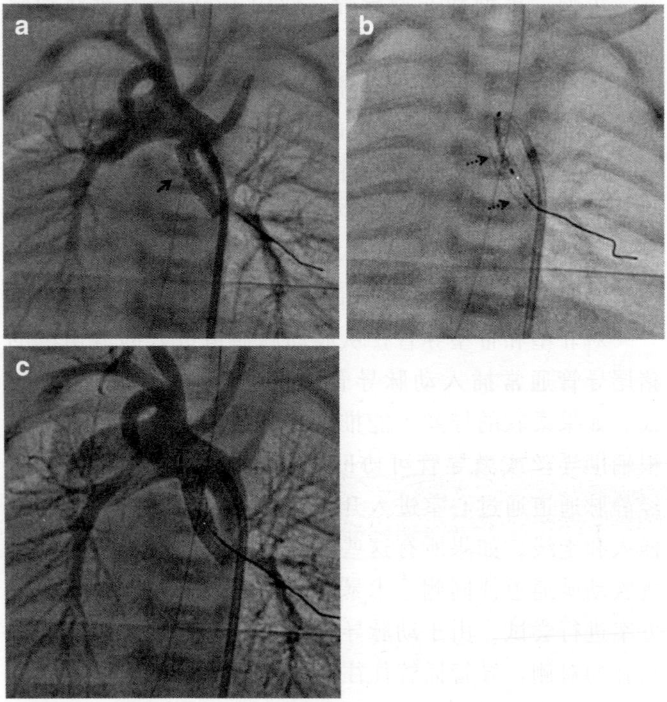

图 24-9 一例Ⅴ型双侧导管伴单心室、肺动脉闭锁的新生儿的主动脉造影（**a**），从主动脉弓的底面到左侧导管的支架术后显示导管的主动脉端未被支架覆盖（箭头所指）。导丝仍在正确的位置。第二个支架重叠（**b**）于前一支架内（虚线箭头所示）。最终主动脉造影（**c**）确认整个导管长度被支架覆盖。右无名动脉中另一根导管随后以相同的方法植入

- 多巴胺输注可用于控制 DS 术后由于大量主动脉血进入肺动脉而引发的全身低血压。

24.11　陷阱

1. 急性全身性低血压，常用多巴胺输液和液体处理。

2. 突然增加的肺血流导致充血性心力衰竭，由小剂量呋塞米静脉注射和减少补液量控制。

3. 由于血液优先流入到一侧肺造成的单侧肺灌注。由端孔导管插入导管支架的主动脉端的主动脉造影偶尔可能会导致血液优先流向一侧肺（图 24-10）。在这种情况下，如果超声心动图显示血流持续流入双侧肺动脉，不需要立即进一步干预。

4. 股动脉脉搏消失，通常持续给予肝素 48h 来控制。

5. DS 术后的肺灌注比手术分流术后的过量血流相

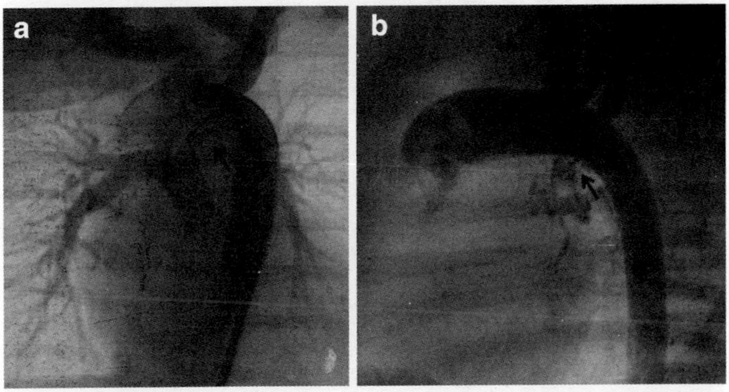

图 24-10　浅左前斜位主动脉造影（**a**）显示，一例 d-大动脉转位、大室间隔缺损和肺动脉闭锁的患者的Ⅲ型导管被从主动脉弓的底面成功植入支架（箭头所示）。去除导丝之后，重复主动脉造影显示了支架完全被血栓闭塞（**b**）

对容易控制。

24.12 并发症

急性并发症包括动脉导管未能插入、导管痉挛、急性支架内血栓形成、顽固性低血压，以及导管血流过量导致的心力衰竭、导管剥离、支架栓塞、腹股沟血肿，单侧肺血流而对侧肺完全无血流（图 24-11）和股动脉脉搏消失。

慢性并发症包括亚急性支架内血栓形成、进行性内

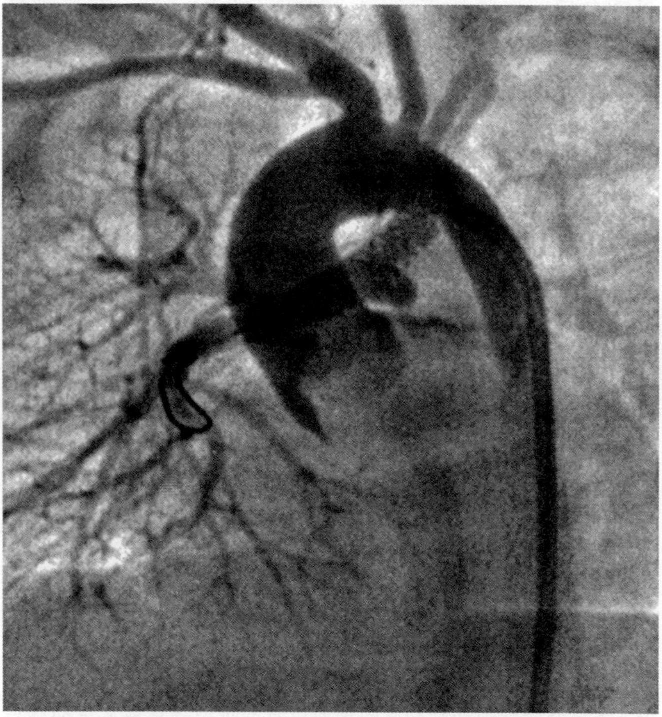

图 24-11 法洛四联症合并肺动脉闭锁的患者在导管支架植入术后右肺单边高灌注

膜增生和支架内再狭窄，以及肺动脉汇合狭窄或断开。

24.12.1　如何控制并发症

1. Ⅱ型和Ⅲ型导管可能经股动脉通路行 DS 比较困难。另一种方法是通过腋动脉或颈动脉。如果该手术亦失败，PGE1 滴注应重新启动，并应准备进行手术分流。

2. 急性支架内血栓形成可通过术前给予阿司匹林来预防。一般表现为术后数分钟至数小时内的急性缺氧（图 24-10）。该并发症应立即追加肝素治疗。如果导丝仍在原位，可将一冠状动脉球囊推入支架内将血栓机械性推进肺动脉。如果套管已经取出，可以链激酶［2000U/kg 静脉注射随后静脉输注 1000U/(kg·h)］或组织型纤溶酶原激活物（1mg/kg 静脉注射）进行溶栓。

3. 急性导管痉挛可以通过轻柔的导丝操作和快速的

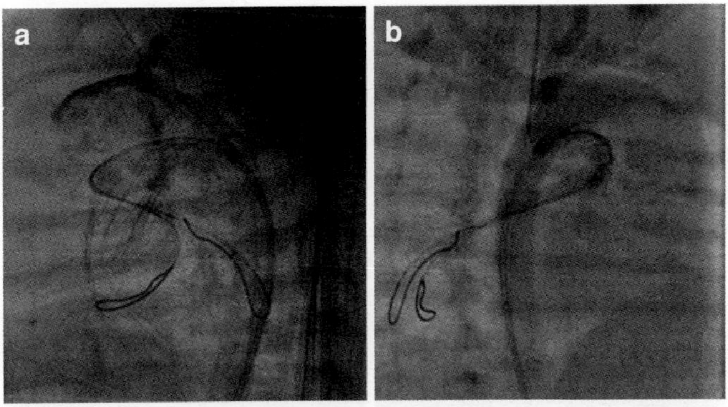

图 24-12　一未充盈的两端标记以指示长度的 1.5mm×10mm 球囊被放置在动脉导管后侧位（**a**）和右前斜位（**b**）主动脉造影。当造影剂填充导管时，球囊长度对比被拉直的导管长度来决定最终的支架长度。使用这种未充盈球囊来测量导管长度时，应注意选用两端标记的球囊。一些直径较小的冠状动脉球囊只有一个单一的中央标记

支架放置来预防。如果有严重的缺氧，PGE1 应该重新启动。

4. 过大的导管支架可能会导致急性肺灌注和心力衰竭的发生，应予避免。该并发症表现为低血压、呼吸窘迫和呼吸急促。可以用水分限制、利尿药和多巴胺来控制。

5. 动脉导管剥离可通过导管组织的对比染色识别。如果导丝位置稳定，剥离区动脉导管应尽快植入一根可覆盖整个导管长度的长支架。如果导丝位置不稳定，导丝应被取出并计划进行外科手术（图 24-13）。

6. 支架栓塞发生在非收缩导管。如果进行 DS 时 PGE1 仍在持续滴注，栓塞也可能发生。支架经常栓塞直至肺动脉。如果导丝仍在支架的内腔，不要取出导丝。患儿应立即进行手术并可能需要体外循环。保留的导丝将防止支架远端栓塞超越肺门分支。

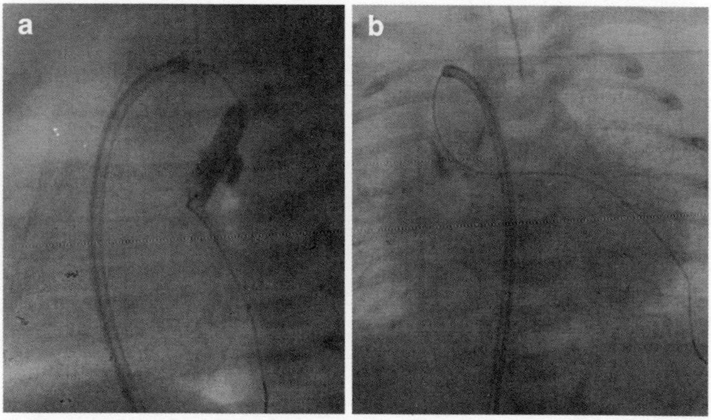

图 24-13 支架定位时发生的动脉导管剥离（**a**），由导管周围组织的对比度染色显示。该并发症通过立即放置支架处理（**b**）。导管组织的放射性对比染色很快消失。通常支架的开放性不受此剥离及造影剂导管周围组织染色的影响

24.13　术后护理和随访

阿司匹林和氯吡格雷给药一直持续到Ⅰ类和Ⅱ类患者的择期手术。患者每月随访血氧饱和度以及导管支架通畅的临床证据（连续杂音）。一系列的超声心动图检查应当记录导管支架内血流、两肺对称灌注、肺门肺动脉足够的增长，并确保没有肺动脉汇合扭曲和中断。对于Ⅰ类患者，外科手术应在病情允许的情况下尽量延期，以确保手术时更高的体重。对于Ⅱ类患者，一旦患者达到 5～6 个月的年龄并发育正常，就应择期进行 Glenn 手术。对于导管仅预期短暂开放的Ⅲ类患者，如果根据临床评估导管支架开放不再需要，抗血小板药可被停止。

每一例导管支架植入术前应详细地与心脏外科医生进行讨论，采用支架植入术的决定应在讨论后做出。对一些非常曲折的长动脉导管，导丝可能难以获得稳定的位置，而导致手术失败。通过使用微导管帮助导丝更深地推进进入肺动脉，这类曲折动脉导管导致的手术失败可能性将被降至最低。也可以谨慎地对一些具有非常曲折长导管的患者直接进行外科手术。在严重肺动脉汇合狭窄存在时，导管支架植入术不应使用，因为这将导致血液只流向一侧肺，对侧肺血流被切断。

参考文献

［1］ Sivakumar K，Bhagyavathy A，Coelho R，Satish R，Krishnan P（2012）Longevity of neonatal ductal stenting for congenital heart diseases with duct-dependent pulmonary circulation. Congenit Heart Dis 7：526-533.

［2］ Alwi M，Choo KK，Haifa AL，Geetha K，Hasri S，Mulyadi MD（2004）Initial results and medium-term follow-up of stent implantation of patent ductus arteriosus in duct-dependent pulmonary circulation. J Am Coll Cardiol 44：438-445.

[3] Gewillig M，Boshoff DE，Dens J，Mertens L，Benson LN（2004）Stenting the neonatal arterial duct in duct-dependent pulmonary circulation：new techniques，better results. J Am Coll Cardiol 43：107-112.

第 25 章　体循环中经导管行动脉导管未闭支架植入术

Patent Ductus Arteriosus Stenting in Duct-dependent Systemic Circulation

Dietmar Schranz
（刘　垚　译）

25.1　解剖学描述和病理生理学

心脏畸形引起的导管依赖体循环，可以概括为“左侧”缺陷，范围从严重主动脉瓣狭窄、左心发育不良（Shone 综合征）（HLH-C），直至左侧发育不全心脏综合征（HLH-S）和主动脉缩窄至主动脉弓中断（参见第 39 章的混合疗法）。

25.2　临床表现

左侧先天性心脏畸形的新生儿有些缺陷在成长之后才能被检测到。呼吸急促的症状常常被漏诊或错误地解释（如败血症）。许多婴儿出生后在明确诊断之前未被发现导管依赖性体循环。总之，新生儿如呼吸急促病情危重，可能有危及生命的疾病；在这些新生儿中，导管依赖性体循环的先天性心脏缺陷必须始终予以考虑。产前胎儿超声心动图有助于避免产后心力衰竭，甚至避免不能察觉的导管阻塞造成的心源性休克。因此，先天性左侧心脏缺陷需要诊断后立即处置，无论是在胎儿期或出生后。关于预防性前列腺素输注的治疗策略，低剂量输注［5～10ng/(kg·min)］是安全的，但高剂量［(25～50ng/(kg·min) 甚或 100ng/(kg·min)］是危险的。然而，对于预防性治疗方案，产前或产后立即诊断是必要的。重要的是，在新生儿发展出任何症状之前的治疗，需要复杂的医学教育。

25.3 适应证和患者选择

左心发育不全（HLH）新生儿的预后是由多种因素决定的，特别是能否在第一时间行修复手术，不论是 Norwood 术、Sano 修复术，或者更罕见的、具有挑战性的双心室修复术。导管依赖体循环中的动脉导管支架植入术的适应证可能是难治性前列腺素导管闭锁或作为择期治疗策略的一部分。

在过去，动脉导管的形态学，特别是，导管与降主动脉弓交汇时，在大约 10％的患者中似乎都不利于放置支架。当球囊扩张支架作为导管支架的唯一选择时，该特性更加明显。大鞘管的使用或患者血流动力学的不稳定不允许球囊充盈扩张支架导致的血流短时中断。目前，从技术的角度来看，使用新型的可以通过一个 4F 鞘管的自我扩张型支架，导管依赖体循环中的动脉导管支架植入术对所有新生儿都是可行的，不依赖于患者的导管形态学或血流动力学的稳定性。

25.4 治疗方法选择（另见第 39 章）

导管支架结合双侧肺动脉狭窄（bPAB），以及在必要时的房间隔操作，被发展成一种混合疗法[1]；该法在全球范围多个医疗中心被作为第一步骤的方法，但主要是作为一种杂交方法用于新生儿的高风险性 HLH-S 或 HLH-C[2-3]。

25.5　术前影像学

在新生儿中，HLH-S 或 HLH-C 通过超声心动图诊断，标准化的方法有横向和纵向平面，重点展示四心腔室视图，流出通道，使用二维（2-DE）彩色血流三血管视图及频谱多普勒诊断。超声检查的重点须为心房间通路，三尖瓣和心室功能，以及导管的形态学，包括导管的长度和宽度，以及与降主动脉弓的关系（图 25-1）。当考虑进行导管支架植入术时，该治疗策略应建立于术前影像学基础之上，其中可能包括磁共振成像（MRI），用以回答有关肺静脉形态学或主动脉弓畸形的任何问题（图 25-2）。

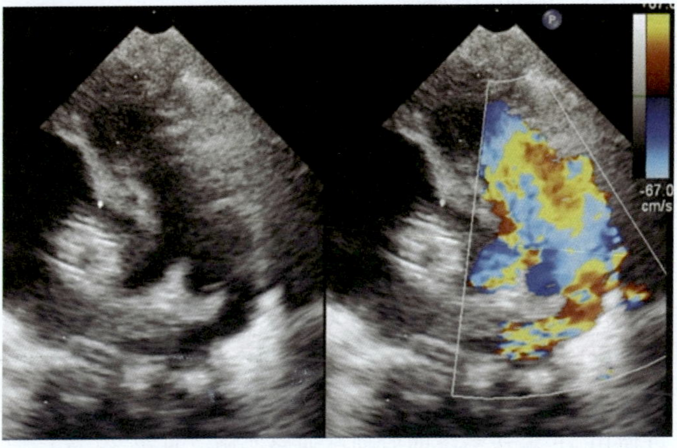

图 25-1　超声心动图导管形态学评估，包括导管的长度和宽度及其与降主动脉弓的关系

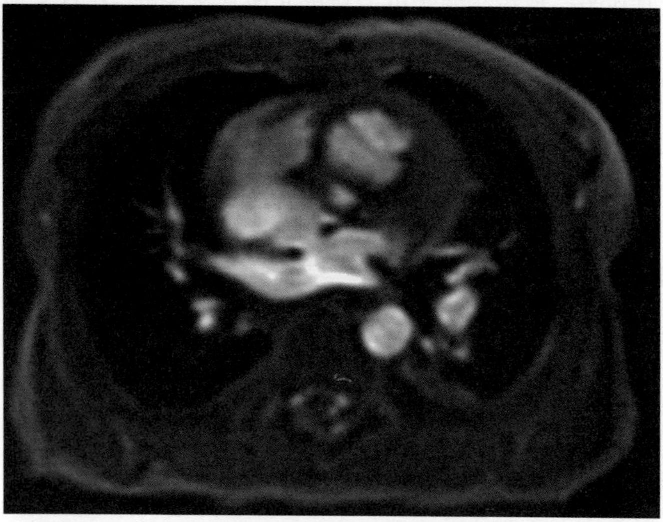

图 25-2 磁共振成像（MRI）分析肺静脉形态学或主动脉弓畸形

25.6 详细步骤

导管支架植入术主要是作为一个开胸-心脏不停跳混合手术的一部分，在双侧肺动脉缩窄（PAB）术后立即实施[2]，或作为自主呼吸、镇静后的接受或未接受房间隔切开术的新生儿的可选导管方法[1,3]。

经皮导管术通常是通过股静脉或动脉通路进行。在过去，一根 4F 多用途导管通过一根放置在股动脉并用作血压监测和划定导管-动脉交界的 4F 鞘管（Terumo，法兰克福，德国）放置。目前，经皮导管支架更容易通过使用 4F 输送系统的股动脉通路实施（见第 39 章）。

经股静脉方法的详细步骤可以如下总结（图 25-3a 和 b）：

第一步，评估房间隔/卵圆孔未闭（IAS/PFO）（Rashkind＋）：心房间血流必须进行评估。在 HLH-S

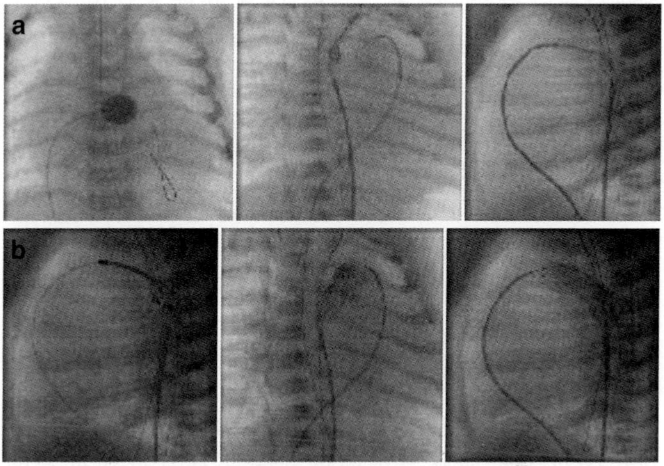

图 25-3　(**a**) 导管依赖体循环中的动脉导管未闭支架植入术(DA-SBF)。显示如何实施。(**b**) DA-SBF 中的导管支架术。显示如何实施

中，血流应该是不受限制的，应该没有或者只有很小的压力梯度；在 HLH-C 患者中，心房间血流应保证足够的前负荷以利于左心室生长。

第二步，为了能自由穿过三尖瓣，一根 4F 末端开放的球囊导管用于和一根软冠状动脉导丝（BMW，Abbott，Wetzlar，德国）联合使用，后者不需要跟随一根楔形导管即可前进超过降主动脉（DAO）导管。

第三步，球囊导管被替换为 4F 右 Judkins 导管（rJC），随后前进至肺动脉（PA）并可前进超过 DAO 导管。

第四步，软冠状动脉导丝（BMW）被替换为一根硬 0.36mm（0.014 英寸）冠状动脉导丝（S 接口，Abbott）。撤出之后，DAO 到 PA 的压力可以通过使用 Judkins 导管上的止血阀获得，rJC 被置于导管的肺动脉端附近。止血阀避免了出血，并允许通过人工注射造影

剂进行血管造影。此外，一根4F多功能导管由BMW冠状动脉导丝导引推进到主动脉和导管接合处，导丝可以很容易地推进到主动脉弓或通过导管被推进肺动脉系统；导线和导管还可充当标记，止血阀可用于导管支架植入术前和术间进行动脉血管造影。

第五步，导管形态学的划分通过30°右前斜位（RAO）双平面血管造影和90°侧位造影进行。这种影像学策略除了提高安全性外，还可极大减少经皮导管支架术所需的介入时间。如果做出采用导管支架术的决定，要使用的支架直径必须至少比导管直径最小测量值大1～2mm，但在任何情况下，它必须超过DAO的直径。该建议对于主动脉弓中断的新生儿具有特别重要的意义。

第六步，在一根预填充的自膨胀Sinu-Superflex-导管支架（SSF-DS，OptiMed，Karlsruhe，德国）准备完成和4F输送系统的冲洗后，整个系统被仔细地沿着刚性S接口导丝通过三尖瓣、右心室及PA，其尖端推进DAO。

第七步，多功能导管和BMW导丝一起放置在DAO用作支架扩张过程中的标记物。缓慢撤回递送系统套管使支架能够在透视监控下充分扩张；在一些患者中需要使用心脏短电影成像来充分地显现非常细的开孔支架支杆。

第八步，90°侧位平面用于控制在PA端导管支架的位置（图25-4）。

第九步，右前斜位（RAO）30°平面被选择用来观察与导管到DAO的交界处相关的确切支架位置。

第十步，在递送系统被小心地取出前，支架应该有一段很短的时间，在镍钛合金前处理的帮助下在37℃下完全扩张；而后开孔的支架具有在导管的动脉壁内扩张的机会，支架位置不稳或诱导无意间支架滑动的风险被最小化。

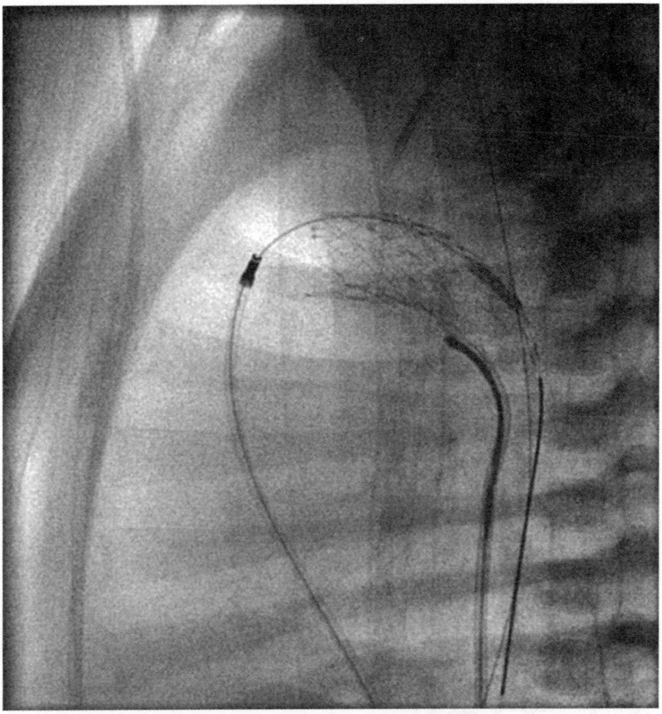

图 25-4　支架植入的侧位视图

第十一和十二步，S 接口导丝由重新推进到已放置支架的导管肺动脉端的 rJC 小心移除，在此之前支架的位置必须通过从肺动脉和主动脉侧造影分别评估，评估通过分别采用 Judkins 和多用途导管进行。降主动脉弓和已放置支架的导管的交界处，以及相对于肺动脉干和左 PA 的支架的适当位置必须被仔细确定。重要的是，动脉导管应被支架完全覆盖，逆行进入主动脉弓的血流应被仔细分析。

在大多数患者中，没有必要在进入降主动脉弓的逆行通路上放置过长支架；BMW 导丝和多功能导管联合使用很容易引导导管支架，以及确定与降主动脉弓的关系。狭窄处放置另一个支架的适应证由回撤压力测量和通过多功能导管进行的造影结果决定（见第39章）。

第十三步，建议术后引导导管去除后再次进行血流动力学分析。在右臂的用以评估冠状动脉和脑灌注压的无创血压测量，必须与侵入性的PA压力测量（通过rJC实施）和通过多功能导管的DAO压力测量同时进行，以排除跨已放置支架的导管和主动脉峡内的显著压力梯度。停止小剂量的前列腺素治疗的决定是基于血流动力学和血管造影获得的数据做出的；通常前列腺素输注在自扩张支架植入后停止，与球囊扩张型支架不同，后者前列腺素输注在心脏导管插入术之前停止以刺激导管轻微阻塞。

第十四步，当患者的血流动力学和临床状况稳定时，动脉导管支架术可以结束；这种情况可能在数小时或者数天后出现；换句话说，只有当介入专家确知手术达成了最好的或最佳的结果时才算结束（图25-3a和b）。

25.7 手术器材

在过去，导管支架植入术几乎完全由球囊扩张型支架进行。然而，现在球囊扩张支架已经几乎完全被自扩张支架取代，后者甚至可以没有任何阻碍地在大血管中使用。在此总结了导管依赖体循环中的动脉导管未闭支架植入术所需的器材。

我院使用Sinus-Superflex-DS™（SSF-DS™；Opti-Med，Karlsruhe，德国）支架，该支架是一种自扩张、开孔式镍钛合金支架，有7mm、8mm、9mm直径和12mm、15mm、18mm、20mm长度可供选择。未来还可能有24mm长的支架。这种新一代的自扩张支架通过一根4F鞘管输送，这意味着支架可安全地由股静脉或通过股动脉上放置的 4F 鞘管植入。

SSF-DS™导管以其在新生儿导管支架术上的特别适用性获得了 CE（Conformité Européene）标识。

当前使用的器材：

穿刺针（Vygon，亚琛，德国，2F 动脉套件）

4F 鞘管（Terumo）

F 楔形管，球囊开口导管（Cordis，汉堡，德国）

4F 右 Judkins 导管（Cordis，汉堡，德国）

4F 多用途导管（Cordis，汉堡，德国）

止血阀

用于引导导管的 0.91mm（0.036 英寸）导丝（Cordis，汉堡，德国）

0.36mm（0.014 英寸）冠状动脉软导丝（中间配重平衡，Abbott，Wetzlar，德国）

0.36mm（0.014 英寸）超硬导丝（支持，S 接口导丝，Abbott，Wetzlar，德国）

SinusSuperFlex-DS™（OptiMed，Karlsruhe，德国）

此外，足够的库存器材是很必要的，不仅对管道的支架术本身，更重要的是，用于处理任何可能出现的并发症。

25.8　预期结果

体循环患者的导管支架植入术死亡率可低于 1%［数据于 2013 年在世界小儿心脏病和心脏外科大会（WCPCCS）上发表，开普敦，南非］。对非复杂病例，通过静脉通路的手术可在少于 10min 的透视时间内完成，当通过动脉通路时，透视时间可小于 5min。然而，手术结果依赖于医疗机构的经验、一般治疗策略以及所使用的材料。在这种情况下，经验指的是如何控制并发症。

任何手术的目标都应该是取得最佳的手术结果；对可能出现的并发症不应感到惊讶，而应认为是可预料的且能够被冷静处理。

25.9 提示和技巧

25.9.1 技巧1：术前准备

介入医师不仅需要获得患儿父母/监护人的书面同意，而且还应基于现有的患儿超声心动图来计划患儿的导管策略。如果有任何悬而未决的问题，如单个或多个静脉狭窄，或不寻常的主动脉弓形态，相对于肺静脉连接的MRI应被施行并纳入决策过程。这些信息最好在导管术进行之前获得，以免在术中出现意外。

25.9.2 技巧2：避免血流动力学不稳定

导管依赖体循环的患者需要高肺血管阻力，或直接和充分的BPB。因此，麻醉和机械通气有时比导管术本身更危险。我院通常是对自主呼吸的患者施行导管植入术，绝大多数此类患者在肺动脉缩窄术后立即拔管；镇静通过反复单剂量的非常低量的地西泮（0.5～1mg）和氯胺酮（1mg）来实施。

如上所述，为避免其后的血流动力学不稳定，一根4F末端开放式气囊导管被用于穿越三尖瓣；4F输送系统在硬冠状动脉导丝导引下前进而通过三尖瓣和肺动脉瓣。因此，支架放置前的血流动力学稳定性必须在此前的4F右Judkins导管推进过程中进行检查。虽然SSF-DS™输送鞘管只有4F直径，较硬的导管可能引起三尖瓣和（或）肺动脉瓣人为关闭不全，由此危及边缘血流动力学的状况。这是另一个仔细观察患者介入术前血流动力学并避免任何人为的血压下降的原因。目前，任何显著肺动脉和三尖瓣关闭不全或相关系统性心力衰竭将指示经股动脉通路进行导管支架术（见第 39 章）。

25.9.3　技巧 3：支架放置

支架在导管内通过三尖瓣、右心室和肺动脉瓣必须在没有阻力感的情况下进行。支架永远不应用强力推进；介入医师应观察定位在降主动脉的多功能导管测量的侵入性血压，以及在右臂无创测量的血压。

25.10　陷阱（见 25-11 部分）

1. 形态学相关陷阱

导管阻塞

导管动脉瘤

主动脉缩窄

2. 器材相关陷阱

支架扩张问题

导管相关的导管-主动脉交界处阻塞

较硬的导管输送系统移除时导致的支架滑移

在推进第二根支架过程中的开放支架相关阻塞

25.11　并发症

1. 支架滑移
2. 支架内阻塞或支架未完全扩张
3. 逆行主动脉弓阻塞
4. 血流动力学不稳定

25.12　如何控制并发症

控制并发症（1），如果观察到支架滑移，支架通常滑到肺动脉侧；为避免支架滑到主动脉，必须选择比降主动脉的直径大1～2mm的支架。要控制该并发症，必须库存常备一个5mm的圈套，以保持支架定位在主动脉侧，而给第二根支架从静脉侧进入以固定第一根支架提供机会。后者放置一根支架内的支架，即所谓的望远镜支架（图25-4）。

控制并发症（2），直接支架内的阻塞可能由非常细的支柱导致的相对较弱的径向力和SSF-DS™的开孔设计引起。当支架扩张不足伴残余梗阻时，应使用一根8mm×30mm的Sterling球囊导管重新扩张，该导管可以从静脉通路和动脉通路通过4F鞘管进行推进。考虑到通过导管的高血流量，30mm长度的球囊比20mm的球囊对已经放置支架的导管进行重新扩张更为有效。

控制并发症（3），由一根以前放置的导管支架引起的逆行主动脉阻塞是一种严重的并发症；在右臂测量的小于50mmHg的低收缩压，与无创测量的右臂血压和降主动脉的侵入性测量血压之间的高血压差（>25mmHg）一起，作为这种严重并发症的一个诊断标准。阻塞的原因可能是已经略有收窄的峡部区域内的支架直接脱出，或在最初通过只有轻微缩窄的支架的不利位置。该并发症可以通过将一根多用途导管和一根冠状动脉导丝一起放置在降主动脉最小化，或者如果降主动脉弓因为不利的解剖学结果需要过度支架化，那么可以放置5mm或6mm×9mm设计的SinusRepo-DS™闭孔支架进行治疗或避免严重缩窄（见第39章）。

控制并发症（4），任何严重的血流动力学不稳定必须进行分析，以确定其原因；导管支架植入术，在大多数情况下，除了罕见的前列腺素抵抗性导管阻塞外，不是强制必须进行的，而是一种可选的代替前列腺素输注的替代疗法。

目前，对尽管BPB已被实施但仍然有严重血流动力学不稳定的病例，管道支架术应通过股动脉通道实施（第 39 章）。

25.13　术后护理

当支架放置成功后，前列腺素在手术后立即停止。然而，当结果不是最优的，前列腺素应持续至支架术后 24h 或 48h 直至异物相关的血管增生可能导致的延迟的导管阻塞可能性较小时。如果导管可能阻塞，必须密切观察需要延迟停止前列腺素治疗的患者。将支架完全覆盖导管似乎是避免导管阻塞的最佳选择。

在任何情况下，导管术后 24h 或 48h 内应给予肝素每日 300U/kg。环氧化酶抑制剂乙酰水杨酸（阿司匹林，德国拜耳，德国勒沃库森）并不是常规用药；氯吡格雷用于抗凝治疗，剂量为每日 0.2mg/kg，在使用于两个或三个支架被以望远镜技术放置在导管内，或者除了导管支架，另一支架已经被放置在一处主动脉缩窄的情况下（见第 39 章）。

在后期护理程序中最重要的一点是血压监测。必须强调的是，监测收缩压和舒张压，而非平均血压，并被作为单一值进行判断。另外，必须测量右侧上肢血压与非手术侧下肢血压之间的收缩压差。

嘱咐患者的父母/看护者观察熟睡婴儿的呼吸频率，因为患者的临床状况与睡眠时呼吸频率密切相关。只要呼吸频率是在相应的年龄相关范围内时，患儿病情不很严重。

超声心动图可以评估早期或晚期导管阻塞，独立于在裸露管道内支架内增生或收缩造成的阻塞。“纯”收缩时小于 2.5m/s 的跨支架导管血流速度与一个较不依从的导管相关，但不提示显著导管阻塞。

如果患者导管手术后连续几天得到的临床、血流动力学、超声心动图和实验室［脑利钠肽（BNP）值］数据是稳定的，则可出院回家。出院后最少 10～14 天患者可能会平安无事，然后患者需要作为门诊患者进行检查和临床监控。

25.14 随访

导管支架植入术是一种治标不治本的方法。完全导管相关体循环的患者如果有任何导管阻塞的情况，则具有较高的死亡风险。因此，密切随访监控在所有这类患者中是强制性的，直到执行下一个治疗步骤。

参考文献

［1］Michel-Behnke I，Akintuerk H，Marquardt I，Mueller M，Thul J，Bauer J，Hagel KJ，Kreuder J，Vogt P，Schranz D（2003）Stenting of the ductus arteriosus and banding of the pulmonary arteries：basis for various surgical strategies in newborns with multiple left heart obstructive lesions. Heart 89（6）：645-650.

［2］Galantowicz M，Cheatham JP（2005）Lessons learned from the development of a new hybrid strategy for the management of hypoplastic left heart syndrome. Pediatr Cardiol 26（3）：190-199.

［3］Schranz D（2009）Stenting the arterial duct. In：Hijazi ZM，Feldman T，Cheatham JP，Sievert H（eds）Complications during percutaneous interventions for congenital and structural heart diseases. Informa Healtcare UK Ltd，London，pp 131-144.

第六篇>>>

手术详细过程：关闭或创建缺损

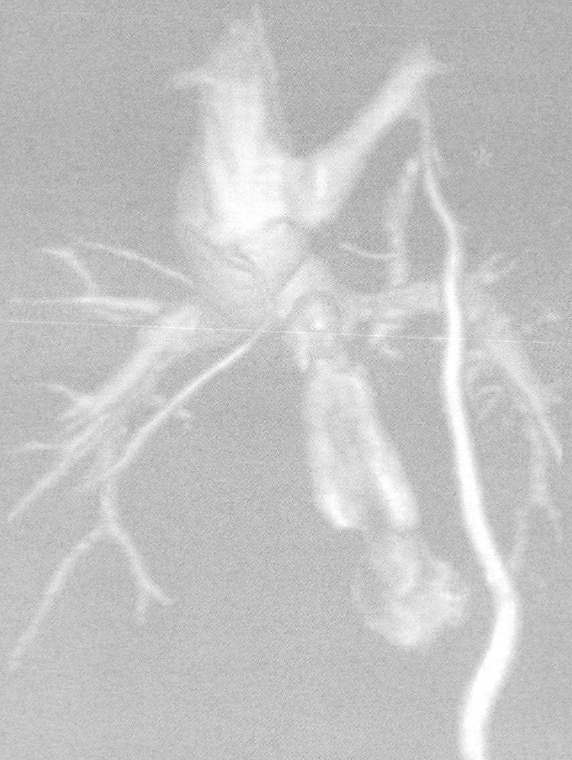

第 26 章 房间隔缺损封闭手术的详细步骤

Step-by-Step Closure of Atrial Septal Defects (ASDs)

John D. R. Thomson
（王广义 译）

26.1 概述

继发孔型房间隔缺损（ASD）的器械封闭于 1974 年被最初描述，但直到 20 世纪 90 年代中期 Amplatzer 封堵器（ASO）（图 26-1a）面世，该手术才成为一个常规手术。自那时起，手术操作者应对具有挑战性的解剖缺陷的能力一直在显著提高，房间隔缺损的经导管封堵已在大多数国家被认为是应对相应缺损的首选方法。

现在大致有两种类型的封堵器：中心自定位装置（带芯）和非中心自定位装置（带一细中央柄）。中心自定位装置最为常用因为其能够应对大多数尺寸的缺损。

26.2 解剖学描述

解剖缺陷可发生在房间隔内的多个位置，当考虑缺损闭合及装置在心脏内潜在影响时，理解解剖结构是很重要的（图 26-2a）。房间隔是不对称的。从右心房侧观

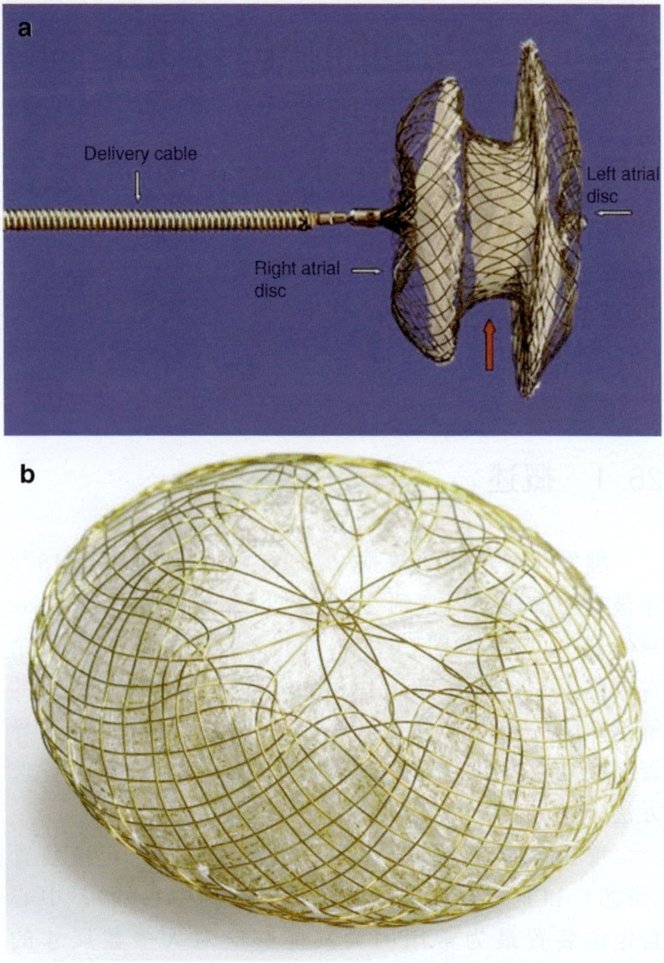

图 26-1　(**a**) Amplatzer 封堵器。红色箭头指示了器材的自定位中央芯。(**b**) Occlutech Figulla 封堵器，左心房部分

察时，房间隔很大比例是由心房壁向内折叠构成的，通常与其他结构关联（图 26-2b）。从右侧看，后上方房间隔由上腔静脉和右肺静脉插入到左心房处（心脏在胸腔内时）的心房壁内折构成。此处以前，房间隔的边缘为

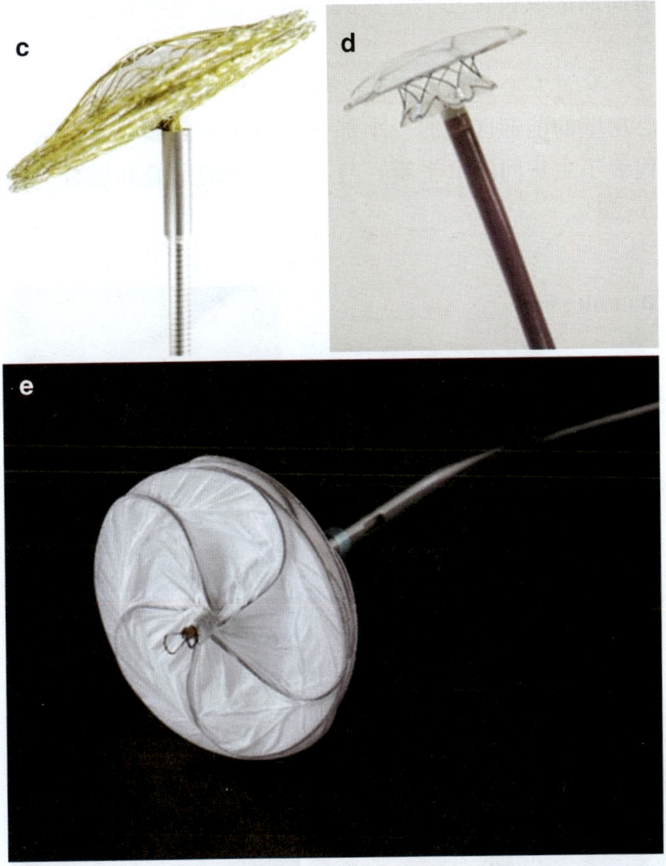

图 26-1（续）　（**c**）Occlutech Figulla 封堵器，与输送缆连接。（**d**）Cardia Ultrasept 封堵器。图示为左心房碟及中央部分，注意右心房碟在输送鞘管中未展开。（**e**）Gore 房间隔封堵器：左心房部分。注意膨体聚四氟乙烯（ePTFE）覆盖的五根环环相扣的线缆形成的骨架

主动脉根部后方的延续。下方，房间隔的边缘与下腔静脉接触，此边缘向前是与冠状窦的交界，后者又被欧氏嵴和下腔静脉瓣（窦间隔）与下腔静脉口隔开。欧氏嵴内更深处是 Todaro 腱——Koch 三角的三个壁之一，该

房间隔区域包含几个重要的结构，包括电活性组织（图 26-2c）。

穿过左心房壁观察时，解剖结构相对较不复杂。仅心房壁的前部区域的一小部分是真正的隔膜，其余部分代表了主房间隔（平瓣）与心房前壁的重叠和融合（图 26-2d）。

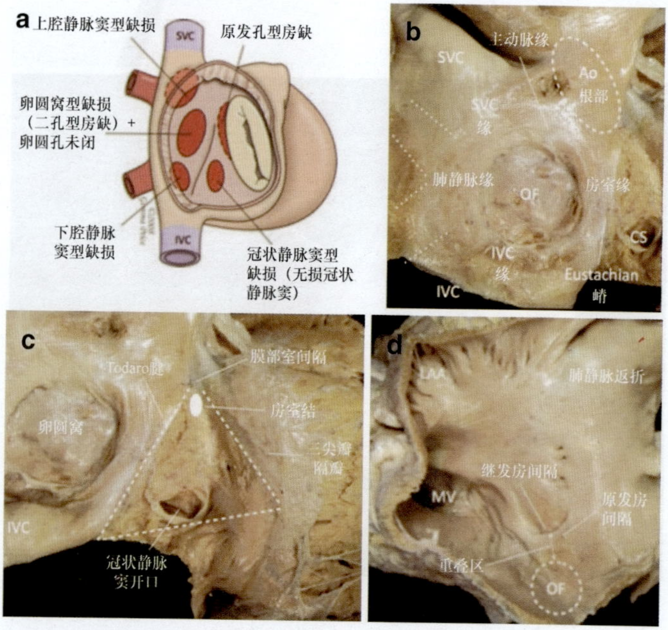

图 26-2 （**a**）房间隔缺损示意图，通过右心房的视图（图片由 Andrew Cook 博士/Gemma Price 提供）。（**b**）尸体标本。从右心房观察，显示出与卵圆窝（OF）相邻的结构。*SVC*：上腔静脉，*IVC*：下腔静脉，*CS*：冠状窦，*Ao*：主动脉（图片由 Andrew Cook 博士/Gemma Price 提供）。（**c**）尸体标本。从右心房观察，显示 Koch 三角内的结构。*TV*：三尖瓣（图片由 Andrew Cook 博士/Gemma Price 提供）。（**d**）尸体标本。通过左心房的视图（图片由 Andrew Cook 博士/Gemma Price 提供），*LAA*：左心耳，*MV*：二尖瓣

房间隔是弯曲的结构，而且在相对于胸部的前后位，在心脏内形成一个角度——这是一个简单的概念，但是对于通过沿下腔静脉自然走行放置的鞘管传送设备提出了挑战。继发孔型房间隔缺损在尺寸和位置上可以不同。虽然很大比例的孔是位于真正的房间隔中心，延伸到任何边缘的偏心孔也可能发生。多孔型继发孔型房间隔缺损并不罕见，多发孔往往位于活动的或“动脉瘤样”间隔组织中。所有这些解剖变量必须在器械介入之前进行定义。

26.3　生理学

如果一个房间隔缺损较大，血液分流的大小由填充心室的相对阻力决定。右心室阻力通常比左心室小，因此，整体的分流是从左到右。跨房间隔缺损的分流是阶段性的，主要发生在心室收缩晚期和舒张早期。任一心室的舒张功能异常（如全身性高血压导致左心室肥大）会影响分流的方向和流量，这也是房间隔分流的显著性随着年龄增加的部分原因。

26.4　临床病例：自然病史

绝大多数患房间隔缺损的婴儿和儿童是无症状的，尽管多有反复发作肺部感染和呼吸道症状倾向。只有很偶然的情况下一个婴儿会因心房分流而不能存活。

在成年人中，症状是渐进的。运动耐受力差是一个共同的特征。研究一致表明，每过十年，越来越大比例的房间隔缺损患者显示出一个或多个重要心房分流的特征后遗症：肺动脉高压、房性心律失常或临床右心衰竭。

26.5 房间隔缺损封闭的适应证

心内分流封闭的传统适应证是基于有创血氧仪，以大于1.5：1作为显著分流。在当今时代，实际上对心房分流的显著性（及封闭适应证）的评估都在试图封闭缺损之前由非侵入性成像检查进行。

大量的文献显示任何年龄的显著房间隔缺损患者均受益于封闭术。在儿童中，大多数医疗单位推迟房间隔缺损封闭术直到最早在大约3岁生日时进行，除非临床情况不典型，如：未能存活或有特别频繁的胸部感染。

虽然在过去多年一直有关于老年人房间隔缺损是否需要封闭的争论，很多研究的发表已经解决了这些患者从手术受益的问题。在这一年龄组，已经建立的房性心律不齐很少能通过房间隔缺损封闭得到解决，但分流相关症状得到改善，肺动脉高压可以解决，右心通常得到重建，临床右心衰竭，如果存在的话，将比较容易治疗。

房间隔缺损封闭禁忌证包括解剖学上不适合器械封堵的缺损，如那些大于40mm直径的或边缘不够大的缺损。在这些情况下，外科手术应被提供。极少情况下，可以遇到原发性肺动脉高压伴共存的房间隔缺损的患者。通常这些患者都是年轻女性，而且几乎总是伴有房间隔缺损本身以外的临床症状，如心房水平右向左分流导致的发绀。在这种情况下应避免封闭房间隔缺损。

26.6 治疗选择

如果房间隔缺损很明显，则可选择封闭或是手术或是经导管输送封闭装置。重要的是，有关这两种治疗方法的优缺点应与患者及家属彻底沟通，以便最终得出一个知情决定。

26.7　器材选择

1. 目前可获得的中心自定位装置：

Amplatzer（St Jude）间隔封堵器（http://health.sjm.com/amplatzer-septal-occluder）：最初的镍钛合金骨架封堵器，可选的中央芯直径从 4mm 到 40mm（图 26-1a）。

Occlutech Figulla 封堵器（http://www.occlutech.com）：具有钛涂层（抗血栓性）的镍钛合金封堵器，芯直径从 4mm 至 40mm。左心房碟片没有螺丝或金属突起（图 26-1b）并且输送系统是创新的，允许封堵装置在输送导丝上挂钩，以帮助更大的或不对称的缺损得以封闭（图 26-1c）。

Cera（Lifetech）封堵器（http://www.lifetechmed.com）：钛涂层镍钛合金封堵器，有 6～42mm 尺寸的中央芯。

Cardia（http://www.cardiainc.com）：Ultrasept 房间隔缺损封堵器由覆盖着聚乙烯醇的镍钛合金/钛金属丝构成，芯尺寸从 6mm 到 34mm（图 26-1c）。

封堵器输送系统：所有上述封堵器具有各自预先弯曲的不同内径的输送鞘管（取决于器材的大小），以帮助器材输送。它们被引入到输送鞘管之前都装载在一个短管中。现代中心自定位装置一般在最终从输送线缆上释放以前是可收回和重新定位的。

2. 非中心自定位装置

Occlutech、Cera 及 St Jude（Amplatzer）均生产不同的非中心自定位的以镍钛网为基础的装置，这些装置有一根细中央芯设计用于覆盖多个缺损。这些装置对缺损最大程度覆盖而不受中央芯的限制。这样以牺牲隔膜内稳定性的代价（即有移动的可能）帮助覆盖多个孔。这些装置以与相应的中心自定位装置完全相同的方式及通过相同的传递鞘管输送。

Cardia：Cardia 生产一种 Ultrasept 筛，基于与 Cardia 房间隔缺损封堵器相同的原理但没有中央芯。

Gore 隔膜封堵器（GSO）（http://www.goremedical.com/eu/septaloccludereu/）：一种新形态的封堵器，基于五根覆盖有膨体聚四氟乙烯外壳的相连的镍钛合金/铂金属丝。GSO 有一个柔软的“有圆齿的”结构，使设备适应心脏的轮廓同时具有极其低的外廓（图 26-1d）。该设备预先连接到一自带的输送柄，输送鞘管是预组装系统的一部分。该装置通过导丝末端的一单轨口前进到房间隔。器材的放置由传送按钮的简单操作达成，该器材可以根据需要进行多次回收和展开。

26.8　术前影像学

大多数单位依靠经胸超声心动图（TTE）进行初步评估。超声心动图上明确的右侧心脏扩张证据通常是显著心房分流的标志。对于儿童，超声心动图也能可靠地描绘解剖特征、缺损的边缘大小及相关畸形的存在（如异位肺静脉引流或二尖瓣病变）。在成人中，超声心动图有时候不能提供足够的分辨率来准确界定缺损的解剖结构和边缘。在很多这种情况下，在导管术前进行谨慎的经食管超声心动图（TEE）以评估封闭是否适当，而后进行尝试性封闭是恰当的。在某些情况下，术前磁共振成像（MRI）可以提供额外的益处，MRI 可提供精确的体积分析和肺/全身血流相对比率，如果对封闭的适应证有疑问的话。MRI 还提供了肺静脉的清晰影像。但是 MRI 的空间分辨率意味着对房间隔本身的成像并不总是像超声波一样精确。

成年房间隔缺损患者评估的一个重要部分应该是对左心室功能进行全面评估。受损的收缩和舒张功能可能被心房分流掩盖，对这些患者缺损的封闭可能（但非常罕见）导致肺水肿。对老年人（>50 岁），重要的是要排除，并在必要的情况下治疗共存的冠状动脉异常/疾病。

26.9　技术：分步步骤

1. 术前

   确保选择适当的患者。

   是否有足够的术前影像学资料?

   所有的合并症是否已经被恰当地排除或治疗了?

   患者/家属是否已经充分沟通并且同意治疗方案?

   导管计划是否到位? 商定的最小采集数据是什么?

   恰当的设备是否可用。

   "安全导管术"清单是否被实施手术的小组完成。

2. 术中影像学

   使用经食管超声心动图或心内超声（ICE）。

   确定解剖结构，包括：

   - 缺损的大小和数量；
   - 缺损边缘（图 26-3a，b)；
   - 其他重要结构，包括肺静脉异位引流。

3. 导管术

最初在股静脉使用 Seldinger 技术或者使用触诊/解剖标志或超声引导放置一根 6F 静脉导管。

全身肝素化（100IU/kg）。

实施了诊断性导管研究（获取本单位商定的最少数据集）。

房间隔被穿过，导管被置于左侧肺静脉。

放置一根硬质交换长度导丝。

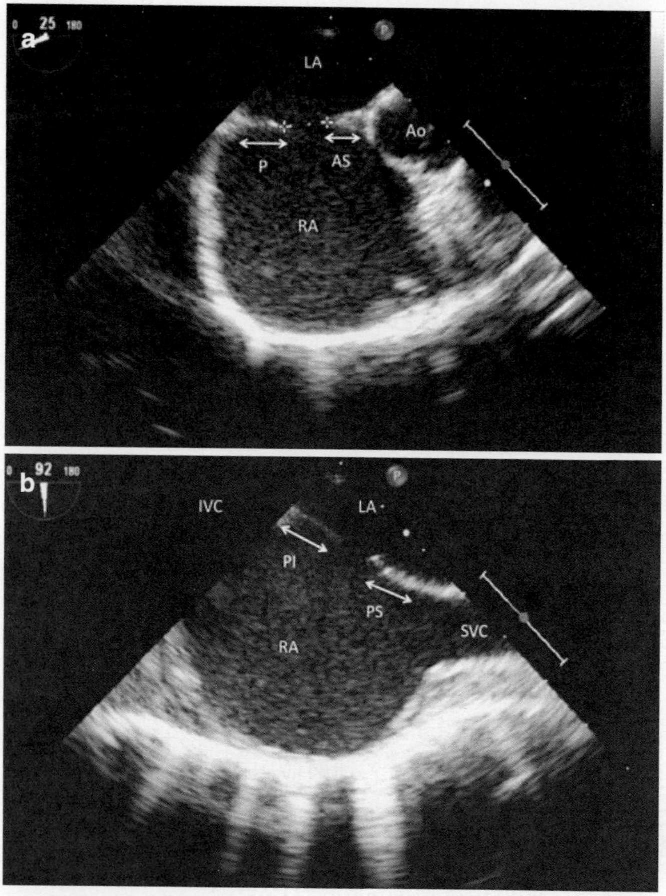

图 26-3　(**a**) 经食管超声心动图，“30°”视图。RA：右心房，LA：左心房，Ao：主动脉，P：心房后壁边缘，AS：心房前上边缘。(**b**) 经食管超声心动图，双腔静脉视图。PI：心房后下边缘，PS：后上边缘，IVC：下腔静脉，SVC：上腔静脉。箭头标示了缺损周围组织边缘的长度

测量缺损大小（见下文）。

通过导丝插入鞘管。

放置合适大小的封堵器：

每个类型的封堵器都有其各自应被掌握的放置特

点。Amplatzer（St Jude）、Occlutech 和 Cera 的封堵器比较容易推进进入中心性的、小到中等（<20mm）大小的缺损。所选择的封堵器以配套的装填管插入专用的鞘管中（图 26-4a），并用肝素化生理盐水彻底冲洗。经由输送鞘管，该封堵器而后被推进到左心房（图 26-4b）。在此阶段，避免空气进入是很重要的。左心房碟片在超声引导下在左心房通过推动封堵器前进而后撤回到房间隔而重新成形。一旦左心房碟片紧靠房间隔的左侧面，核心展开，右碟片也展开（图 26-4c）（通过将封堵器向前推），由超声彻底检查封堵

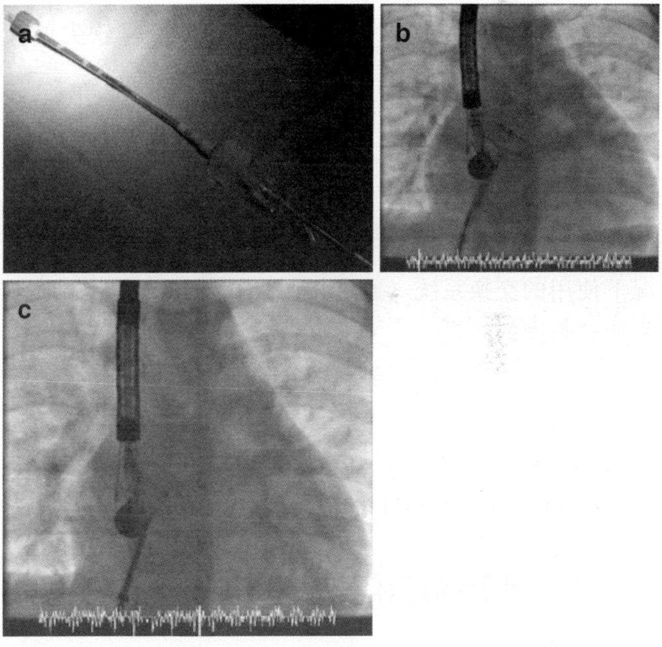

图 26-4　（**a**）Amplatzer 封堵器装填在输送鞘管内。（**b**）荧光透视，Amplatzer 封堵器，左心房碟片展开。（**c**）荧光透视，Amplatzer 封堵器，封堵器完全展开

器，对封堵器的轮廓和边缘进行系统评价。与其他结构之间的冲突应被排除。一旦正确的位置被确认，可以通过推拉封堵器进行一个稳定性检查。该封堵器然后被从输送线缆拧下或解锁而后释放。

26.10 材料

26.10.1 房间隔缺损封堵的关键设备

1. 导管/鞘管/导丝

(a) 短通路鞘管，尺寸最大达12F。

(b) 5/6F多用途导管。

(c) 0.035英寸(0.089cm)超硬、带一软尖的交换导丝。

(d) 所有大小的标准输送鞘管。

(e) 用于难治缺损的Hausdorf改良Cook Mullins输送鞘管。

(f) St Jude/AGA“救援鞘管”，以创建一套紧急情况下使用的交换系统（通过将两根导丝拧到一起制作一根两倍长度的线缆）。

(g) Cook Flexor鞘管（10～12F）以应对需要提取栓塞器材的情况。

(h) 鹅颈套索。

2. 封堵器　全套封堵器（4～40mm递增的ASO）。

26.11 技巧和窍门

1. 测量缺损大小　对于单孔房间隔缺损，许多操作者喜欢使用经食管超声心动图或心内超声心动图在两个垂直平面简单测量缺损的大小，取彩色多普勒血流下的最大直径并选择大一号的封堵器，以避免显著的过度覆盖（图 26-5）。如果使用球囊测量，通常使用静态球囊技术。在透视下的角度应被调整，以确保该气囊是真正垂直于房间隔并没有被透视缩短。用 25%的造影液和缓充盈球囊。必须注意不要“吹气球扩张”和拉伸隔膜（一些操作者充盈时使用压力监测装置作为一种安全措施），因为这可能会导致系统性测量过大。大多数器材制造商的使用说明书（IFU）现在推荐在充盈球囊时使用超声成像，使用颜色流动消失的点（即所谓的停止流动技术）以确定缺损大小。当球囊被充盈时，应进行系统的房间隔检查以发现其他缺损。

2. 闭塞的股静脉　即使使用可操纵鞘管，由于房间隔的角度问题，使用颈静脉通路输送封堵器是困难的。如果股静脉通路不可用，那么我的首选方法为经肝穿刺法。

3. 大型缺损　有一大部分缺损既不小，也不位于中

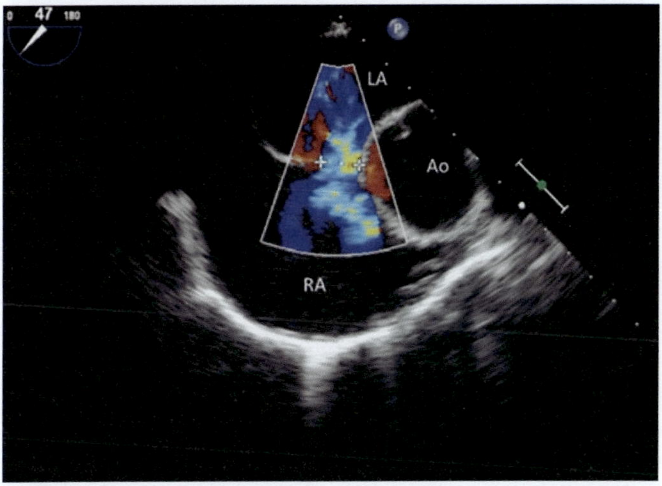

图 26-5　经食管超声心动图，彩色多普勒：标识显示了用彩色多普勒测量大小。RA：右心房，LA：左心房，Ao：主动脉

心，这些都是器材输送的挑战。前上房间隔缺损大于20mm很常见。通常使用的下腔静脉通路的方法意味着Amplatzer封堵器接近房间隔时成一定的角度（图26-6）。对较大的缺损，在封堵器芯展开之前防止封堵器前上边缘被从左心房拖到右心房可能比较困难。有些技术试图解决这个问题（下文讨论），有些封堵器，例如Occlutech封堵器（图26-7），有一根输送线缆，这使得封堵器与隔膜之间的角度更有利，输送也更容易一些。

4. 对技术进行修改以封闭困难的缺损　一些有经验的操作者使用的技巧可以在具有挑战性的缺损上放置大型封堵器：

（a）展开的操纵：在一些情况下，一个困难的房间隔缺损可以通过在左心房内改变封堵器的左心房碟片的

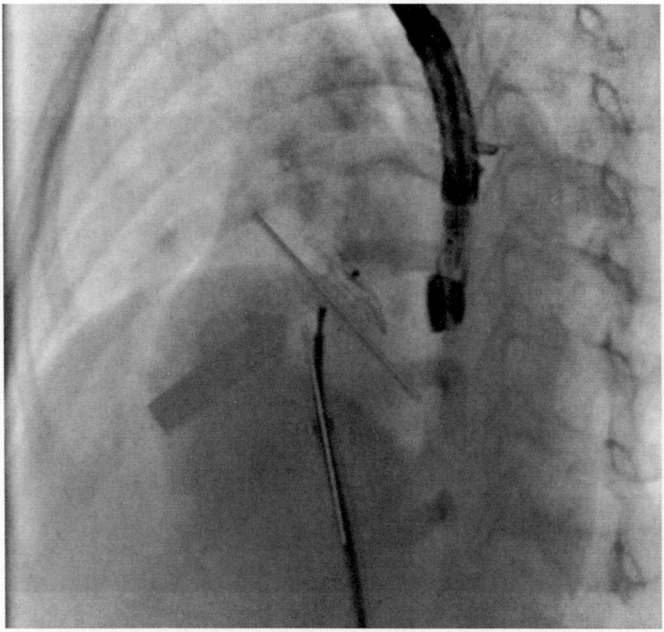

图 26-6　荧光透视：输送导管和房间隔的角度（两条线段所示）

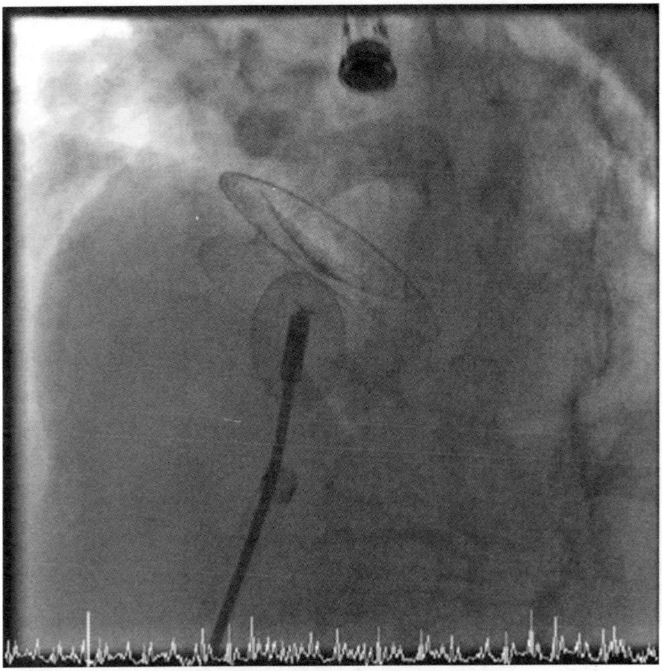

图 26-7　Occlutech 封堵器。输送线缆和封堵器之间的柔性连接被圈定

取向或改变展开顺序封闭。大多数操作者往往首先尝试在将封堵器拉回房间隔之前将封堵器核心略微推送到左心房中，以使封堵器的支架部分提供支撑并防止脱出。如果失败，封堵器的左心房碟片可被转向左心房顶，以试图改变输送角度，并使封堵器有机会正确地“坐”在隔膜中，而不会脱出到右心房。另一种常见的方法是在左或右上肺静脉叶内输送左心房碟片以便创建系统张力，并允许右心房碟片完全紧靠隔膜，而左心房碟片以椭圆形形态保留在肺静脉内（图 26-8）。当逐步除去鞘管并增大系统扭矩时，左心房碟片然后从静脉收回并贴合隔膜。

收缩并去除。

(d) 其他技术：利用一个小的套索缠绕在输送线缆上以紧紧抓住封堵器螺丝，使得主导丝可以被释放从而除去系统中的张力，并允许封堵器相对于隔膜的再定位，同时仍允许封堵器收回，该技术对非常困难的房间隔缺损可能有帮助（图 26-11a，b)。

5. 多发缺损 多发的房间隔缺损的范围从相对坚实的房间隔上有不同穿孔到可移动结构内有多窗孔。有时多个缺损可以用单个封堵器加以处理，假定缺损的边缘彼此距离小于几毫米并且其中一个缺损足够小。另外，如果分隔缺损的组织较薄，那么可能放置一个超大的封堵器，希望借此打破组织间隔并有效地把缺损合并成一个大洞。如果缺损间隔＞5mm 的话，通常两个封堵器是必需的。在这种情况下，两个缺损应同时被单独的球囊测量大小，第一个阻塞器先放置到较小的孔，然后被较大的封堵器覆盖。较小的封堵器被首先释放。

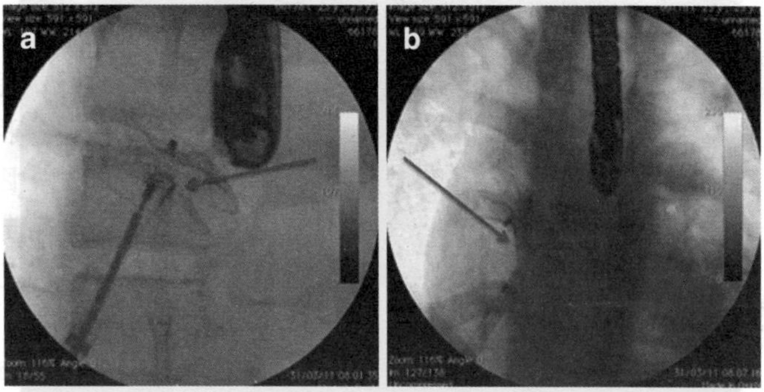

图 26-11 (**a**，**b**) 房间隔缺损封堵器从钢缆上释放前 (**a**) 和释放后 (**b**) 圈套器（箭头所示）围绕着封堵器螺丝。（图片由 Gianfranco Butera 医生提供）

26.11.1　使用非中心自定位封堵器

多发穿孔的缺损可以用非中心定位封堵器（没有中央芯）封闭。这项技术的关键是保证导管/导丝穿过中央的缺损以使房间隔其他部位的缺损得以均匀覆盖。仔细检查房间隔的剩余部分是很重要的，因为一旦封堵器被放置，主要分流的封闭会“揭示”另一个缺损，后者可能需要另一个封堵器插入。

相对于较小核心的较大覆盖度意味着这些封堵器将很容易地覆盖多个缺陷。它们也可以被放置到更小的孤立缺损，并允许操作者利用封堵器外廓较低的特点，例如 Gore 封堵器，特别是在较小的儿童中，是比较理想的。在这种情况下，必须小心测量缺损大小并使封堵器相对于孔洞“过大”；例如对于 Gore 封堵器，目前的建议是植入封堵器的直径应两倍于缺损的直径。

26.12　陷阱

26.12.1　患者选择

预先存在的左心室功能障碍可以被房间隔缺损的存在所掩盖。在这种情况下，房间隔缺损的封闭可能诱发肺水肿。对老年患者，尤其是那些此前存在冠状动脉疾病或全身性高血压的患者，房间隔缺损封闭前应对左心室功能进行彻底的临床和超声心动图评估。可惜目前还没有大型的系统研究以确定安全系数，但现有的数据提示封闭前的左心室高压可能指示潜在的左心室问题，而且试验性球囊封闭造成的显著左心房压力升高可能预示缺损封闭后的问题。对于血流动力学不利或临床/超声心动图异常的患者，优化治疗合并症是非常重要的，例如，在考虑房间隔封闭前治疗高血压或冠状动脉疾病。

26.12.2 较小的儿童

在小孩子中，心脏容纳封堵器的容量是有限的。虽然发表的数据表明房间隔缺损可以在小至体重为4kg的小儿经皮关闭，针对非常小儿童的年龄范围的文献仍然有限。在使用Amplatzer封堵器（ASO）经皮进行房间隔缺损封闭的初期，有一条“经验法则”，在较小的儿童中使用时，每千克体重使用的封堵器中央核心不超过1mm。目前，许多操作者常规并成功地在很小的患儿中使用较大的封堵器，显著打破这个经皮房间隔封堵的“安全”限制规则，对于非常小的婴儿，其“安全”限制目前仍不清楚。对较小的心脏，传导阻滞的风险无疑更高，在较小心脏中栓塞器材的提取可能是一个挑战；这些问题应牢记并在手术之前与患儿父母讨论。

虽然在操作者之中总是会有对于一些患者群体，手术和经导管封闭房间隔缺损两者相对优点的争论，经验有限的医师要明智地记住，继发孔型房间隔缺损的手术闭合仍然是安全的，对这组患者，不应该被从导管封闭的合理替代方法中去除。

26.13 并发症

主要的手术相关并发症，如死亡和卒中是非常罕见的。器械栓塞发生在高达1%的病例中，取决于器材。急性心脏穿孔，通常是由于导管、导丝或鞘管损坏到左心房的游离壁，很罕见，但也可能引起严重的心包积液或裂伤，可能需要外科手术。不同程度的心脏传导阻滞可能发生，特别是在比较大的封堵器被用于较小儿童时。一定比例的老年患者在封堵器插入后发生阵发性心房颤动，但通常是短暂的并且通常对药物治疗或复律有反应。对部分患者偏头痛可因房间隔缺损闭合暂时加剧。

晚期心脏被侵蚀引起人们担心，不仅因为它有潜在的生命威胁，而且因为现在很明显它可以发生在封堵器放置多年后。患者应在术前被告知这个罕见的并发症。大多数报告涉及 Amplatzer 类型封堵器，但侵蚀不限于这种封堵器并已有报道发生于其他封堵器。穿孔最常发生在左心房的顶部或主动脉和右心房之间（图 26-12）。患者一般表现为胸痛、头晕以及心包积液，需要紧急心脏手术以取出封堵器并修复穿孔。至今，20 万至 25 万 Amplatzer 封堵器已被运往世界各地。平均而言，美国食品药品管理局（FDA）每年大约收到十份封堵器侵蚀病例的报告。侵蚀的危险因素不是很清楚，但推测在应用相对过大的封堵器和缺少反向主动脉环的患者中更常见。

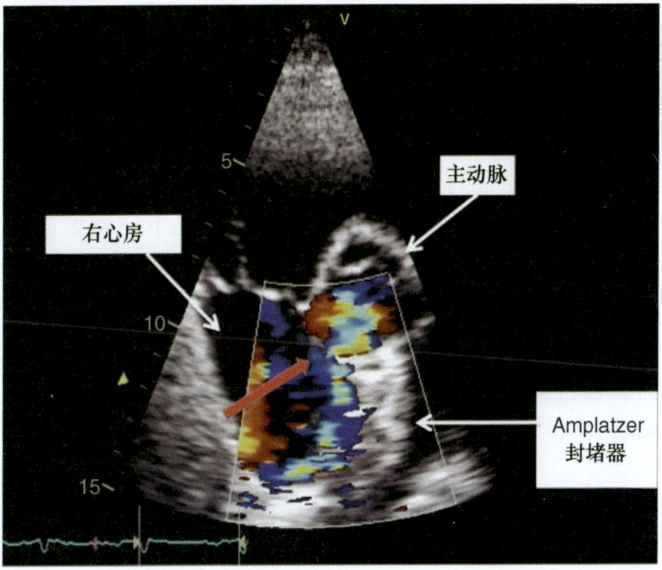

图 26-12　器械相关的主动脉穿孔（箭头所示）

26.13.1　并发症的控制

器械栓塞：这是不可避免的，如果操作者植入足够多的封堵器，在某个时刻，他或她将不得不面对封堵器栓塞。执行该操作的医师必须接受相关培训，不仅在提取栓塞器材方面，而且同样重要的是要认识到何时导管提取是不安全的，需要进行紧急手术。

器械提取的困难程度随器材的设计而不同。主动脉或肺动脉内栓塞的器械通常可以经由导管术被安全地提取。类似地，左心房或右心房中游离但远离房室瓣或腱索组织的封堵器可以被固定并提取。在大多数情况下，一个装置当其与瓣膜组织或腱索结构接触时应该被外科医生移除，以避免将阻塞器拖回鞘管时造成损伤。

提取器械时，最重要的窍门是使用一根足够大的提取鞘管。除非有一个很好的理由，目前普遍会（至少）使用一根 12F 的 Cook Flexor 鞘管，如果有必要，插入之前通过 Perclose 缝合预先关闭动脉通路点。该鞘管的盔甲性质意味着在施加牵引力时很难扣上。

患者应充分肝素化（100IU/kg）并且一根导管应超越“丢失”的封堵器，其后一根导丝被定位，一根长鞘管被推进。一根鹅颈套索用于捕获输送螺丝。做到这一点要求具有相当的耐心，而且在某些情况下，例如当该封堵器在主动脉中时，一根猪尾导管可能需要翻转该封堵器的表面，以使螺钉朝向套索。一旦被捕获，该封堵器被带入鞘管。通常，螺丝将撞击鞘管侧面而导致其弯曲。通过仔细的操作和充足的耐心，封堵器最终将进入鞘管。

26.14　术后护理

标准静脉通路护理。

出院前进行术后经食管超声心动图和心电图检查，注意观察封堵器位置、房室瓣膜的功能及有无心包积液。

6 个月的阿司匹林治疗。

26.15　术后随访

所有患者：术后 3 个月/12 个月回访。

26.15.1　后续

儿童：每年随访直到术后 3 年，而后在生长期内每两年随访一次。

成年人：每年随访直到术后 3 年，然后无限期地每 3 年一次随访，尽管尚存基于晚期心脏侵蚀发生的随访间隔时间的争论，但清楚的是患者应该保持无限期的心血管随访。

相关阅读

[1] Humenberger M，Rosenhek R，Gabriel H et al（2011）Benefit of atrial septal defect closure in adults：impact of age. Eur Heart J 32（5）：553-560.

[2] Roos-Hesselink JW，Meijboom FJ，Spitaels SEC et al（2003）Excellent survival and low incidence of arrhythmias，stroke and heart failure longterm after surgical ASD closure at young age（a prospective follow-up study of 21-33 years）. Eur Heart J 24：190-197.

[3] Butera G，De Rosa G，Chessa M et al（2003）Transcatheter closure of atrial septal defect in young children：results and follow-up. J Am Coll Cardiol 42（2）：241-245.

第 27 章　Fontan 开窗闭合

Fontan Fenestration Closure

Derize E. Boshoff and Marc H. Gewillig
（王广义　译）

27.1　概述

自从 Fontan 和 Baudet 在 1971 年第一次描述他们单心室修复的技术后，很多对该技术的修改已经发表[1]。Fontan 手术本身的技术方法已经演变成两种主要方法：横向隧道技术和心外技术。在术后早期死亡的风险是最大的，往往发生在低心排血量状态。一些引起早期死亡的并发症也可能是短暂的或可逆的，例如肺血管阻力升高和心功能不全，或是可治疗的，如残留远端肺动脉扭曲的情况。全身静脉和肺静脉通路之间的开窗的技术在 1971 年被引入[2]，当时心肺连接的第一个患者接受了 6mm 开窗，作为一个“弹开”阀门，使全身静脉通路减压进入左心房。右到左分流在心房水平趋于改善心排血量但以全身氧饱和度下降为代价。开窗术已被显示提高术后早期疗效，包括降低胸腔引流的持续时间和引流量、较短的机械通气持续时间和较短的术后住院期[3]。

27.2　封闭的时机

自发的开窗闭合已被广泛认识，但持续的开放可能保证闭合以改善动脉血氧饱和度、预防由于反常的血栓栓塞导致的脑血管意外。是否以及何时有意关闭开窗仍然值得商榷：这取决于医疗机构的规程，管理层可能倾向于主动在预定的时间间隔关闭开窗或以“放手”的方式，让开窗遵循其“自然史”发展。在我院，通过插入16～20mm心外的GoreTex嫁接（WL Gore and Associates，Flagstaff，AZ）的全腔静脉肺动脉连接（TCPC）装置是目前首选的手术，并且所有的患者几乎都创建开窗。无论所有关于开窗的常规封闭的争议如何，但对于血流动力学评估结果有利、临床上有显著血氧饱和度降低（发绀的继发效果）的患者进行开窗封闭似乎是合理的。

开窗闭合的时机仍然有争议，但目前的建议是推迟开窗闭合到Fonton循环完成之后至少6个月，如果血氧饱和度＜90％，且试验性封闭可以耐受的话。

27.3 患者选择

患者静息氧饱和度（SaO_2）低于92％或用力时显著去饱和时应进一步评估。定义“理想”开窗封闭术的患者是值得商榷的，但可以考虑的有利因素如下：

- 经过双向Glenn分流和Fontan手术，术后无并发症病程（长期无胸腔积液或乳糜胸及手术后两周内停止使用利尿剂）。
- 无低心排血量或全身淤血的临床证据。
- 超声心动图排除了通过开窗的高速度分流。
- Fontan连接通畅和低肺血管阻力（PVR）。
- 心室功能良好，无显著的瓣膜关闭不全。
- 体循环外流和肺静脉回流通畅。
- 心电图上房室传导正常及无显著心律失常。

27.4　导管术前评估

大多数信息可以通过临床评估（包括心电图和运动测试，如果适用的话）和经胸超声心动图（TTE）来获得。然而，TTE 可能无法检测到某些血栓，因此，经食管超声心动图（TEE）可能对部分患者是必要的。如果怀疑肺静脉阻塞或肺动脉扭曲，CT 扫描或磁共振成像应在导管术前进行。这些成像技术也可以提供静脉-静脉或体肺侧支循环存在的额外信息。

27.5　导管术步骤

- 导管术应于气管插管全麻下在室内空气中进行。抗生素（预防）和肝素（100IU/kg 静脉注射，最大 5000IU）应常规使用。
- 获得股静脉和动脉通路后，应该进行一个完整的血流动力学的评估，记录整个 Fontan 通路和体循环的压力及血氧饱和度。
- 造影而后应在上、下腔静脉和肺动脉进行，以观察 Fontan 连接、外科开窗（图 27-1）、额外的房间分流和可能的静脉侧支。
- 进行选择性注射无名静脉和右肝静脉以排除静脉-静脉连接。进行主动脉造影以排除显著的体肺侧支动脉。
- 易于进行介入治疗的解剖异常应被首先解决：球囊扩张和（或）支架植入被阻塞的 Fontan 连接或狭窄/发育不全的肺动脉，如果适当的话，通过球囊扩张和（或）支架植入的方法封闭显著的侧支血管并治疗体循环梗阻（即再狭窄）。

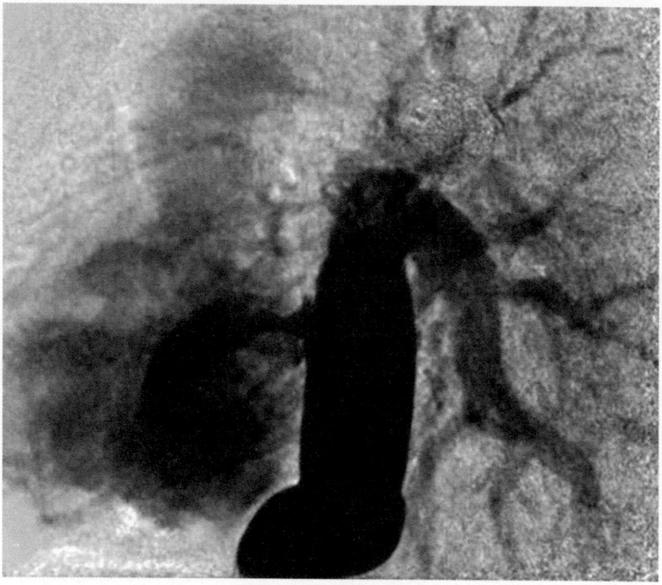

图 27-1 注射造影剂的下腔静脉的侧面观：一根 20mm 导管放置在下腔静脉和肺动脉之间；一个 4.5mm 的开窗允许右至左分流进入左心房

27.6 血流动力学评估和试验性开窗封闭

- 确认对开窗封闭“有利的”血流动力学定义是不明确的[4]。
- Fontan 循环的肺血管阻力测量充满困难，因为无法计算侧支循环，以及肺动静脉畸形的可能性、低心排血量状态、全身静脉阻塞的存在、肺血流分配不均和肺静脉梗阻的可能性。所有这些因素都使肺血管阻力准确评估的误差加倍。
- 试验性开窗封闭在导管手术中被用来确认患者可能不适于采取开窗闭合，量化全身或平均静脉压和全身饱和度的改变。在镇静和气管插管下的临时闭塞测试是否可以可靠预测清醒和自主呼吸的 Fontan

患者的生理学指标是值得商榷的，但对不利的基础血流动力学和高风险的患者，肯定是推荐进行的。

-试验性阻塞可使用 7-F 尖端为球囊的、多腔导管（Swan-Ganz 导管）来进行。球囊导管经一导丝进入体循环心房；该球囊用 1ml 稀释的造影液充盈并拉回靠在心房壁/开窗上，以便临时阻塞（至少 15min）。

-或者，一个小柔性球囊［通常为 6～8mm Tyshak 球囊（取决于开窗大小）］可以在开窗本身内被充盈，使用股鞘进行压力和饱和度的测量。

-完全封闭应由造影确认（通过尖端为气囊导管的近端端口或股鞘）（图 27-2）。

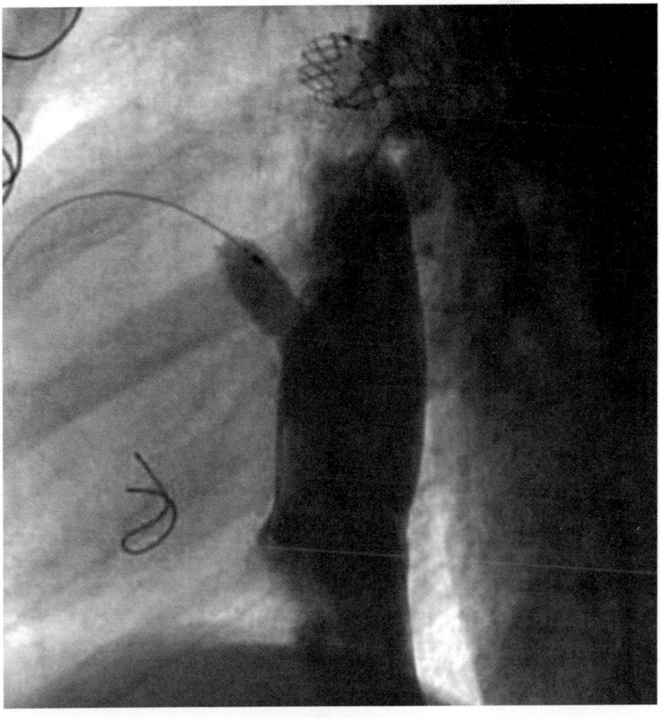

图 27-2　用 6mm Tyshak 球囊封闭 4.5mm 窗口的低压球囊封堵；造影液经静脉鞘管注射以确认完全封闭

-测量应被重复，记录 VCI 平均压力和饱和度，以及主动脉压力和饱和度。

-开窗封闭大概可以安全地在以下患者中实施：试验性阻塞期间体静脉压＜18mmHg 或平均体静脉压没有一个显著的（＞4mmHg）增加或者混合静脉血氧饱和度没有减少＞10％。

-我们强烈不建议对体静脉压≥20mmHg 的患者进行窗口封堵术。

27.7 器材的选择

- 当计划导管封堵时，各种因素应考虑在内，包括开窗的大小和位置、几何形状、心房腔和导管内部边缘之间的距离、放置长鞘管在心房的可能性。患者的身高和体重也应在考虑之内。
- 理想的器材不仅要提供完整的封闭与可靠的稳定性，还需具有低外廓以不扭曲 Fontan 管路/挡板的解剖或阻塞血流。
- 随着完成 Fontan 手术的方法的多样性，许多技术已被用来创建开孔，取决于 Fontan 手术（心外管道 *vs.* 横向心房内通道）和医疗机构偏爱的类型。对于横向通道的 Fontan 类型，冠状动脉穿孔器被用于在 Gore-Tex 挡板上创建开窗。对于心外导管的情况，开窗也可以用冠状动脉穿孔器在 Gore-Tex 挡板上创建，之后从右心房分离下腔静脉，缝合到 Gore-Tex 人造血管上形成约 2.5cm 的圆形，开窗在圆形的中心进行。这防止了相邻的心房壁影响开窗的大小。在一些单位，开窗是通过使用短（5～7mm）聚四氟乙烯（PTFE）分流器在心外导管和体循环心房间创建，以减少意外的自发闭合。Kreutzer 等人描述了一种新的方法，通过心包管与右心房下入口以口对口吻合的方式创建一个开窗的心外 Fontan 导管[5]。

- 开窗尺寸通常为 3.5mm 到 5mm，取决于开窗的类型（用打孔 *vs.* 短 PTFE 分流器）和患者特征(风险分级)。
- 除了有意开窗，在横向通道类型的患者中高达 15%存在显著的 Fontan 挡板泄漏。挡板泄漏大多位于右心耳（RAA）根上的缝合线，不包括从右心耳到上腔静脉的血流。这种缝合线似乎特别容易在术后产生微小的泄漏，原因是修补材料很难与梳状肌的波纹表面紧密贴合。挡板内的静脉压力增高可以扩大这些泄露并随着时间的推移导致临床上显著的分流。尽管泄漏的起源可能是相似的，瘘管的解剖结构可能会有所不同。
- 由于窗口的不同位置、大小和类型，不同的导管开窗闭合方法已被多个作者描述，包括 Gianturco 线圈、可拆卸线圈、翻盖装置、CardioSEAL 装置、Amplatzer 隔膜封堵器、Amplatzer 导管封堵器、Amplatzer 血管塞、Helex 隔膜封堵器、Angel Wings 装置、Gianturco-Grifka 血管封闭装置、CARDIA™ PFO 星形装置。
- 导管手术中放置夹子以标记开窗的位置，或紧缩导管连接的中间部分以更好地固定线圈或器材，为封闭提供了便利。
- 在过去的二十年中，以下设备已被我单位用于封闭窗口和挡板泄漏：Rashkind 装置、CardioSEAL、Amplatzer 房间隔缺损封堵器、Amplatzer 室间隔缺损封堵器和 PFO 星形装置。为搜索理想的器材，我们改良了 15mm PFO 星形装置(FFD15，CARDIA™，Burnsville，MN)，去除了左侧碟片，以减少左心房的血栓形成，增加左心房“腿”的数量和长度，从 2mm×15mm 至 3mm×20mm 以防止移位，后来又在左侧和右侧伞之间添加了一个转轴[6]。我们认为该装置是“理想”的，因为它的低外廓、少织物和金属、良好的封闭率和无血栓。然而，对新的装置，导引鞘管比需要的大得多，虽然装填机制已经简化，学习曲线仍然存在。目前，Amplatzer 导管封堵器Ⅱ型已成为我们的首选设备用于封闭典型的心外 Fontan 导管打孔式开窗。该器材具有很高的一致性，其双连接盘片使其在窗口中的放置相对容易。无织物技术允许通过一根低外廓 4-F 导管进行输送，同时保持高封闭率而不用笨重和潜在阻塞性器材。

27.8 穿过和描绘窗口/挡板漏洞

- 窗口和（或）挡板漏洞的位置由不同透视的造影来划定。
- 经食管超声心动图可以在挡板泄漏，或心房腔尺寸较小或剩余房间隔可能有问题的情况下提供额外的信息。
- 基于窗口的位置和形状，可以在各种预成形或自制热成形导管的帮助下穿过，如右 Judkins 导管和柔性交换导丝［即 0.089cm（0.035 英寸）Terumo 导丝或 Woolley 高扭矩柔性丝（Mallinckrodt，St. Louis，MO)］。
- 一旦导丝被推进，也可以在必要时被更换为直导管，以辅助更硬的导丝放置。
- 依据试验性封闭的方法，7-F 球囊楔形导管沿着一根交换导丝推进，或一个小柔性球囊（即 Tyshak 球囊）沿着适当的导丝（取决于球囊）推进。如果窗口的打孔尺寸未知或在挡板泄漏或瘘管连接的情况下，进行试验性封闭，并且如果必要的话，可以进行球囊测量。
- 选择适当的器材后，一根带扩张器或输送系统的长鞘管（取决于器材）沿着交换导丝穿过缺损。
- 扩张器和导丝应缓慢去除，允许血液通过鞘管自发回流，接着小心冲洗以避免空气栓塞。
- 器材的装填和放置按照特定设备的描述以通常的方式被执行。放置之前和之后，器材的位置应由造影（图 27-3a，b）和经食管超声检查确认（如果有必要的话）。血流动力学和血氧饱和度应重复测量。

27.9 器械封闭的替代方法

- 器械封闭必须引入导丝及长鞘管进入肺循环心房。在有残余天然房间隔的 TCPC 患者中用不同器材

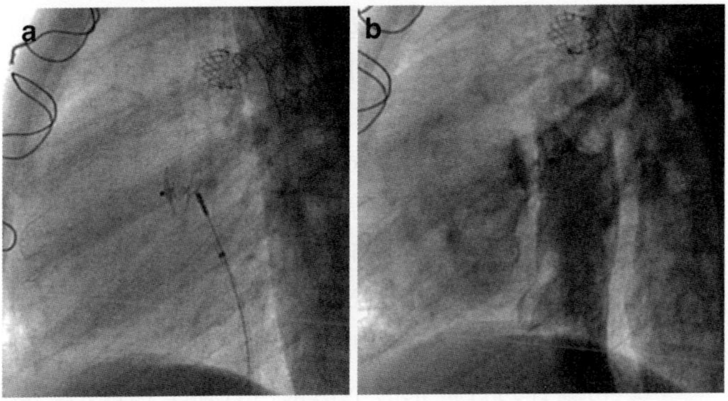

图 27-3 （**a**）在窗口中放置 Amplatzer 封堵器Ⅱ型，器材仍与输送线相连。（**b**）器材释放之后的腔静脉造影：两个盘片清晰地位于窗口的相应两端；器材中还有一些像“烟”一样的造影液，将会在放置后几分钟内消失

封闭窗口被证明有困难，在窗口的肺静脉侧形成一个中间腔并且在导丝和鞘管操纵困难的情况下有产生全身性栓塞的风险。

- 在这些情况下使用覆盖的 Cheatham Platinum（CP）支架（NuMED，Hopkinton）可能是一个有价值的选择，至少对体重超过 15kg 的患者是如此。一根 12F 的长鞘管沿着一根刚性导丝前进穿过 TCPC 导管，导丝的前端定位于上腔静脉。该支架是由手卷曲到 BIB 球囊导管（NuMED，Hopkinton）上的，直径等于或比造影导管直径大 1～2mm。该方法所需的手术及造影时间较短，这点是很有吸引力的，同时提供的即时窗口完全封闭。该方法还避免了人造材料在肺循环心房的突出，可能促使致血栓材料和全身性栓塞。这种技术的缺点是需要较大尺寸的鞘管以输送覆膜支架。
- Fontan 挡板狭窄的“下游”与窗口或挡板泄漏的结合可以显著恶化右至左分流，尤其是在运动中。窗口或泄漏的器材封闭可在这些患者中额外缩小血流通路，因此是不受欢迎的。可用球囊扩张的覆膜支架在此情况下可能更不理想，因为狭窄区域和最大的挡板直径之间往往有显著尺寸差异，这可能导致潜在的不完整封闭、挡板泄漏或无意的挡板撕裂。Madan 等人最近描述了两个 Fontan 挡板狭窄合并开放窗口的患者使用 Zenith 腹主动脉瘤内移植物（Cook Medical）得以成功治愈[7]。Cook Zenith 腹主动脉瘤内移植物是用全厚度聚酯织物缝合到自扩张的不锈钢内骨骼上构成的。该框架及外面的织物提供了很好的血管壁对接。Cook Zenith 支架的输送系统因为可以精确定位和在最终放置前可重新调整接口提供了优于球囊扩张支架的优势。此外，放置后，自扩张支架顺应于血管壁，然后可以使用不同球囊选择性扩张特定部位。这在 Fontan 患者中是有利的，因为为了尽量减少残留泄漏，挡板口径并不统一。由于输送鞘管尺寸很大（16Fr），这种技术应该为年龄较大的儿童或者成人保留。

27.10　支架的窗口封闭

- 窗口在术后早期自发闭合可能导致与全身静脉压力升高、低心排血量、渐进水肿和渗出相关的血流动力学恶化。使用血管内支架重新开放或创造一个窗口对于这些不稳定的患者可以挽救生命。
- 患者血流动力学改善后，这些放置了支架的窗口的封闭未来可能会带来一些挑战。图 27-4a 描绘了这种放置了支架的窗口，由于窗口早期自发闭合后长时间乳糜胸必须予以术后创建。十个月后，一个 Amplatzer 导管 Ⅱ 型封堵器被植入支架内，但 3 年后，由于残留的右向左分流，血氧饱和度持续低于 88%。临床和血流动力学的评估均有利于完全开窗封闭，但技术上该手术被证明是具有

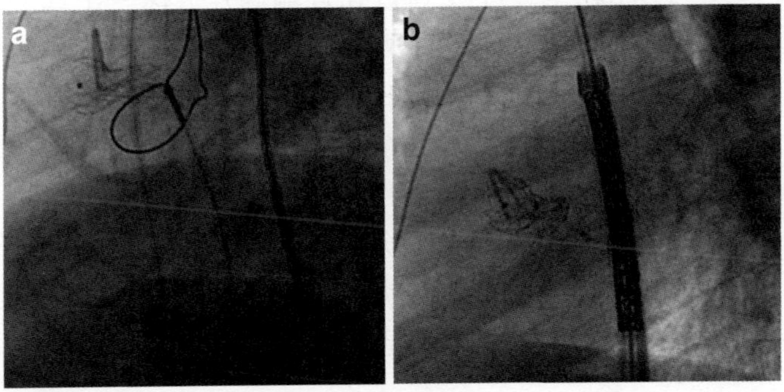

图 27-4　放置了支架的窗口，之前曾经试图以 Amplatzer 导管封堵器 Ⅱ 型封闭；现在以一覆膜 CP 支架完全封闭（见正文）

挑战性的。支架的远端（导管端）的部分被从股侧捕获并逐渐被拉靠到导管壁，以防止尖锐边缘刺入导管（图 27-4a）。支架而后更由一 20mm Atlas 球囊被从头侧向尾侧拉向导管，同时也测试由于残余的尖锐边缘使球囊穿孔的风险性。最后，一 45mm 覆膜的 CP 支架被一根 22mm 的 BIB 导管植入（图 27-4b），形成窗口的完全封闭和一根非梗阻的导管。

27.11 部分封闭器械

- 在一些次优 Fontan 生理学的患者中，对于病情还没有足够稳定到可接受完全封闭窗口的情况，术后早期窗口可能太大。局部封闭窗口的可能性在这种情况下可能是一个有吸引力的选择。
- 一定制的开窗的房间隔封堵装置已在很少数患者中使用；然而，窗口自发闭合在紧随其后的随访期的发生率较高。我们描述了一个局部封闭器，115S PFO 星形装置（CARDIA™），设计为从右心房碟片去除两个相对的扇形部分。这些装置也可以在导管室手工通过在近端碟片去除一个或多个扇形部分的聚乙烯醇泡沫自制（取决于需要残余分流的大小）。在 18 例植入部分封堵器的患者中，除两例外，轻度至中度的残余分流维持了 1 个月。装置植入 6 个月后，超声心动图仍然记录了 12 名患者的残余分流（血氧饱和度 90%±3%）。出现适应证时使用线圈或覆膜支架关闭这些分流应当在技术上是可行的。

27.12　窗口封闭后的随访

- 患者应被定期评估（临床和超声心动图），在介入术后 24h、1 个月和 6 个月，应特别注意静脉充血或低输出的临床症状和血栓或经胸超声显示残余分流的证据。完全封闭定义为改善临床血氧饱和度以及无彩色超声上的临床显著性分流。
- 经胸超声心动图可能无法检测某些血栓，虽然常规经食管超声心动图更有检测意义，但应该只考虑在某些高危患者中使用。
- Fontan 封闭结束后的最佳抗凝方案是未知的。以前的报告显示对心外导管如未给予抗凝剂，20%～23%的患者出现血栓形成。持续从右到左分流并趋向于形成静脉血栓的患者可能处于反常栓塞事件增加的风险，窗口的器械封闭可能降低全身栓塞的风险。窗口封闭前后的治疗规程因不同医疗机构的规程和个别患者的风险分级而不同。
- 在我单位所有开窗的 Fontan 循环患者被给予乙酰水杨酸 1～2mg/(kg・d) 口服及氯吡格雷 0.2mg/(kg・d) 口服联合治疗；氯吡格雷通常在窗口封闭 6 个月后停止，除了血流动力学“不利”的患者。在以前有血栓形成史或高风险的患者中，终身使用华法林，目标凝血酶原时间 INR 为 1.5～2。

参考文献

[1] Fontan F, Baudet E (1971) Surgical repair of tricuspid atresia. Thorax 26 (3): 240-248.

[2] Kreutzer G, Galíndez E, Bono H, De Palma C, Laura JP

(1973) An operation for the correction of tricuspid atresia. J Thorac Cardiovasc Surg 66：613-621.

[3] Gewillig M，Goldberg DJ (2014) Failure of the Fontan circulation. Heart Fail Clin 10 (1)：105-116.

[4] Pihkala J，Yazaki S，Mehta R，Lee KJ，Chaturvedi R，McCrindle BW et al (2007) Feasibility and clinical impact of transcatheter closure of interatrial communications after a fenestrated Fontan procedure：medium-term outcomes. Catheter Cardiovasc Interv 69 (7)：1007-1014.

[5] Kreutzer C，Schlichter AJ，Simon JL，Conejeros Parodi WM，Blunda C，Kreutzer GO (2003) A new method for reliable fenestration in extracardiac conduit Fontan operations. Ann Thorac Surg 75 (5)：1657-1659.

[6] Boshoff DE，Brown SC，Degiovanni J，Stumper O，Wright J，Mertens L et al (2010) Percutaneous management of a Fontan fenestration：in search for the ideal restriction-occlusion device. Catheter Cardiovasc Interv 75 (1)：60-65.

[7] Madan N，Ellozy S，Love B (2012) Transcatheter repair of Fontan baffle stenosis and fenestration in two patients using Cook Zenith aortic endografts. J Invasive Cardiol 24 (2)：E32-E34.

第 28 章　室间隔缺损
Ventricular Septal Defects

Massimo Chessa 和 Gianfranco Butera
（王利军 译　张刚成 审校）

28.1 临床适应证

适合经皮封堵的室间隔缺损通常位于肌部室间隔（肌部室间隔缺损，MVSD）或者膜周部室间隔（膜周室间隔缺损，PMVSD），其中膜周室间隔缺损也包括动脉瘤。它们可以是先天性的也可以是外科术后的残余。

目前，对于混合型或室上嵴型缺损，合并主动脉瓣脱垂及主动脉瓣反流的膜周型缺损，以及出口结构复杂、横跨或骑跨房室瓣的任何缺损，外科修补手术是唯一的选择。

婴幼儿合并大型缺损在出生后早期即出现心力衰竭的症状和体征，需要在最初的几个月接受外科手术治疗。

关闭室间隔缺损（VSD）的临床适应证为：

• 出现心力衰竭的症状。

• 存在左心容量负荷过重的表现合并有通过 VSD 的显著左向右分流的超声心动图证据。

• 存在显著分流的依据有：

(i) 左心房扩大，定义为左心房与主动脉内径比值大于 1.5。

(ii) 左心室扩大（左心室超负荷），定义为左心室舒张末期直径大于该年龄正常平均值 2 倍标准差（SD）

以上。

我们需要关闭缺损以阻止肺动脉高压、心室扩大、心律失常、主动脉瓣关闭不全以及右心室双腔心的形成。对于既没有心力衰竭也没有心脏负荷过重表现的小缺损，如果存在感染性心内膜炎的病史也需要将其关闭。

28.2　患者的选择

- 无活动性感染：如发现有潜在的感染源，要在导管插入术前治愈。
- 如果 VSD 是外科术后残余缺损，要全面深入分析患者的既往史、心导管检查及外科手术史。
- 在开始手术前要亲自核查经胸超声心动图。
- 如果存在合并畸形（肺动脉瓣或肺动脉分支狭窄、房间隔缺损等），要考虑同时治疗合并畸形的可能性。
- 对所有计划实施的手术方案亲自签署知情同意书。

28.3　技术和设备概要

28.3.1　肌部室间隔缺损（MVSD）的封堵装置

Amplatzer 肌部室间隔缺损封堵器（Amplatzer 肌部 VSD 封堵器，AGA 医疗公司，St. Jude，MN）是一种由镍钛合金丝［直径 0.10～0.13mm（0.004～0.005 英寸）］编织成的自膨性装置，包含有两个盘片，由中央腰部（长 7mm）连接，盘片直径比腰部直径大 8mm（图 28-1）。腰部直径决定了该装置的规格，包括 4～18mm 的不同规格。三层聚酯纤维涤纶片用聚酯纤维线缝合在两个盘片和腰部内。该装置可牢固地连接到推送杆上并插入输送鞘中，输送鞘规格有 6～9F。

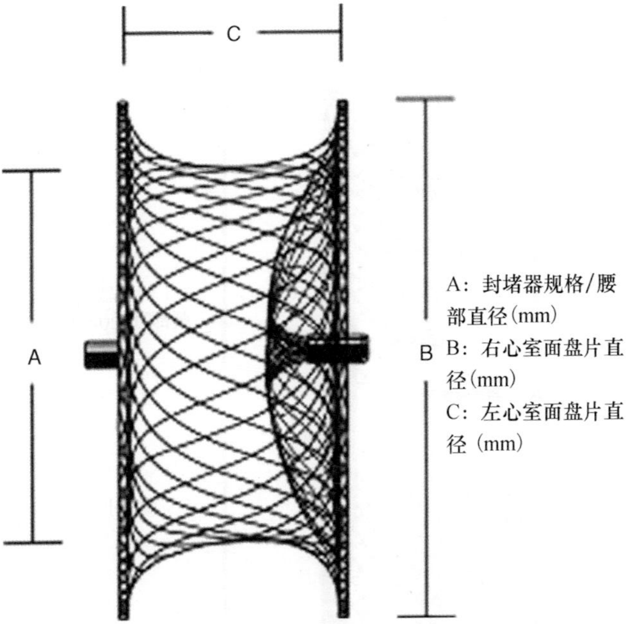

图 28-1　Amplatzer 肌部 VSD 封堵器，AGA 医疗公司，St. Jude，MN. A，封堵器规格/腰部直径（mm）；B，盘片直径（mm）；C，腰部长度（mm）

28.3.2　膜周室间隔缺损（PMVSD）的封堵装置

Amplatzer 膜部室间隔缺损封堵器含有两个不对称的盘片（Amplatzer 膜部 VSD 封堵器，AGA 医疗公司，St. Jude，MN)。左心室偏心盘片的主动脉侧边缘仅超出腰部 0.5mm，以避免影响主动脉瓣功能，而心尖侧边缘则超出腰部 5.5mm。左心室盘片末端有一个铂金标识以帮助在植入过程中进行准确定位。右心室面盘片是对称的，并且盘片周围边缘比腰部直径大 2mm（图 28-2)。该产品有 4～18mm 不同规格，相应的输送鞘有 7～9F 不同规格。

为防止损伤传导束，原产品被重新设计并已开发出第Ⅱ代 Amplatzer 膜部 VSD 封堵装置，其径向力下降

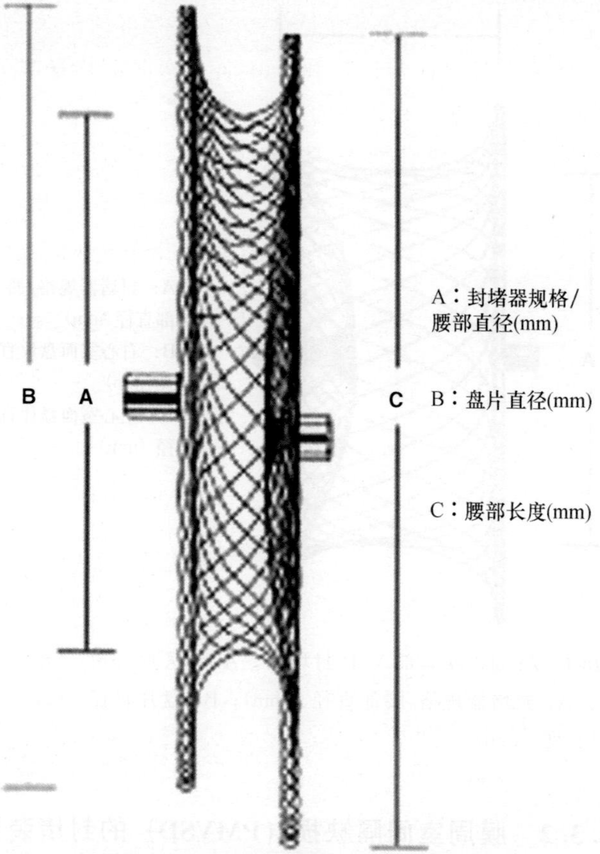

图 28-2 Amplatzer 膜部 VSD 封堵器，AGA 医疗公司，St. Jude，MN. A，封堵器规格/腰部直径（mm）；B，右心室面盘片直径（mm）；C，左心室面盘片直径（mm）

了 75%，张力下降了 45%，同时稳定性增加了 10%。该新型装置的左盘片为弧形凹陷形状以贴合左心室流出道。有两种型号可供选择：

1. 偏心型，盘片上缘为 1mm，下缘为 3.5mm。

2. 同心型，盘片上下边缘均为 3mm。

腰部长度从 1.5mm 增加到了 3mm，腰部直径包括 4～10mm 大小的不同规格，每个规格之间相差 1mm，再加上 12mm 和 14mm 2 种规格。聚酯纤维膜缝填在盘片内。

输送系统包括推送杆和 180°向下弯曲的推送导管，以帮助左心室盘片在植入过程中进行准确定向。该装置具有扁平的螺口以匹配微铆钉的扁平部分，使较长的左心室盘片方向朝下指向左心室心尖部。

28.4　手术

28.4.1　术前准备

- 全身麻醉和经食管插管。
- 首先进行双平面心导管检查。
- 将患者双臂上举并置于颈后（注意避免过度牵拉臂丛神经）。
- 严密监测患者生命征，包括持续有创动脉血压监测，建立 2 条外周静脉通道或者 1 条中心静脉通道，以及留置导尿以评估尿量。
- 利用经食管二维超声心动图（2D-TEE）或者经食管三维超声心动图（3D-TEE）监测手术过程。
- 按 100UI/kg 经静脉给予肝素以肝素化。每小时检测活化凝血时间（ACT），保证其大于 250s。根据术中情况决定是否需追加肝素。通常不需要额外追加。
- 静脉注射抗生素：常规用头孢菌素类。
- 该手术必须被视为一个外科范畴的介入手术。因此，必须特别注意并严格遵守无菌操作。尤其注意规范术前洗手消毒和患者的准备（包括仔细备皮）。所有手术相关人员必须戴口罩和帽子。

28.5　路径部位

- 通过股静脉（FV）途径进行 PMVSD 的封堵，也可以通过颈内静脉（IJV）途径进行MVSD的封堵。

- 必须建立一条动静脉轨道（颈内静脉-股动脉供MVSD的封堵，股静脉-股动脉供PMVSD的封堵）。
- 双下肢血管都需要备用。

28.6 MVSD封堵的导管检查及血流动力学评价

除TEE的图像之外，采用轴位投照进行左心室血管造影术是评估VSD大小和位置的最好方法。采用左肩位投影（左前斜35°/头35°）进行左心室造影以显示肌部中间和心尖后部的缺损。而前部的缺损则在左前斜60°/头20°投照位更清楚（图28-3）。

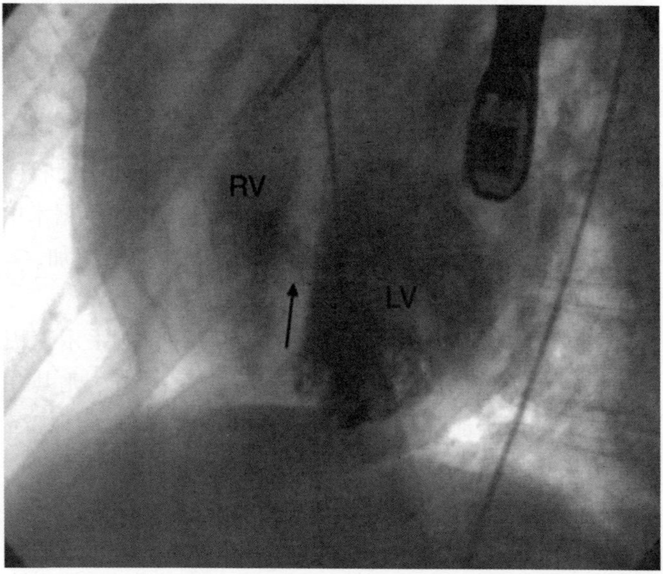

图28-3 左心室造影。LV，左心室；RV，右心室；箭头指示肌部中间VSD

利用软 Glidewire［0.89mm（0.035 英寸），J 型头端，Terumo］和右 Judkins 导管从左心通过 VSD，可以将 Glidewire 送至肺动脉或上/下腔静脉，并用 Goose-Neck 圈套器（Microvena 公司，20～25mm 适用于成人，10～15mm 适用于儿童）将其套住从右颈内静脉或股静脉拉出以建立动静脉轨道（图 28-4）。

沿着建立好的动静脉轨道，选择合适规格的输送鞘从静脉端往前推送，直到输送鞘头端到达升主动脉。回撤扩张器，并将输送鞘回撤至左心室内。

当输送鞘的头端位于左心室腔的中间位置时，撤出扩张器和导丝；通常需要重复左心室造影以确认输送鞘头端的位置，进一步明确 VSD 的大小和位置。

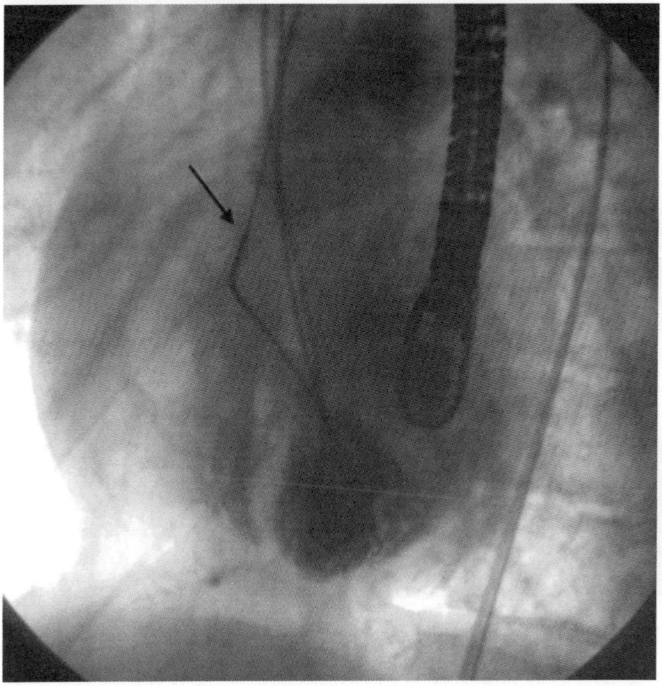

图 28-4　左心室造影：箭头指示动静脉轨道（股动脉-颈内静脉）

根据造影和超声心动图的提示，选择比缺损最大直径大 1～2mm 的肌部 VSD 封堵器。

将封堵器连接至推送杆上，植入塑料装载器，连接并插入输送鞘。

在左心室室腔内展开左盘片，确保左盘片未触碰二尖瓣结构，然后朝室间隔回拉整个输送装置（图 28-5a），并展开腰部和近端盘片；进行检测性造影以证实封堵器处于良好的位置（图 28-5b）。

超声心动图提供的信息也很重要，以确认两个盘片分别位于室间隔的左侧和右侧，并且腰部位于肌部室间

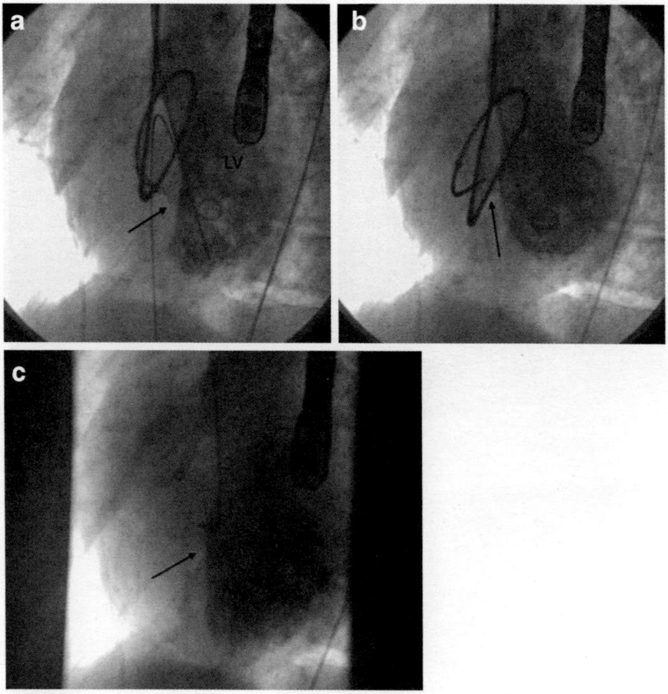

图 28-5　左心室造影：（**a**）整套装置朝室间隔回撤（箭头所示）；（**b**）展开腰部和近端盘片（箭头所示）；（**c**）进行检测性造影以证实封堵器处于正确的位置（箭头所示）。LV，左心室

隔内部。

然后释放封堵器。

大约 10～15min 后进行最终的造影来评估封堵器的位置及是否存在残余分流（图 28-5c）。

患者需接受阿司匹林治疗（每天 3～5mg/kg，最大剂量 300mg/d）6 个月，并要求严格遵循心内膜炎的预防措施。

多发肌部 VSD 可重复应用类似方法进行封堵。

28.6.1　替代技术

28.6.1.1　逆行封堵方法

该方法可用于成年患者或年长儿童，在这些患者中运用 7～8F 的血管鞘是安全的。

在 0.89mm（0.035 英寸）J 型头端 Terumo 260cm 交换软导丝引导下，将 5Fr Judkins 右冠状动脉导管经左心室穿过 VSD。

然后将导丝送至肺动脉。将右冠状动脉导管交换为 80cm 输送鞘（AGA 医疗）并通过导丝将输送鞘送至右心室心尖部。缓慢撤出导丝和扩张器以免发生空气栓塞。

将已选好的封堵装置组装好并植入长鞘。将末端盘片在右心室心尖打开，注意避开右心室壁和三尖瓣。

然后将整个输送系统回拉贴近室间隔。进一步回撤输送鞘，在室间隔的左心室面展开近端盘片。

进行左心室造影和超声心动图评估以确认封堵装置处于良好位置且没有出现并发症。

将封堵器与输送鞘分离，并进行升主动脉和左心室造影以确认封堵器位置、查看残余分流以及检查主动脉瓣功能。

28.6.1.2 杂交封堵方法

对于低体重婴幼儿（低于6kg），经皮封堵术会因为血管路径和对血流动力学的影响而受到限制且增加风险，而外科手术则需要体外循环，且与并发症发生率和死亡率明显相关，特别是心尖部缺损，为避免这两种方法的风险，杂交封堵方法孕育而生，并广泛开展。

在TEE引导下打开胸腔和心包，准备18号穿刺针用于穿刺右心室游离壁。

在穿刺点周围用5-0聚酯纤维线预缝荷包。

将穿刺针穿刺入右心室腔并指向VSD。

将短指引导丝由穿刺针通过VSD送入左心室。

通过导丝，将一根短鞘推送入左心室腔。

在TEE监视下将合适规格的Amplatzer肌部VSD封堵器放置到位。

28.7 PMVSD封堵的导管检查及血流动力学评价

采用左前斜60°＋头20°的投照体位进行造影（图28-6）。

在左前斜50°投照位进行升主动脉造影以检查主动脉瓣关闭不全的情况。

运用2～3D TEE确认室间隔缺损的大小，以及其与升主动脉的关系（图28-7a和b）。

用右Judkins导管或右Amplatzer导管以及Terumo导丝从左心室面通过缺损。将导管递送至肺动脉或上/下腔静脉；然后将Terumo导丝替换为软滑交换导丝（一种专用的300cm交换引导导丝，AGA医疗公司，Golden Valley，MN），用鹅颈圈套器套住导丝，并从股静脉拉出（动静脉轨道）（图28-8a和b）。

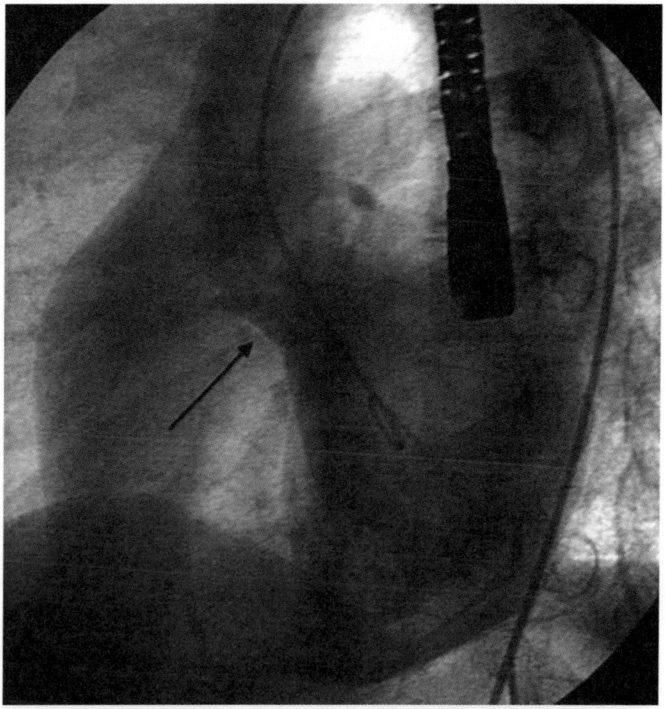

图 28-6　左心室造影：黑色箭头指示膜周室间隔缺损（PMVSD）

经导丝推送 AGA 输送鞘至升主动脉。

如果推送过程中遇到阻力，可以采用“对吻”技术：通过导丝将输送鞘头端和导管头端对接，并一起推拉。

当长鞘到达升主动脉后，固定导丝轨道，回撤扩张器约 10cm，缓慢回撤输送鞘并同时递送动脉导管；使得导丝形成一个圈进入左心室心尖部。

然后沿导丝往前推送输送鞘一直到左心室心尖部，并轻轻撤出导丝（图 28-9）。

选择规格与缺损直径相等或比其大 1mm 的封堵器，连接固定在推送杆上，封堵器上微铆钉的平台部分要与推送导管腔内的平台部分对齐。

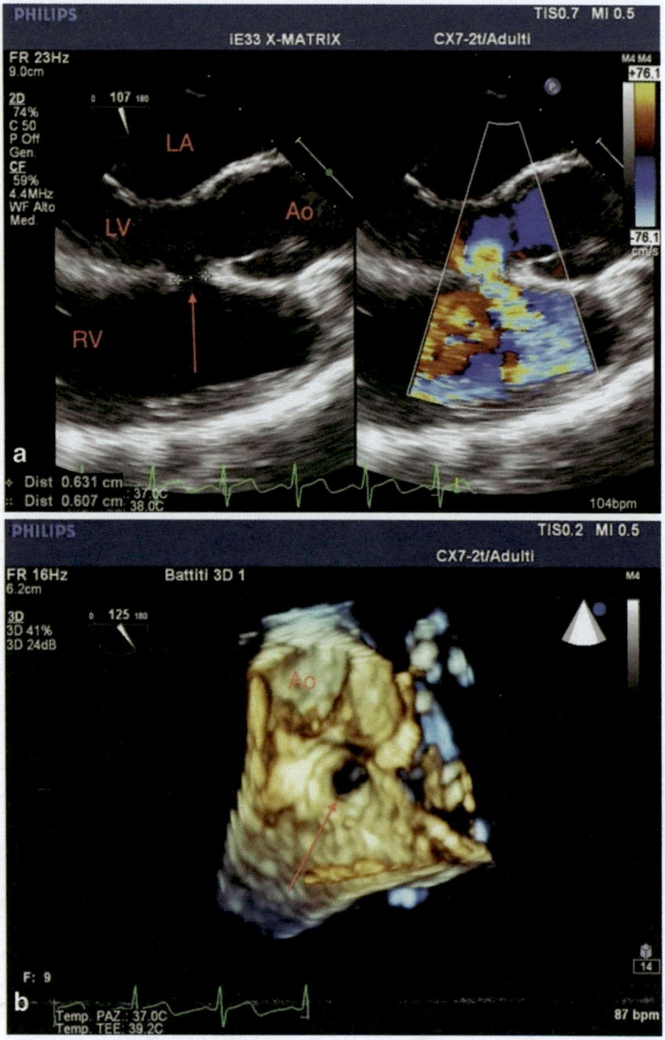

图 28-7 （**a**）2D-TEE 长轴切面。箭头指示 PMVSD；RV，右心室；LV，左心室；LA，左心房；Ao，主动脉。（**b**）3D-TEE。箭头指示 PMVSD；Ao，主动脉

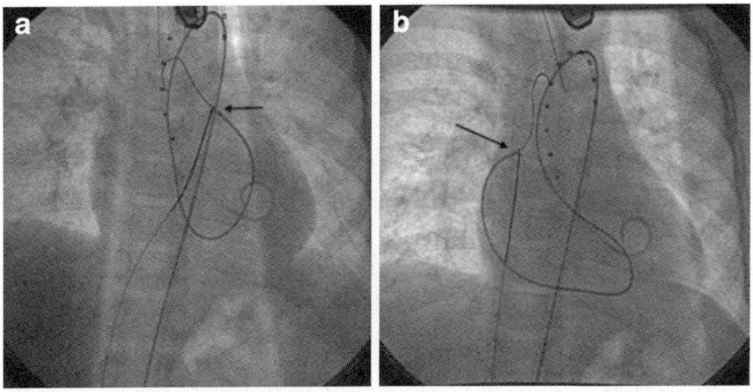

图 28-8　将导丝用鹅颈圈套器在左肺动脉（**a**）或上腔静脉（**b**）中圈套住（箭头所示），并从股静脉出口拉出（箭头所示）（动静脉轨道）

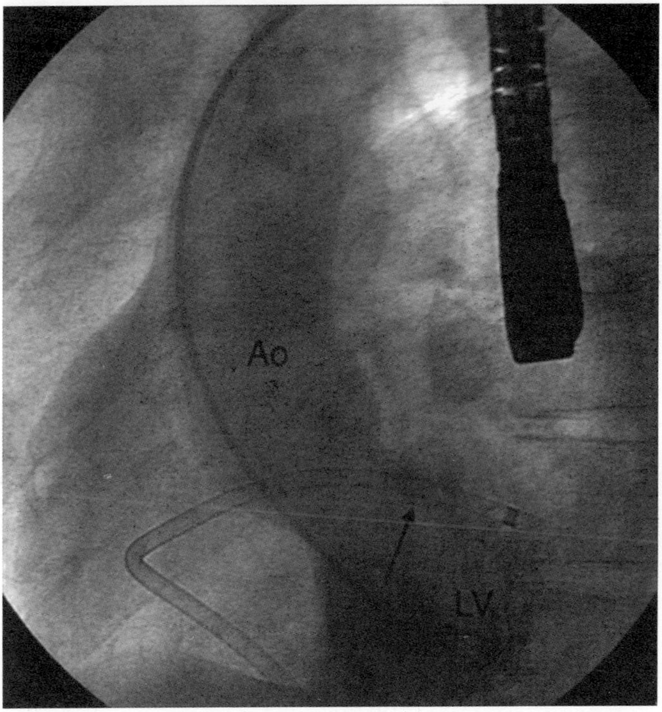

图 28-9　长鞘（箭头）进入左心室（LV）。Ao，主动脉

推送封堵器至输送鞘的顶端，并将整个输送系统回撤到左心室流出道（图 28-10）。

当左盘面展开后，利用超声心动图监测以确保二尖瓣和主动脉瓣功能正常至关重要。

末端盘面上的铂金标记应指向下方。

然后在室间隔右侧面展开近端盘片，并在释放封堵器之前进行造影检查（图 28-11a～c）。

当输送鞘难以指向左心室心尖时，可将输送鞘停留在升主动脉，在输送鞘从主动脉撤出的同时将左心室面盘片在主动脉瓣下方打开。然后前推推送杆以展开右心室盘片（图 28-12a 和 b）。

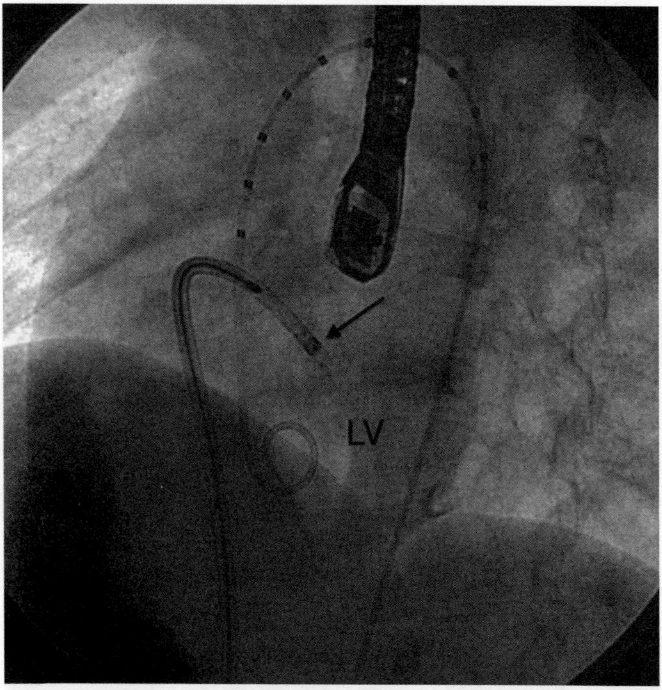

图 28-10　封堵器到达长鞘的顶端（箭头），同时整个系统回撤到左心室流出道。LV，左心室

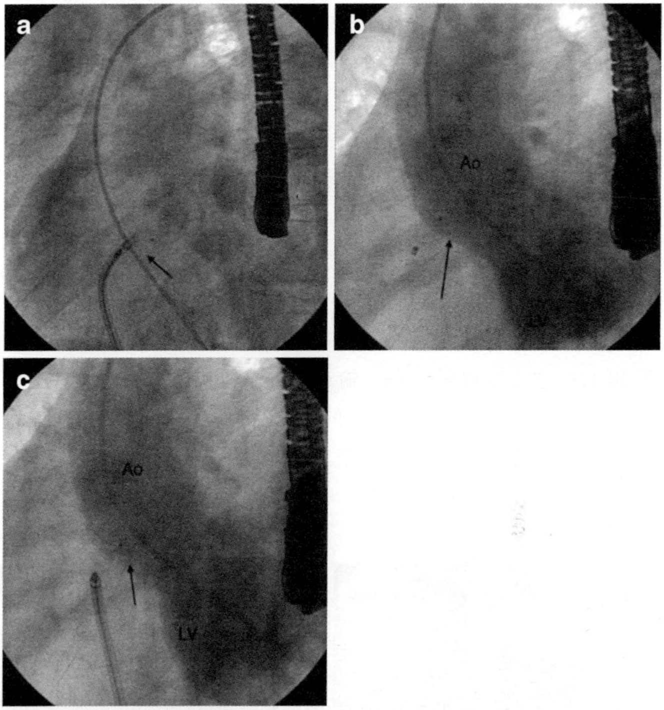

图 28-11　左心室造影：(**a**) 打开左盘片并回撤至室间隔。(**b**) 近端盘片在室间隔右侧面展开，并在释放前进行检测性造影。箭头指示，末端盘片上的铂金标记指向下方。(**c**) 最后造影显示完成室间隔缺损封堵。Ao，主动脉；LV，左心室（译者注：原版书中 b、c 位置颠倒）

10～15min 后，重复左心室造影和超声心动图检查以评估可能存在的残余分流或者主动脉瓣反流（图 28-13a 和 b）。手术过程中，需要仔细观察心电图以评估是否出现房室传导阻滞和心动过速。

室间隔膜部动脉瘤形成是室间隔缺损最常见的形态学改变（图 28-14）。

选用更合适的封堵器（肌部代替膜周部 AGA 封堵器）封堵真正的解剖破口。

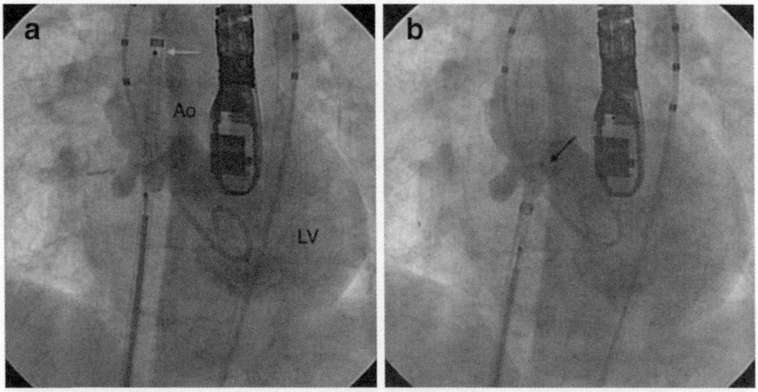

图 28-12　左心室造影：（**a**）输送鞘可停留在升主动脉内（上方箭头）。下方箭头指示 PMVSD 的动脉瘤。（**b**）在输送鞘从主动脉撤出的同时将左心室面盘片在主动脉瓣下方打开（箭头）。Ao，主动脉；LV，左心室

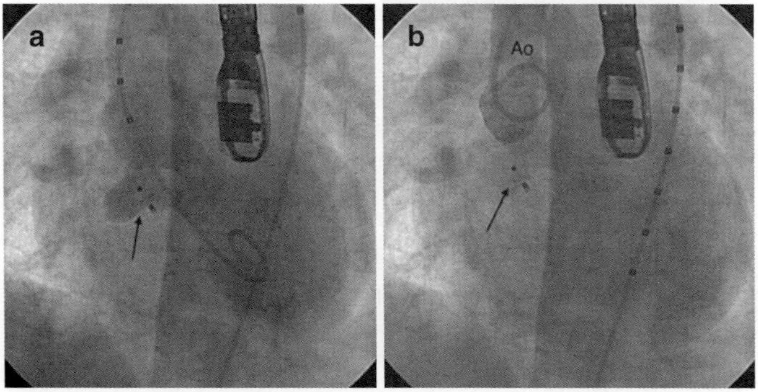

图 28-13　手术最后重复左心室造影（**a**）和主动脉造影（**b**），以评估可能存在的残余分流和主动脉瓣反流。箭头所示，封堵器植入动脉瘤。Ao，主动脉

如果膜部瘤相对较小，封堵器能连同瘤体一起盖住缺损口（图 28-15）。

对于巨大动脉瘤的病例，封堵器更适合于放置在瘤体内部，目的是封堵真正的解剖破口而不是将封堵器放置在左心室面“入口”，同时避免植入有危险性的过大

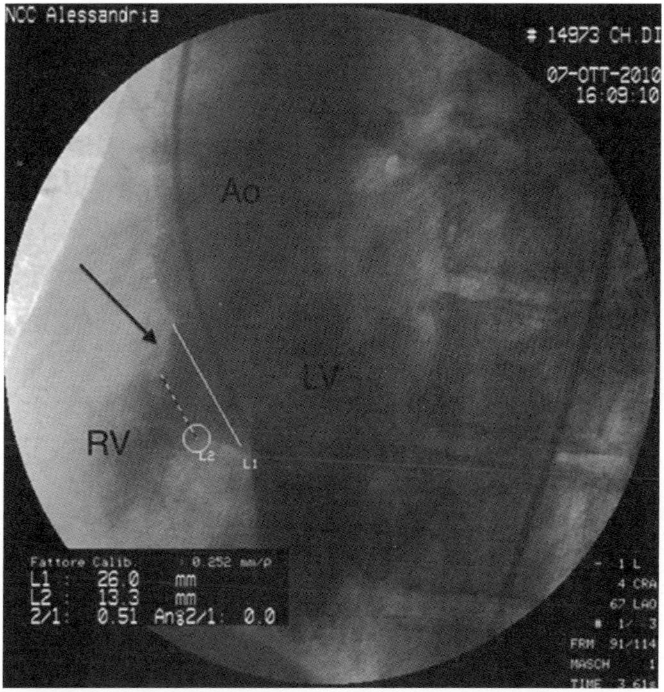

图 28-14　左心室造影显示一个 PMVSD 合并动脉瘤（箭头）。Ao，主动脉；LV，左心室；RV，右心室

封堵器。

对于圆锥形的动脉瘤，可考虑选用不同类型的封堵器（PDA IAGA 医疗公司，St. Jude，MN，或者 Nit-Occlud® Lê VSDpfm 医疗公司. Köln，德国）。

28.8　外科术后残余 VSD 封堵的技术要点

球囊估测缺损的大小：由于修补处多样的解剖学特点（存在补片和补片漏），仅仅依靠 TEE 和造影来测量缺损大小会较为困难。球囊可阻断残余分流并结合超声和造影能更充分地了解分流的大小和位置。

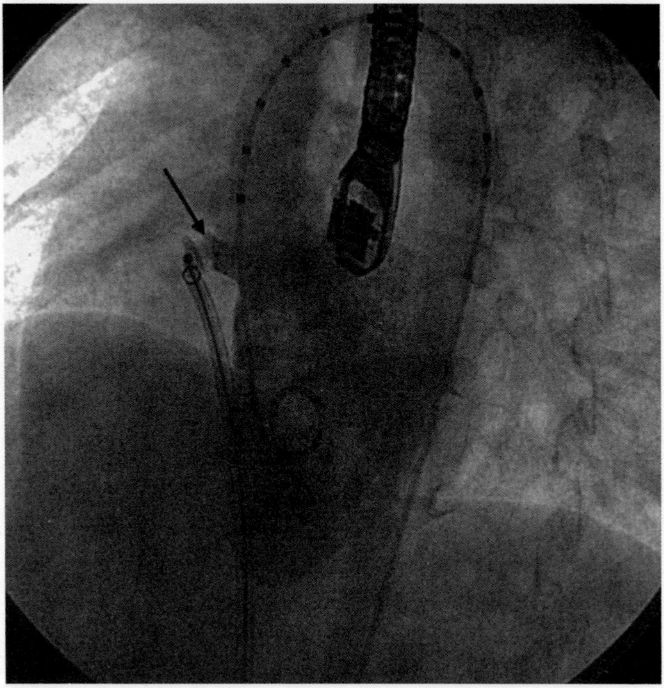

图 28-15 左心室造影。黑色箭头显示封堵器在动脉瘤瘤体内展开

经主动脉逆行途径：此类 VSD 大多数位于肌部室间隔，存在输送鞘穿绕右心室肌小梁的潜在风险。

采用常规顺行途径可能会更加困难（存在外科补片、主动脉瓣下没有足够的空间以展开左心室盘片，以及增加并发症的风险）。

采用经主动脉逆行途径可以避免这些问题。

28.9 并发症

根据各地报道，封堵术并发症的发生率为 1.3%～5%。主要的手术相关并发症包括：

- 封堵器移位或脱落（主要与初学者或缺少经验的术者有关。通常是由于封堵器偏小所致）。需取出封堵器，并重新植入另一枚封堵器。
- 心脏穿孔（小心植入和操纵引导导丝、输送鞘和封堵器）。
- 卒中（往往与空气栓塞相关）。
- 死亡（罕见）。
- 溶血，常为一过性。
- 主动脉瓣反流（与 PMVSD 封堵器相关）
- 束支传导阻滞（与 PMVSD 封堵器相关）。完全性心脏传导阻滞（CAVB）是儿童患者（而非成人）的严重并发症，可以是早发（暂时性的，术中，或者永久性的），也可以迟发于术后几个月。如果是永久性的，需要植入心脏起搏器。
- CAVB 发生的确切机制尚不清楚（炎症反应，传导系统瘢痕形成，影响传导系统的血供）。为减少 CAVB 的风险，应避免封堵器规格过大，哪怕只是 1mm。

推荐阅读

[1] Chessa M，Carminati M，Cao QL，Butera G，Giusti S，Bini RM，HijaziZM（2002）Transcatheter closure of congenital and acquired muscular ventricular septal defects using the Amplatzer device. J Invasive Cardiol 14：322-327.

[2] Carminati M，Butera G，Chessa M，De Giovanni J，Fisher G，GewilligM，Peuster M，Piechaud JF，Santoro G，Sievert H，Spadoni I，Walsh K（2007）Transcatheter closure of congenital ventricular septal defects：results of the European Registry. Investigators of the European VSDRegistry. Eur Heart J 28（19）：2361-2368.

[3] Butera G，Carminati M，Chessa M，Piazza L，Micheletti A，

Negura DG，Abella R，Giamberti A，Frigiola A（2007）Transcatheter closure of perimembranousventricular septal defects：early and long-term results. JAm Coll Cardiol 50（12）：1189-1195.

第 29 章　动脉导管未闭的介入封堵

Patent Ductus Arteriosus Closure

Ahmed Mohammed Alkamali

（张长东 译　张刚成 审校）

单纯的动脉导管未闭（PDA）是足月产婴儿中最常见的先天性心脏病之一，其发病率约占所有先天性心脏病的 5%～10%。

29.1　PDA 的形态学特点

- 动脉导管是一个圆锥形的管状结构，起源于主动脉弓末端，位于左锁骨下动脉起始部远端的对侧，连接到左肺动脉的起始部。
- PDA 有不同的尺寸和形状。Krichenko 等根据血管造影将 PDA 分为 5 型（图 29-1），其中最常见的是 A 型。
- 形态学分型不同，手术径路和封堵装置的选择可能也有所不同。

29.2　介入封堵适应证和患者的选择

- PDA 的临床表现差别比较明显，可以从无症状到充血性心力衰竭。如果患者有连续性杂音，合并水冲脉和心动过速，提示有明显的封堵指征。
- 有症状的患儿且对心力衰竭药物治疗效果不佳，

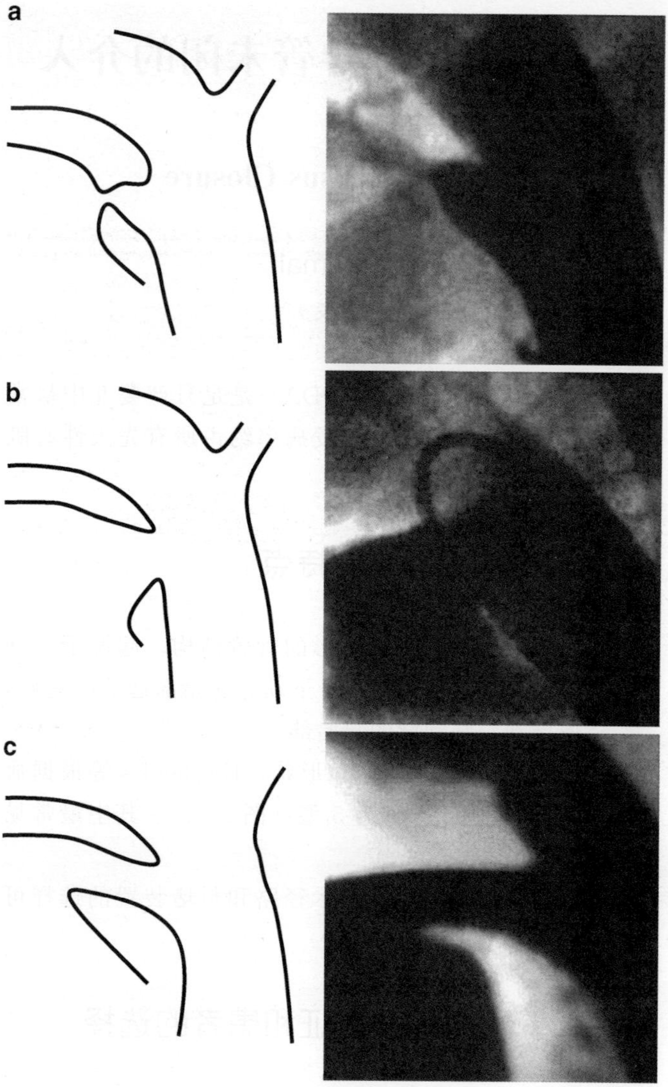

图 29-1 Krichenko PDA 形态学分类，(**a**) 漏斗型导管，(**b**) 短而宽“窗型”导管，(**c**) 无收缩的长管型导管

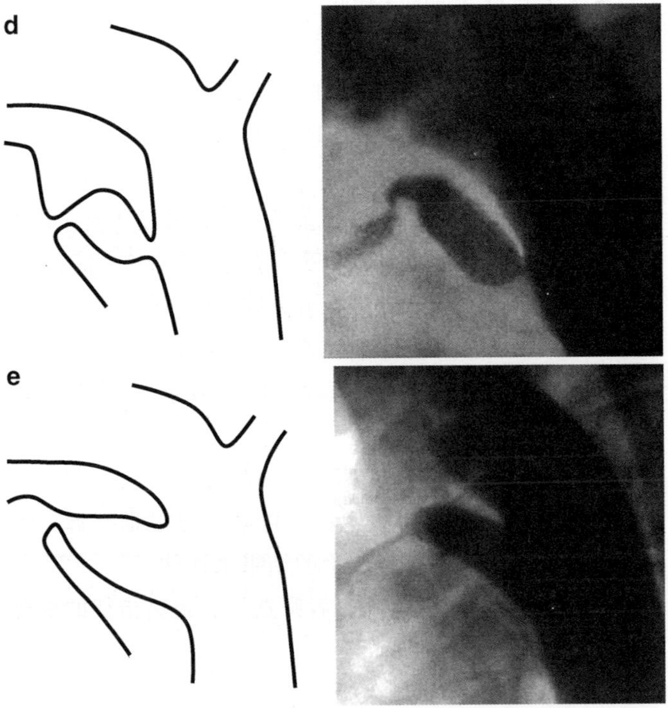

图 29-1（续）（**d**）多种结构的“复杂型”导管，（**e**）细长型导管

应考虑行 PDA 封堵。大 PDA 由于心室负荷过重，容易出现发育迟缓、反复下呼吸道感染以及劳力性呼吸困难等表现。

–早产儿中常见 PDA 发病，这类人群封闭 PDA 的传统方法是药物治疗或外科手术。

- 5kg 以下有症状的患儿推荐外科手术封闭 PDA。事实上，大 PDA 的婴儿用介入方法封堵出现并发症的风险更高。大型封堵器可能突入主动脉弓，造成梗阻。可能发生栓塞。大型号的输送系统可能引起心律失常或者损伤心内结构，例如造成严重的医源性三尖瓣反流。

- 左心负荷过重的无症状的患儿，PDA 封堵术可推迟至体重长至 6～7kg 以上。
- 对于无杂音 PDA 患者的封堵指征，目前仍存在争议。其中主流的意见是 PDA 封堵后可以防止动脉内膜炎的发生。
- 成人 PDA 患者的疾病谱范围更广，可以从无症状小 PDA 到慢性左心负荷过重以及艾森门格综合征。
- 对于 PVR 显著增高以及合并肺动脉高压的患者，尤其是出现右向左分流（艾森门格综合征）时，PDA 封堵是禁忌的。这类患者的肺动脉高压进展与关闭缺损是独立的。
- 对于 PVR 偏高（PVR＞4 Wood 单位/m^2，PVR/SVR 比＞0.35）的患者，封堵指征很难把握，需要根据肺血管扩张试验的结果来评估。
- 超声心动图是 PDA 患者筛选导管封堵指征的重要工具。

29.3 器械

29.3.1 弹簧圈

- 在本综述中我们将介绍如何使用单个 Flipper Cook 弹簧圈来关闭小的动脉导管未闭。同时也包括使用其他类型的 PDA 弹簧圈（如 PFM 弹簧圈）或使用多个弹簧圈来关闭大的动脉导管未闭。
- Flipper Cook 弹簧圈有不同的直径和圈数。范围从直径 3mm×3 圈，到直径 8mm×5 圈。弹簧圈外包装的标签上有 2 个号码（如 IMWCE-3-PDA4）。第一个数字表示弹簧圈的直径，第二个数字表示圈数。
- 弹簧圈被装载在一个中空的管子内，而弹簧圈有螺纹的一端在管子较粗的一头。输送系统包括弹簧圈输送导丝［直径 0.89mm（0.035 英寸）］，其内有一根笔直的轴芯，以及输送导丝头端的螺纹（图 29-2 和图 29-3）。

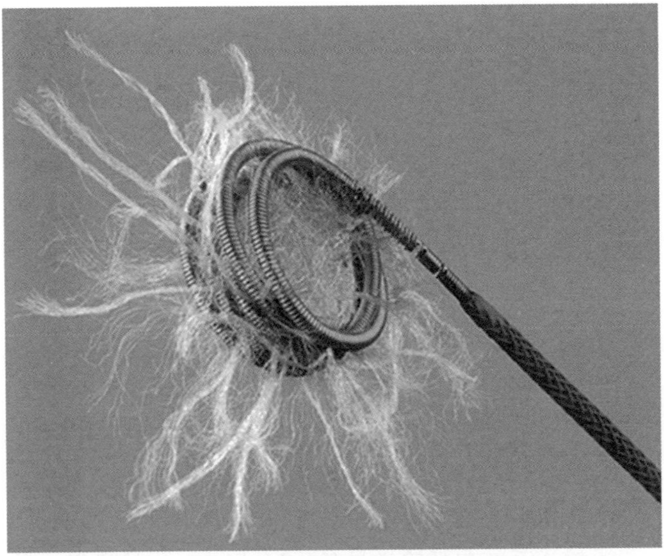

图 29-2 Cook 弹簧圈

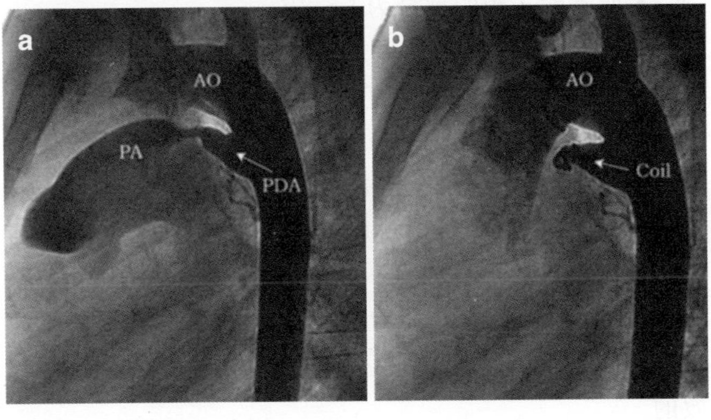

图 29-3 侧位造影下显示一个小 PDA 在可释放的 Cook 弹簧圈封堵前（**a**）和封堵后（**b**）的影像

- Flipper Cook 弹簧圈是由 0.89mm（0.035 英寸）钢丝制成的，完全可以轻松通过可容纳 0.89mm（0.035 英寸）导丝的 4F 多功能导管。

29.3.2 器械

1. ADO Ⅰ 是一种具有网状轮廓的蘑菇伞形装置，由扁平的固定盘和圆柱形的体部组成，其中缝合有聚酯纤维层。带有螺母的钢制套管被焊接在其肺动脉端的标识上。固定盘则放置在主动脉端远侧，固定盘较锥形结构的体部要大 4mm。

- 器械的标准型号分别是 5/4mm、6/4mm、8/6mm、10/8mm、12/10mm、14/12mm 和 16/14mm。
- 第一个数字代表固定盘上较大的远侧端（主动脉端）的直径，而第二个数字总是小 2mm，代表的是近侧端（肺动脉端）的直径，即不锈钢套管旋拧在钢缆螺纹上的一端。在长度上前两个型号是 7mm，其余则是 8mm。
- 输送系统包括输送导丝，Mullinstype 输送鞘，装载器，以及手钻。
- 所需输送鞘的型号为 5～8F。
- 选择封堵器的型号通常依据其肺动脉侧直径至少要比动脉导管的最窄直径大 2mm。例如，如果 PDA 最窄直径为 4.8mm，应选择 10/8mm 的封堵器。
- 在成人大 PDA 患者中，则建议选择比动脉导管最窄直径加大 4mm 或 6mm 型号的封堵器（图 29-4 和图 29-5）。

2. 使用新的 ADO Ⅱ 和 ADO Ⅱ 附加型号已被证明在快速堵闭直径≥2.0mm 的不同形态的 PDA 是可行而有效的。

- ADO Ⅱ 是一种自膨式镍钛记忆合金网状装置。每个封堵器都是由多层弹性优良的镍钛合金丝网编

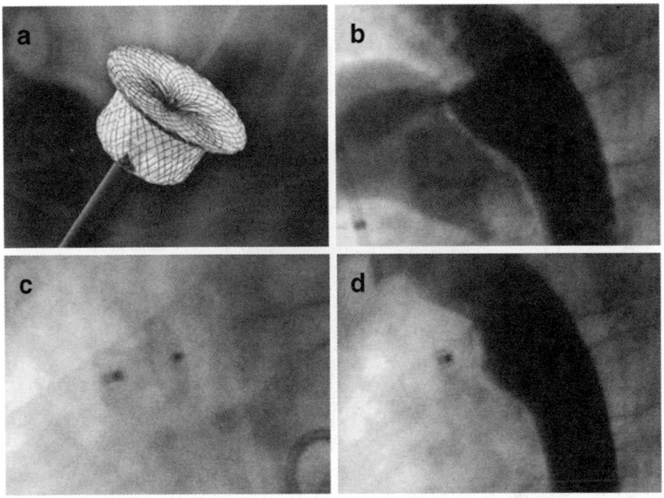

图 29-4　(**a**) ADO Ⅰ封堵器；(**b**) 侧位造影下显示 PDA；(**c**) 放置到位的 ADO Ⅰ封堵器；(**d**) 侧位主动脉造影显示完整的 PDA 封堵器

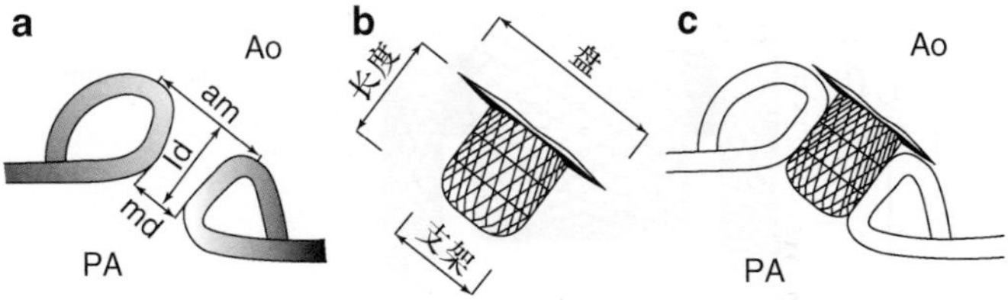

图 29-5　动脉导管的测量和 ADO Ⅰ堵闭 PDA 的示意图

织成圆柱形腰部与两侧的固定盘，并将其固定在 PDA 上。“无织物”技术使其能拉伸为很细的轮廓并导入输送系统。中央的腰部用于填充缺损而两侧的固定盘则放置在缺损的动脉侧和静脉侧。

- 这样的设计使得其可以从动脉侧或静脉侧放置 (图 29-6 和图 29-7)。
- 这种封堵器有 4mm 或 6mm 两种长度可供选择，两种长度下都有腰部直径 3mm、4mm、5mm 和

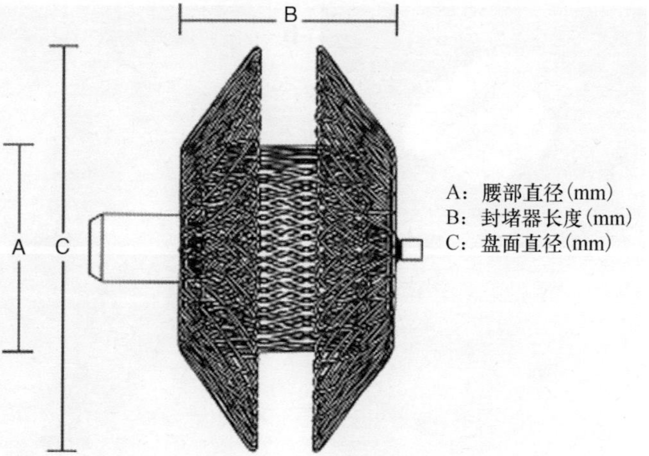

图 29-6 动脉导管封堵器Ⅱ代。A 表示腰部直径（mm），B 表示封堵器长度（mm），C 表示盘面直径（mm）

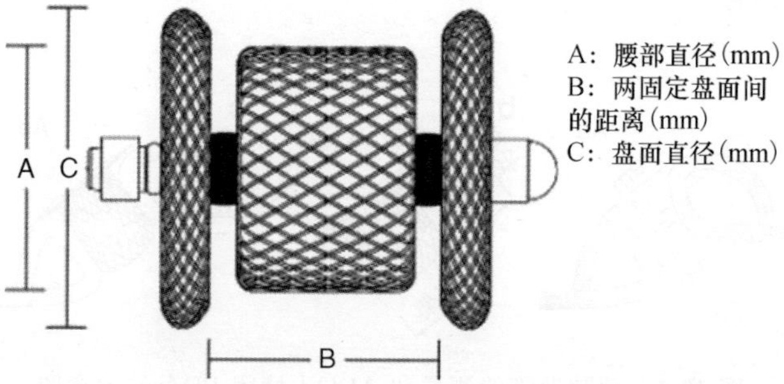

图 29-7 动脉导管封堵器Ⅱ代附加型号。A 表示腰部直径（mm），B 表示两固定盘面间的距离（mm），C 表示盘面直径（mm）

6mm 的不同型号。每个固定盘面的直径较腰部直径大 6mm。

- Amplatzer 动脉导管封堵器Ⅱ代（图 29-6）可以治疗 Krichenko 分类中所有类型的 PDA，最大可封堵直径 5.5mm 的 PDA。
- “窗型” PDA 是不适于使用 ADOⅡ封堵的唯一类

型。在血管造影下测量长度＞12mm 和直径＞5.5mm 的 PDA 也被禁忌使用。

- 封堵器上有固定在输送导丝上的螺纹和不透射线的标识。推荐的输送鞘是低阻力的 4F 和 5F TorqVue® LP（AGA 医疗），该鞘编织得逐渐变细。其远端具有一个弹性导管部分，可以轻松连接。输送导丝用于封堵器的定位和释放，其固定有一弹性镍钛合金尖端。为了准确而安全地放置封堵器，其被设计成可释放、收回并再次释放。
- 通常情况下，选择 ADOⅡ的型号需要比导管最窄处直径大 1～2mm。至于长度的选择，4mm 长封堵器用于长度≤5mm 的 PDA，6mm 长封堵器用于长度≥5mm 的 PDA。
- 使用较小型号输送鞘的 ADOⅡ封堵器的主要优势是使得介入封堵可在小体重婴儿中进行。

3. Amplatzer 动脉导管封堵器Ⅱ代附加型号（简称 ADOⅡ AS）（图 29-7）是一种自膨胀式镍钛合金网状结构封堵器，其中央为特殊的腰部设计用以填充动脉导管。封堵器两端扁平的固定盘放置在导管的肺动脉侧及主动脉侧，其对称的设计同样可以从静脉或动脉途径释放。

- ADOⅡ AS 在堵闭直径大至 4mm 的动脉导管显示出良好的效果，因其可通过 4F TorqVue LP 输送系统，对于管型 PDA、小 PDA 和早产儿 PDA 效果最好。
- 对于不太常见的形态，如长管型 PDA 而在肺动脉端没有明确的缩窄，相对较短的且只有一个固定盘的 ADO 封堵器可能并不是最合适的器械。同样的限制可能出现在典型漏斗型的大型成人 PDA，因其长度也较大。
- 在这两种情况下，Amplatzer 肌部 VSD 封堵器是更合适的封堵装置。对于没有壶腹部的较短的窗型 PDA，房间隔缺损封堵器可能更适合。

29.4 操作步骤

- 心导管介入术最好是在全身麻醉下进行操作，尤其是在婴儿患者和存在其他合并症时。部分中心选择在患者仍有意识或者在不插管的深度镇静下进行。在有些病例中，手术的结果是不可预知的，镇静可能需要转变为全身麻醉和完全机械通气。
- 双侧腹股沟区消毒铺巾，并使用 4F 动脉鞘和 5F 静脉鞘穿刺插入。如果是小 PDA 病例，那么只需要股动脉途径就足够了。
- 根据导管室内规定术前给予肝素和抗生素。
  - -如果怀疑有较高的肺动脉压，需要准确进行心脏血流动力学评估。
  - -如果术前超声清楚地显示为限制性左向右分流并有较高的压力阶差，也可以无需进行右心导管插入术，只对主动脉血流动力学进行研究和主动脉造影。
- NIH 导管或多功能导管适用于右心系统，猪尾导管用于左心系统造影检查。
- 将猪尾导管放置于 PDA 漏斗上方，用造影剂充盈导管进行试验性造影，确认 PDA 的位置。
- 以侧位作为主要的透视工作体位来测量 PDA 的大小和形状。在双机头透视时，另一个机头的体位为肺动脉直位或者右前斜 20°～30°。
- 大型 PDA 的情况下，给予最高 2ml/kg 体重的造影剂来显影超过 1～2s 以显示 PDA 的形态。
- 对于小管型（C 型）或细长型（E 型）的小 PDA，

也可将多功能导管放置于漏斗处，并手推 5～10ml 造影剂来显影。

- 根据 PDA 的形态和最窄直径（图 29-8）进行器械选择。
- 一般情况下，最常见的最窄直径小于 2.5～3mm 的 A 型 PDA 可通过可拆卸的 Cook 弹簧圈封堵，而最窄直径大于 2.5～3mm 的 PDA 可使用 ADO 装置封堵。
- 考虑到弹簧圈的价格几乎只有 ADO 封堵器的 10%，一些中心成功使用多个弹簧圈来封闭大 PDA。
- 对于 B 型或大的管型 PDA，要仔细地评估下列数据：最窄处直径，导管总长度，以及漏斗部直径。
- 很多情况下，肌部 VSD 封堵器或 ASD 封堵器可以用来封堵 B 型 PDA。
- 一般来说，最窄处直径＞2.5～3mm 的 A 型或者 E 型 PDA，会选择动脉导管未闭封堵器。

29.5　弹簧圈封堵动脉导管未闭

- 对于小的、最窄处直径小于 2.5～3mm 的 PDA，可以安全方便地使用 Flipper 可拆卸 Cook 弹簧圈

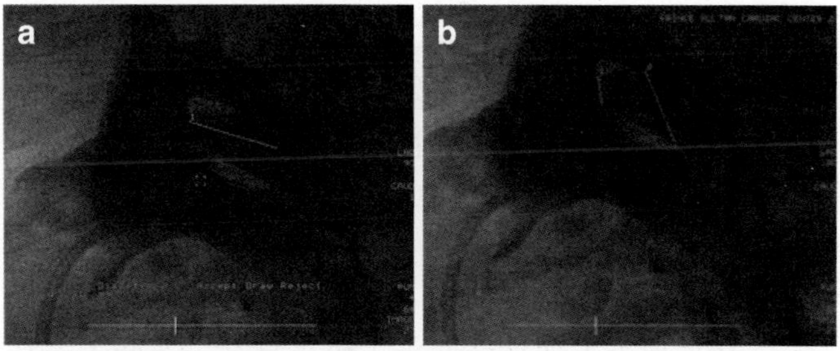

图 29-8　PDA 的测量：(**a**) 肺动脉侧直径，(**b**) 长度

(图 29-2 和图 29-3)(译者者：原文如此)。

- 弹簧圈直径必须大于或等于导管最窄处直径的 2 倍，并且导管主动脉侧的漏斗应足够大以便能够容纳一个或多个弹簧圈。
- 圆锥形或漏斗形的漏斗部最适于使用弹簧圈来闭塞 PDA，因其可以容纳一个或多个弹簧圈收敛起来而不会突出到主动脉内。事实上，绝大多数的导管都是这种形状。
- 管型动脉导管的主动脉侧直径相对较小。这可以防止某些弹簧圈完全进入漏斗部甚至弹簧圈被推向肺动脉侧。
- 经过血流动力学分析并准确地测量 PDA 的 3 个直径（总长度、漏斗部直径和最窄直径）（图 29-8）后，依次选择合适的弹簧圈。
- 通常情况下，Cook 弹簧圈可以从动脉或静脉侧进行释放。小 PDA（＜2mm）能够很安全而容易地从动脉侧进行封堵而不需要股静脉路径，从而避免了轨道穿过心腔内。
- 从动脉侧使用 4F 或 5F 输送导管直接通过 PDA 或通过导丝指引送至肺动脉主干，到达肺动脉瓣上方。
- 准备好已选择的弹簧圈并将输送导丝的螺纹旋拧到弹簧圈的螺纹上。应该确保轴芯已进入弹簧圈的螺纹处，通常情况下这是一个很关键的步骤。在良好的光线下，最好在白色背景下来安装弹簧圈，以便获得清晰的视角（可使用弹簧圈包装上的白纸）。顺时针旋拧输送导丝，观察弹簧圈与输送导丝螺纹变厚的部分。不能拧到底，要保留 2～3 个螺纹是松开的。
- 从近端小心推送轴芯进入输送导丝，并防止柔软的轴芯出现任何弯折。小心推送直到感觉到有阻力并且弹簧圈的头端有移动，表明轴芯已到达弹簧圈的末端。

- 将装载弹簧圈的管子的直头紧紧地推入导管末端，在导管内轻轻推送输送导丝。在侧位投射 X 线透视引导下将弹簧圈推送到已在肺动脉主干（MPA）内的导管头端的位置。当弹簧圈出头，回撤轴芯直到弹簧圈完全不受轴芯成形。此时，会注意到弹簧圈的头端有轻微的弯曲。
- 保持导管位于 MPA 中央，远离肺动脉瓣和 PDA。参照先前的主动脉造影，推送输送导丝，直到看到在 MPA 内 3/4 到全部的弹簧圈已推出。握住输送导丝和导管一起将其回拉，直到弹簧圈被卡在 PDA 的肺动脉侧。
- 保持输送导丝在轻度张力下固定，回拉输送导管直到在主动脉侧释放了全部弹簧圈。立即轻轻地推送输送导丝并顺时针旋转，将弹簧圈旋转收敛在 PDA 漏斗中。
- 弹簧圈可以轻轻地、小心地操控，以便在漏斗部获得理想的形状和位置。
- 用卡钳逆时针旋转输送导丝从而小心释放弹簧圈。释放时不要拉或者推导丝。
- 大多数情况下，弹簧圈的螺纹会突出到主动脉内，但通常附着于主动脉壁。这一般是可以接受的。
- 弹簧圈释放 5～10min 后，行主动脉造影以发现弹簧圈出现任何残余漏或移位。如果是从动脉侧进行封堵，在弹簧圈释放之前进行主动脉造影是不可能实现的。
- 同样的手术步骤可以从静脉侧完成，把大部分弹簧圈放于主动脉侧而只有一圈放于肺动脉侧。在释放弹簧圈前可以先做主动脉造影。

29.6 动脉导管未闭封堵器

- 手术前要准备好选择的合适的封堵器，将导管从股静脉送入通过 PDA 送至降主动脉。在通过 PDA 时，通常需要直头导丝或者亲水性材质的软导丝。
- 推送多功能导管到腹主动脉，交换为 0.89mm（0.035 英寸）超硬导丝，一直向下放置于对侧髂动脉或股动脉。通常将猪尾导管留置在降主动脉内用于血流动力学监测，以及在封堵器释放时和释放后进行主动脉造影。
- 准备输送系统，冲洗扩张器和输送长鞘，通过 0.89mm（0.035 英寸）交换导丝将多功能导管交换为输送鞘和扩张器。在通过右心室流出道-PDA-降主动脉这一曲线轨道时，保持交换导丝笔直而稳定并送至髂动脉，以利于输送系统能顺利地推进。然后移除扩张器，将输送鞘留在膈肌平面以下的腹主动脉内。在移除扩张器时，部分血液回流，输送鞘内排气，然后轻轻地冲洗鞘管。
- 打开封堵器，将之浸入生理盐水中。把输送钢缆插进短鞘管中（装载器）。把封堵器顺时针旋拧在输送钢缆的头端。当已经拧不动时，逆时针旋转，可感觉到“咔哒”声。侧孔可以方便地冲洗在装载鞘中的封堵器。把装载器插入输送鞘，推送钢缆以使封堵器不断推进。为了避免无意中螺丝松动，在装置推进时切忌旋转钢缆。
- 在导入和释放封堵器时，需要保留一个侧位主动脉造影下的清晰显示 PDA 部位和形状的参照图。
- 在 X 线透视下，推送输送钢缆及封堵器，直到在胸主动脉内将封堵器送至输送鞘末端。轻轻回撤鞘管，在侧位 X 线透视下仅释放出主动脉侧固定盘，紧接着将钢缆和输送鞘作为一个整体回拉，直至固定盘抵住导管的漏斗部。这可以在 X 线透视下观察到，并可以用之前的诊断性主动脉造影下气管内的空气柱作为标记。此外，能感受到与主动脉搏动同步的扯动的感觉。

- 最好小心把猪尾导管送至封堵器侧面进行主动脉造影，来判断主动脉侧固定盘与漏斗部的位置关系，尤其是在处理成人/婴儿病例，或者管型或 E 型 PDA 时。
- 一旦参照气管内气柱的 PDA 直径最窄处已确定到位，在钢缆上轻微施加回拉的张力，回撤输送鞘以释放封堵器的圆柱形部分。这是 ADOⅠ代封堵器的释放过程。
- 在回撤输送鞘时要避免推拉钢缆。当肺动脉侧的第二个固定盘释放后，有些术者会轻微推拉钢缆来检查封堵器是否稳定。
- 在卸下封堵器前，还要再次进行主动脉造影来确定封堵器的位置是否正确。这可以很明显地通过固定盘很好地贴合在漏斗上，PDA 最窄处收缩导致封堵器中间部可见轻度的腰征来判断。
- 如果封堵器位置满意，在 X 线透视下逆时针旋转钢缆。保持输送鞘贴近钢缆的末端，以防止在释放的一瞬间钢缆末端跳起造成内膜损伤。
- 5～10min 后，再次进行主动脉造影确认位置，并观察有无残余漏。看到有残余分流穿过封堵器是可以接受的，因为凝血过程尚需一段时间。如果看到封堵器周围有喷射状分流，则要考虑收回并更换更大型号的封堵器。

在使用 ADOⅡ和 ADOⅡ的 AS 病例中，推送封堵器的过程与 ADOⅠ型非常类似。

- 封堵器同样旋拧连接在输送钢缆上，并需要进行侧位降主动脉造影以确定位置。
- 一旦确定封堵器位置良好，逆时针旋转钢缆释放封堵器。10min 后，再次进行降主动脉造影检查是否存在残余分流。

29.7 弹簧圈植入的注意事项与误区

- 可以使用 10mm 的鹅颈圈套器和 4～5F 圈套器导管来收回栓塞弹簧圈。
- 有时，收回弹簧圈可能是非常困难的，或几乎不可能。如果此时肺血流不受影响，弹簧圈可以遗留（译者注：原文如此）。

29.8 Amplatzer 封堵器植入的注意事项与误区

- 小于 10kg 的婴儿术中可能出现输送长鞘在右心室流出道内打结（译者注：原文如此）。
- 窗型 PDA 可以通过 Amplatzer ASD 封堵器来治疗（译者注：原文如此）。
- 合并肺性高血压的 PDA 可以通过使用肌部 VSD 封堵器来治疗，这样可以从肺动脉和主动脉两侧都获得良好的固定支撑以防体动脉及肺动脉压相近。可用于年龄较大的儿童，因为在小婴儿患者中近侧盘可能造成左肺动脉狭窄。

29.9 器械脱落

取出 ADO 封堵器可以通过使用适用于该器械的 10～15mm 的鹅颈圈套器和 Mullins Cook 长输送鞘来

进行。

其他可能的并发症有：

- 溶血
- 左肺动脉分支梗阻
- 主动脉峡部梗阻
- 小婴儿封堵大导管时务必谨慎！

相关阅读

[1] Wanga JKT, Hwang JJ, Fu-Tien C et al (2006) A strategic approach to transcatheter closure of patent ductus: Gianturco coils for small to moderate ductus and Amplatzer duct occluder for large ductus. Int J Cardiol 106: 10-15.

[2] Krichenko A, Benson LN, Burrows P et al (1989) Angiographic classification of the isolated, persistently patent ductus arteriosus and implications for percutaneous occlusion. Am J Cardiol 67: 877-880.

[3] Sievert H, Qureshi SA, Wilson N, Hijazi ZM (eds) (2007) Percutaneous intervention for congenital heart disease. Informa UK Ltd, London.

第30章　经导管封堵冠状动脉瘘

Catheter Closure of Coronary Artery Fistula

Kothandam Sivakumar，Ajit Mullasari 和
Bharat Dalvi
（唐 亮 译　周胜华 审校）

30.1　病理解剖

冠状动脉瘘（coronary artery fistula，CAF）是指一条或几条冠状动脉绕过心脏毛细血管网，直接与某一心腔或大血管的异常交通。由于大部分患者无明显症状而未被检出，所以CAF的实际发生率并不清楚。在诊断性心导管检查中，CAF的检出率为0.3%～0.8%。大部分CAF起源于右冠状动脉（RCA），其次是前降支（LAD），再次是旋支（LCx）。起源于多条冠状动脉的CAF较为罕见。90%以上CAF引流至右心系统。

30.2　病理生理

1. 瘘的血液分流　分流量的大小取决于异常交通的口径以及起源部位与引流部位的压力阶差。因此，引流至低压的右心房（RA）和上腔静脉（SVC）可产生大量的左向右分流，最终导致心力衰竭。另外，一些瘘管长而扭曲，口径小，流入高压左心室（LV），则分流量很小，从而维持患者无症状发生。

2. 供血动脉的大小以及扭曲程度　瘘可能发自冠状动脉主干或其分支的近端。CAF起源部位越靠近冠状动

脉近端，瘘管扩张的倾向越大。有些瘘近端的供血动脉可迅速扩张成冠状动脉瘤，其表面的心包随之延展，从而在 X 线下可见心影扩大。

3. 继发效应　有些瘘可能从邻近心肌“窃血”，导致分流部位下游的心肌缺血，另一些则可能压迫柔软的心脏结构而导致心律失常。尚有少见报道粗大的瘘管可引起腔静脉或肺静脉梗阻。

4. 患者在成年阶段的自然转归　有些成人会合并动脉粥样硬化的发生，或者由于扩张瘘管内的血栓形成并脱落导致冠状动脉远端栓塞，因而可能表现为心绞痛、心肌梗死或心脏性猝死。瘤样瘘扩张后破裂以及感染性动脉内膜炎偶有发生。非常罕见的情况下，瘘管内血流缓慢，出现自发性血栓栓塞，导致 CAF 自然闭合。

30.3 临床剪影

本章在此呈现一系列临床病例，以阐明 CAF 患者在不同年龄群组中的不同临床表现，讨论 CAF 介入治疗的适应证。

病例 1

怀孕第 5 个月经常规胎儿超声诊断的 CAF，发自冠状动脉左主干（LMCA），引流至 RA。在整个孕期，没有证据显示心室功能障碍或者胎儿水肿。分娩后，由于瘘管粗大、左向右分流量大，患儿出现心力衰竭。在胎儿 4 个月、体重为 4kg 时，用 2 个弹簧圈封闭了该粗大的 CAF（图 30-1）。

病例 2

4 个月大无临床症状患儿，听诊偶然发现有心脏杂音。心脏超声显示一个发自 RCA 引流至 RA 的 CAF。随

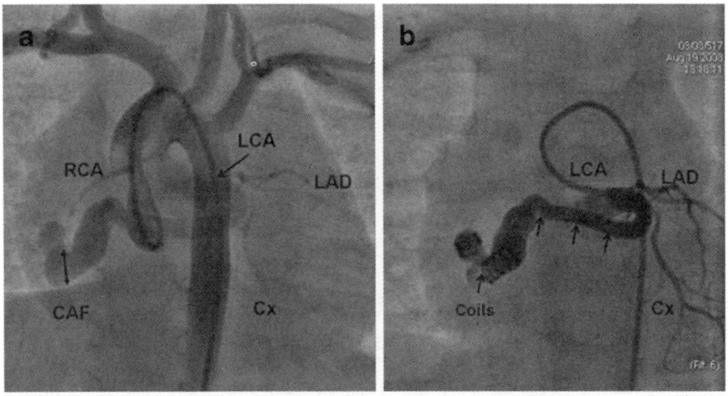

图 30-1　(**a**) 后前位行主动脉根部造影显示扭曲的冠状动脉瘘 (CAF) (箭头所示) 发自左冠状动脉 (LCA) 引流至右心房 (RA)。LCA 的正常分支左前降支 (LAD) 和旋支 (Cx) 清晰可见。右冠状动脉 (RCA) 的近段亦可见显影。(**b**) 该 CAF 被 2 个 Gianturco 弹簧圈 (Coils) 封闭 (箭头所示)

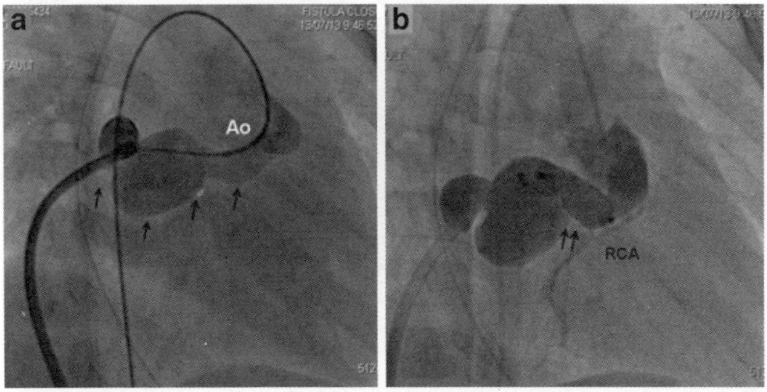

图 30-2　(**a**) 动静脉轨道 (AV loop) 建立后，经静脉鞘行右前斜位造影显示一巨大的 CAF (箭头所示)，发自右冠状动脉 (RCA) 近段沿主动脉后壁走行引流入右心房。主动脉根部 (Ao) 亦可见较淡的显影。由于 CAF 分流量大、瘘管中流速高，RCA 分支显示不清。(**b**) 采用 12～14mm 第 I 代动脉导管未闭封堵器 (箭头所示) 封堵后，RCA 显影清晰

访期间，瘘管进行性扩大，内径从 4 个月时的 5mm 增至 1 岁时的 11mm。尽管患儿缺乏临床症状，但心脏超声发现迅速增大的供血动脉提示该瘘需封堵（图 30-2）。

病例 3

一名 15 天大的患儿出现心力衰竭，造影显示一起源于 LCA 沿主动脉后壁走行并引流至 RA 的巨大 CAF。经胸骨正中切口手术，在心脏横窦内发现一大 CAF 起源于左冠状窦，绕向主动脉根部后方。无体外循环支持下夹闭瘘口。震颤消失作为确认瘘管闭合的标志，而后关闭切口。但是该新生儿由于显著的残余分流，术后出现呼吸机依赖。之后肺部感染使患儿的病情更为复杂。持续的心力衰竭、生长发育迟缓以及反复肺炎需要机械通气支持提示该 CAF 应尽早经导管封堵（图 30-3）。

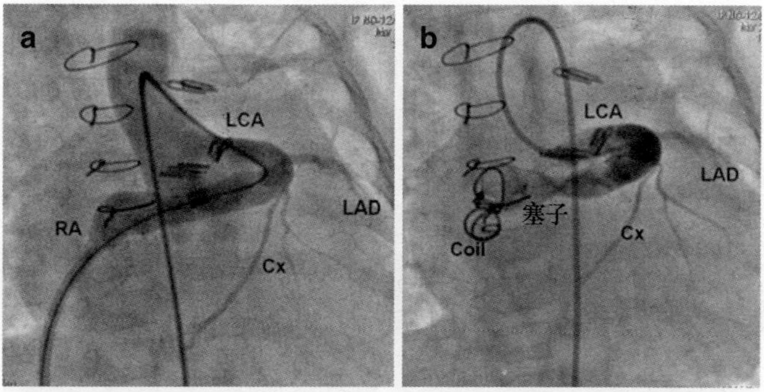

图 30-3 （**a**）动静脉轨道（A-V loop）建立后，经静脉鞘造影显示外科结扎后左冠状动脉（LCA）-右心房（RA）瘘的显著残余分流，可见长管状瘘管以及 LCA 正常分支为左前降支（LAD）和左旋支（Cx）动脉。同时可见胸骨缝线和多个手术关闭瘘的夹子。（**b**）经静脉鞘植入Ⅱ代 Amplatzer 血管塞子（AVP），并在瘘管最远端补加弹簧圈（Coil）后，复查造影显示 CAF 封堵完全，LCA 的分支显影也更加清晰

病例 4

无临床症状的 7 岁患儿，随访其由 RCA 引流至右心室（RV）的 CAF。随访时心导管检查测定血氧饱和度计算 Qp/Qs 为 1.7∶1。大量的左向右分流提示该瘘应经导管封堵（图 30-4）。

病例 5

无症状的 21 岁男性患者，入职前体检发现从 LCx 到冠状窦口的巨大 CAF。造影显示该瘘起源于显著扩张的 LCx，内径约达 22mm，引流入冠状窦口，分流量 Qp/Qs＝1.9∶1，肺动脉压及 LV 充盈压轻度升高（图 30-5）。

病例 6

无症状的 8 岁患儿，有 RCA-RV 瘘，RCA 从主动脉起始部位到心后十字交叉处［后降支（PDA）发出处］全程瘤样扩张，内径达 12mm。瘘管走行至 PDA 发

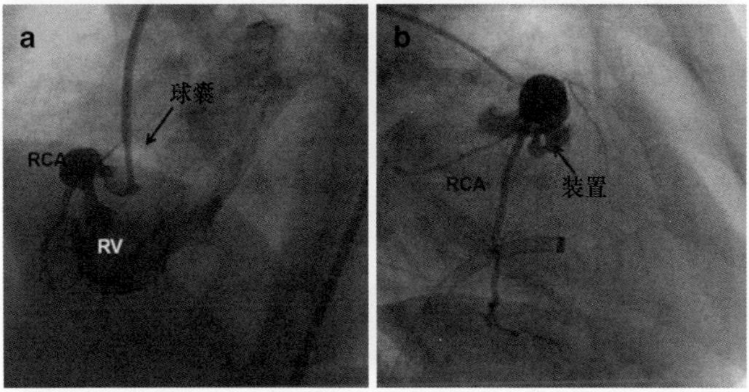

图 30-4　（**a**）应用尖端球囊导管，取左前斜＋头位行主动脉造影可见一粗大瘘从右冠状动脉（RCA）近端引流入右心室（RV）。由于近端被球囊阻塞，瘘管下游的 RCA 分支都清晰可辨。（**b**）采用第Ⅰ代动脉导管未闭封堵器封堵后，右前斜位造影可见 RCA 及其分支显影清楚

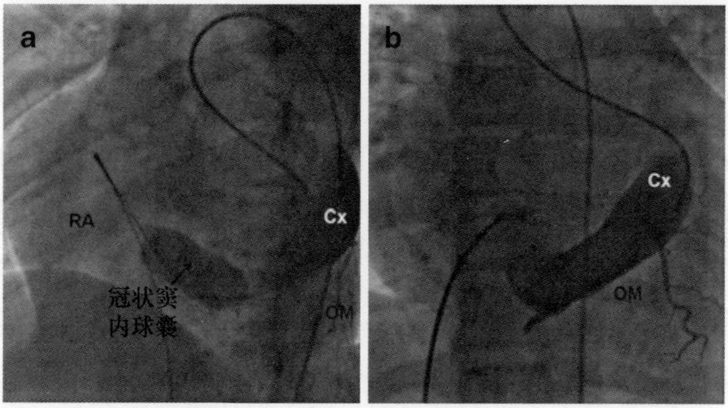

图 30-5 (**a**) 在瘘管的右心房（RA）出口侧，采用Ⅱ代 Tyshak 瓣膜成形术球囊阻滞血流后，选择性左旋支（Cx）造影可见钝缘（OM）支显影。(**b**) 当瘘的远端用Ⅰ代大动脉导管未闭封堵器封堵后，Cx 和 OM 支显影更加清晰

出前突然终止于 RV。尽管分流量 Qp/Qs 只有 1.4∶1，但由于瘤样扩张的 RCA 达 12mm，有破裂风险，所以仍具有经导管封堵的指征（图 30-6）。

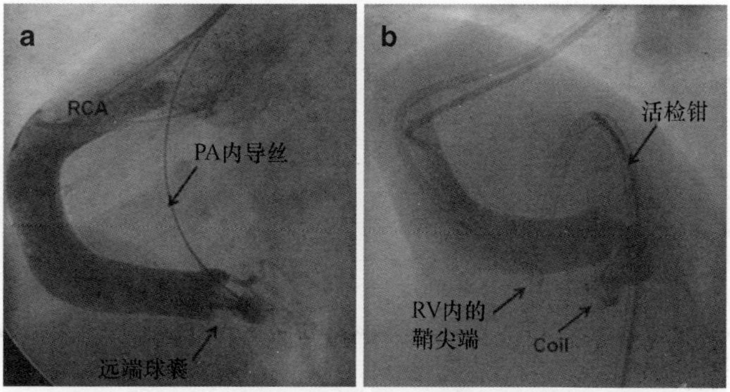

图 30-6 (**a**) 左前斜位选择性右冠状动脉（RCA）造影可见一粗大的 RCA 至右心室（RV）瘘。通过另一条动脉入路，将导丝通过瘘管导入肺动脉（PA）并在瘘的远端进行球囊阻塞试验。只有在球囊将瘘管血流阻滞后，RCA 的后降支和后侧支才能清晰显影。(**b**) 从静脉途径在活检钳帮助下，将两个相互缠绕的弹簧圈（Coil）送达瘘的末端进行封堵

病例 7

40 岁男性患者在行继发孔房间隔缺损经导管封堵治疗时，发现有从 LCx 分支引流入 RA 的一个细小 CAF。6 年后，患者逐渐出现劳力性心绞痛，经^{99m}TC 心肌灌注核素扫描见可逆性充盈缺损。造成劳力性心绞痛和心肌核素扫描充盈缺损的原因就是 CAF 的心肌“窃血现象”（图 30-7）。

病例 8

无症状的 3 岁男性患儿，被诊断患有起源于“单一左冠状动脉”引流入 RV 的 CAF。LAD 绕过心尖在后室间沟的顶点延续为后降支（PDA），继而走行于右后房室沟，在进入右心室前终止为一个囊性膨大。另有一根粗大的 LAD 右侧分支走行于右前房室沟，在进入右心室前同样终止于上述瘘管囊。整个右心房室沟和后室间沟的心肌（属 RCA 供血区域）均由 LAD 供血（图 30-8）。

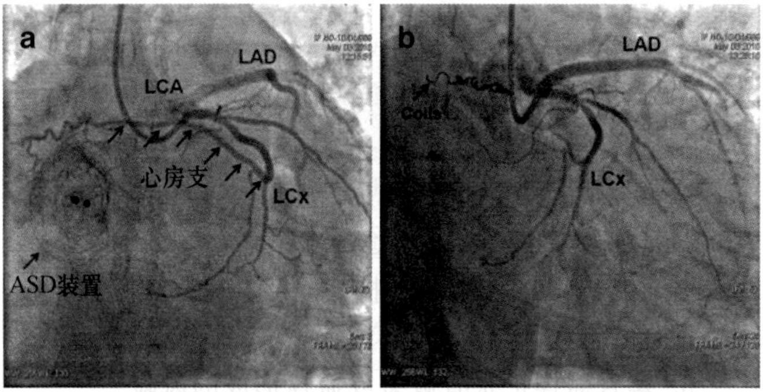

图 30-7　（**a**）经右桡动脉行左冠状动脉（LCA）造影，在右前斜位显示一个小瘘管（多箭头示）发自左旋支（LCx）向后走行终止于右心房，并可见该患者曾用 Amplatzer 封堵器（单箭头）行房间隔缺损封堵。左前降支（LAD）基本正常。（**b**）沿 LCA 指引导管送入微导管，经微导管推送 6 个微弹簧圈［0.46mm（0.018 英寸）Hilal 栓塞弹簧圈（Coils），Cook medical］成功封堵该瘘

别是在成人、运用心电门控图像重建处理时。从 MDCT 高分辨率图像可以深入了解瘘的解剖信息、引流口近端及远端分支的显像情况，以及瘘管在不同部位的粗细（图 30-9）。这些关键信息可以减少在心导管室出现意外，并减少造影剂剂量、手术时间以及射线量。然而，MDCT 对于幼儿来说是一种挑战，因为这类患者心率、呼吸较快，会有运动伪影，而且跟踪对比剂困难。同样，在具有心律失常的成年人身上应用也有局限性。

30.8　分步操作技术

1. 需要记录静息状态下的 12 导联心电图以备以后比较。在手术当天早上单次给予 5mg/kg 体重的低剂量阿司匹林。

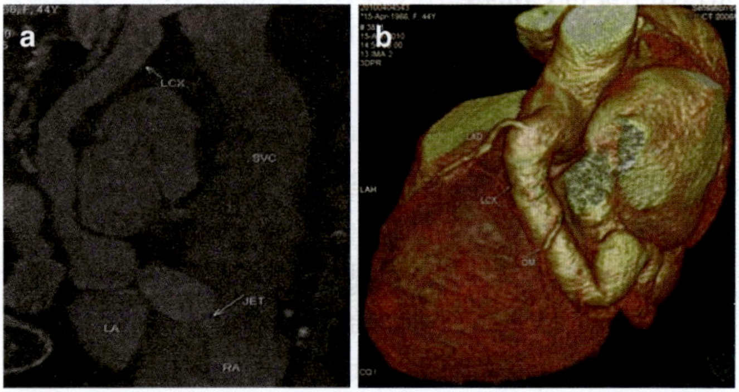

图 30-9　(**a**) 冠状动脉 CTA 显示瘘起源于左旋支（LCx），走行于左心房（LA）前方，刚好在上腔静脉（SVC）右心房入口的下方引流入 RA。在 RA 内，出口大小严重受限产生射流效应。整个瘘管全程扩张，并形成两个外扩囊袋状结构，可以清楚观察到瘘管的扭曲程度并测量不同部位的瘘的大小，包括引流至 RA 的出口点大小。(**b**) 三维重建显示了扩张的 LCx 瘘管在引流入 RA 前沿途发出钝缘支的数量。左前降支动脉（LAD）的走行和口径均正常。需要在瘘的远端出口处封堵以避免分支区域心肌缺血

2. 麻醉　在婴儿及儿童首选全身麻醉。

3. 血管入路　对于单一、分支瘘打算逆行植入弹簧圈或封堵装置的，仅需穿刺股动脉即可。但是，对于发自近端冠状动脉引流至肺动脉的细小瘘、可使用微弹簧圈封堵的成人患者，选择经桡动脉途径（图 30-7）。如果计划建立动-静脉轨道并经静脉送入封堵装置，则需建立另外一条静脉途径。

4. 为避免指引导管/导丝诱导的血栓形成以及扩张的瘘管内栓塞，应给予 100U/kg 体重的肝素抗凝。如果手术时间延长，按经验或评价活化凝血时间后追加肝素剂量。

5. 选长轴斜位（左前斜 60°＋头位 20°）作为起始投照体位行主动脉根部造影，可显示冠状动脉且不易受分支重叠影响，并了解瘘的解剖特征。

6. 在小婴儿行大流量选择性冠状动脉造影，最好使用冠状动脉指引导管而非冠状动脉诊断导管。冠状动脉指引导管口径等于或大于 1.42mm（0.056 英寸），可以手动推入更多剂量的造影剂。由于从膨大的主动脉窦到受累冠状动脉口都扩张，因此可以很容易操纵大号导管从主动脉根部插入冠状动脉。

7. 选择性造影可以更清楚地显示瘘管的解剖特点如瘘的起源、走行及引流口部位，具有单/多根瘘的供血动脉（图 30-8）。

8. 在高流速的瘘管中，近端或远端用球囊阻滞后造影可以更清楚地显现冠状动脉分支（图 30-4、图 30-5 和图 30-8）。

9. 将尖端球囊楔形导管送至扩张冠状动脉内的合适位置（最好置于冠状动脉近端）行近端阻塞。在短暂充盈球囊后手推造影剂造影，注意要小心地推注造影剂以避免球囊破裂（图 30-4）。

10. 在建立动-静脉（AV）轨道后，采用球囊漂浮楔形导管（图 30-5 和图 30-8）或者顺应性阻塞球囊（图 30-6）阻塞远端。球囊的腰部大小还可以提示远端出口大小。进行远端球囊阻滞的另一种方式是将 Berman 造影导管漂浮到瘘的尽头，扩张球囊，再通过近端小孔造影。

11. 选择瘘管封堵部位的基本原则是越近越好，以避免长距离囊样扩张的瘘管内大量血栓向近端迁移。所以，对于没有分支的瘘，封堵部位非常靠近端（图 30-2）。然而，对于出口上游具有多分支的瘘，需要在出口部位封堵以保护分支血流（图 30-5 和图 30-10）。

12. 拟在近出口的位置封堵瘘管，必须建立动-静脉轨道。从主动脉根部的导管推进导丝通过瘘管进入心脏腔室，再从静脉侧抓捕导丝。穿过瘘管常用 0.89mm（0.035 英寸）超滑导丝（Terumo）从动脉侧推进。如果瘘的供血动脉极度扭曲，可以使用 0.36mm（0.014

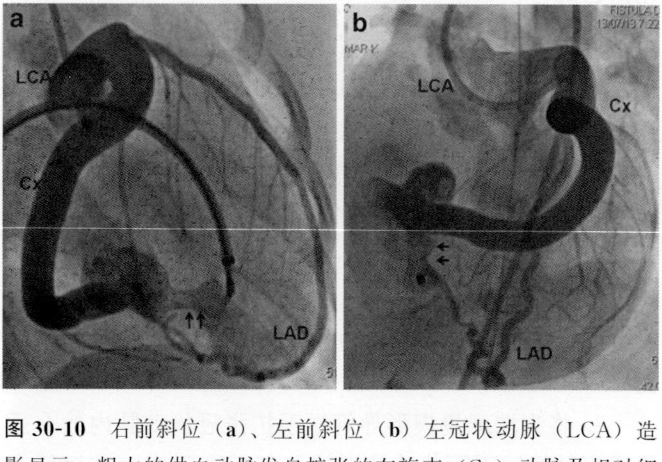

图 30-10　右前斜位（**a**）、左前斜位（**b**）左冠状动脉（LCA）造影显示一粗大的供血动脉发自扩张的左旋支（Cx）动脉及相对细小的供血动脉发自左前降支（LAD）的终末部分，引流至右心室。在此情形下，采用 Amplatzer 动脉导管未闭封堵器封堵瘘管的最远端部分，完好地保存了所有冠状动脉分支（双箭头所示）

英寸）软头冠状动脉导丝（有时用微导管支撑）。用鹅颈式抓捕器（ev3 medical）抓捕导丝。如果导管可以沿导丝推进至心腔，则使用面条导丝（St. Jude Medical）交换超滑导丝/冠状动脉导丝建立动-静脉轨道。

13. 拟在瘘管近端位置封堵，可以使用标准口径的诊断性冠状动脉导管（弹簧圈或Ⅳ代 AVP）、大口径冠状动脉指引导管（Ⅰ代或Ⅱ代 AVP）或动脉长鞘（适于更大封堵装置）从主动脉端顺行封堵。

14. 在正式释放封堵器前，最好试行封堵 10～15min 并观察心电图是否提示有心肌缺血。

15. 阿司匹林至少维持 6 个月。如果在远端封堵或者封堵后瘘管内存在慢血流应加用氯吡格雷或华法林（图 30-5 和图 30-6）。

30.9　封堵器械

导管：小弯度 Judkins 左/右冠状动脉造影导管及指引导管（JL、JR2 和 JL 3），猪尾导管，加强支撑弧度（EBU）指引导管，以及微导管（Cantata，Cook 和 Progreat，Terumo）。

导丝：0.89mm（0.035 英寸）长交换超滑导丝，0.64mm（0.025 英寸）和 0.46mm（0.018 英寸）超滑导丝（Terumo），0.36mm（0.014 英寸）冠状动脉软导丝，以及面条导丝。

封堵器：MReye 栓塞弹簧圈，Flipper 或 Detach 可控弹簧圈，Hilal 和 Nester 0.46mm（0.018 英寸）涤纶纤维微铂金弹簧圈（Cook Medical），Amplatzer Ⅰ代和Ⅱ代动脉导管未闭封堵器，以及 Amplatzer Ⅰ～Ⅳ代血管塞（St. Jude Medical）。

长鞘：Flexor 鞘和 Mullins 鞘（Cook Medical），TorqVue 输送系统（St. Jude Medical）。

阻塞球囊：6～8F 球囊漂浮楔形导管（Arrow Medical），Berman 造影导管（Arrow Medical），Amplatzer 测定球囊（St. Jude Medical），以及 Tyshak Ⅱ代球囊（NuMED Corporation）。

抓捕器和其他抓捕装置：Gooseneck 抓捕器（eV3 Medical）和活检钳（Cook）。

30.10 技巧与窍门

1. 动-静脉轨道建立　对于瘘管扭曲的较年轻的患者，0.89mm（0.035 英寸）导丝可能较硬，因而难以操纵其通过瘘管。这种情况下，用较细的 0.46mm（0.018 英寸）或者 0.64mm（0.025 英寸）导丝可能更容易推进以建立动-静脉轨道。微导管可以在扭曲部位协助操控导丝。动-静脉轨道建立后在刚性编织鞘管送入过程中可出现低血压；一旦动-静脉轨道拆除后，血压常会迅速恢复。

2. 亲水编织鞘管（Flexor 鞘，Cook Medical）可以较好地避免打结。

3. 如果选择在扭曲的瘘管内使用非编织鞘管，为避免打结和弯曲，需要在鞘内保留导丝支撑，直至封堵器通过鞘管。

4. 对于从主动脉端顺行封堵，造影导管需仔细深入瘘管以选择合适的封堵部位。栓塞弹簧圈和 Amplatzer Ⅳ代血管塞（AVP Ⅳ）可通过内径为 0.97mm（0.038 英寸）的造影导管递送（图 30-11）。冠状动脉指引导管可用以推送 AVP Ⅰ代（AVP Ⅰ）和Ⅱ代血管塞（AVP Ⅱ）。

5. 鉴于血管塞和镍钛合金封堵器的安全性和有效性，近年来弹簧圈已较少用于粗大 CAF 的封堵。

6. 当选择多个弹簧圈时，它们交织在一起需在活检

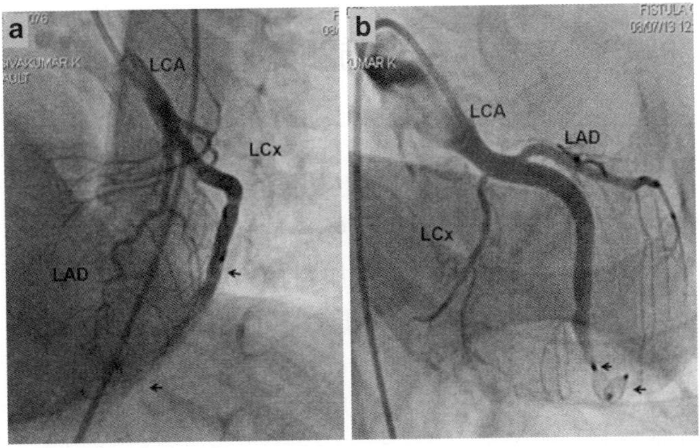

图 30-11　左前斜位（a）和右前斜位（b）左冠状动脉（LCA）造影显示一 CAF 起源于 LCA 中间支，从左前降支（LAD）和左回旋支（LCx）间发出。经 0.97mm（0.038 英寸）标准 MP 造影导管将轮廓细小的Ⅳ代 AVP（箭头）推送至瘘管远端成功封堵了该 CAF。AVP 尽量放置在远端以保护冠状动脉分支

钳的辅助下送至理想位置（图 30-6）。活检钳可以辅助控制弹簧圈的推送。

30.11 陷阱和并发症

小并发症包括血管穿刺部位的并发症，如脉搏消失和局部血肿，由刚性导丝和血管鞘引起的一过性低血压，短暂的心律失常，心电图中 ST-T 改变，造影剂过敏和造影剂诱导肾病，以及术后心肌酶或肌钙蛋白 I 水平轻微升高。

严重并发症包括死亡，心肌梗死，左心室功能障碍，冠状动脉分支阻塞，心肌酶或肌钙蛋白 I 水平显著升高，心肌顿抑，以及冠状动脉空气栓塞。

30.12 并发症的预防和处理

1. 血栓形成　通过监测 ACT 至充分肝素化来避免这种并发症。易形成血栓的长鞘和大内径指引导管应经常冲洗。一旦在冠状动脉中发现血栓，患者必须追加肝素。如有大量血栓，可能要加用血小板糖蛋白Ⅱb/Ⅲa 受体拮抗剂。如果出现 ST 段抬高及有心肌梗死证据，则药物考虑溶栓。罕见的情况下，如果血栓负荷过重，并且心肌缺血已导致血流动力学减慢，可能要考虑血栓抽吸。

2. 空气栓塞　为预防空气栓塞，冲管前应回抽血液，在抽吸时轻击气栓中心，让鞘管尾端回血。如果出现血流动力学不稳定，可以使用支持治疗包括冠状动脉内快速推注液体驱赶气泡，使用正性肌力药，以及注射阿托品以对抗缓慢性心律失常等。

3. 冠状动脉夹层　预防此并发症应使用软头导丝，保持导丝头端摆动灵活，以及避免暴力推进导管。如果夹层不影响血流，可以保守治疗；否则，要植入支架封闭夹层。

4. 心律失常　可通过在注射造影剂前避免导管嵌顿以及轻柔操作导丝和导管来预防。多数心律失常的发生是一过性的。如果出现血流动力学障碍，应使用电复律。

30.13 术后护理

术后阿司匹林至少需维持 6 个月。对于某些患者，具有瘤样扩张的粗大瘘管，且发自冠状动脉主支，阿司匹林需长期服用。在这样的患者中，常需加用华法林或者氯吡格雷等药物。

30.14　随访

所有患者均需长期随访，随访间期为 6～12 个月。每次随访需记录心电图以观察有无缺血改变。对于大龄患儿和成人，推荐每年行负荷试验以排除运动诱导的心肌缺血。应用超声心动图评价左心室整体和节段性的室壁运动功能、瘘的残余分流、冠状动脉重塑情况以及心脏腔室的缩小情况。

对具有巨大瘘管的患者，推荐术后 1 年复查冠状动脉造影以观察瘘管重塑情况，了解瘘管内血栓蔓延的水平，以及冠状动脉分支的血流状态。

相关阅读

[1] Abdelmoneim SS，Mookadam F，Moustafa S，Zehr KJ，Mookadam M，Maalouf JF，Holmes DR（2007）Coronary artery fistula：single centre experience spanning 17 years. J Interv Cardiol 20（4）：265-274.

[2] Armsby LR，Keane JF，Sherwood MC，Forbess JM，Perry SB，Lock JE（2002）Management of coronary artery fi stulae. Patient selection and results of transcatheter closure. J Am Coll Cardiol 39：1026-1032.

[3] Vavurnakis M，Bush CA，Boudoulus H（1995）Coronary artery fistula in adults：incidence，angiographic characteristics，natural history. Cathet Cardiovasc Diagn 35：116-120.

第31章 血管栓塞：肺动静脉畸形与主肺动脉侧支血管的经导管栓塞

Vessel Embolization: Transcatheter Embolization of Pulmonary Arteriovenous Malformations and Aortopulmonary Collateral Arteries

Liang Tang，Zhen-fei Fang 和 Sheng-hua Zhou
（唐 亮 译 周胜华 审校）

31.1 经导管封堵肺动静脉畸形

31.1.1 解剖及病理生理

肺动静脉畸形（pulmonary arteriovenous malformation，PAVM）系绕过正常肺毛细血管床而直接连接肺动脉和肺静脉之间的高流量、低阻力性异常通道，导致肺内右向左分流。

绝大多数 PAVM 为先天性发育异常，80%～95%伴遗传性出血性毛细血管扩张。

获得性肺动静脉畸形较为罕见，多因为心脏手术(Fontan 或 Glenn 分流术)、创伤及肺部手术所致[1]。

大多数 PAVM 多位于双肺下叶，以左下叶最为常见。PAVM 可分为单发和多发两种类型。约 80% PAVM 为单发，供血动脉来源于肺段动脉一支或多支分支。其余大多数为复杂的 PAVM，有多支供血动脉，且来源于多个肺段。一小部分 PAVM 为弥漫型，分布于多个肺段。

根据其影像学表现，PAVM 可进一步分型。囊型 PAVM 一支供血肺动脉通过静脉瘤囊与一支引流肺静脉直接沟通。少数 PAVM 形成丛状有多个分隔的囊腔或形成血管簇[2]。

31.1.2 临床表现

PAVM 临床表现差异很大，取决于其大小、数量及分流量。

大多数 PAVM，尤其是较小的 PAVM，在相当长的时间内无临床症状。但是，大的或弥漫型的畸形通常引起较多临床症状，如劳力性呼吸困难、运动耐量减低、发绀、继发于反常栓塞的神经系统并发症（脑梗死、短暂性脑缺血发作及脑脓肿），以及瘘囊破裂导致的致命性咯血。

由于 PAVM 跨过了肺毛细血管床，经过 PAVM 的血流未经过氧合直接进入肺静脉，导致体循环低氧血症。而且，血液未经肺毛细血管过滤，使一些细小微粒（如气泡或血栓）直接进入体循环，导致严重神经系统并发症。

31.1.3 适应证及患者选择

经导管封堵 PAVM 指征：①有体循环低氧血症；②有反常栓塞病史或有反常栓塞风险；③预防咯血亦有手术指征[1]。

当前指南推荐所有有症状的 PAVM 患者或无症状但畸形供血动脉超过 3mm 的患者行经导管封堵[3]。

对于复杂的或弥散型 PAVM 不能安全或完全封堵的患者，亦有指征进行部分或分期经导管封堵减少右向左分流量，以减轻发绀或缓解症状。

31.1.4　治疗方案选择

PAVM 的治疗方案包括经导管采用弹簧圈或 Amplatzer 封堵器封堵或外科手术切除。当前，经导管封堵已成为 PAVM 主要治疗方法。外科手术仅适用于不适合经导管封堵的患者（如弥散型畸形患者）或无行导管封堵的条件或经导管封堵失败时。

栓塞治疗的主要目的是减少右向左分流从而缓解因低氧血症带来的症状及预防咯血，最重要的是预防反常栓塞导致的神经系统并发症。

31.1.5　术前影像学检查

31.1.5.1　对比剂增强超声心动图

对比剂增强超声心动图可有效评估 PAVM，有助于区分心内或心外分流。心内分流的特征是右心房的微气泡在 1～2 个心动周期内即出现在左心腔内，而 PAVM 患者延迟至 3～8 个心动周期。

31.1.5.2　胸部计算机化断层显像

多排螺旋 CT（MDCT）已经成为诊断 PAVM 的首选影像学诊断方法，CT 血管造影（CTA），尤其是三维重建可以为随后的导管治疗提供 PAVM 的位置、数量、供血血管的直径及是否存在多处更小的血管畸形等重要信息。

31.1.5.3　对比剂增强磁共振血管造影（MRA）

对比剂增强磁共振血管造影（MRA）有较高的敏感性及特异性，对接受射线存在顾忌的年轻患者可以采用，可以准确提供 PAVM 的数量、位置及复杂性等信息。

31.1.6　操作技术

31.1.6.1　诊断性肺血管造影

成功穿刺股静脉后，根据患者体重（100U/Kg）静脉推注肝素。

常规行右心导管检查评估肺动脉压。常在前后（AP）位或40°侧位（这个投影体位使心脏位于肺的上面，使主要的肺段展开）用6F猪尾导管或其他导管行诊断性肺血管造影。

必须完成双肺血管造影明确所有的PAVM供血血管的直径、长度等信息后，再行栓塞治疗。造影结果决定封堵的策略。

31.1.6.2　封堵器选择

根据供血血管的解剖形态、大小及术者的偏好选择封堵器种类。一般来说，具有直径3～8mm供血动脉的PAVM可采用弹簧圈，而直径≥9mm者可能需要Amplatzer动脉导管未闭封堵器或血管塞。

弹簧圈

大多数患者采用的是磁共振相兼容的钢制或铂的可控和非可控弹簧圈。推荐弹簧圈直径至少比靶血管的直径大20%～30%。弹簧圈封堵的主要缺点是存在栓塞风险、需要多个弹簧圈、有再通的可能，以及较长时间内不能达到完全封堵。有关弹簧圈的图片在动脉导管封堵章节已介绍。

Amlatzer动脉导管未闭封堵器（ADO）

在Amlatzer血管塞问世之前，ADO常用来封堵中等至大的PAVM。已有较多相关文献报道应用ADO成功封堵PAVM的经验。但是ADO受限于需采用较大、较长的鞘或较大的指引导管。

Amlatzer 血管塞（AVP）

AVP 尤其适合封堵较大血流量的供血血管。这种镍钛合金丝编织的圆柱形封堵器可以采用标准的 5～8F 的指引导管推送（图 31-1a 和 b）。新研发的 AVP Ⅳ代（图 31-1c）可以采用诊断性导管推送。为避免 AVP 的移位及达到完全栓塞，AVP 的直径至少要比供血动脉直径大 30%～50%。AVP 唯一潜在的缺点是封堵器相对较长，当靶血管太短时应用受到限制。

31.1.6.3　弹簧圈封堵 PAVM 技术

目前，封堵 PAVM 的最常用方法是通过共轴的导管系统输送聚酯纤维或可控的弹簧圈栓塞供血动脉。

一旦 PAVM 及其供血血管得以明确后，应用同轴的指引系统，以及外导管为 6F 80cm 的指引导管和内侧导管为 5F 100cm 的端孔导管（如 MP 导管，Cook）进行靶血管的选择性插入。

指引导管可以在栓塞过程中提供额外的支撑，避免内侧的输送导管在栓塞过程中弹出靶血管，因此可以更加精确地输送弹簧圈，使其更加紧密成块。

采用这种同轴的指引系统可以在一个大的锚定弹簧圈内或基支架（scaffold）弹簧圈内放置多个小的弹簧圈。

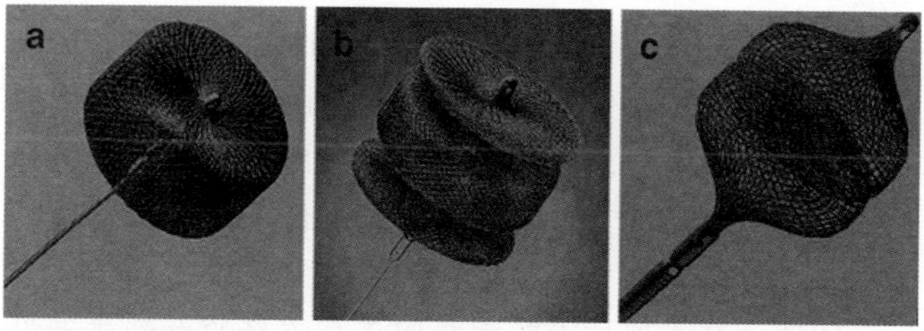

图 31-1　(**a**) Amplatzer 血管塞Ⅰ。(**b**) Amplatzer 血管塞Ⅱ。(**c**) Amplatzer 血管塞Ⅳ

指引导管进入肺中上小叶比较困难，可以选用 5F 的 Judkins 左/右冠状动脉导管或内乳动脉导管。

导管超选择供血动脉后，缓缓推进指引导管并确保导管位置稳定（如置于开放的段血管内），然后推进内导管进入畸形供血的动脉内。

手推注射造影剂（通常 4 f/s）在多个投影体位行血管造影，确定 PAVM 的位置、准确的解剖，以决定封堵器的放置位置及尺寸。

非常重要的是尽可能栓塞供血动脉的远端以避免栓塞供应邻近正常肺段的血管分支。这在存在多个 PAVM 时尤其重要，多个非选择性的近端血管栓塞可导致肺血流量严重减少。

需谨慎选择弹簧圈的尺寸，过小的弹簧圈有穿过畸形血管而栓塞其他血管的风险，过大的弹簧圈不能抱成紧密的团块，难以达到满意的封堵效果。有介入专家经验性地强调第一个弹簧圈应至少较拟封堵的供血动脉大 20%。随后，植入多个弹簧圈直至无血流通过 PAVM。为了致密封堵靶血管截面以保证长期治疗效果，在第一个弹簧圈中心填塞小的弹簧圈并使之抱成团块是非常必要的（图 31-2）。

文献报道“锚定技术”和“基支架（scaffold）技术”可以有效地完全封堵靶血管截面，且可避免弹簧圈通过 PAVM 导致反常栓塞[1]。

“锚定技术”指通过弹簧圈头端的前 2cm 锚定在靠近动脉囊瘤的一个分支，剩余的弹簧圈紧密填塞于供血动脉，致密成团达到完全封堵靶血管的目的。通过将弹簧圈的尖端置于分支血管内，大大降低了弹簧圈移位的风险。

所谓“基支架技术”主要用于高流量的血管或者没有可以锚定分支的血管。通常，先将具有较大的辐射力、直径比供血动脉大 2mm 的纤维弹簧圈置于供血动

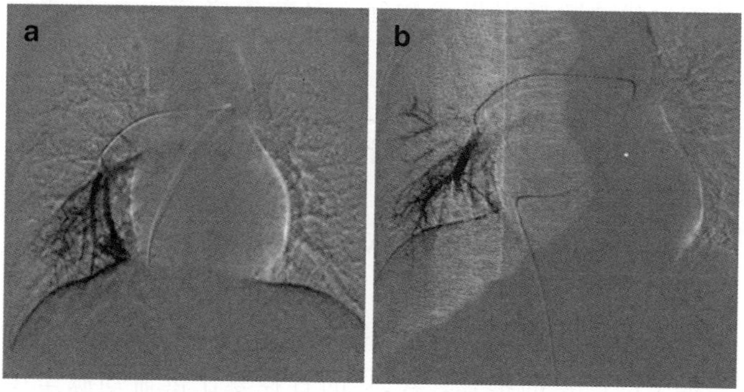

图 31-2　(**a**) 肺动脉造影显示右下肺叶的 PAVM。(**b**) 送入 2 个 6mm 弹簧圈并使之致密地抱成团达到完全封堵

脉内形成一个基支架。然后，多个直径较小具有较大辐射力的弹簧圈置于基支架框架内，再继续放置多个软弹簧圈直至达到完全封堵靶血管的横截面。

当供血动脉较短，为避免造成较大的肺动脉分支栓塞时，或相关动脉血流量较大有较高的弹簧圈栓塞风险时，封堵动脉瘤囊是供血动脉栓塞的一个有效替代方法。

用 6F 的指引导管超选择进入供血动脉后，用同轴的微导管［即 2/2.6F 微导管（Excelsior；Boston Scientific)］通过指引导管进入动脉瘤囊内。多个微弹簧圈［0.46mm (0.018 英寸)］致密地放置于静脉囊内，直到形成一个较大的致密体。

31.1.6.4　采用 Amplatzer 血管塞/动脉导管未闭封堵器封堵 PAVM 技术

对于供血动脉较大或血流量较大的 PAVM，采用弹簧圈封堵耗时且技术难度大。供血动脉较短且血流量大的 PAVM，采用弹簧圈封堵反常栓塞的风险较高，新研发的 Amplatzer 血管塞（AVP）可以有效封堵这种畸形。采用镍钛合金丝交织而成的 AVP 可通过 5～8F 标准的冠状动脉指引导管输送，且放置之前可反复调整位置。

记录肺动脉压力及完成肺血管造影后，采用合适大小的指引导管（5F 指引导管输送直径 4～8mm 的 AVP，6F 指引导管输送直径 10～12mm 的 AVP，8F 指引导管输送直径 14～16mm 的 AVP）超选择进入供血动脉。一旦到达供血动脉远端且避开了正常肺血管分支的合适位置，就可以经指引导管或长鞘输送 AVP 到目标位置。根据生产厂家的推荐，AVP 的直径要比供血动脉至少大 30%～50%。AVP 释放之前需再次行血管造影，以确定 AVP 已经到达满意的位置。如果 AVP 位置不理想，可回收入鞘，再次尝试在合适位置释放。由于 AVP 不会即刻导致血栓形成且在高血流量的情况形成血栓通常需要 15min 以上，故 AVP 放置需至少 15min 后再次行血管造影。

Amplatzer 动脉导管封堵器（ADO）也用于封堵大的 PAVM（图 31-3）。一旦指引导管插入供血动脉，沿加硬交换导丝推送长输送鞘到达尽可能靠近供血动脉畸

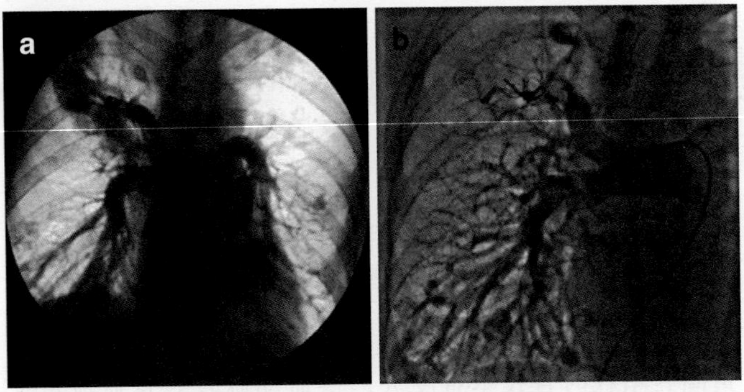

图 31-3 一名 29 岁多发 PAVM 的男性患者再次进行 PAVM 封堵。(**a**) 肺动脉造影显示之前用弹簧圈栓塞的 PAVM 再通。(**b**) 采用 ADO 将右上及右下 PAVM 完全封堵

形部位。常需选择比供血动脉直径大 2～4mm 的封堵器。

采用上述方法常规封堵供血动脉后，需再次行肺叶、肺段血管造影以评估是否达到完全封堵及有无需封堵的其他供血动脉。

31.1.7　预期效果

1. 栓塞后肺动脉造影证实 PAVM 封堵完全。

2. 栓塞后由 PAVM 导致的体循环低氧血症及临床症状得到持续缓解。

3. 术后随访增强 CT 证实 PAVM 封堵成功，静脉囊明显缩小或畸形完全消失。

31.1.8　并发症及其处理

迄今为止，未见手术过程及长期随访中出现患者死亡的报道。文献报道的经导管封堵 PAVM 并发症如下：

31.1.8.1　封堵器栓塞

封堵器移位相关的反常栓塞是最严重的并发症之一，发生率为 0.7%～3%，尤多见于分流量较大、分流血管较粗的畸形。有文献报道封堵器曾矛盾性栓塞至脑动脉、左腘动脉及左颈动脉。选择合适大小的弹簧圈对于减少栓塞风险至为重要。“锚定”及“基支架”技术常用于减少弹簧圈移位的概率。

31.1.8.2　肺梗死

术后大约 3%的患者出现肺梗死。通常由于封堵位置太靠靶血管近端导致正常分支栓塞。为了减少肺梗死的发生，封堵器宜尽可能放置于 PAVM 的远端并远离正常分支血管。

31.1.8.3　空气栓塞

术中空气栓塞较为少见。通常是因为导管导丝或指引导管过快撤出输送鞘，而血液未能快速填充撤出导管的位置，导致空气进入输送鞘。空气意外进入冠状动脉可导致急性胸痛、心动过缓及短暂心电图改变等。这些症状一般15min内可缓解。经常性冲洗导管、观察到回血再撤导丝导管可避免空气栓塞。

31.1.8.4　胸膜炎

胸膜炎是最常见的并发症，可见于15%～31%的患者。文献报道的延迟发生的胸膜炎（术后4～6周）伴发热及肺部浸润主要见于较大的PAVM。主要因为血管瘤囊延迟栓塞导致，一般是自限性，非甾体抗炎药治疗有效。

31.1.8.5　PAVM再通

PAVM再通约可见于15%的患者，但并不是真正的并发症或治疗的失败，可因为先前封堵的畸形再通、供血动脉附近形成侧支循环、侧支血管未予封堵等造成。血管再通可因弹簧圈过长（弹簧圈过大）、未良好地抱紧成团块或植入数量太少引起。优化的封堵技巧和选择合适的封堵器可减少血管再通的发生。

31.1.9　术后护理及随访

大多数患者术后几天即可出院。对供血动脉较大而使用了较大封堵器进行封堵的患者，推荐每天口服阿司匹林5mg/kg至术后6个月预防血栓栓塞性并发症。不推荐术后常规预防性使用抗生素。对PAVM封堵不完全、有残余分流的患者尚需注意机械性溶血性贫血。同时还需注意早期是否出现股动脉血栓形成及穿刺部位血肿。

术后需进行影像学（如 CTA）、临床及生理功能的长期随访评估，以尽早发现栓塞血管的再通或小 PAVM 是否进行性扩大等情况。推荐以临床评估、实验室检查和增强 CT 联合的方案进行随访。

31.2　经导管体-肺侧支血管封堵术

31.2.1　解剖及病理生理

体-肺侧支动脉（aortopulmonary collateral artery，APC）可并存于各种类型先天性心脏病（CHD），从简单的心脏畸形至复杂发绀型 CHD 均可出现，如法洛四联症、肺动脉闭锁及单心室合并肺动脉狭窄等，导致不同程度的左向右分流。

APC 常被其他主要的心脏病变掩盖而难以发现，往往直至主要的病变术后才发现。

APC 通常起源于隆突水平胸降主动脉前壁，亦可发自较低水平的胸降主动脉、腹主动脉或无名动脉（图 31-4A～C）。APC 常走行于食管后方；少数尚可来源于冠状动脉分支。

发绀型先天性心脏病患者常伴有肺血流减少，在外科矫治之前，APC 可增加肺血流量，减少全身低氧血症。另一方面，APC 可导致左心室容量负荷过重，与肺动脉前向血流形成竞争血流；矫正术后又可导致过度肺灌注，增加肺动脉压及肺血管阻力。

31.2.2　临床表现

小的 APC 通常无明显临床症状，大 APC 或多个 APC 可导致肺过度灌注或左心室容量负荷过重相关症状，表现为劳力性呼吸困难、反复胸腔积液、蛋白质丢失性肠病、下呼吸道感染及咯血等症状。

31.2.3　适应证和患者选择[3]

31.2.3.1　适应证

经导管 APC 封堵术适用于双心室或单心室病理生理条件下，由于大量左向右分流导致充血性心力衰竭、过度肺灌注、反复呼吸道感染，或合并反复胸腔积液、蛋白质丢失性肠病。

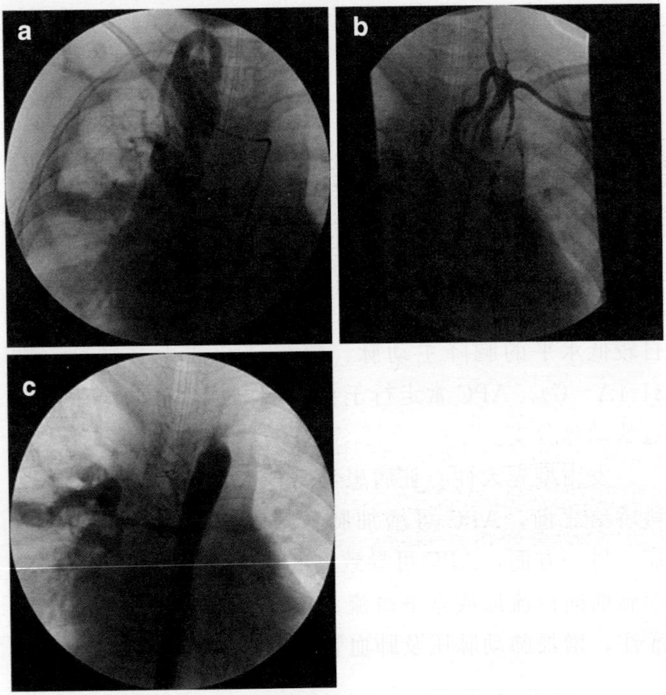

图 31-4　一例曾行法洛四联症外科矫正的 10 岁患儿计划行 APC 经导管封堵。选择性无名动脉（**a**）、左锁骨下动脉（**b**）及降主动脉（**c**）造影显示多发 APC

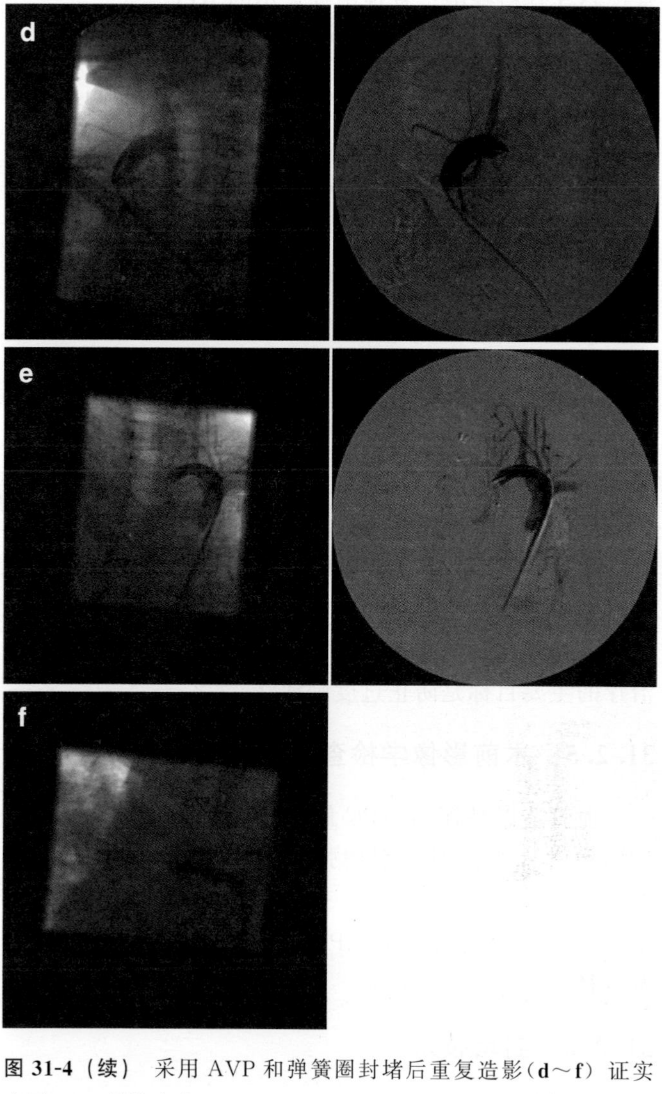

图 31-4（续） 采用 AVP 和弹簧圈封堵后重复造影（**d**～**f**）证实主要 APC 封堵完全

31.2.3.2　相对适应证

1. 无症状的单心室患者在 Glenn 术和 Fanton 术前

常规心导管检查中，发现中等大小的 APC。

2. 肺动脉闭锁合并 APC，但自身肺动脉具有良好双重血供的患者。

31. 2. 3. 3　禁忌证

1. 双心室或单心室患者由于肺血减少而出现明显发绀的任何类型的 APC。

2. APC 直接供血于大面积的肺实质，APC 封堵会导致肺梗死的情况。

31. 2. 4　治疗方案选择

APC 的治疗方法主要有经导管栓塞术和外科结扎术两种。由于 APC 走行变异大且来源广泛，外科术中辨识及分离有相当的难度（尤其是起源于膈肌下方时），此外粗大或多发 APC 在外科术中体外循环建立后，大量血流回流导致术野暴露差，故外科手术结扎具有很大的挑战。经导管栓塞术是目前治疗 APC 的首选方法。治疗的主要目标是防止过度肺灌注。

31. 2. 5　术前影像学检查

血管造影是评估 APC 解剖特点的首选方法。无创性影像学检查如对比剂增强磁共振血管造影（MRA）及多排螺旋 CT（MDCT）三维重建技术成像有助于评估 APC。两者均可显示 APC 血管的数目、起源、走行及直径。

31. 2. 6　封堵技术

31. 2. 6. 1　主动脉和肺动脉造影

在全身麻醉或局部麻醉下行股动静脉穿刺并给予肝素化（100U/Kg），术中监测 ACT。进行常规右心导管术测定肺动脉压力及左向右分流量。采用 5F 猪尾导管行诊断性肺动脉及主动脉造影，以明确 APC 的解剖特征，如 APC 的数量、起源部位、直径，以及拟封堵侧支区域的血供分布情况（如是否有自身肺动脉供血）等。由于 APC 的起源（可起源于主动脉及其分支任何部位）、走行即分支形式等解剖变异相当大，故需选择性多体位造影评估 APC。有时，需要行选择性左右锁骨下动脉甚至冠状动脉造影以充分暴露 APC。

31.2.6.2　封堵技术及器械选择

目前，经导管封堵 APC 常选用可控或非可控弹簧圈和 Amplatzer 血管塞（AVP），常根据造影显示的靶血管解剖特点选择合适的封堵器。

诊断性主动脉造影后，沿 PTCA 导丝或超滑导丝将共轴的导管系统［外导管常选 6F Judkins 右指引导管（Cordis，USA）或 Cobra 导管（Terumo，Japan），内侧导管可选为 5F MP 导管（COOK Corp.，USA）］选择性插入靶血管。采用同轴导管系统可以在栓塞过程中提供额外的支撑，有助于将弹簧圈尽可能送至靶血管远端，减少弹簧圈弹出靶血管向近端发生移位的风险。一旦进入目标血管达到合适深度，尺寸恰当的弹簧圈植入目标血管。如果选用的是非可控弹簧圈，常选择 5F 的 Judkins 右指引导管或 Cobra 导管带微导管超选择进入靶血管，随后经微导管用生理盐水或经皮腔内冠状动脉成形术（PTCA）导丝推送微弹簧圈。使用同轴微导管可避免推送微弹簧圈的张力引起导管移位风险和弹簧圈放置于不适合体循环动脉后带来的后绪问题。当导管达到需要位置，经盐水冲洗的微弹簧圈即可放置于目标血管。

对于大而短、高流量或血管扭曲的 APC，如采用弹簧圈封堵常需多个弹簧圈，且弹簧圈脱位栓塞的风险高；AVP 则特别适合于此类型 APC 的封堵。沿超滑导丝将合适大小的指引导管或长鞘尽可能地送至靶血管远端，随后经指引导管或长鞘将 AVP 输送到目标位置。15min 后，通过手推造影剂确定 AVP 已经到达满意的位置后释放 AVP（图 31-4d～f）。

值得一提的是，APC 可能有多条供血动脉，因此封堵器宜尽可能送至 APC 的远端，以阻断所有潜在的引流至肺动脉的侧支。

31.2.7　预期结果

1. APC 封堵术后心导管检查证实 APC 血管完全堵塞，无残余分流，肺动脉压及血氧饱和度下降，而体循环血氧饱和度显著上升。

2. 术后随访，APC 相关的临床症状明显改善或消失。

31.2.8　并发症及其处理

31.2.8.1　封堵器栓塞

封堵器栓塞至体循环动脉系统的发生率约为 1%，常见于用弹簧圈封堵。这一情况是由于选择弹簧圈尺寸过大而难以被 APC 靶血管完全容纳，导致术中或术后弹出靶血管。为避免此类并发症的发生，需选择合适大小的弹簧圈并尽量送至靶血管远端。当出现弹簧圈栓塞时，需用抓捕器收回。

31.2.8.2　肺梗死

当 APC 血管为肺组织的唯一供血血管或直接供血于大面积肺组织时，封堵后常出现肺梗死。因此，封堵术前需详细评估 APC 是否为受累肺段的唯一血供来源，以避免此并发症。

31.2.8.2　溶血

APC 封堵术后出现溶血较少见。通常是因为 APC

封堵后仍有较多残余分流而导致。若患者发生贫血，需要实时监测和药物治疗。若溶血严重，药物治疗无效，则需进一步经导管封堵完全或外科手术取出封堵器。

31.2.9　术后护理及随访

多数患者术后数天内即可出院。出院前常规行超声心动图及胸部 X 线检查，评估心功能和封堵器位置。长期随访中需定期进行影像学检查和临床评估。

参考文献

[1] Fahey JT，Pollak JS，White RI.（2009）Complications of catheter-based interventions for pulmonary arteriovenous malformations. In：Hijazi ZM，Feldman T，Cheatham JP，Sievert H（eds）. Complications during percutaneous interventions for congenital and structural heart disease. Informa，London，pp 195-204.

[2] Jones TK.（2012）Closure of coronary artery fistula，pulmonary arteriovenous malformation and patent ductus arteriosus. In：Carroll JD，Webb JG（eds）. Structural heart disease interventions. Lippincott Williams & Wilkins，Philadelphia，pp 215-218.

[3] Feltes TF，Bacha E；Beekman RR.（2011）Indications for cardiac catheterization and intervention in pediatric cardiac disease：a scientific statement from the American Heart Association. Circulation 123（22）：2607-2652.

第 32 章　残余术后缺损的闭合封堵

Closure of Residual Postsurgical Defects

Gerrit Kaleschke 和 Helmut Baumgartner
（王首正 译）

32.1　解剖描述与病理生理学

残余漏可发生在心脏缺损修补术后，具有解剖结构多样性，并且容易漏诊，特别是在复杂手术后。

房间隔缺损（ASD）修补（直接缝合或补片）术后的残余漏较少见，发生率为 2%～7%。残余漏可以发生在任何部位，但常见于房间隔缺损后下方，此处对外科修补的要求较高。与 ASD 相比，残余缺陷治疗难度更大。另外，下腔侧残余漏往往因缺乏足够的边缘难以进行介入封堵。“Simple”房间隔残余漏若较大（大于 5～10mm），仍可导致明显的左向右分流和右心室容量负荷过重。由于解剖学特征，下腔侧残余漏可能在正常血流动力学情况下，导致右向左分流。一般情况下，这些因素都不适合介入封堵。

室间隔缺损（VSD）修补术后残余漏的发生率高达 25%，可能由于缝合破裂、补片移位或修补不完全所致。多数残余漏是限制性的，只引起少量分流，不需要治疗。大的残余漏较少见，但是若残余漏较大并且没有得到及时治疗，仍可引起明显的左向右分流、左心室容量超负荷，最终导致肺动脉高压而出现艾森门格综合征。再次手术治疗风险高且成功率相对较低。在一般情况下，根据缺陷的大小、形状、位置，膜部或流出道 VSD 补片边缘的残余漏适合行经导管介入封堵。但是，靠近心脏瓣膜的残余漏需谨慎评估，可能不适合导管介入治疗。肌部VSD残余漏形状复杂，且导丝难以通过，但各种设备仪器的应用有助于介入治疗的有效实施。梗阻性肥厚型心肌病（HOCM）患者行肌切除术后或主动脉瓣膜手术后出现肌部室间隔缺损同样可行介入封堵（图 32-1）。

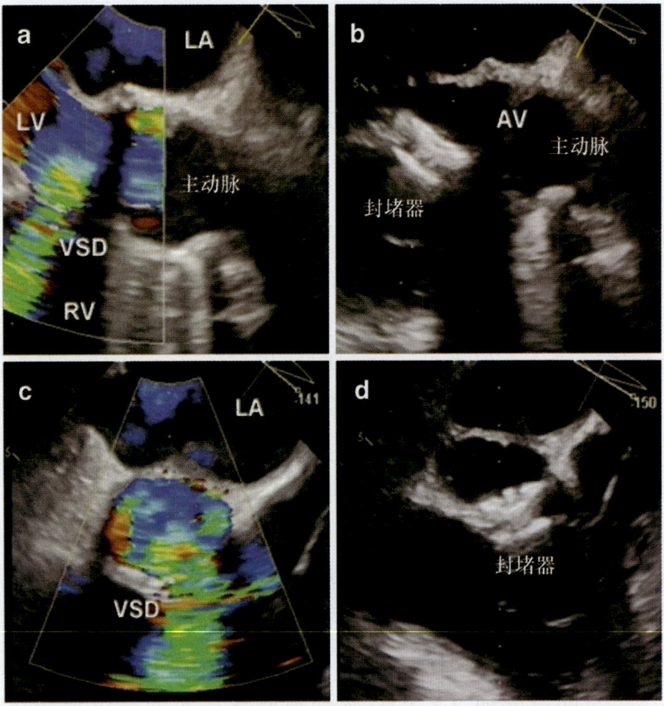

图 32-1 术后肌部室间隔缺损封堵示例。73岁男性，再次主动脉瓣手术和肌切除术后出现肌部室间隔缺损的经食管超声心动图［$Q_P/Q_S=2$，存在肺动脉高压，彩色多普勒长轴（**a**）和短轴（**b**）切面显示缺损］。经超声和血管造影测得缺损的最大直径为7mm，采用Amplatzer™肌部室间隔缺损10mm封堵器封堵，无残余分流（**c**：长轴切面；**d**：短轴切面显示植入的封堵器）。LA＝左心房，LV＝左心室，VSD＝室间隔缺损，RV＝右心室，AV＝主动脉瓣

补片周围漏可发生在肺静脉异位引流修复或心房调转术后。Mustard 或 Senning 手术后约 16％的患者出现腔或肺静脉回流梗阻，约 10％的患者可发生补片周围漏。两者也可同时发生[1]。分流方向和分流大小取决于缺损的大小和血流动力学。额外的梗阻可能导致右至左分流。这些患者有发生反常栓塞事件，发绀或继发性红细胞增多的危险，但后者较为罕见。鉴于永久起搏器植入后血栓栓塞风险的增加，心房调转术后，每个患者都应行超声心动图和导管检查，因为较小的残余漏很容易被漏诊。残余漏几乎可以出现在中央静脉回流的任何位置[2]，但常位于上腔或下腔静脉连接处[3]。残余漏也可出现在补片中央，需要注意的是，此位置后缘接近肺静脉开口，前缘毗邻房室瓣。再次手术的风险和死亡率高；因此，介入治疗成为大部分患者首选的治疗方案。

32.2 临床方案

常规随访可发现无症状的残余漏患者。在明显的左向右分流、心室容量超负荷，甚至最终出现肺动脉高压的情况下，患者可出现如运动能力降低、呼吸急促和心律失常等症状。后期症状可包括右心衰竭的迹象。右向左分流患者可出现发绀和反常栓塞。

32.3 缺损封堵的适应证和患者选择

- 有残余分流相关症状的患者
- 无症状患者，但存在明显左向右分流：容量负荷过重导致心室扩张（在心室水平缺损致左心室扩大，在心房水平缺损致右心房扩大）或分流比（Q_P/Q_S）＞1.5
- 无症状的肺动脉压升高的患者（重度肺动脉高压

排除禁忌行缺损封堵，详见第34章）
- 其他无法解释的卒中或其他全身性栓塞，可能由于反常栓塞造成
- 非肺动脉高压引起的发绀（由特殊解剖结构的残余房间隔缺损造成右向左分流，补片周围漏合并补片梗阻）
- 补片周围漏并存在起搏器植入指征的患者

32.4 治疗方案

对于大多数ASD或VSD修补术后的残留分流，自定心（self-centering）的双盘封堵器或其衍生产品（如Amplatzer™ St. Jude Medical Inc. MN，USA）即可适用。对残余ASD，可以选择ASD封堵器。根据解剖结构，室间隔残余缺损可以选择VSD、PDA封堵器以及血管塞。VSD修补术后若形成长或曲折的隧道样缺损或形成瘤样缺损，螺旋镍钛设备可能比网状镍钛合金更具优势（如Nit-Occlud®，pfm medical ag Köln，Germany)。多发补片周围漏或伴发梗阻可选用覆膜支架如覆膜CP支架（CP Stents™，NuMed公司，NY，USA)。

32.5 术前影像学检查

经食管超声心动图能够获得大部分准确的信息。对于残余ASD，缺损的大小、边缘，以及与心房壁、静脉开口和瓣膜的距离较容易获得。室间隔残余缺损的处理应考虑其隧道样形状（如漏斗状），左/右心室面最大直径，与瓣膜的距离，以及从右/左心室入路的可行性。

拱形的补片形状不易于确定残余漏的具体位置，即使血管造影或MRI也可能遗漏。彩色多普勒可检测到非常小的缺损，比造影更敏感。三维（3D）超声心动图

可定位缺损的朝向，因为如前所示这些变化各异。在一些患者中，注入微泡溶液有助于超声全面了解缺损和分流方向。MRI 和多层螺旋 CT（MSCT）有助于评估补片解剖和静脉连接。MRI 可以计算心室负荷容量和分流流量。

32.6　步骤和材料

背景。如果诊断或病理生理特征需要经食管超声引导（尤其是在复杂的解剖情况下），多建议行全身麻醉或深镇静。另外，对清醒的患者，封堵复杂的缺损难度较大，操作时间较长。双平面透视减少造影剂用量，并且有利于借助周围解剖结构（如肋和椎骨）定位。

用药。如果准备植入封堵器，通常建议给予阿司匹林和抗生素（如头孢唑啉）预处理。此外，在手术过程中给予肝素（70～100U/Kg，维持 ACT 在 200～250s）。

入路及穿过缺损。大多经股动脉/静脉，也可选择颈静脉建立血管通路。

ASD 和 VSD 修补术后残余漏的封堵可遵循封堵原发缺损的原则（可参考相应章节）。VSD 封堵从主动脉逆行入路不易成功（取决于封堵器的类型和大小，鞘管长度，缺损是否容易通过）。

虽然上腔静脉侧补片周围漏选择颈静脉入路较易封堵，但有时通过缺损的角度需要选择股静脉入路。当导丝需要成直角后才能通过缺损时，可使用右冠状动脉 Judkins 导管；如果缺损与腔静脉并排，可以选择多功能导管。亲水的 J 型头导丝有助于探查缺损。为了保证进行缺损球囊试验和推送输送鞘过程中导丝可以保持稳定不发生移动，推荐交换超硬导丝（如 Amplatz Extra Stiff，Cook Medical，IN，USA）。

缺损的大小、定位及并发症预防。相比单纯超声心

动图测量，球囊测量残余漏可以更准确地提供缺损的拉伸能力、形状、直径等有关信息，如有双向透视则更佳，因为缝线撕裂导致的残余缺损是狭长的。对于这种缺损，植入圆形腰部的自定心封堵器将形成“蘑菇状”形状，推荐使用 Amplatzer™筛状封堵器。此外，封堵器的径向扩张力可导致缝线断裂，进一步导致封堵器移位。对于环状缺损，封堵器大小的选择可直接依据球囊测量结果（如 Amplatzer™间隔封堵器，也常用于补片周围漏的封堵）。在这种情况下应避免尺寸过大。释放封堵器前应先排除可能发生的并发症。选择最佳尺寸的封堵器，放置于正确的位置，务必避免腔静脉或肺静脉回流梗阻。在释放封堵器前，必须通过超声心动图和血管造影认真检查。楔面压力的增加（相对于对侧）应被排除（图 32-2）。当使用覆膜支架处理残余漏时（特别是合并与补片相关狭窄），需要谨慎考虑是否存在肺静脉回流受阻。封堵器对周围结构的影响必须避免，特别是对瓣膜。

植入多个封堵器。如果有两个或两个以上相邻的缺损则需植入 2 个封堵器，先植入较小的封堵器，旋紧输送杆直到第二个封堵器植入到适当位置。这样就有机会调整封堵器的位置，达到最佳的伞盘重合状态。

同样的原则也适用于 ASD 和 VSD 修补术后残余漏的介入治疗。尽管可用的产品很多，但 VSD 封堵器类型和大小的选择更加困难。通过猪尾导管和（或）已到位的输送鞘管在左心室流出道注射对比剂进行血管造影（LAO 头位投影）来确定缺损的尺寸。如果缺损受到输送鞘的牵拉，需要再次进行血管造影以重新评估缺损大小。3D 经食管超声心动图有助于确定缺损形状及与周围结构的关系。

对于距离到主动脉瓣较远的术后肌部 VSD，选择较缺损大 2～3mm 的 Amplatzer™肌部 VSD 封堵器的封堵

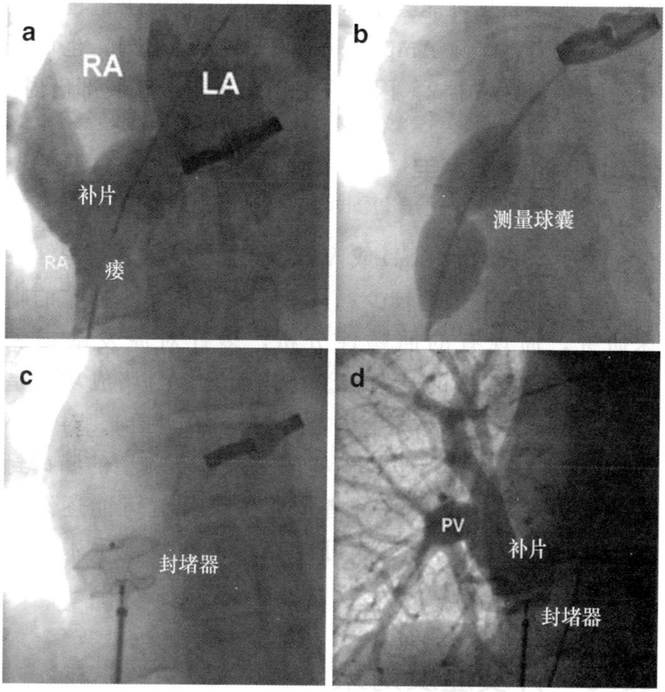

图 32-2　封堵补片周围漏示例。45 岁的女性，10 岁行弯刀综合征矫治，存在复发性栓塞事件（TIA，非冠心病导致的心肌梗死，脑膜炎）。导管检查同时超声确认补片周围漏（**a**），球囊实验测量缺损大小（**b**），Amplatzer™ 11mm ASD 封堵器进行有效封闭（**c**），肺静脉造影排除梗阻（**d**），术后无残余分流及其他不良事件。LA＝左心房，RA＝右心房，PV＝肺静脉

成功率较高。膜周部的缺陷位于左心室流出道，并且接近主动脉瓣；此外，封堵后存在完全性心脏传导阻滞的风险。使用新型膜部 VSD 封堵器 2（封堵器夹力降低，外腰部质地柔软，较大的伞盘增加封堵器的稳定），能够避免对传导系统的损伤。封堵器应大于缺损 1～2mm，但偏心封堵器的定位较为复杂。膜部瘤缺损的封堵具有挑战性，因左/右心室侧破口直径不同，较难选择封堵

器的大小，并且可能会挤压周围结构导致流出道梗阻或瓣膜功能障碍。除 Amplatzer [illegible]，也可选择动脉导管封堵器 2，因其左心室盘可以卡在膜部瘤内。

32.7 预期结果

关于介入治疗 ASD 或 VSD 修补术后残余漏的结果和成功率的研究很少，只有病例报告和小样本的临床研究，而这些[illegible]回顾性分析，[illegible]（9 岁）使用已淘汰的封堵器。总体而言，封堵成功率是比较高的，并发症的发生也在可接受的范围内。对于补片周围漏的介入封堵也有同样的结果。不理想的封堵位置很常见。少量的封堵术后残余分流可能逐渐消失。总之，介入封堵治疗可以克服再次常规手术的缺点，已被广泛采用。

32.8 并发症及对策

封堵器治疗总是存在周围结构损伤的风险。如果缺损的边缘靠近心房的游离壁，必须确保封堵器伞盘距心房壁有足够的距离。对于植入顺应性较差、边缘较锐利的封堵器也存在同样的要求。[illegible]，必须确保封堵器[illegible]静脉和[illegible]有足够的距离，以避免[illegible]。[illegible]封堵器脱落为远处栓塞也可能发生，因此术前必须使用球囊测量确定缺损大小。一般而言，如果发生肺动脉栓塞可从静脉侧取出封堵器，其他情况可从动脉侧取出。

第 33 章　特殊情况下的房间隔缺损封堵术：老年患者，室间隔完整型肺动脉闭锁患者

ASD Closure in Special Situations: Elderly, PA-IVS

Giuseppe Santoro，Luca Giugno，Cristina Capogrosso，Gianpiero Gaio 和 Maria Giovanna Russo
（王首正 译）

当前认为导管封堵术是治疗房间隔缺损（ASD）的首选方法。然而，对如老年患者或由右心室减压形成的室间隔完整型肺动脉闭锁的患者进行此封堵术的引入、操作和结果仍存有挑战和争议。

33.1　老年患者的房间隔缺损封堵

在成人和老年患者中继发孔型房间隔缺损（ASD）是最常见的先天性心脏病（CHD），早期不易发现；占所有 ASD 的近 80%[1]。在这类患者中，心房分流往往随着时间的推移逐步增加，原因是左心室（LV）顺应性下降和（或）相关慢性疾病，如主动脉瓣硬化、原发性高血压及冠状动脉疾病。这些病理生理变化可能会导致肺循环超负荷和相关联的左心室预负荷下降和功能失调增加，进而导致由心律失常和体循环心排血量逐步降低引发的高风险。

因此，由于肺动脉高压、房性心律失常和左心室输出量低，有显著心房分流的老年患者往往出现严重症

状，进而说明房间隔缺损（ASD）封堵术适合所有年龄段。对此类患者，强烈建议经皮治疗，以避免开胸手术和术后呼吸康复。此外，经皮 ASD 封堵术会显著改善左、右心腔的正重构，以及短期和长期的心肺功能。

导管封堵方法的另一个显著优势是在最后植入封堵器之前采用临时球囊闭塞试验来测试缺损封堵术的潜在病理生理影响。事实上，心房分流消失会导致肺循环和体循环的明显改变。实际上，高阻力肺循环血流量突然下降可能导致右心室（RV）不耐受，并可能导致肺静脉回流减少，进一步导致体循环心排血量的降低。与此同时，左心室前负荷的突然降低可能导致“受训”不足的左心室不耐受，进而导致肺水肿。

33.1.1 适应证

对进行房间隔缺损封堵术的潜在老年患者应进行一次全面的基础血流动力学评价以及药理/机械测试，以评估肺血管阻力并检查患者在血管扩张试验中或缺损封堵期间的潜在变化，同时突出表现在临时球囊主导的房间隔缺损封堵术期间左心室的情况。

33.1.1.1 肺动脉高压老年患者

根据目前的指导方针，肺动脉高压被定义为肺动脉收缩压＞40mmHg 和平均压力＞25mmHg。患者显著分流（右心室容量超负荷的迹象）和肺血管阻力（PVR）＜5WU 的情况下，不论是否有症状都应进行 ASD 封堵。

患者 PVR＞5WU 但＜2/3 SVR 或 PAP＜2/3 体循环血压（基础状态下，在应用血管扩张剂，最好是一氧化氮试验后，或有针对性的肺动脉高压治疗后）及有左-右净分流（Qp：Qs＞1.5）的迹象时，可考虑进行干预。

33.1.1.2　左心室顺应性降低的老年患者

心脏导管插入术之前，有几个可预测左心室顺应性异常的标准：

年龄＞60 岁

左心室肥大

超声多普勒评价下的约束性生理功能

球囊封堵试验是临界性左心室顺应性患者诊断的关键一步，在此类患者中左心室前负荷的突然增加可能会诱发肺水肿及体循环低流量。

球囊测试期间获得的以下数据被视为封堵术的相对禁忌证：

- 左心室舒张末压持续增高［＞20mmHg 和（或）较基线增加＞50％］
- 全身动脉压相对于基线值降低达到 20％
- 肺水肿迹象的出现（清醒患者机械通气或呼吸疲劳期间需要增加后呼气峰值）

该类患者可能从以下不同的方法中获益：

- 采用有孔装置进行 ASD 封堵
- 3～5 天静脉输注抗充血性心力衰竭药［利尿药和血管紧张素转化酶（ACE）抑制药］试验，或口服药物（利尿药和 ACE 抑制药）3 个月试验，随后对在 ASD 球囊封堵过程中的血流动力学数据进一步重新评估。此外，在这种情况下，对有所改善但反复出现的临界血流动力学特征的患者建议用有孔装置进行封堵。

33.1.2　操作步骤

老年患者的导管 ASD 封堵术的操作步骤与被广泛描述的年轻患者没有显著不同[2]。然而，根据以往的病理生理考虑，该手术耗时更多且更具挑战性，并且需要一些额外的技巧。

- 在此情况下，恰当的呼吸模式是可靠地记录血流动力学数据的一个关键步骤。该数据是从清醒的患者在一个舒适的位置或麻醉患者在优化的机械通气下获得的。
- 全身动脉压和左心室压力应在基线和激发试验时用小尺寸导管进行记录。
- 右心房、肺动脉和肺毛细血管楔压以及全身血压必须在一个安静的呼吸循环结束时被记录。上腔静脉、下腔静脉、肺动脉和股动脉的血氧饱和度必须以一式三次（triplicate）进行测量。ASD 患者必须测量肺静脉血氧饱和度，其余的情况下根据 CHD-PAH 相关医学文献默认此值为 96%。肺部和全身的血流可使用 Fick 原则，查表所得氧耗值和对应部位计算出的氧含量比较来获得，以排除残余分流。
- 最后，老年患者 ASD 封堵术潜在的候选人术前的诊断应该包括冠状动脉造影和（或）冠状动脉内压力和（或）血流记录。事实上，分流消失导致的左心室容积负荷显著增加可能导致亚临床型、临界性冠状动脉狭窄。
- 15min 的临时球囊阻断试验可以模拟封堵器最终置入的情况。
- 在我们看来，从右心房进行 ASD 动态球囊闭塞术（美国马萨诸塞州内蒂克《波士顿科学网》刊发的《球囊闭塞导管均衡器》）较静态球囊闭塞术更可取（AGA sizing balloon，AGA Medical Corporation，Golden Valley，明尼苏达州，或 NuMED sizing balloon，NUMED，Hopkinton，纽约州），因其对左心腔体积和依从性的干扰较少。
- 临界性冠状动脉狭窄的患者，球囊封堵需保持更长的时间，以发现缺血性心电图变化或局部收缩/舒张时的左心室异常。

- 应在术前、术中、术后仔细评估左心室舒张压和全身动脉压力（参见前述）（图 33-1）。
- 对有高基线值的患者，肺动脉压在球囊测试期间和之后进行评估。
- 对慢性心房颤动的患者，经皮 ASD 封堵术可在直流电击转化和预防性抗心律失常治疗后施行，希望在长期随访中有利的长期心房重构可以维持窦性心律。
- 如果需要的话，封堵器材上可以开窗。
- 开窗通过一根使用 Seldinger 技术的 10～12F 股动脉鞘管在自我为中心的封堵装置上穿孔达成，以此在封堵装置上获得 3～4mm 的孔。如果需要，该孔可以通过使用一根 6～8mm 的外围血管成形

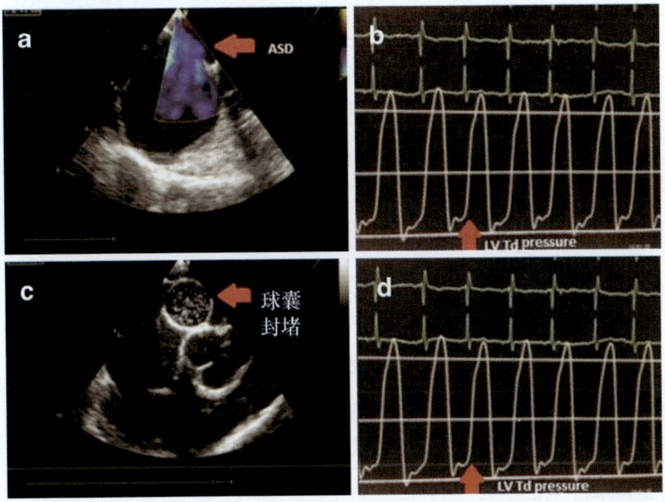

图 33-1　成年患者大型 ASD 经皮封堵术。(**a**) 大型 ASD 伴显著左向右分流的彩色多普勒分析。(**b**) ASD 暂时闭塞时左心室舒张末压。(**c**) 从右心房进行的动态 ASD 球囊阻断试验。(**d**) 记录球囊充盈时左心室舒张末压无变化

术球囊进一步“体外”扩大。

- 通过重复呼吸面罩吸入的100%纯氧是最常用的急性肺血管扩张试验方法。它现在比使用短效的血管扩张药，如吸入一氧化氮，静脉应用依前列醇，或静脉给予腺苷来进行急性血管扩张试验更常见。平均肺动脉压急性降低高达>10mmHg，并且平均肺动脉压下降到低于40mmHg而心排血量没有下降，被认为是肺血管扩张试验阳性。

33.1.3 术后随访

ASD封堵术有望消除体肺分流，降低肺动脉压，并显著增加体循环输出量，从而导致患者（包括老年患者）稳定和逐步的临床和功能改善。然而，这些患者心律失常风险似乎不随时间而改变，虽然有利的心房重构可能阻止心房不稳定的趋势。老年人经皮ASD封堵术死亡率和发病率与年龄较小的患者没有显著不同，但对于临界肺动脉高压或左心室顺应性低的患者，建议用肺血管扩张药及抗心衰药长期治疗。在封堵器开孔的术后患者中，残留的孔通常在短短几个月内自发闭合。

33.2 室间隔完整的肺动脉闭锁患者的ASD封堵术

室间隔完整的肺动脉闭锁患者几乎均存在房间隔缺损或卵圆孔未闭，经皮或外科修补术可减轻右心室负荷。远期病理生理学改变几乎均有右心室发育不良和顺应性低[2-3]。

在这种病理生理条件下，一旦右心房压力高于左心房即发生右向左分流，心房交通可能作为一个安全阀使右心室压力负荷减轻或增加体循环心排血量。

因此，ASD封堵术可能是血流动力学危险的和临床耐受性差的手术，造成体循环静脉压力增高（尤其是肝和肾静脉压力增高）并且由于左心室充盈量减少导致体循环血量减少。

33.2.1　适应证和手术步骤

理想情况下，室间隔完整的肺动脉闭锁患者应进行心房分流封堵术，以减轻右心室压力负荷，避免了因右心室顺应性差引起的右向左分流导致的全身缺氧或可能的反常栓塞。

ASD 封堵术的适应证基于临床症状和各项检查结果，以及无症状的间隔缺损球囊阻断试验判断。

右心室的解剖和（或）功能改变，如三尖瓣发育不良（z 值＞－3）、右心室发育不良（二分形态或严重心尖肥厚），以及严重的和几乎完全的右向左分流，应被视为 ASD 封堵术的绝对禁忌证。

然而，休息时轻至中度全身低血氧饱和度（＞85%）和（或）在多普勒检查中心房双向低速分流的患者，应考虑 ASD 封堵术。

手术步骤

- 建立两条静脉通道和一条动脉通道。
- 第一步是完成心导管检查。
- 需要经食管超声心动图和透视监测。
- 进行球囊封堵试验，并保持 10～15min。
- 理想的情况下，球囊封堵试验应该从左心房方向进行，以避免对右腔室体积和依从性的任何干扰。因此，ASD 封堵首选动态球囊试验。
- 监测以下参数：中心静脉压、全身动脉压和全身血氧饱和度。
- 理想情况下血氧饱和度应增加至＞94%，与基础值比较，全身动脉压不应降低＞20%，而中心静脉压不应增加＞20%。

- 然而，这种变化是边缘状态，可短期给予利尿剂，直至几天后第二次尝试封堵，后再实施封堵手术。短期（3～6 个月）利尿药治疗后再实施封堵手术。作为替代方案，可以考虑封堵器开孔。
- 室间隔完整的肺动脉闭锁患者的房间隔缺损/卵圆孔未闭封堵术应遵循常规的技术操作（图 33-2）。

33.2.2 术后随访

到目前为止，只有很少的有关室间隔完整的肺动脉闭锁患者进行房间隔缺损/卵圆孔未闭封堵术长期随访的数据发表[3]，但理论上封堵右向左分流的优势，如安静状态时血氧饱和度恢复正常，避免运动时血氧饱和度下降，并提高工作能力似乎在长期的随访中得到保持。

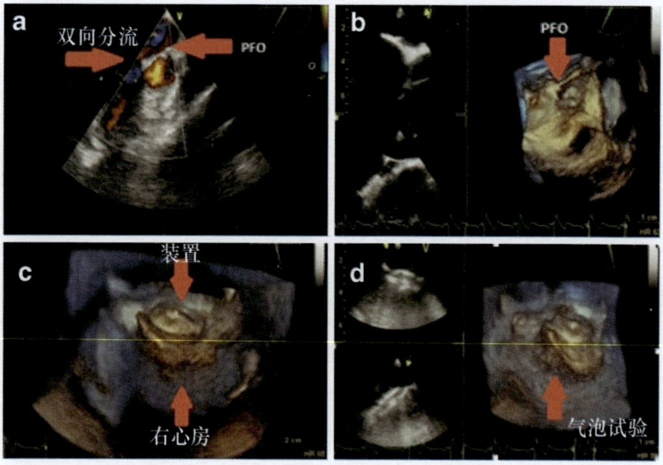

图 33-2 室间隔缺损完整的肺动脉闭锁患者为减轻右心室压力负荷进行的卵圆孔未闭封堵术。(**a**) 彩色多普勒显示双向分流的微小卵圆孔未闭。(**b**) 3D 经食管超声心动图显示导丝到达卵圆孔。(**c**) 封堵器转入后。(**d**) 发泡试验显示封堵器植入后无右向左分流

参考文献

［1］ Baumgartner H，Bonhoeffer P，De Groot NM et al（2010）ESC Guidelines for the management of grown-up congenital heart disease. Eur Heart J 31：2915-2957.

［2］ Holtzer RJ，Cheatham JP（2008）Therapeutic cardiac catheterization. In：Allen HD，Driscoll DJ，Shaddy RE，Feltes TF（eds）Moss and Adams. Heart disease in infants，children and adolescents，7th edn. Lippincott，Williams & Wilkins，Philadelphia，pp 362-401.

［3］ Agnoletti G，Boudjemline Y，Ou P et al（2006）Right to left shunt through interatrial septal defects in patients with congenital heart disease：results of interventional closure. Heart 92：827-831.

第 34 章　房间隔造瘘

Creating an Interatrial Communication

Derize E. Boshoff 和 Marc H. Gewillig

（王首正　译）

房间隔造瘘对于增加右心阻塞性疾病的心排血量、增强大动脉转位患者的血液混合、减轻肺血管阻塞性疾病患者的右心负荷、降低左心阻塞性疾病患者的左心房压力，以及减轻术后右心衰竭患者的右心房压力是极其重要的。随着体外膜肺氧合对循环进行支持，房间隔造瘘对减轻不射血左心的左心房高压是必要的，对于 Fontan 术后循环差的患儿，恰当的房间隔造瘘可以降低体循环静脉压，提高全身灌注，或许可减轻后遗症，如蛋白丢失性肠病。于 1966 年在大动脉转位患者中使用的 Rashkind 球囊房间隔造瘘术，是首次报道的经皮房间隔造瘘术[1]。一些导管技术已经发展了很多年，以建立或扩大心房间隔分流。这些技术包括球囊房间隔造瘘、刀片房间隔造瘘、间隔静态球囊扩张，以及射频穿孔或房间隔穿刺，在上述手术之后进行。这些技术提供了一个临时解决方案；为更持久地混合/解除梗阻，房间隔支架植入术可以提供更持久的解决办法。

34.1　卵圆孔及其周围结构的解剖

房间隔造瘘术成功的关键是对卵圆孔及其周围的标志性结构解剖的认识和理解。

房间隔的后界是心房之间心包的折叠，上方是上腔静脉，前上方是主动脉瓣的无冠窦尖，前方是三尖瓣环，前下方为冠状窦口，下方为下腔静脉。房间隔内部比较小，其最突出的部分是卵圆孔，平均占总房间隔的28%。在胎儿期和新生儿期，卵圆孔瓣膜是一纸样薄、细腻而半透明薄膜。随着年龄的增加，由于胶原蛋白和弹性蛋白的沉积，瓣膜变得更厚、更硬、更不透明。胎儿期的右心血流动力学特点为，氧合程度低的血液从腔静脉流向三尖瓣，而氧合程度高的胎盘血从下腔静脉经由下腔静脉瓣朝向卵圆孔被引导并进入左心房。因为腔静脉的这种血流特点，右心室活检时经由下腔静脉到达房间隔相比由上腔静脉进入房间隔更易操作。脐静脉是新生婴儿一个很好的选择，但如果阻塞，肝静脉穿刺通路可以安全应用，甚至是应用于小婴儿。该通路的优点包括更好的角度到达房间隔，并可能使用更大的鞘管应用于小婴儿而不造成血管损伤。

34.2 导管操作：一般原则

手术通常在全身麻醉下进行。该原则的例外是在超声心动图的指导下，在新生儿重症监护病房进行新生婴儿房间隔造瘘术。应静脉注射预防性抗生素和硫酸乙酰肝素（100U/kg)。在需要机械或射频（RF）经间隔通路的患者，肝素只能在进入左心房后给予。实施房间隔造瘘术应该备外科手术和循环支持。外科手术的准备并不一定意味着手术室待命，而是可以处理新生儿和婴儿的医生和麻醉师在出现并发症的情况下随时可以进行手术。

34.3　影像学技术

34.3.1　X 线透视检查

双平面 X 线透视是进行房间隔造瘘术首选的方法，唯一的例外是单纯大动脉转位小婴儿的常规房间隔造瘘。

该技术对于低龄患者、或者相对大龄但心房特别大或非常小的患者、主动脉根部明显扩张、没有下腔静脉通路到达房间隔或者任何心腔或大血管位置有异常的患者尤其重要。几种不同的血管造影投射房间隔造瘘术的最佳体位已经描述（第 15 章详细讨论）。

34.3.2　超声心动图

超声心动图极大地提高了穿刺干预的成功性和安全性。

经胸超声心动图（TTE）可以观察房间隔及其邻近结构，但其指导复杂的经间隔导管插入术的作用（即支架植入术）有限，原因是图像质量不佳，难以正确识别卵圆孔，并干扰无菌操作。

卵圆孔可以使用心内超声（ICE）精确地定位，但它局限性在于鞘管的大小、需额外穿刺股静脉、延长操作时间并显著更加费用。

经食管超声心动图（TEE）可能是除了 X 线透视外的首选方式，特别是需要观察卵圆孔特定部位的穿刺、该区域房间隔的厚度、预期前-后位穿刺角度，当然还有在复杂（先天性）解剖的情况下进行支架植入术。对于小婴儿，使用高双平面或小儿多平面 TEE 探头可能会引起呼吸道甚至左心房的压迫，这可能扭曲房间隔结构甚至进一步限制在左心房进行穿刺过程中已经有限的空间。

有限的报告表明，8-French AcuNav（ACUSON Acunav，Siemens Medical Solutions，美国）探头可经食管用于小婴儿。虽然 AcuNav 是单平面探针并不具有附加热敏电阻，图片的质量似乎已足够好，食管热损伤在这些有限的报告中似乎不是问题。

34.4 球囊房间隔造瘘

球囊房间隔造瘘（BAS）应在每一个诊治婴幼儿先天性心脏病的医疗机构都能实施。

因为房间隔随着年龄增厚，超过新生儿期后手术不能始终有效。一旦出现心房间混合不足所致酸中毒的大动脉转位患者都应紧急施行 BAS。

另一个适应证是所有年龄小于 1 个月的单纯大动脉转位伴限制性心房间隔分流并没有安排立即手术的婴儿。

该技术也用于缓解新生儿其他先天性心脏病变的症状，包括所有体循环、肺循环或混合静脉血必须通过限制性房间隔交通回流的情况。

34.4.1 球囊导管

球囊房间隔造瘘（BAS）导管可来自不同制造商，其样式各不相同。目前，主要有四种不同样式的导管：

1. Miller-Edwards 导管（Edwards Lifesciences）

这是一种有 5Fr 柄但需要 7Fr 鞘管的单腔导管。其尖端 2cm 处有一个 35°弯，可以方便地进入左心房。还算柔顺的乳胶球囊能够接受 4～5ml 液体。在这种体积下，球囊的直径为 17～18mm。由于相对高的柔顺性，常常需要球囊扩张到很大才能完成房间隔造瘘术，这是一个相当大的缺点（尤其是对＜3kg 的小婴儿，或左心房小的患者）。

2. Rashkind 球囊导管（USCI-CR Bard）

这种造瘘术导管具有一个缩进的、低廓球囊，并且可以通过 6F 鞘管引入。球囊可充 1.5ml 造影液，直径可达到 12～13mm。更大的充盈体积仅使球囊更长而不增加其直径。

3. Fogarty（Paul）球囊导管（Edwards Lifesciences）

通过 6F 鞘管引导入。

4. NuMED Z-5 房间隔造瘘术导管（NuMED）

这是唯一具有端孔的导管，使操作者得以在导丝上推进它，并通过注射造影剂确认它在左心房的精确位置。该导管可选 1ml（直径 9mm）和 2ml（直径 13.5mm）的球囊，并且可以通过一根 0.36/0.46mm（0.014/0.018 英寸）导丝引导（5-F/6-F 鞘管）。Z-5 房间隔造瘘术导管的非顺应性及相对较小的尺寸对于左心房较小的患者（即 HLHS）施行 BAS 具有明显的优势。值得注意的是，球囊中部有一个透射线的标记位。然而，被包裹的球囊将延伸超过导管柄的端部相当长，推进这一球囊时要非常小心，避免相当坚硬的尖端顶在左心房壁或左心耳上，这很容易引起房性心动过速[2]。

34.4.2　手术步骤

选择合适大小的鞘管（5～7Fr，由将要使用的房间隔造瘘术导管决定），穿刺脐静脉或股静脉。如果该手术在导管室进行并且婴儿状态稳定，应进行常规的血流动力学评价，随后进行房间隔造瘘术。当使用脐静脉途径时，导管通过静脉导管的过程可以通过 X 线透视（在这种情况下，前后位投影下，导管通过从中线右侧向上通向右心房，侧位投影下从前向后）或通过超声心动图监测。有时，由于静脉导管狭窄或导管闭合可能难以到达下腔静脉（VCI）。在这种情况下，一根 0.46mm（0.018 英寸）导丝和 4-Fr 端孔导管引导到脐静脉，然后进入右心房。此后，一个适当大小的鞘管可被用于引入房间隔造瘘术导管。当在脐静脉中使用鞘管时，必须牢记的是，鞘管的前端往往在右心室内，并会妨碍越过间隔抽出膨胀的球囊，如果进行房间隔造瘘术前未撤回到静脉导管。一旦气囊被放置于左心房并且位置已被确认［通过 X 线透视和（或）超声心动图］，该球囊用适当体积的盐水/造影剂混合物（80%/20%）充盈，同时保持该球囊紧靠房间隔（防止球囊通过二尖瓣）。

关闭球囊的旋塞阀，推进球囊 1～2mm 至房间隔，然后突然/快速地将其拉到右心房/下腔静脉交界处。球囊随后迅速推进到右心房中并迅速放气。球囊充盈期间以 X 线透视或超声心动图观察——如果其即使在最大充盈体积时也不是一个完美的球形形状，球囊可能不能在心房自由运动，必须被放气并重新定位。球囊大力拉入下腔静脉时必须小心。这个过程至少重复一次，直到球囊完全没有阻力。测量房间隔两侧压力差，如果仍然显著，球囊房间隔造瘘可以如上重复。或者，超声心动图和多普勒评估可以用于确定房间隔造瘘是否充分。

34.4.3 穿过“困难”房间隔的技巧

推动导管通过房间隔的方法有很多种。在大多数情况下提前调整导管能使其直接通过。在一些患者中，推动鞘管通过房间隔可帮助导管顺利通过。Cordis 公司的 6-Fr BRITE TIP 鞘管（Cordis，迈阿密，佛罗里达州）有足够平滑的过渡，可在 0.46mm（0.018 英寸）导丝的引导下进入左心房。重要的是，施行 BAS 前，鞘管应充分地拉回入下腔静脉。如果所有的技术均失败，可以推进一根小外径球囊，如 NUMED Tyshak Mini（NUMED，Hopkinton，纽约州）球囊，当它通过房间隔时扩大了间隔分流，继而导致导管顺利通过。

34.4.4　完整房间隔

房间隔完整或现有的心房隔间分流不适合 BAS 时（位置过高或过低），可能需要进行房间隔穿孔。对于解剖结构复杂或左心房小（HLHS 及其变异）的患者使用标准 Brockenbrough 针进行间隔穿刺可以是相当麻烦的，有心房穿孔的潜在风险。所述 Nykanen 射频（RF）穿孔线和 180cm、0.89mm（0.035 英寸）外径同轴注射导管（Baylis Medical Corporation，Montreal，CA）都可以用 Judkins 右冠状动脉导管适当地指引和控制。这对于左心房小或特殊解剖结构的患者尤其有益。

34.5　刀片房间隔造瘘

年龄超过 1 个月的婴儿及大龄儿童，通常因房间隔过硬或过厚而无法行房间隔造瘘。刀片房间隔造瘘的适应证同球囊房间隔造瘘术，或不能球囊房间隔造瘘而不得不行外科房间隔造瘘的大龄婴儿也同样适合刀片房间隔造瘘。刀片造瘘导管（Cook，Bloomington，IN）有三种刀片长度，即 1.0cm、1.34cm 和 2.0cm。两个较小的刀片（PBS 100 和 200）可用于 6F 导管，2.0 刀片（PBS 300）可用于 8F 导管。这两种尺寸的导管需要大一号的鞘管以保证导管的顺利推送。刀片是由具有一个可移动的“把手”的导线来控制的：一旦导线被完全抽回以使刀片回到导管套的内部，手柄锁定于轮轴上，防止刀片突然弹出。一个侧孔可用来注入盐水（或造影液）冲洗导管，端孔（导管的一侧）

的方向与轨道及伸出的刀片的方向大致相同。刀片应始终在患者体外测试，以确保它可以完全无阻力地打开和关闭。刀片导管通过预先放置的长 Mullins 鞘管推进入左心房，鞘管退回至下腔静脉。随后于放射线引导下在左心房内打开刀片（理想情况下是也可在 TEE 引导下进行），操作务必小心。尖端向前定向，朝向患者的右侧或左侧。与球囊房间隔造瘘术相反，刀片导管以可控方式慢慢退出。阻力可能是相当大的，所以在操作时术者的手可支撑在患者的腿上（并用手指拉动），以防止伸出的刀片向下突然回缩伤及下腔静脉。如果房间隔过硬以至一根完全开放的刀片不能通过，刀片的开启角度应在拉动前调整为 45°～60°，然后再使用完全开放的刀片。一旦刀片已通过房间隔，导管应稍前进，导丝应撤回以将刀片拉回导管内。刀片切割至少重复四次，同时改变刀片的扩张角度及改变刀片从一侧到另一侧的方向，直到完全打开的刀片导管回撤时没有进一步的阻力。刀片房间隔造瘘术之后是球囊造瘘（标准 BAS 或静态球囊扩张）。解剖结构复杂和左心房小的住院患者应该尽可能避免刀片房间隔造瘘术，联合切割球囊房间隔造瘘术和静态房间隔造瘘对左心房小的患者可能是更安全的替代疗法。

34.6 切割球囊间隔造瘘术

使用直径≤8mm 的较大切割球囊（Boston Scientific，波士顿，马萨诸塞州），联合静态切割球囊间隔造瘘术，随后通过应用较大直径的静态球囊或标准球囊房间隔造瘘，已成为房间隔增厚患者的一种有价值的替代刀片房间隔造瘘术的疗法。有人建议，切割球囊的显微刀片允许房间隔壁受控撕裂而不是拉伸增厚的房间隔，如单独使用静态球囊扩张时看到的那样。切割球囊的旋转和其后的反复扩张可以在房间隔的不同位置造成撕裂并增强并提高静态切割球囊间隔造瘘术的手术效果。合并存在的房间隔缺损越小，使用切割球囊达到满意效果的可能性越高。如果现有的房间隔分流是“可拉伸的”(即软房间隔瓣)，使用切割球囊扩张效果不理想。在这种情况下，在房间隔穿刺制造一个新的小孔可能是更好的选择，以获得满意的效果。在置于左上肺静脉或卷曲在左心房的 0.36mm（0.014 英寸）冠状血管成形术导丝或 0.46mm（0.018 英寸）导丝（Roadrunner，Cook）的引导下，切割球囊导管（通常 4～8mm）通过 6 或 7F（短/长）鞘管向前前进。

34.7　静态球囊房间隔造瘘术

这种方法基本上用于刀片房间隔造瘘术或切割球囊房间隔造瘘后。使用高压球囊进行扩张（图 34-1）。球囊直径取决于患者/心房大小和潜在心脏异常。

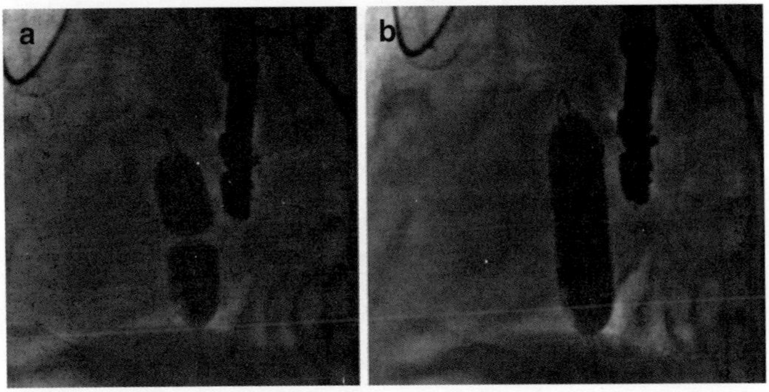

图 34-1　限制性心房间分流的静态球囊扩张，(**a**) 12mm 球囊于轻度压力下显示了小房间隔分流，(**b**) 完全扩张延伸撕裂了房间隔

34.8 先天性心脏病的支架植入术：非限定技术

限制性心房间分流在单心室的患者中显著影响手术效果。对单心室患者，充分的心房间分流导致较低的肺动脉压力，这是双向 Glenn 和 Fontan 手术成功的关键因素之一。在一些患者中，尽管最初的介入或外科手段获得的非限制性心房间分流是成功的，仍有部分患者心房间分流变为限制性。房间隔支架造瘘术可以提供一个可靠的长期限制性或非限制性心房间分流。

34.8.1 手术步骤

到达左心房的通路建立之后，导丝应定位于一支肺静脉内，适当大小的长鞘管通过导丝前进，尖端通过房间隔。预安装的球囊扩张型支架在此情况下是首选，虽然自扩张支架已经成功用于部分患者。支架的直径取决于患者的年龄和身材大小及先天性异常的类型（特别是心房大小），目的是获得一个数月内不受限制和稳定的通过房间隔的分流。关键因素之一是避免植入过长的支架，后者有造成心房穿孔、血栓形成、肺静脉梗阻的风险。然而支架也应该足够长，以允许支架在房间隔内有足够的稳定性，最大限度地减少在充盈期间由于支架运动或充盈后投影缩短导致的栓塞的风险。我们建议采用顺序支架扩张的技术，以方便准确地定位支架。支架通过长鞘管推进进入左心房。回拉鞘管以暴露一半支架，在左心房内扩张球囊，扩张该支架的远侧另一半。使用活栓保持球囊的压力。接下来，将整个系统完全进入房间隔。稍微释放输送球囊内的压力，允许支架的右心房部分暴露于鞘管外。球囊然后被完全充盈，打开支架的近侧部分。从支架中回拉放气后的球囊到长鞘管中，注意仔细操作，避免支架脱落。我们不建议导管穿过新植入的支架，除非确定能充分固定。房间隔两侧压力差和血流量应采用 TTE 或 TEE（图 34-2）进行评估。相对于传统的球囊房间隔造瘘，支架植入需要抗凝治疗［阿司匹林 2～5mg/(kg・d)］，以防止血栓形成。

34.9　房间隔支架植入术：限制性技术

34.9.1　肺动脉高压

严重肺动脉高压（PAH）的房间隔造瘘通过心房间右向左分流的创建改善心排血指数和心功能分级，甚至可延长部分患者的寿命。这种医源性分流降低衰竭的右心室压力、改善左心室前负荷，进而增加心排血指数。早期的系列报道手术死亡率高，主要是难以精确控制心房分流量的大小造成的。选择合适的患者和造瘘术的技术改进（即连续球囊扩张术），增加了手术的安全性；然而，球囊扩张后自然闭合率仍较高，

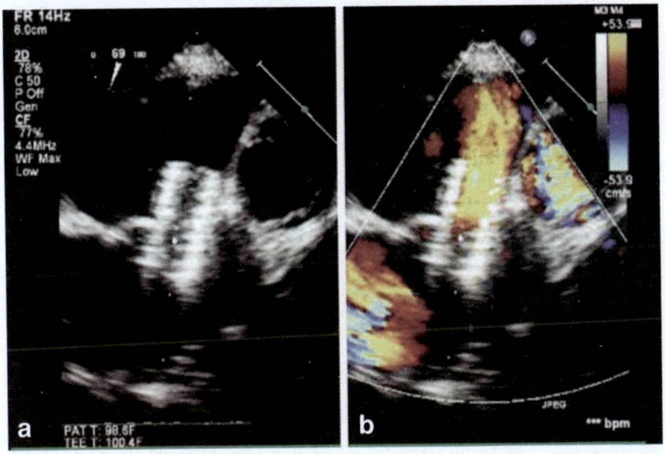

图 34-2　TEE 显示跨房间隔支架。(**a**) 一根 Genesis 1910 支架很好地横跨房间隔，(**b**) 彩色血流图显示了右向左分流

因此在危重的患者中需要重复手术。近期，严重 PAH 的循证医学治疗指南列出的房间隔造瘘术适应证为ⅠC类，一般仅限于专业医疗中心和反复晕厥的患者，以及不能接受或不能耐受药物治疗的患者，或作为移植术的过渡。与球囊间隔造瘘术不同，使用空竹形（领结或狗骨支架）限制性支架的房间隔支架植入术可以保持持久的心房间分流。我院目前使用的造瘘术采用的是文献［3］描述的方法，该文献报道了原发性肺动脉高压和 Fontan 术后患者的房间隔造瘘术方法。粗至 12F 的静脉鞘管置入右股静脉，随后用 Brockenbrough 针进行房间隔穿刺。

34.9.1.1 支架准备

使用一套临时心外膜起搏导线缠绕成一个 3～5mm 直径的环，撤除包括隔离涂层的远端 5cm 长的针端，以便制作一小型裸金属丝的紧结。将两根导线连接在一起，长度约 90cm，使导线在操作者端离开鞘管。使用导线的裸露端制成一个安全的双重结，形成 10～14F 扩张器。然后将所得的环被放置在一个标准的 15mm 瓣膜成形术球囊导管的中部。一根标准的支架（PALMAZ GENESIS 支架 1910，Cordis Corporation，Miami Lakes，佛罗里达州）在 10～14F 扩张器锥形端的帮助下轻轻扩张。然后将该支架安放在瓣膜成形术球囊上，小心地将用起搏导线制成的小环精确放置在球囊和支架的中心（图 34-3）。然后将该支架手动卷曲，测试其稳定性。

34.9.1.2 支架放置

需植入的支架通过长鞘管递送，固定在临时起搏导线的末端。然后使用顺序支架扩张技术按照上述方法放置支架（图 34-4）。空竹形支架穿过房间隔植入后，撤除球囊（用金属结线）。逐渐增加分流口的大小，直到动脉的血氧饱和度下降到 80%～85%。

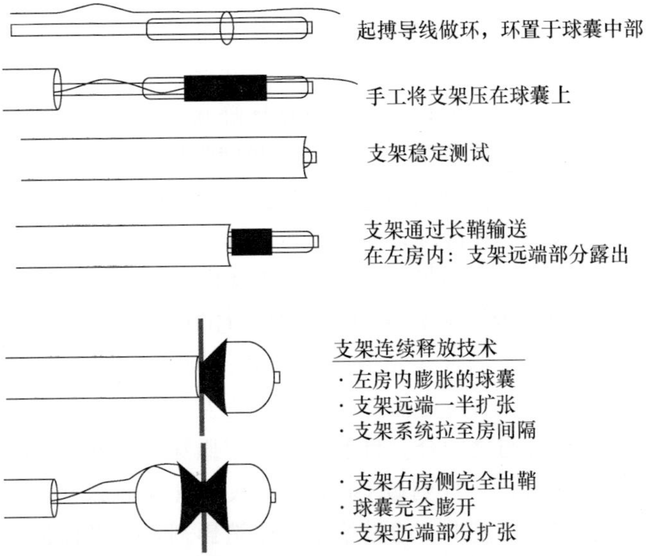

图 34-3　空竹支架放置的各个步骤示意图

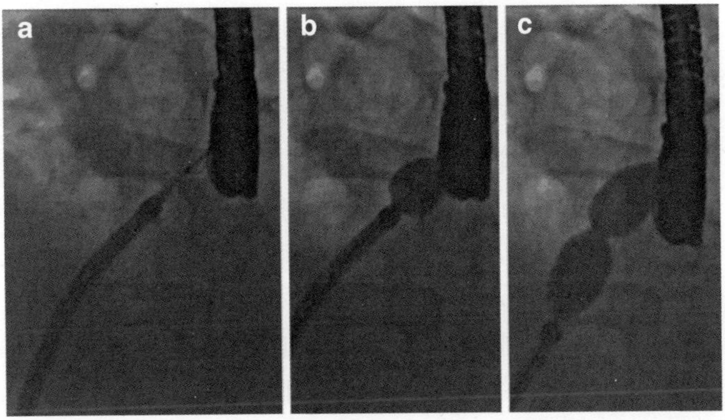

图 34-4　1910 Genesis 支架的放置。（**a**）10F 鞘管进入左心房，支架部分露出。（**b**）15mm 的球囊充盈导致的支架远端显现。（**c**）整个系统被撤回房间隔后，鞘管被撤回以便露出右心室端，进一步充盈球囊导致空竹支架穿过房间隔

34.9.2 Fontan 术后的循环

对 Fontan 术后循环差的患者继而行造瘘术是有价值的，它可改善患者的血流动力学状况。造瘘术后形成限制性右向左分流，可降低体循环静脉压和阻力，增加心排血量，其代价是动脉血氧饱和度降低。然而，发绀比伴阻塞的低心排血量更易耐受[4]。心脏外 Fontan 开窗术可能更具挑战性，原因是置入穿刺针和鞘管时不同壁层的分离[5]。心脏外 Fontan 开窗最佳部位是从下腔静脉（异常的上腔）正对心房处。GORE-TEX 人工导管是非导体，因此不适宜射频穿孔。用 Brockenbrough 针穿刺人工导管可能需要相当大的力及患者的力度，并且需要患者与之配合。目前，我们宁愿穿刺略低于导管的下腔静脉。一旦刺破 Gore-Tex 人工管或静脉壁，穿刺点会在心房壁上。通过给予低张造影剂，可以标记心房壁，观察血流从心房进入心包处。针头应该进一步推进，直到通过心房壁（位置由低张造影剂流确认）。随后 0.36mm（0.014 英寸）冠状动脉导丝通过穿刺针进到心房（优选左上肺静脉）。在 Brockenbrough 针上推进扩张器和鞘管可能需要相当大的力，并调整鞘管的摆动。有时，在鞘管能进入 Gore-Tex 人工导管之前，需要用 4mm 或 5mm 切割球囊提前扩张 Gore-Tex 人工导管。到达心包腔后，鞘管应在穿刺针和扩张器撤除之前通过心房壁进入心房内部。支架制备和植入的技术与 PAH 患者的限制性支架植入术相同。顺序支架扩张允许支架展开期间的不同层的重新排列，产生一个可预测的限制性右向左分流。

34.10 并发症

球囊房间隔造瘘术的并发症包括左心房、肺静脉及右心房撕裂，以及房性心律紊乱（通常是短暂的）。对HLHS的患者进行房间隔造瘘在技术上是相当大的挑战，有报道手术相关的死亡率高达15%。对房间隔较厚的患者，甚至部分充盈的球囊也可能无法撕破房间隔，引起对肺静脉的剪切力，导致肺静脉撕裂和接受治疗的患者死亡。房间隔造瘘固有的并发症是心脏穿孔和房间隔穿刺部位不恰当。偶尔，隔膜极其柔软，当用导管端前推时，它甚至可能延伸到左心房的侧壁，当“房间隔”被刺穿时有进入心包腔的风险。及时识别并处理心脏压塞是至关重要的，以尽量减少这些患者的死亡率。

34.11　结论

建立或扩大心房间分流可使用各种导管技术，包括经间隔穿刺或RF穿孔、球囊间隔造瘘术、刀片间隔造瘘术，以及支架植入来实现。该手术可以立即改善各种不良循环的血流动力学或有效缓解症状，直到过渡到能够手术矫治。

参考文献

[1] Rashkind WJ, Miller WW (1966) Creation of an atrial septal defect without thoracotomy. A palliative approach to complete transposition of the great arteries. JAMA 196 (11): 991-992.

[2] Holzer RJ, Wood A, Chisolm JL et al (2008) Atrial septal interventions in patients with hypoplastic left heart syndrome. Catheter Cardiovasc Interv 72 (5): 696-704.

[3] Stumper O, Gewillig M, Vettukattil J et al (2003) Modified technique of stent fenestration of the atrial septum. Heart 89 (10): 1227-1230.

[4] Gewillig M, Goldberg DJ (2014) Failure of the Fontan circu-

lation. Heart Fail Clin 10（1）：105-116.
[5] Gewillig M，Boshoff D，Delhaas T（2006）Late fenestration of the extracardiac conduit in a Fontan circuit by sequential stent flaring. Catheter Cardiovasc Interv 67（2）：298-301.

第七篇>>>

手术详细过程：瓣膜植入

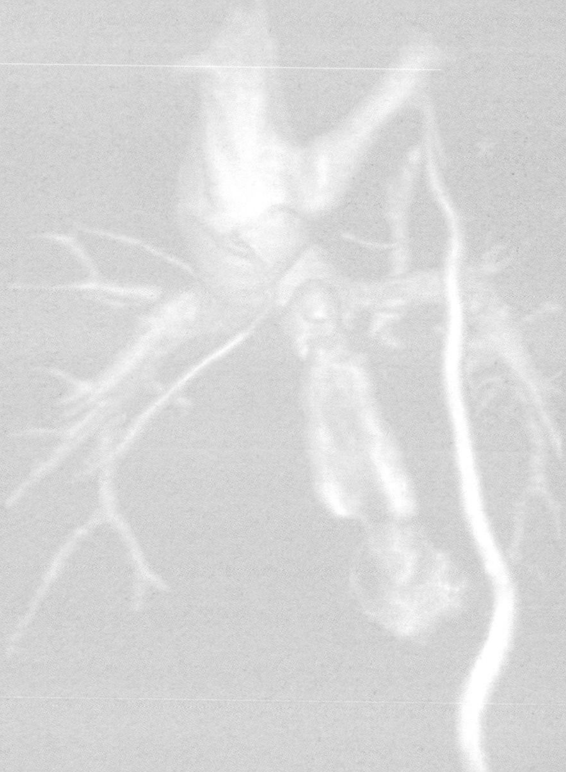

第 35 章　肺动脉位置的 Melody 瓣膜植入

Melody Valve Implantation in Pulmonary Position

Gianfranco Butera，Massimo Chessa 和 Philipp Bonhoeffer

（孔祥清 译）

35.1　临床适应证

肺动脉瓣反流和（或）狭窄的临床适应证，无论是手术或经皮介入治疗，目前尚在讨论，并没有统一的指导方针。

尽管如此，达成共识的适应证包括：

1. 右心室收缩压＞2/3 体循环血压，伴临床症状。
2. 右心室收缩压＞3/4 体循环血压，无临床症状。
3. 重度肺动脉瓣反流与以下一个或多个症状相关：

- 右心室功能障碍和（或）扩张［以超声心动图和（或）心血管磁共振成像评估（cMRI：RVED 容积指数＞140～150ml/m^2）］。
- 运动能力下降（峰值 VO_2＜65％～70％预计正常值）。
- 心律失常：持续房性或室性心律失常。

35.2　患者选择

- 无活动（性）感染。

- 检查并治疗所有潜在感染源：患者需进行口腔科检查。
- 彻底并深入分析既往病史、心脏导管和手术：特别注意查看手术记录。
- 检查肾和肝功能，以及血细胞计数。
- Melody 瓣膜植入候选人有人工导管或右心室流出道或主肺动脉解剖狭窄。
- MR 和（或）CT 检查。
- 检查相关畸形是否存在：肺动脉（分支）狭窄，分叉狭窄，心内残留的缺损，在手术过程中冠状动脉的位置是可能造成压迫的危险因素。
- Melody 瓣膜植入的理想人选应具有先前植入的直径 16～22mm 的功能障碍导管。

35.3 瓣膜和其输送系统

35.3.1 器材

Melody 导管肺动脉瓣膜（Medtronic，USA）是由一段薄壁牛颈静脉和一中央瓣膜组成的。静脉被缝合在扩张的铂-铱的支架内，长度为 34mm，直径为 18mm，可压缩至 6mm，并重新扩张为 18～22mm（图 35-1）。当前的支架设计具有八角冠状锯齿模式，沿其长度分为 6 段，在每根支柱插入处用黄金焊接加固。静脉段以连续 5-0 聚丙烯缝合线缝合到支架的流入和流出部分整个圆周上，以及散在于每根支柱插入处。缝合线在所有点是无色的，除了流出线是蓝色的，以标示该装置的流出端。静脉段被浓度足够低的戊二醛缓冲溶液固定以保持静脉瓣叶的柔软性。最后的灭菌步骤是使用含有戊二醛和异丙醇的杀菌液，在其随后被封装的组合设备上进行。

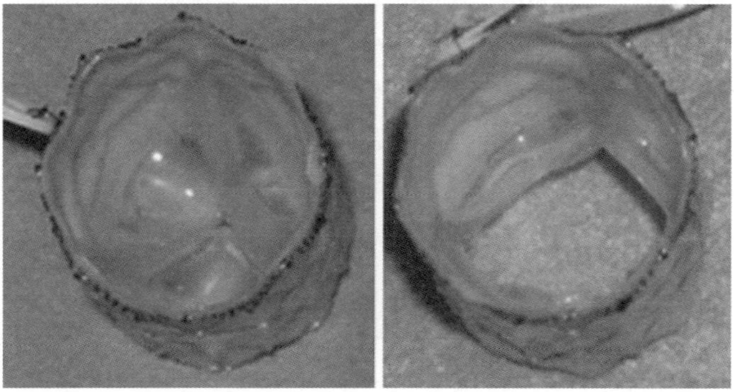

图 35-1　Melody 经皮肺动脉瓣膜，在关闭（左）和打开（右）的位置，安装在铂-铱支架内

35.3.2　输送系统

输送系统——Ensemble，也由 Medtronic，MN 制造，包括一个球囊包球囊（BiB）的设计，其上的瓣膜支架是前载和卷曲的（图 35-2）。该系统有三个外球囊

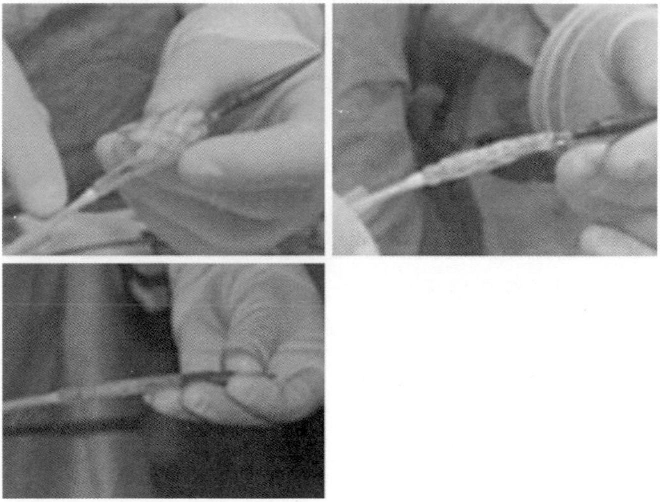

图 35-2　将 PPVI 支架装填到输送导管中

直径可选：18mm、20mm 和 22mm。系统的前端是蓝色的，与蓝色的流出缝合线对应以辅助正确的定向。Ensemble 系统的主体包括一体的特氟隆鞘管，内有编织的丝网加强的弹性内腔。该设计使扭结的风险最小化，同时优化了灵活性并保持了手术所需的可推进性。一根可撤回的鞘管在输送期间覆盖带瓣膜的支架，并刚好在植入之前撤回。近侧，有三个端口，一个用于导丝（绿色），一个放置内球囊（靛蓝），一个放置外球囊（橙色）。

35.4 步骤

准备

- 全身麻醉和气管插管。
- 首选双平面导管室。
- 患者双臂抬起置于颈后（注意臂丛神经过度拉伸）。
- 患者被完全监测，包括动脉线路（连续监测动脉压）、两根外周静脉线路或一根中央静脉线路、导尿管（对排尿进行监测）。
- 由静脉给予 100UI/kg 肝素以充分抗凝。每小时检查活化凝血时间＞250s。有时术中静脉滴注肝素，但通常是不需要的。
- 静脉滴注抗生素：通常是一种头孢菌素。
- 该操作必须被认为是一种介入手术。因此，应特别注意严格无菌操作。必须认真进行操作者刷手和患者的备皮（包括仔细脱毛）。有关人员必须戴口罩和帽子。

35.5 通路部位

- 通常使用股血管通路。有时颈血管通路也可以使用。

- 双侧股血管通路都要准备。
- 放置一根 12F 鞘管：这会有所帮助，因为在导管诊断、测量球囊大小、球囊测试时避免了更换鞘管，造影使用 6F 多轨导管（NuMED Inc.，Hopkinton，NY）或 9F Mullins 鞘管（Cook Europe，Bjaeverskov，Denmark）。
- 通过使用 5F 鞘管获得动脉通路。

35.6　插管及血流动力学评估

- 右心导管术由标准操作施行，以评估压力和血氧饱和度，使用右冠状动脉导管，JR3.5，或任何其他的有弯曲尖端的导管。
- 常规情况下，压力是在右心室、肺动脉、主动脉及额外的位置测量获得的，例如在肺动脉分支处。
- 一根 0.035 英寸（0.089cm）超硬导丝并以此为定位点，使输送系统可以通过该导丝推进。尽可能避免弯曲很重要，为此，导丝的尖端应尽可能向远端放置（最好在隔膜水平的肺动脉床），并确保该导丝未穿过三尖瓣腱（使用多轨导管或尖端为充盈球囊的导管进行检查）。
- 优选的导丝通常是 0.035 英寸（0.089cm）交换导丝 [Amplatz 超硬导丝 260cm 长（Boston Scientific Corp.，Natick，MA），Lunderquist 260cm 长（Cook Europe，Denmark），备用 Meier 300cm 长（Boston Scientific Corp.，Natick，MA）]。
- 特别留意导丝的稳定性和位置，导丝不应该在手术过程中移动。如果，在手术的任何阶段，导丝移动并且位置不理想，使用一根导管替换到理想位置。切勿推进坚硬的导丝，因为存在肺血管床损伤的风险。

- 血管造影术通过将 6F 多轨导管（NuMED Inc.，Hopkinton，NY）或 9F Mullins 长鞘管尖端放在刚刚超越肺动脉瓣的位置进行。在后一种情况下，具有不透射线标记的猪尾导管被沿着导丝放置在 Mullins 鞘管内，以允许进行精确测量（图 35-3）。
- 造影在肺动脉主干、右心室、升主动脉进行（图 35-3）。
- 通常采用以下的投影平面：

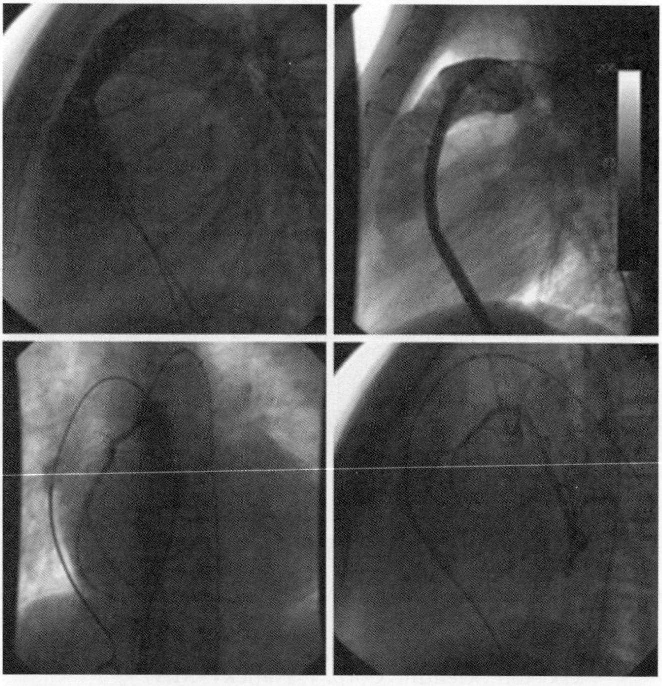

图 35-3　左上：侧位造影显示右心室流出道水平的严重狭窄和关闭不全；右上：右心室流出道侧位造影，右心室流出道预先扩张后通过 Mullins 鞘管的横向端口进行；左、右下：在右心室流出道球囊测试同时进行冠状动脉造影

侧视（图）

-以观察前胸、植入区及前支架近端。

-有助于发现球囊测试时冠状动脉的参与情况。

头位/前后位视图，通常与左前斜角度关联

-以观察肺动脉分叉和支架远端的关系。

-有助于发现球囊测试时冠状动脉的参与情况。

- 如果需要的话，实施选择性冠状动脉造影。
- 划定植入区并决定 Melody 瓣膜的最终目标直径。

如果对植入区的特征有疑问，以下措施可能是有帮助的：

- 使用测量大小的球囊［34mm Amplatzer ASD sizing balloon（NuMED Inc.，Hopkinton，NY）］。以获得右心室流出道和植入区的精确阴性显像。
- 然后使用低压血管成形术球囊（例如，Z-Med Ⅱ balloon，NuMED Inc.，Hopkinton，NY）或 Crystal 球囊（Balt，Montmorency，France），以检查组织扩张性。
- 进一步步骤，如果使用低压球囊时组织扩张性不好，使用一个高压球囊（Mullins X 超高压球囊导管，NuMED Inc.，Hopkinton，NY），Atlas PTA 球囊扩张导管（Bard，Tempe，AZ，USA）。
- 在后者的情况下，两种情况应予考虑：

  -存在高撕裂风险的病变，在发生严重钙化病变的情况下可以预期。

  -冠状动脉受挤压的可能性。

- 如果存在导管植入导致冠状动脉受挤压的风险，血管成形术球囊在右心室到肺动脉导管内充盈的同时进行冠状动脉造影术。如果存在高冠状动脉被挤压的风险，不应尝试瓣膜植入，应推荐患者进行外科手术。

  -多角度投影的选择性冠状动脉造影是首选（图

35-3)。

- 如果冠状动脉较远，低压已经足够。
- 如果冠状动脉较近，提示完全充盈（使用低压或高压球囊)。
  -在这种情况下，存在管道撕裂的风险。
- 为排除可能的外渗，需进行控制性右心室流出道造影
  -如果证实存在撕裂，则植入覆膜支架（覆膜 CP 支架™，NuMED Inc.，Hopkinton，NY)，覆盖范围不仅包括整个管道长度，而且向下方和上方各延伸 1～2 格。
  -最初，没有必要完全打开支架（特别是如果存在冠状动脉受挤压的风险)：将支架置入血管壁附近，面对血管壁张开末端以封闭撕裂。

35.7 支架放置前

将 12F 鞘管换成 18F 静脉短鞘管，以便支架放置前更容易更换球囊和长鞘管（图 35-4)。

35.7.1 支架选择

- 裸支架（CP 支架，NuMED Inc.，Hopkinton，NY)，IntraStent（ev3 Inc，Plymouth，MN）及 Andra 支架（Andramed，Reutlingen，DE)。
  -未观察到外渗时。
  -通过预先扩张实现全球囊充盈。
- 覆膜支架（Covered CP Stent™，NuMED Inc.，Hopkinton，NY)。
  -当观察到外渗时。
  -预期有基底撕裂或断裂的风险。

支架的长度应足以覆盖狭窄区域和 Melody 瓣膜的

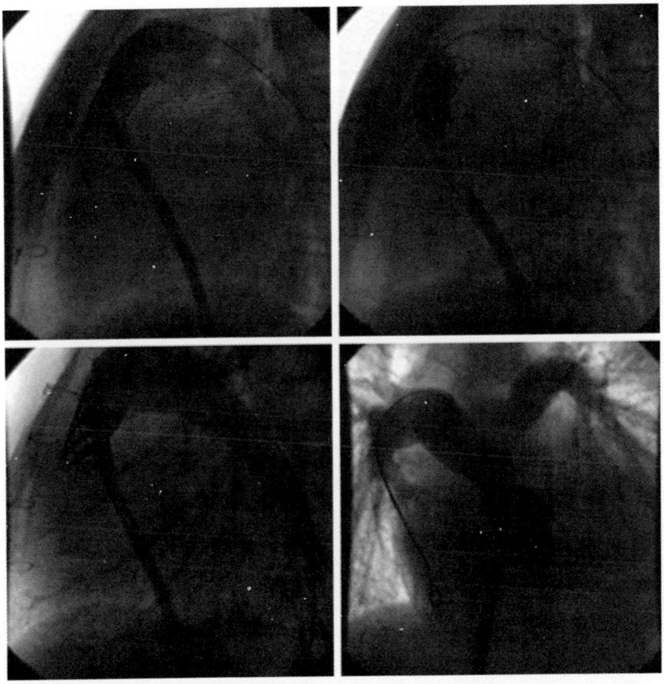

图 35-4　左上：进行预支架准备后的侧位造影视图；右上：Ensemble 到位，内球囊充盈；左下：Melody 瓣膜被正确放置，肺动脉主干血管造影显示无肺动脉反流；右下：前后位/头位和左前斜位造影：双肺动脉流动正常

整个长度。

35.7.2　支架植入

- 使用一根 14Fr Mullins 长鞘管。
- 如果使用裸支架并且肺动脉上有局限狭窄，使用 Atlas 超高压球囊扩张内孔是可能的，球囊＞20 大气压，在肺动脉内重新开放支架（通常首选使用开孔的或部分开孔支架，如 Andra 支架）。
- 如果使用覆膜支架，应特别小心以避免局限狭窄。此外，采用覆膜支架具有避免外渗的目的，因此，不仅要覆盖导管长度，而且在导管上方和下方延伸1～2格非常重要。最后，覆膜支架的末端必须张开，达到紧靠血管壁的最大定位，从而封闭预期的撕裂。

- 支架植入术后，在透视中记录支架植入过程中球囊的未充盈和充盈。一旦发生显著的反冲或支架压缩力，植入第二或第三（甚至更多）的支架，直到该区域看起来稳定（这是为了避免随访期间Melody支架断裂）。
- 如有任何疑问，继续扩张前可重复冠状动脉造影。
- 扩张支架，直到实现所需的内部直径。
- 重新检查血流动力学（右心室和肺动脉的压力和梯度）。
- 重复右心室流出道和肺动脉造影以检查是否存在外渗。

  -在外渗的情况下植入额外的（多个）支架。

35.8　Melody支架植入

35.8.1　Melody瓣膜和Ensemble的准备

- 用无菌镊子从包装中取出瓣膜，以避免污染。
- 瓣膜支架在三个连续生理盐水浴中准备（一至三个盐水浴，每个5min）以洗掉作为存储液的戊二醛。
- 去掉瓣膜标签。
- 瓣膜支架被压缩到越来越小的尺寸，从前方填装入输送系统。建议使用2.5ml注射器压缩到中间大小，而后最终将其压缩卷曲到球囊导管。
- 将装置远端部分的蓝色缝合线与输送系统的蓝色部分相匹配，并由一个独立的观察者核实以保证瓣膜的方向正确。

- 进一步手工压缩器材使其进入气囊，而后鞘管前进以覆盖支架，使用盐水经侧口冲洗以从系统中去除气泡。
- 需要特别注意以上所有阶段，尤其是严格无菌操作。
- 用 22F 和 24F 扩张器预扩张腹股沟。
- 将 Ensemble 插入腹股沟并将止血套筒推入血管通路部位。
- 将 Melody 瓣膜推入首选植入区：
  - –同时观察右心房、目标区和导丝的远侧尖端的透视图非常重要。选择最佳体位以同时观察全部内容。通常情况下用侧位或（有时更好）前后位/头位视图。
  - –从腹股沟向前推 Ensemble：通常保持导丝固定，推进相当容易，特别是当预支架/扩张已经施行过。
  - –有时，情况更困难。可以使用下面的技巧：
    - Ensemble 扩张器可能侵入右心室流出道，因为角度及 Ensemble 本身的特性。在这种情况下，前推 Ensemble 将会拉回导丝。
      - –推进 Ensemble 同时温和地拉动导丝（注意导丝显著收回）。使用这个动作，通常情况下，扩张器略微远离右心室流出道，并继续推进。
      - –推进导丝/输送系统以在右心房创建一个环。这个动作改变角度，并可能有助于进入右心室流出道。一旦输送系统通过目标区，拉直导丝，以避免对三尖瓣有任何干扰。
      - –右心房环到位后，向回拉 Ensemble/导丝系统。这可能有助于系统跳跃进入植入区。
      - –考虑改变导丝位置到其他肺动脉。
      - –考虑使用颈内静脉通路。

- 将鞘管回收到 Ensemble 系统的双重标记处以露出 Melody 瓣膜。通常，球囊/Melody 瓣膜可以向前移动。有时候，操作者因为摩擦力太大不能使瓣膜露出。在这种情况下，Ensemble 系统可被推进到一个肺动脉，系统被拉直，瓣膜部分露出。然后，Melody/球囊系统被拉回到植入区。
- 放置瓣膜并使其完全露出，也可以手动通过 Ensemble 的侧孔注射造影剂检查。
- 支架的部分展开是通过手动在内球囊充盈实现的。内球囊充盈时 Ensemble 可以向前移动（图 35-4）。
- 位置最终确认后，外球囊也由手动充盈完成扩张。
- 球囊被排空（内球囊最先），输送系统被仔细、慢慢地抽出。
- Ensemble 被 18F 鞘管替换。
- 进行压力测量以确认手术结果。
- 进行造影（图 35-4）。
  - 在右心室流出道进行，以显示造影剂是否有任何外渗，并应在任何血流动力学不稳定的情况下进行。
  - 在主肺动脉进行，以显示瓣膜功能和双肺动脉的正常流动（使用前后位/头位+/−左前斜位视图）。
- 如果残余梯度（>20mmHg）或支架扩张不完全，瓣膜放置后可能需要扩张。
  - 验证梯度是否由瓣膜直径（受限于先前存在的管道，可能相对患者身高/体表面积直径不够）或另一血管上或血管下结构引起。
  - 使用适当尺寸的超高压球囊，最大球囊尺寸为 24mm。
- 进行压力测量以确认结果。
- 进行造影。

35.8.2　并发症

据报道有 5%～7%的发生率。

- 器材不稳定和迁移/栓塞：这是一个非常罕见的事件。如果发生，通常需要手术。如果导丝仍在正确的位置，有可能尝试重新提取和植入瓣膜。
- 自体移植物破裂：曾报道过如何避免此并发症。如果发生出血（血胸），应置入胸腔引流管，自体输血应尽可能快地启动，为进一步的干预重新建立足够的循环。通常不建议急性开胸，因为胸部的减压可加剧出血并导致将来出血来源定位困难。如果可以确定断裂点，可以植入覆膜支架。
- 避免右心室流出道破裂的策略包括顺序球囊扩张，从大于等于狭窄区域 2～3mm 开始，每只球囊增加约 2～3mm。血管成形术之间重复导管造影。如果可能的话，应避免导管过度充盈到超出人工血管本身直径的程度。

一旦冠状动脉解剖确定，可以植入覆膜支架（S）。

- 冠状动脉压迫：在 Melody 瓣膜植入之前进行，常规地、仔细地评估植入部位、右心室流出道扩张性和冠状动脉解剖。评估通常通过 cMRI 或 CT 扫描进行，并同时进行右心室流出道球囊测试和冠状动脉造影；有时这种评估不足以完全避免并发症的发生。
- 远端肺动脉分支或三尖瓣损伤：肺动脉远端分支的损伤可以通过在任何时候都确保稳定的导丝定位来最小化，可以通过使用一根球囊导管进行最初的导管操作来通过右心以避免损伤三尖瓣。在肺动脉分支损伤的情况下，处理方法类似于人工血管破裂（图 35-5）。
- Melody 支架断裂（图 35-6）：这是所有心血管支

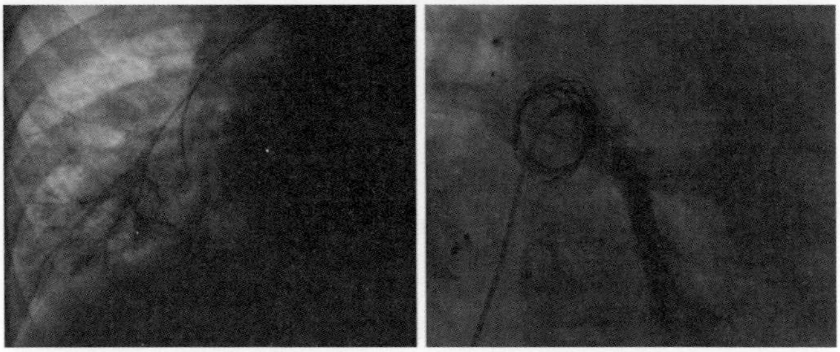

图 35-5 远端（右）或主（左）肺动脉穿孔

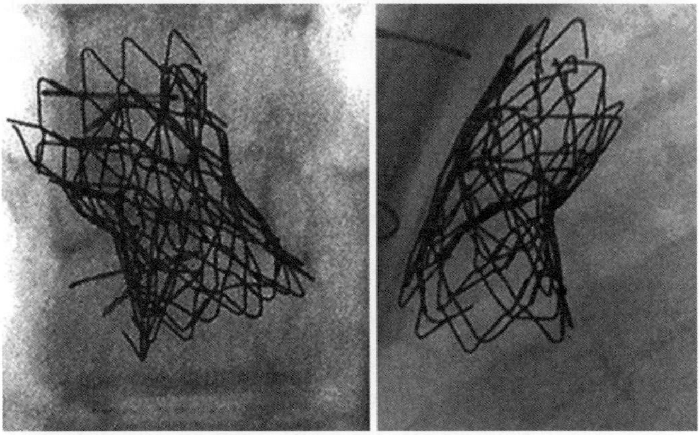

图 35-6 Ⅱ型支架断裂在前后位（左）和侧位（右）的视图

架应用的潜在并发症。Nordmeyer 等报告，支架断裂的发生率为 21%。植入到原生右心室流出道、无右心室流出道钙化，及刚刚植入的瓣膜支架的后跳可能是支架断裂的先兆。Nordmeyer 等亦制定了断裂的分类以指导断裂的处理。其中Ⅰ型断裂（支架完整性没有损失）可以保守处理；Ⅱ型断裂（支架完整性损失并且超声心动图上有再狭窄的迹象）应考虑重复经皮肺动脉瓣植入术（PPVI，瓣膜在瓣膜中的程序）或手术，Ⅲ型断裂（碎片分离/栓塞）必须要手术。

预先放置裸金属支架或覆膜支架以减少支架断裂的风险。预支架必须在反跳现象被消除后进行。

一系列放射影像学和超声心动图的随访是强制性进行的，以检测和监控支架断裂以便于及时介入。透视检查有助于辅助评估断裂和支架的稳定性。对支架断裂和残余狭窄可进行重复 Melody 瓣膜植入。此手术是可行的，并具有优异和持续的血流动力学结果。

- 静脉壁和瓣膜本身的心内膜炎已有记载。长效抗生素预防是强制性的。心内膜炎可能导致或不导致植入器材的功能障碍，应相应采用手术或药物处理策略。
- 血管通路并发症：与其他介入手术相同。对以前曾接受过介入治疗的患者进行腹股沟超声可能有帮助。

参考文献

[1] McElhinney DB，Hellenbrand WE，Zahn EM et al（2010）Short- and medium-term outcomes after transcatheter pulmonary valve placement in the expanded multicenter US melody valve trial. Circulation 122：507-516.

[2] Eicken A，Ewert P，Hager A et al（2011）Percutaneous pulmonary valve implantation：two-centre experience with more than 100 patients. Eur Heart J 32：1260-1265.

[3] Butera G，Milanesi O，Spadoni I et al（2013）Melody transcatheter pulmonary valve implantation. Results from the registry of the Italian society of pediatric cardiology. Catheter Cardiovasc Interv 81：310-316.

第36章 肺动脉位置的SAPIEN瓣膜植入

SAPIEN Valve Implantation in the Pulmonary Position

Noa Holoshitz 和 Ziyad M. Hijazi
（孔祥清 译）

36.1 概述

SAPIEN 瓣膜由三片牛的心包小叶手工缝制到不锈钢、可扩张球囊的支架上（图 36-1）。一纺织品封套覆盖在支架的下端，以实现与钙化的导管间的密封，并防止瓣膜周围泄漏。该瓣膜设计可以减少小叶应力和最大化接合。以 ThermaFix 对心包组织进行抗钙化处理，这与外科手术瓣膜——Carpentier-Edwards PERIMOUNT

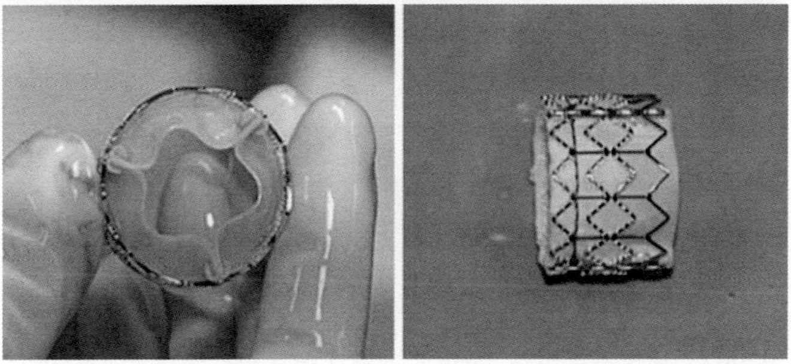

图 36-1 Edwards SAPIEN 导管心脏瓣膜。瓣膜（左图为瓣膜正面，右图为侧视）有 23mm 或 26mm 直径可用。由安装到不锈钢可扩张球囊支架的 3 片牛心包叶片组成

Magna 瓣膜的处理相同。SAPIEN 瓣膜目前分别有 23mm 和 26mm 直径，14.5mm 和 16mm 高度可用。因此，在进行经导管瓣膜置换时可在最大至 24mm 的导管中使用。

与 SAPIEN 瓣膜同时使用的输送系统是 Retroflex Ⅲ。它是一种渐细的锥形球囊导管，具有可偏转尖端（图 36-2）。需要 22F 或 24F 亲水鞘管以分别输送 23mm 和 26mm 瓣膜。引导导管的手柄上有一个控制旋钮，可以偏转导管以进入右心室流出道（RVOT）（图 36-2）。

目前，下一代 SAPIEN 瓣膜，SAPIEN XT，在主动脉中的使用正于美国的 PARTNER Ⅱ试验中进行评估。在这个新的瓣膜中，支架材料已经从不锈钢替换成钴铬合金，以允许更小的输送外形和鞘管。此外，SAPIEN XT 瓣膜有第三种尺寸可用——29mm 直径。该瓣膜可于美国境外使用，并且有在肺动脉位置[1]使用这种瓣膜

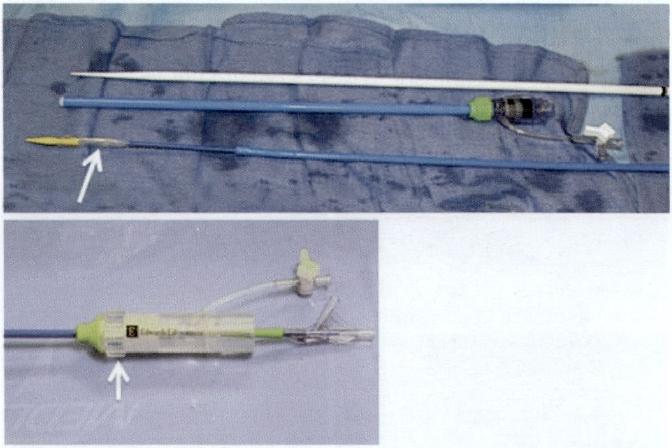

图 36-2　输送系统包括 35cm 长的输送鞘管和扩张器及 RetroFlex 输送导管，后者具有锥形可操纵末端（上图所示）便于瓣膜穿越；白色箭头指示瓣膜在导管的位置。RetroFlex 导管（下图所示）的手柄有一旋钮（箭头所示）以操纵导管尖端的方向

的报道；然而，对于这个新一代瓣膜没有可利用的长期数据。

36.2　解剖学描述和病理生理学

先天性心脏病在美国可影响最多每 100 个成活新生儿中的 1 个，经皮导管介入置换肺动脉瓣手术（TPVR）为许多患者提供了一个微创的选项，而不是额外的心脏手术。手术主要在有右心室到肺动脉导管和（或）人工肺动脉瓣的患者中进行。

患有先天性右心室流出道阻塞的患者，手术植入右心室到肺动脉导管可使先前难治的复杂先天性心脏病得以治疗和缓解。从而为目前先天性心脏病患者到成年 85%以上的生存率做出贡献。患者影响右心室流出道的心脏畸形包括肺动脉闭锁伴室间隔缺损、法洛四联症、在新生儿早期建立动脉导管以改善肺部血液流动的需要手术矫正的动脉干。导管也可用于治疗先天性主动脉瓣畸形患者，在其接受 Ross 手术（天然肺动脉瓣自体移植于主动脉位置，右心室和肺动脉间放置导管，以替换肺动脉瓣，将其放于主动脉瓣位置）时。

TPVR 也可以在天然右心室流出道被手术修复的患者中施行，如不太严重形式的法洛四联症患者。天然的右心室流出道可以放置支架，从而在瓣膜植入前创建右心室与肺动脉之间的“管道”。坦白地说，我们认为这类患者是可以从该技术中受益的最大群体。

36.3　临床病例

导管退化和人工瓣膜功能不全是慢性疾病进程。右心室流出道梗阻症状可以在介入指征出现前缓慢发展数年。症状通常包括气短、疲劳和心力衰竭的症状。患者还可能伴有头晕、晕厥，甚至心脏性猝死（如果存在心律失常）。然而，许多定期由心脏病专科医生随访的患者可能发展至导管或人工瓣膜功能障碍，并保持无症状多年。然后由主治的心脏病医师确定 TPVR 或手术的最佳时间，基于在下一节中概述的适应证。

36.4 适应证和患者选择

2010 年美国心脏协会声明对小儿心脏疾病的导管及介入的适应证被扩大为：TPVR 包括了Ⅱa 级适应证[1]。该声明建议："对右心室到肺动脉导管伴相关的中至重度肺动脉瓣反流或狭窄的患者，考虑经皮肺动脉瓣置换是合理的。前提是患者符合可用瓣膜入选/排除标准。(证据级别：B)"。

SAPIEN 瓣膜试验的入选和排除标准总结于表 36-1。

表 36-1 Edwards SAPIEN 瓣膜试验入选和排除标准

入选标准
体重＞35kg
在位的导管＞16mm 并且＜24mm
右心室流出道导管功能障碍：
经胸超声心动图＞3＋PR
肺动脉反流分数＞40％
伴或不伴肺动脉狭窄
排除标准[a]
活动性感染需要抗生素
活动性心内膜炎或病史
静脉吸毒
预先存在的任何位置的人工心脏瓣膜
怀孕
严重的胸壁畸形
超声心动图显示心内占位、血栓或赘生物的证据
已知的阿司匹林或肝素不耐受

[a] 多个排除标准，请参阅 http://clinicaltrials.gov 的完整列表

这些标准是根据右心室流出道手术的适应证修订的。然而，值得注意，关于手术的最佳时机以防止不可逆的右心室损伤现存一些争议。我们对于无症状患者的典型标准包括肺动脉反流分数>40%，右心室射血分数<40%，和右心室舒张末期容积指数>150ml/m²，由心脏 MRI 确定。然而，如果患者是因严重肺动脉瓣反流或狭窄产生症状，则这样的标准不被严格执行。此外，严重肺动脉瓣反流患者的 QRS 间期应被考虑。QRS 间期>180ms 与室性心律失常和猝死相关，被认为是一个干预的指征。

36.5　治疗方法选择

在成人中，平均 10～15 年后手术植入的导管需要更换，但在儿童中这个时间间隔可大大缩短。因此，婴儿期植入第一个管道的患者一生中可能需要四次或更多的手术。考虑到右心衰竭情况下与重复手术相关的显著的发病率和死亡率，需要一种创伤较小的方法。

因此，TPVR 是需要肺动脉瓣介入治疗并符合上述标准要求的患者的一个很好选择。然而要记住，即使当患者满足 TPVR 标准并正在寻找一种微创替代手术，如果他们的解剖学特征不适合（即，导管或右心室流出道对于可用的瓣膜过大或过小或主肺动脉到分支肺动脉之间的植入区不够长），手术导管术或瓣膜置换术仍然是金标准。

目前在美国有两种可用的 TPVR 瓣膜系统。除了 SAPIEN 瓣膜，这是本章的焦点，Melody 瓣膜在美国被广泛应用于 TPVR。Melody 瓣膜（在本书前面章节中有所描述）是由牛颈静脉和瓣膜缝在一个铂铱支架内制成的。

两个可用的瓣膜系统各有其独特的优点和缺点，总结于表36-2。SAPIEN瓣膜可用的尺寸大于现有的Melody系统，因此，可以适合于放置在较大的导管中，后者可以在老年患者中见到。同样重要的是要记住，不是原管道的大小，而是变窄的程度决定植入瓣膜的最终尺寸。SAPIEN瓣膜比Melody瓣膜具有更短的高度，对某些解剖特征可以是有益的；然而，预支架是必要的，以便创造足够的植入区。而Melody输送系统体积较小，并有可伸缩鞘管保护瓣膜，直到它被放置在所需的位置。SAPIEN瓣膜的笨重输送系统使其可能更难以植入，特别是在有一个曲折右心室流出道的患者。试图植入瓣膜前必须仔细考虑手术成功的可能性，由于SAPIEN系统不使用一个覆盖前鞘；因此，一旦其离开置于下腔静脉中的短输送鞘管（35cm），可能难以收回到鞘管里面。

表36-2 Melody瓣膜和SAPIEN瓣膜的比较

特点	Melody瓣膜	SAPIEN瓣膜
支架材料	铱10%，铂90%	不锈钢
瓣膜材料	牛颈静脉	ThermaFix处理的牛心包
可用的尺寸（直径）	18～22mm	23mm、26mm（SAPIEN XT美国以外有29mm的尺寸）
支架长度	34mm	14.5mm、16mm
输送鞘管大小	22 French	22 French、24 French

36.6 术前造影

超声心动图通常是可能的TPVR候选患者进行的第一个图像检查。从最初的超声图像，可以评价患者的左、右心室功能以及利用颜色和连续波多普勒可以评价肺动脉瓣闭锁不全的量。如果有指征提示PV介入，心脏磁共振成像（MRI）是下一个应被进行的影像检查。

心脏 MRI 已成为 TPVR 患者选择的重要部分。同样重要的是，施行这些手术的单位有一个由医生和放射科技师组成的团队，他们受过训练以实施和解读先天性心脏 MRI。磁共振成像通过计算反流分数、右心室射血分数和舒张末期尺寸，可以帮助评估肺动脉瓣功能障碍的程度。此外，可以通过 MRI 得到关于患者的解剖结构的有价值的信息，如天然右心室流出道尺寸、导管狭窄的程度，及冠状动脉距离流出道或导管的距离，这是评价中的关键步骤。

36.7　操作技巧（具体步骤）

在美国，TPVR 通常在气管内全身麻醉下进行。但是，该手术在欧洲曾在清醒镇静下进行并效果良好。股静脉是输送的优选通道，但也可以通过颈内静脉输送瓣膜。我们通常以 7Fr 静脉鞘管起始，稍后根据所选择的瓣膜的尺寸使用较大的输送鞘管。动脉通路也被建立（5Fr 或 6Fr）以便进行主动脉根部或选择性冠状动脉造影。一旦通路已经建立，静脉注射肝素，目标为活化凝血时间＞200s。研究方案还包括手术前夜开始给予患者 81mg 阿司匹林（成人患者）；但是，这不是我们的通常做法。所有的患者应根据规程给予预防性抗生素。

1. 施行标准右心导管插入术以评估基线血流动力学和整个功能失调导管中的压力梯度。

2. 对右心室-肺动脉导管的血管造影评估是通过一个侧孔导管以双平面透视进行的，以评价肺动脉反流的程度和导管的形状及存在的钙化（图 36-3a）。

3. 人工管道的最小直径通过充盈一个跨肺动脉瓣的球囊测定。

4. 主动脉根部造影或选择性冠状动脉造影被施行，

球囊在右心室流出道充盈同时评估冠状动脉压迫（图36-3b)。这一步是至关重要的，鉴于先天性心脏病患者冠状动脉起源异常的发病率较高。重要的是要保证最终导管直径不会对冠状动脉血流造成冲击。出于这个原因，某些操作者可能会建议充盈与最终支架相同直径的硬导管，以保证从人工管道到冠状动脉起源的安全距离。其他一些人倾向于充盈顺应性球囊并保证球囊边缘至冠状动脉起源至少 10mm 的距离。在人工管道内充盈高压导管以评估到冠状动脉的距离的缺点是有引起管道

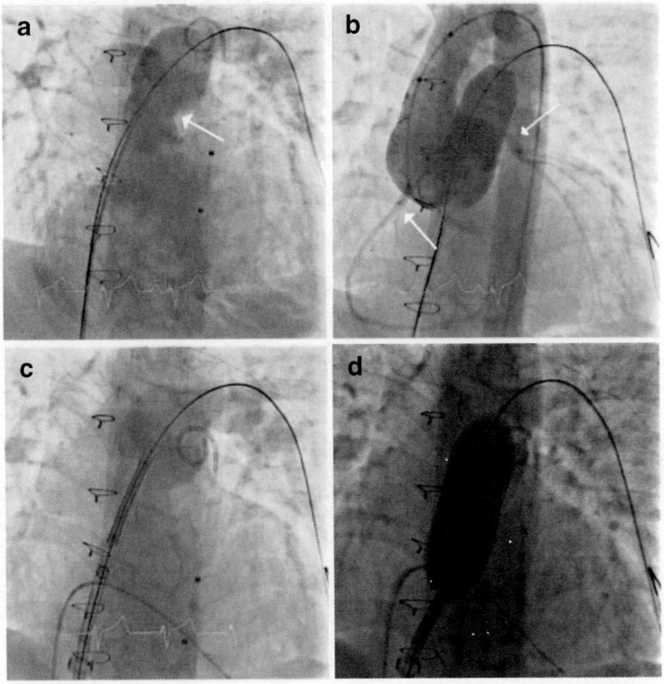

图 36-3　造影递进式方法直到 TPVR。(**a**) 退化导管造影显示肺动脉反流和狭窄（箭头所示)。(**b**) 球囊扩张同时主动脉根部造影评估从导管到冠状动脉（箭头所示）的距离。(**c**) 裸金属支架在导管中的放置。(**d**) 裸金属支架在导管中的展开

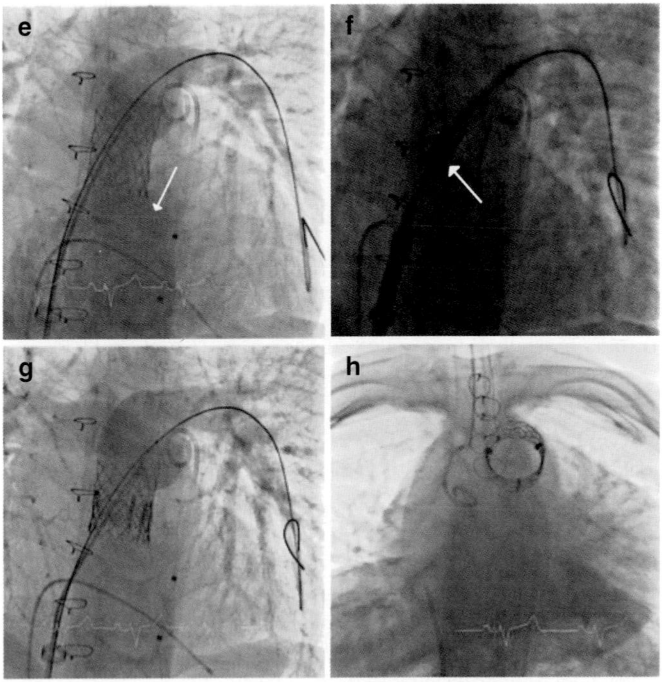

图 36-3（续）（**e**）右心室流出道造影显示预支架后肺动脉处自由地反流（箭头所示）。（**f**）在右心室流出道的 Edwards SAPIEN 瓣膜定位（箭头所示）。（**g**）瓣膜放置后的右心室流出道造影显示无狭窄，无肺动脉供血不足。（**h**）支架和瓣膜的正面视图，显示均匀扩张

剖割和破裂的微小可能性，特别是当导管室没有配备覆膜支架以处理这种情况时。因此，我们的方法一向是使用顺应性球囊测量距离，然后放置一裸金属支架作为植入区[2]。

5. 鉴于 Edwards SAPIEN 瓣膜高度较短，裸金属支架植入（预支架）作为植入区常规进行。支架被放置在一根 BiB（球囊包球囊）导管中（NuMED Inc.，Hopkinton，NY，USA）沿着刚性导丝放置在肺动脉中

的一支，最好是在左肺动脉（图 36-3c～e)。通常建议在狭窄的导管中充盈球囊直到直径比原始导管尺寸小 2mm 或在没有狭窄的情况下稍大于原始导管。在球囊充盈后支架显著反冲的情况下，可能需要使用高压球囊进行后扩张，或在某些情况下，可植入多个支架以创建一个合适的瓣膜植入区。在严重钙化的管道，有较高破裂的风险，覆膜支架可以代替裸金属支架使用。遗憾的是这种大小的覆膜支架目前还没有在美国上市，但也可以在导管室通过将 Gore-Tex 缝到裸金属支架上来自制。

6. 瓣膜的最终尺寸由用于预支架的支架尺寸来确定。重要的是在两个维度上测量完全展开支架的直径(使用双平面透视)，以保证支架均匀扩张。通常情况下，我们将 23mm 瓣膜展开至不小于 21mm 直径，将直径 26mm 的瓣膜展开至不小于 23mm 直径。瓣膜在这些直径上已经通过功能性和耐用性测试。

7. 使用专门的工具将瓣膜支架对称压缩到 30mm 长的预先确定尺寸的球囊导管里（图 36-4)。

8. 然后瓣膜沿一根刚性导丝（Meier 导丝或 Lunderquist）推进穿过预支架的右心室流出道。球囊充盈前进行血管造影，以评估瓣膜的正确定位（图 36-3f，g)。

9. 瓣膜的功能由血管造影或心内超声心动图进行评

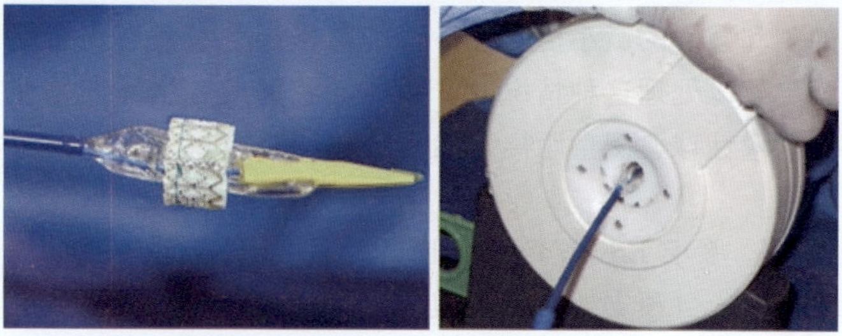

图 36-4 左图：瓣膜被定位在输送球囊，绿色缝合线远离黄色尖端。右图：瓣膜使用压缩工具进行压缩

估（图 36-3g）。连续波多普勒和彩色多普勒用于评估压力梯度，并评估瓣膜或瓣膜周边是否有任何反流（图 36-5）。

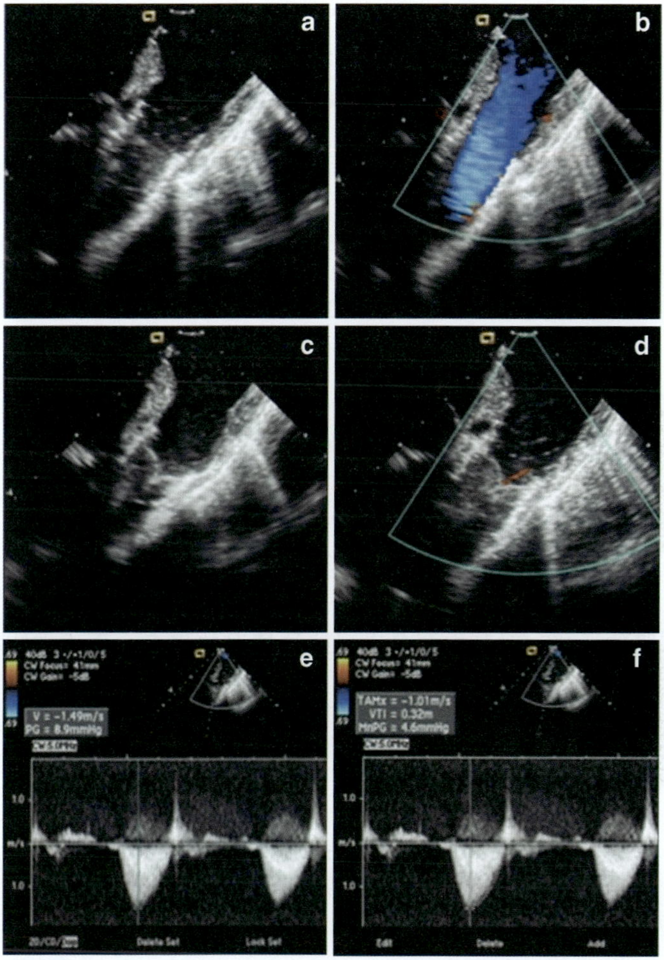

图 36-5　心内超声。(**a**) 基线彩色多普勒显示自由肺动脉反流及瓣膜狭窄。(**b**) 基线连续波多普勒显示整个右心室流出道的显著压力梯度。(**c**) 显示右心室流出道后的图像。(**d**) 彩色多普勒显示开放的肺动脉供血不足。(**e**) Melody 瓣膜植入术后。(**f**) 彩色多普勒证实无残留供血不足

10. 考虑到鞘管的大尺寸，建议使用在手术初期放置的血管闭合装置如两个 Perclose 缝合线（Abbott Vascular，Abbott Park，IL，USA）进行静脉止血。然而，我们经常有效地利用“8 字形”缝合线。Vicryl 缝合接近血管通路部位的软组织，以在穿刺部位上形成一个“压力敷料”。第二天早晨去除缝线。

36.8 预后

介入 SAPIEN 经导管心脏瓣膜先天性肺动脉瓣关闭不全多中心研究试验（COMPASSION）发表于 2011 年，是第一个在肺动脉位置使用 SAPIEN 瓣膜的多中心临床试验。该试验显示在 6 个月随访时，右心室流出道梯度显著降低、临床症状减少和肺动脉瓣功能维持[3]。该研究包括美国三个中心和一个欧洲中心的 36 位患者。在 34 名患者中尝试瓣膜植入，33 名患者成功（97.1%）(两名未尝试植入的患者一名是由于不利的解剖学特征，另一名是因为支架栓塞)。三名患者出现了 SAPIEN 瓣膜的迁移。对其中两名出现这种情况的患者，手术取出是必要的，对第三名患者，瓣膜被成功放置于下腔静脉。其他并发症包括肺出血（n＝2）、心室颤动和支架移位。右心室/主动脉压力比从 0.6±0.2 显著降低到 0.4±0.1（$P<0.001$）。在 6 个月的随访中，没有患者死亡，在 97%的患者中，肺动脉瓣反流＜2＋。一名患者因初始植入的瓣膜由于导管原因变形而择期植入了第二个瓣膜。

使用 SAPIEN 瓣膜的 TPVR 的最新数据来自欧洲包括 22 个病例的系列研究[4]。该群体报道了 95.5%的手术成功率（22 例中的 21 例）。出现三例手术并发症，包括一例支架栓塞、因严重闭塞瓣膜无法从下腔静脉通过和一例神经丛损伤。血流动力学结果良好，右心室收缩压从 61.2mmHg±23.1mmHg 下降至 41.2mmHg±8.6mmHg。肺动脉反流的程度出现较大幅度降低，只有一名患者瓣膜植入术后有轻度反流。

36.9　技巧和窍门

右心室流出道可以是一个移动的微妙区域，特别是使用笨重的 Retroflex Ⅲ 输送系统时。经验是此手术成功最重要的决定因素之一。然而，有一些应该牢记的技巧。导丝定位是非常重要的，以确保瓣膜穿越到正确的位置。使用刚性导丝（如 Meier 或 Lunderquist）是优选的，并且重要的是，导丝头端被定位在越远侧越好。我们发现，将导丝定位在远端左下叶为我们提供了支架和瓣膜输送的最佳轨道。由于这些导丝较硬，操作者必须仔细观察导丝尖端以防止穿孔。我们还建议通过导管末端孔来完成所有的导丝替换或移除，以免在定位后损伤血管或瓣膜。

我们认为有可使用的覆膜支架在剖割或明显穿孔的情况下非常重要。医疗单位内有可用的自膨胀式覆膜支架（Gore，Cook，and Medtronic）是很重要的。最后，有熟悉患者解剖并愿意在并发症出现时进行手术的先天性心脏病外科医生也很重要。最后，冠状动脉引导导管和导丝，甚至血管内超声（IVUS）对可疑病例亦非常需要，与成人心脏病医师合作，在右心室流出道球囊扩张过程中进行冠状动脉流量/距离的评估是必需的。

36.10　并发症

与 TPVR 相关的严重并发症是罕见的，然而一旦发生都是灾难性的。在美国多中心 SAPIEN 研究（COMPASSION）中，在最初尝试的 36 例手术中，严重并发症发生率高达19.4%[3]。欧洲多中心登记报告在最初22例手术中并发症发生率为13.6%[4]。我们预计，随着操作者对SAPIEN瓣膜的使用变得更有经验，并发症的发生率将显著降低，就像Melody瓣膜曾经显示的一样。预期的并发症可以细分成几个类别，在下面讨论。

36.10.1 血管并发症

鉴于SAPIEN瓣膜输送鞘管的大口径，有潜在严重的血管并发症的可能，包括股静脉血栓、穿孔或血肿。使用血管闭合装置，如Perclose装置（用两根缝线在壳体的开头预关闭）被提倡作为一种方法来降低这些并发症，甚至可能在儿童中使用。在COMPASSION试验中或欧洲人群中目前还没有血管并发症的报道[3]。

36.10.2 冠状动脉挤压

冠状动脉挤压的可能性不是一种罕见的事件；美国Melody瓣膜队列研究人群中约4%的人有不适合的解剖结构，因此没有接受瓣膜植入[1]。这一灾难性并发症，可以通过以非侵入性影像检查诸如CT或MRI在术前对冠状动脉解剖的全面评估而避免。此外，非选择性主动脉根部造影或选择性冠状动脉造影的同时在右心室流出道充盈球囊已成为瓣膜植入之前的标准处理。当可用时，三维旋转血管造影可作为传统血管造影补充，进一步评估右心室流出道到冠状动脉口的距离。

36.10.3 人工导管破裂

这是一种威胁生命的并发症，可能需要转换到开放手术。然而，在合适的患者中，使用覆膜支架作为一种有效的挽救方法在这种情况下可能可以避免手术。我们认为，施行TPVR的导管室应具备适当大小的覆膜支架以备导管破裂时使用。

36.10.4 瓣膜栓塞

由于 SAPIEN 瓣膜高度较短，栓塞真的有可能发生。瓣膜迁移和栓塞可用经皮器械提取并在大血管之一重新放置瓣膜来成功治疗。或者，如果瓣膜不能经皮被移动到安全的位置，例如当瓣膜被夹在瓣下结构或下腔静脉瓣时，外科手术瓣膜提取是一个选择。瓣膜迁移在 COMPASSION 试验中发生率为 8.8%，在欧洲试验中为 4.5%[3]。

36.10.5 肺动脉阻塞

在预支架或瓣膜植入期间有可能阻塞分支肺动脉。支架植入术前进行血管造影彻底评估植入区，并在展开之前仔细评估瓣膜的位置至关重要。跨过任一分支肺动脉释放支架可能会导致肺动脉血流减少和将来如需介入治疗时，导丝难以到达肺动脉分支。

36.10.6 肺动脉出血

无论是刚性导丝或亲水导丝造成的肺动脉穿孔都容易发生。这对于经受高压并随着时间的推移变得易碎的动脉尤其如此。由于这个原因，在手术过程中必须非常小心注意导丝的前端。幸运的是，大多数出血是自限性的并表现为在气管导管内有少量血液。然而，主要的肺动脉出血可导致血流动力学损害，这可能需要一个开放的开胸手术，并与高死亡率相关。在这种并发症发生的情况下，有治疗先天性心脏病经验的心胸外科医生应该一直在场待命。

36.10.7 支架断裂

支架断裂一直是 Melody 瓣膜的一个显著局限性，最初支架断裂率显示为 12%～28%[1]。以裸金属支架在右心室流出道进行预支架被认为可以降低支架断裂率。目前还没有 Edwards SAPIEN 瓣膜断裂的报道，很可能是因为支架高度较短和常规采用预支架的原因。

36.10.8 心内膜炎

在 Melody 回访研究中，五例（3.2%）在平均随访的 5 个月中被诊断为感染性心内膜炎。虽然目前还没有 SAPIEN 瓣膜肺动脉位置植入后心内膜炎的任何报告，但在主动脉位置使用时曾经有过报道。更新后的美国心脏协会（AHA）指南建议对于有导管的患者，持续终身预防心内膜炎。

36.11 如何控制并发症

管理并发症的最重要的部分是超前思考和制定并发症应急预案。至关重要的是，执行 TPVR 的操作者有机会使用导管室的正确器材，或者说器材容易获得，使危及生命的并发症可以及时进行处理。具体来讲，我们导管室库存少量 Gore Excluders（W. L. Gore，Newark，DE），通常用于血管内治疗腹主动脉瘤。然而，我们在管道破裂发生过程中使用它们作为覆膜支架。我们导管室还库存必要的冠状动脉导管、导丝和支架，这些在冠状动脉闭塞时可能会用到。同样重要的是要利用一切可以利用的医院资源，包括血管外科医生、冠心病介入医师、介入放射医师，后者可能有使用这种设备的更多经验，在有需要时是一个宝贵的资源。

36.12 术后护理

患者通常保持监护过夜，第二天出院回家并给予阿司匹林 81mg 1 年。出院前接受胸部放射影像和超声心动图进行基线评估。出院前应特别注意血管通路区域，以确保没有血肿或过度压痛。

36.13　随访

后续检查和超声心动图是在第 1、6、12 个月和以后每年进行。出院前检查胸部放射影像，术后 6 个月检查瓣膜/支架，看是否有支架断裂的可能。重要的是，患者及其家属理解常规随访很重要，天然右心室流出道的患者应持续牙科预防治疗 6 个月，人工导管的患者需要持续终身。

参考文献

[1] Holoshitz N，Hijazi ZM（2013）Transcatheter pulmonary valve replacement：valves，techniques of implantation and outcomes. Intervent Cardiol 4：465-477.

[2] Morray BH，McElhinney DB，Cheatham JP，Zahn EM，Berman DP，Sullivan PM，Lock JE，Jones TK（2013）Risk of coronary artery compression among patients referred for Transcatheter pulmonary valve implantation：a multicenter experience. Circ Cardiovasc Interv 6：535-42.

[3] Kenny D，Hijazi ZM，Kar S et al（2011）Percutaneous implantation of the Edwards SAPIEN transcatheter heart valve for conduit failure in the pulmonary position：early phase 1 results from an international multicenter clinical trial. J Am Coll Cardiol 58：2248-2256.

[4] Haas NA，Moysich A，Neudorf U et al（2013）Percutaneous implantation of the Edwards SAPIEN pulmonic valve：initial results in the first 22 patients. Clin Res Cardiol 102（2）：119-28.

第37章 经皮三尖瓣植入术

Percutaneous Tricuspid Valve Implantation

Andreas Eicken 和 Peter Ewert

（王 昊 译）

37.1 解剖学描述与生理学

自2000年经皮瓣膜植入术应用以来，很多患者成功实施了经皮主动脉瓣植入术和经皮肺动脉瓣植入术。目前，实施经皮三尖瓣植入术（percutaneous tricuspid valve implantation，PTVI）和经皮二尖瓣植入术的人数较少。本章将讨论PTVI。对于重度三尖瓣功能失调（反流、狭窄以及反流伴狭窄）的早期治疗，我院主要采用三尖瓣成形术。只有当三尖瓣成形术不可行或手术效果不理想时，才行三尖瓣置换术。我们的基层手术小组在慕尼黑主要通过外科手术在三尖瓣位置植入生物瓣假体。然而，随时间推移，生物瓣发生老化，一旦再次发生功能失调则必须重新置换。瓣膜退行性变可导致三尖瓣反流（tricuspid regurgitation，TR）和（或）三尖瓣狭窄（tricuspid stenosis，TS）、右心房扩大、临床恶化、房性心律失常以及右心衰竭体征等。PTVI术可避免反复实施心内直视手术，减少患者外科手术次数。如果尺寸合适，衰败的生物瓣是经皮介入瓣膜的理想放置区。

37.2 PTVI 治疗指征

PTVI 适用于三尖瓣处生物瓣重度功能失调患者。基本上，可行三尖瓣外科手术的患者都可采用 PTVI（表 37-1）[1]。治疗应该在患者出现严重的临床恶化前进行。治疗前，查阅患者手术报告等病史资料，进行全面的心脏检查，包括临床检验、超声心动图（经胸和经食管）、胸部 X 线检查、最大摄氧量测试等。通过心脏 MRI 测量右心室舒张末容积指数，该指数可用于随访时监测 PTVI 术后的治疗效果。重度三尖瓣反流将导致右心室容量负荷过重。通过多次心脏 MRI 可确定 PTVI 的实施时机。了解现有生物瓣的尺寸和生产商十分重要，因其内径大小将直接影响经皮瓣膜的选择。

表 37-1 三尖瓣外科手术指征[1]

	建议等级	证据水平
有症状的重度 TS 患者 a[a]	Ⅰ	c
左心瓣膜手术后重度 TS 患者[b]	Ⅰ	c
左心瓣膜手术后重度原发性或继发性 TR 患者	Ⅰ	c
左心瓣膜手术后中度原发性 TR 患者	Ⅱa	c
左心瓣膜手术后三尖瓣瓣环扩张（≥40mm 或＞21mm/m²）伴轻度或中度继发性 TR 患者	Ⅱa	c
无症状或有轻度症状的重度单一性原发性 TR 患者，以及无症状或有轻度症状的右心室进行性扩大或右心室功能减退患者	Ⅱa	c
左心瓣膜手术后有症状的重度 TR 患者，以及左心瓣膜手术后右心室进行性扩大无合并左心瓣膜功能失调或重度肺血管疾病的重度 TR 患者	Ⅱa	c

TR，三尖瓣反流；TS，三尖瓣狭窄

[a] 单一性 TS 患者可首先尝试经皮三尖瓣球囊成形术

[b] 可行经皮二尖瓣分离术的患者则可首先尝试经皮三尖瓣球囊成形术

37.3　PIVI 操作方法

在患者进行清醒镇静或全身麻醉后，采用经食管超声心动图（transesophageal echocardiogram，TEE）检查 TR 和跨瓣压差（若术前已进行检查，此步骤可省略）。接着，通常于股动脉和股静脉进行穿刺。经颈静脉输送瓣膜已有描述。记录右心房压和右心室压，监测右心房 A 波与右心室舒张末压差（mmHg），即三尖瓣跨瓣压差。生物瓣多固定于非膨胀环，荧光透视下生物瓣的金属框架清晰可见，为经皮瓣膜提供了一个安全的植入位置。主动脉造影示生物瓣相关右冠状动脉走行。生物瓣金属框架可防止冠状动脉受到压迫，因此基本无需行球囊扩张。右心室血管造影示右心室功能和 TR（图 37-1）。经皮瓣膜的放置位置应与生物瓣同心。输送过程中，X 线系统转至垂直位，前后位成像。通过穿刺孔，将 0.089mm（0.0035 英寸）加硬导丝送入肺动脉。导丝在肺动脉中较右心室更为稳定。即使已知生物瓣型号，仍需要进行球囊测试，确定生物瓣实际内径（图 37-2）。测试的球囊应比预测的生物瓣内径至少大 2mm。目前使用的生物瓣及其尺寸可查询相关文献[2]。在实际操作中，当生物瓣内径＜24mm，一般使用 Melody 瓣（图 37-3）。当生物瓣内径更大时，使用 26mm 或 29mm 的 Edwards Sapien 瓣膜。当生物瓣内径比植入瓣膜扩张后的外径至少小 2mm 时，无需预先释放支架，否则需释放 CP 支架缩小内径。扩张 8 zig CP 覆膜支架可导致支架寿命严重缩短。因此，在实际操作中，应采用至少 39mm（最好 45mm）长 CP 覆膜支架。若支架固定在大球囊上，此时的支架输送需使用大长鞘管。植入瓣膜前需先扩张腹股沟血管。对于 Melody 瓣膜使用短 22F 扩张器，因为输送导管的尺寸是 22F。瓣膜固定方

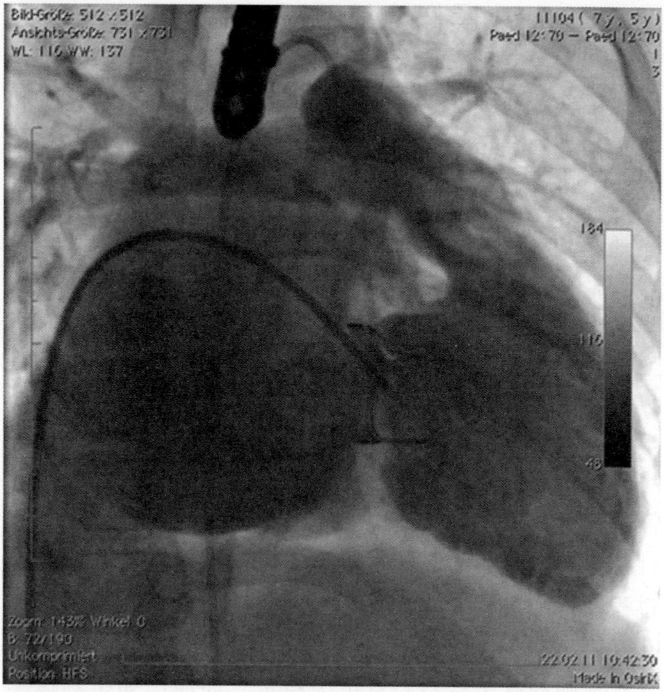

图 37-1 植入 27mm Carpentier-Edwards Perimount 生物瓣（Edwards Lifesciences，Irvine，CA）后，Ebstein 畸形患者右心室造影显示重度三尖瓣反流导致右心房增大

法与经皮肺动脉瓣植入术相同。Edwards 亲水扩张器对预扩张腹股沟血管有较好效果。输送主动脉瓣采用逆行法，但 Sapien 26 瓣和 Sapien 29 瓣路径则完全相反，即采用顺行法。将 Sapien 26 瓣置于 Retroflex 3 导管输送系统，通过 24F 亲水鞘管将系统送入下腔静脉。将 Sapien XT 29 瓣置于 NovaFlex＋经股动脉输送系统轴，通过 20F 可扩张鞘送入患者体内。将瓣膜沿着瓣叶相反方向拉上输送球囊。虽然上述方法未经严格验证，也有担心在拉动瓣膜的过程中血流会导致瓣叶受

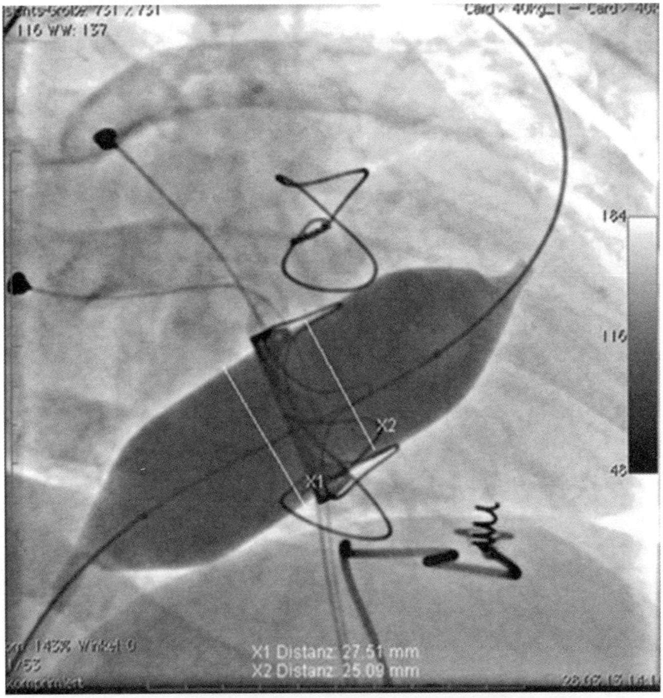

图 37-2　Ebstein 畸形患者经三次手术植入 31mm Carpentier-Edwards Perimount 生物瓣。最窄处内径为 25mm。图为使用 28mm 直径 Z-MED Ⅱ-X™ 球囊（NuMed Inc. Best，The Netherlands）进行球囊测试

损，但在中、短期随访中，我们所有病例都显示植入的 Sapien XT 瓣膜工作良好。

现在使用的三种瓣膜植入方法均类似。瓣膜在硬导丝上缓慢上升，直至生物瓣内理想位置。球囊缓慢扩张，有助于重新调整瓣膜放置角度，以免形成斜角。瓣膜应与生物瓣平面尽量平行。送入肺动脉的导丝若位置稳定，可在输送过程中重置瓣膜，但事实上输送球囊完全扩张后瓣膜将垂直滑入生物瓣膜，自行调整到理想位置。X 线系统转至完全垂直位（最好后前位

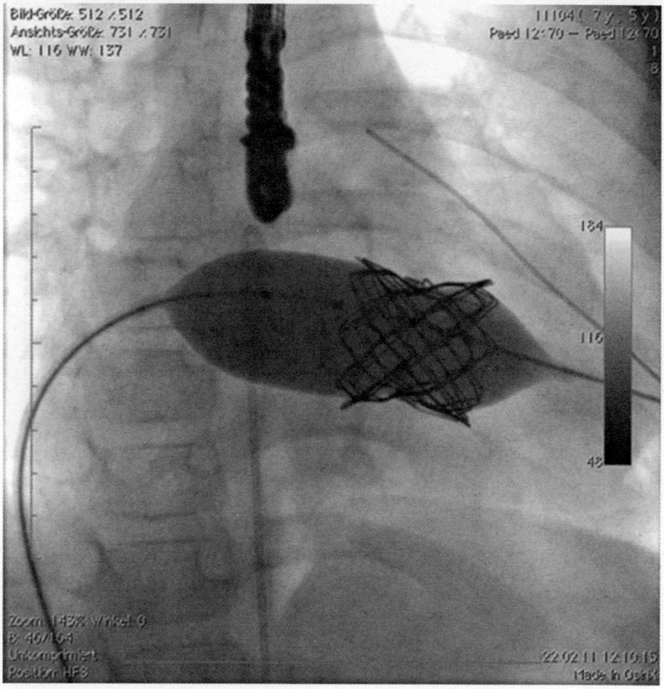

图 37-3 5岁女性患者（17.7kg），存在三尖瓣闭锁不全，已行瓣膜成形术1次，生物瓣膜植入术2次。最后一次植入的21mm Perimount生物瓣出现重度反流。释放8zig×34mm CP裸支架（NuMed Inc. Best，The Netherlands）后，通过22.0mm输送系统植入Melody瓣膜（Medtronic Inc. Minneapolis，MN），使用22mm Mullins XTM球囊（NuMed Inc. Best，The Netherlands）行瓣膜扩张。术后回顾认为该患者无需使用支架

成像），使得瓣膜处于理想位置时，其近端支柱刚好突出于生物瓣膜（图37-4）。定位过于深入生物瓣可能导致右心室栓塞。复查右心室压和右心房压、右心室血管造影和TEE（图37-5）。使用的器材见表37-2。图37-6示Melody瓣膜、Sapien 26瓣膜和Sapien 29瓣膜。

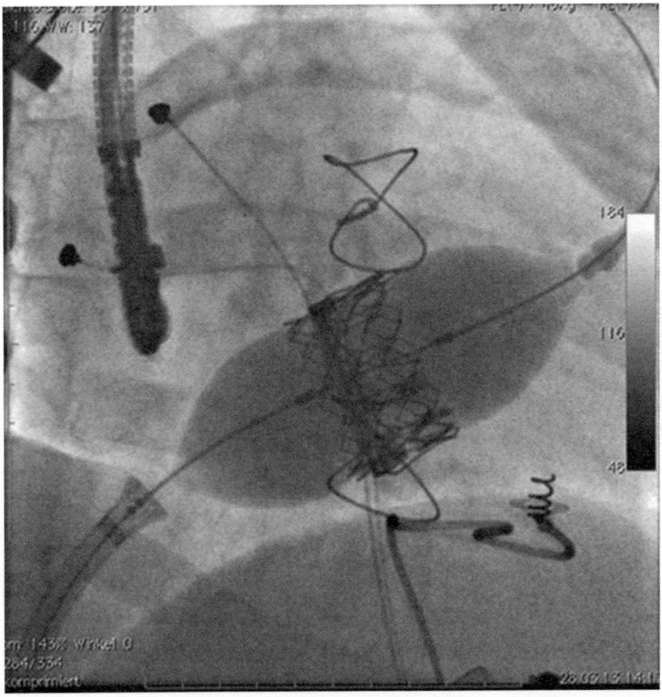

图 37-4　18 岁女性患者，已行心内直视手术 3 次、起搏器植入术 2 次，植入的 Perimount 瓣出现重度反流。在荧光透视和 TEE 辅助下，将 29mm Edwards Sapien XT 瓣置于 31mm Perimount 生物瓣内。前后位 X 线成像转至垂直位，Sapien 瓣膜近端支柱刚好突出生物瓣时，瓣膜工作最好且不会造成心室栓塞

37.4　术后介入治疗与随访

围术期治疗包括抗生素预防［通常使用二代头孢菌素，头孢呋辛成人 100mg/(kg·d) 或 3×1.5g/d］。以阿司匹林（100mg/d 或 3～5mg/k）口服 6 个月。术后 6 个月，复查 TEE、胸 MRI、运动测试及临床检验等，记录瓣膜工作情况及患者临床状态。建议每年进行心脏

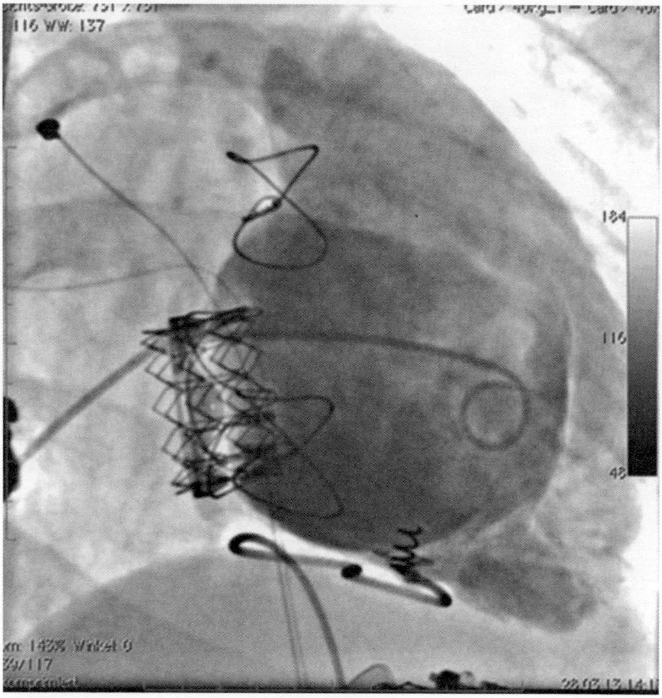

图 37-5　植入 29mm Edwards Sapien XT 瓣膜后，造影显示右心室工作良好

检查。目前文献资料中仅有一篇相关病例分析，记载了 15 名患者的情况，其中部分患者来自我院[3]。这些患者中最长随访期现已超过 5 年，该患者为 NYHA Ⅰ级，临床表现良好。表 37-3 示自经皮三尖瓣植入术于 2006 年 12 月在慕尼黑应用以来全部 8 名患者的情况。除一名患者外，其他所有患者未有瓣膜功能失调的迹象。该患者在 PTVI 术后 18 个月出现 Melody 瓣膜重度反流，因此通过外科手术植入 31mm Perimount 瓣膜。6 个月后，再次出现瓣膜功能失调，于是使用 29mm Sapien 瓣膜，效果良好。目前早期三尖瓣膜功能失调的原因仍不明。外科手术或 PTVI 术后生物瓣膜有可能很快工作不良。

表 37-2　PTVI 术中使用器材

0.089mm（0.0035 英寸）超硬导丝	Lunderquist 导丝和 Amplatz 超硬导丝，Cook Medical，Bloomington，IN；Backup Meier 导丝，Boston Scientific，Natick，MA
用于瓣膜扩张的球囊	比估计的生物瓣膜内径大 2mm——Z-MED Ⅱ-X™球囊，NuMed Inc.，Best，The Netherlands；Cristal 球囊，Balt Extrusion，Montmorency，France
用于缩小内径的支架	8z×45mm CP 覆膜支架，NuMed Inc. Best，The Netherlands
大长鞘管	Flexor 22F，Cook Medical，Bloomington，IN
短扩张器	22F，Cook Medical，Bloomington，IN
亲水扩张器	Edwards Lifesciences，Irvine，CA
Melody 瓣	Medtronic，Minneapolis，MN
Sapien 26 瓣	Retroflex 3 导管系统，Edwards Lifesciences，Irvine，CA
Sapien XT 29 瓣	20F 可扩张鞘 NovaFlex＋经股动脉输送系统，Edwards Lifesciences，Irvine，CA

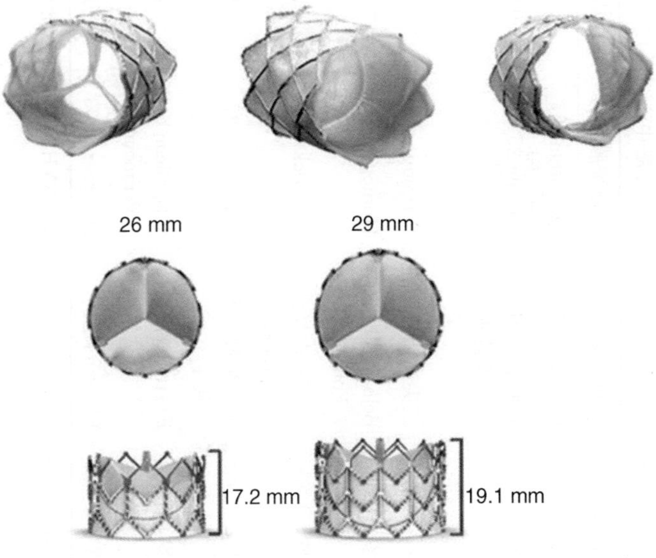

图 37-6　可能出现大量出血，血液流入支气管可能阻碍气体交换

表 37-3　德国心脏中心（慕尼黑）PTVI 患者情况（患者 8 例，手术 9 次）

患者基本情况	诊断结果	生物瓣膜型号	功能失调类型	治疗方案	随访结果
18 岁，76kg	Ebstein 畸形	Perimount 27	TR 4 级	2x 支架 Sapien 26	8 个月：无 TR，无 TS
31 岁，53kg	双腔右心室，三尖瓣置换	Mosaic 25	TR 4 级 2012 TR 4 级 TR 4 级复发	2010 支架＋Melody Perimount 27 Sapien 29	6 个月后 Perimount 瓣重度 TR 23 个月：TR 2 级，无 TS
5 岁，18kg	三尖瓣闭锁不全	Perimount 21	TR＋TS	支架＋Melody	2.2 年瓣膜工作良好
31 岁，75kg	Bejork 式改良 Fontan 术	Homograft 26	“TR” 3～4 级	支架＋Melody	5.3 年，3 支柱，瓣膜工作良好，NYHA 1 级
43 岁，100kg	Bejork 式改良 Fontan 术	Hancock 30	“TR” 3～4 级	支架＋Melody	4.5 年，瓣膜工作良好，NYHA 2～3 级
54 岁，68kg	危重型肺动脉瓣狭窄	Perimount 27	TR 4 级	Sapien 29	3 个月：瓣膜工作良好
17 岁，68kg	Ebstein 畸形	双向 Glenn 分流术＋Perimount 31	TR 4 级	Sapien 29	1 个月：瓣膜工作良好
55 岁，64kg	Ebstein 畸形	Heterograft 33	TR 4 级	Sapien 29	3 个月：瓣膜工作良好

TR，三尖瓣反流；TS，三尖瓣狭窄；NYHA，纽约心功能分级

总体而言，对于三尖瓣（生物瓣）功能不良患者，PTVI 更为安全、有效，避免了反复的外科手术，减少了患者心内直视手术的次数。

参考文献

[1] Vahanian A, Alfieri O, Andreotti F, Antunes MJ, Baron-Esquivias G, Baumgartner H, Borger MA, Carrel TP, De Bonis M, Evangelista A, Falk V, Iung B, Lancellotti P, Pierard L, Price S, Schafers HJ, Schuler G, Stepinska J, Swedberg K, Takkenberg J, Von Oppell UO, Windecker S, Zamorano JL, Zembala M (2012) Guidelines on the management of valvular disease (version 2012). Eur Heart J 33: 2451-2496.

[2] Gurvitch R, Cheung A, Ye J, Wood DA, Willson AB, Toggweiler S, Binder R, Webb JG (2011) Transcatheter valve-in-valve implantation for failed surgical bioprosthetic valves. J Am Coll Cardiol 58: 2196-2209.

[3] Roberts PA, Boudjemline Y, Cheatham JP, Eicken A, Ewert P, McElhinney DB, Hill SL, Berger F, Khan D, Schranz D, Hess J, Ezekowitz MD, Celermajer D, Zahn E (2011) Percutaneous tricuspid valve replacement in congenital and acquired heart disease. J Am Coll Cardiol 58: 117-122.

第八篇>>>

手术详细过程：混合手术原则

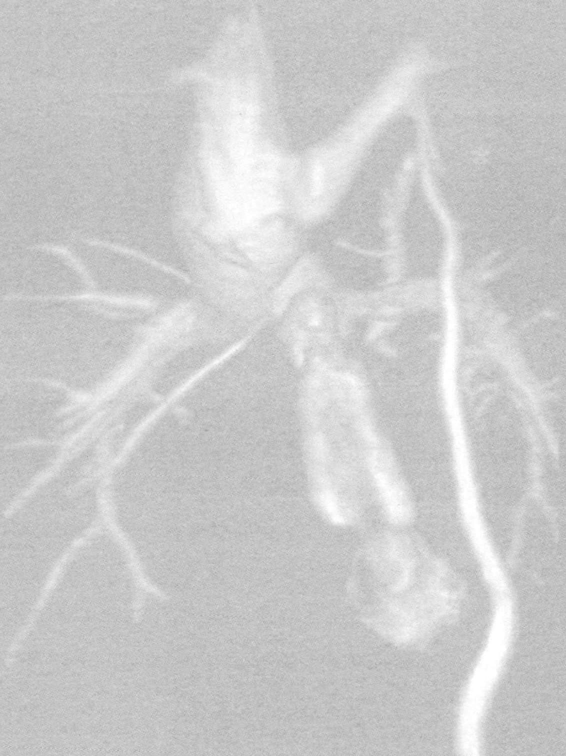

第38章　左心发育不良综合征的杂交治疗

Hybrid Approach in Hypoplastic Left Heart Syndrome (HLHS)

Dietmar Schranz
（王　昊 译）

38.1　解剖学描述与生理病理学

左室发育不良综合征（hypoplastic left heart syndrome，HLHS）是一种罕见的先天性心脏缺陷，患者左心室发育不良，靠右心室支持体-肺循环。HLHS占全部先天性心脏缺陷的2%～3%[1]。如不采取治疗，HLHS可导致死亡。HLHS在形态学上可分为二尖瓣和（或）主动脉瓣闭锁或狭窄。HLHS患者在出生时房间隔完整比例约为6%，而高度限制性房间隔缺损的比例高达22%。房间隔完整和高度限制性房间隔死亡率均较高。肺静脉血流受阻可能导致全肺静脉回流异常（TAPVR）。在循环平衡的情况下，HLHS新生儿临床表现相对稳定，但房间隔完整的HLHS新生儿却非常严重。因此，新生儿如出现严重的低氧血症和酸中毒，需要注意HLHS的可能。另外伴非限制性心房间交通的HLHS患儿存在低心排血量的风险。通常出生后肺血管阻力会减小，HLHS患儿易出现肺血管径流。由于严重的动脉导管闭塞，出生前未检测出HLHS的患儿常因心源性休克住院。

38.2 临床分析

出生前胎儿心脏超声检查有助于改善 HLHS 患儿出生后的转归。与家长尽早讨论出生后治疗方案可避免患儿出生后出现心力衰竭或心源性休克。预防性低剂量前列腺素（5ng/kg·min）应用基本无副作用（见第 25 章）。外科手术治疗共分三期。但从病理生理角度上，也可采用最新的杂交治疗（包括双侧肺动脉环扎术、动脉导管支架植入术和房间隔造口术），有可能替代经典的 Norwood 手术或 Sano 手术。此外，杂交治疗也可作为危重患者心脏移植前的过渡治疗。

38.3 适应证与患者选择

由于新生儿 HLHS 患者的外科治疗和重症监护技术取得很大进步，患儿家长可与医生在充分沟通和讨论后从外科手术、外科-介入治疗或慈悲疗法三种治疗方案中选择一种。产前诊断的重要信息使家长为患儿做出了最有利的决定。必须向家长详细解释 HLHS 及其当前和长期影响。取得家长同意后，将杂交治疗作为 HLHS 新生儿，尤其是重症患儿的首选治疗方法。前列腺素抵抗性导管闭塞（代谢性酸中毒）需要行动脉导管支架植入术；肺径流（pulmonary runoff）引起的体循环低心排血量，立刻行肺动脉环扎术（pulmonary artery banding，PAB）。在心房间交通严重不畅或闭塞影响心肺循环时，采用多种技术经导管创建一个顺畅的房间隔通道。

38.4 治疗方法

杂交治疗包括行双侧 PAB 和动脉导管支架植入术，

并根据需要行房间隔造口术[2]。世界各国很多医院都考虑将其作为治疗的第一步，但目前主要应用于重症 HLHS 患儿。虽然杂交治疗较 Norwood 手术或 Sano 手术创口更小、痛苦更少，但由于缺乏足够的临床应用经验，目前仍无法取代这两种外科手术。

38.5　术前显像

通过超声心动图（echocardiography，ECHO）可以确认新生儿的病症，判断 HLHS 类型，获取心血管系统形态和功能数据。尽管 HLHS 患者的房室和心室大动脉的空间结构大致正常，但其生产后在病理生理和治疗效果方面等同于先天性矫正型大动脉转位（ccTGA）伴右心室发育不良的患者。了解患者的心房间交通、肺静脉血流特征、房室瓣（三尖瓣）、心室功能、动脉导管形态及主动脉弓等情况对治疗很重要；如患者主动脉瓣闭锁，还需了解冠状动脉灌注情况（见第 25 章）。在解剖结构复杂时，MRI 有助于避免有创成像检查，并有助于设计外科手术或介入治疗方案（图 38-1）。

38.6　操作方法

杂交治疗包括双侧 PAB 和导管支架植入术，是开胸手术（心脏不停搏）的一部分；对于自主呼吸药物镇静的新生儿，无论是否行房间隔造口术，是一种择期导管介入治疗方法[2-3]。

目前，行 PAB 手术需开胸，但不需行心肺分流术。我院在实施经皮导管介入治疗时，通常于股静脉或股动脉路径进行穿刺（见第 25 章）。

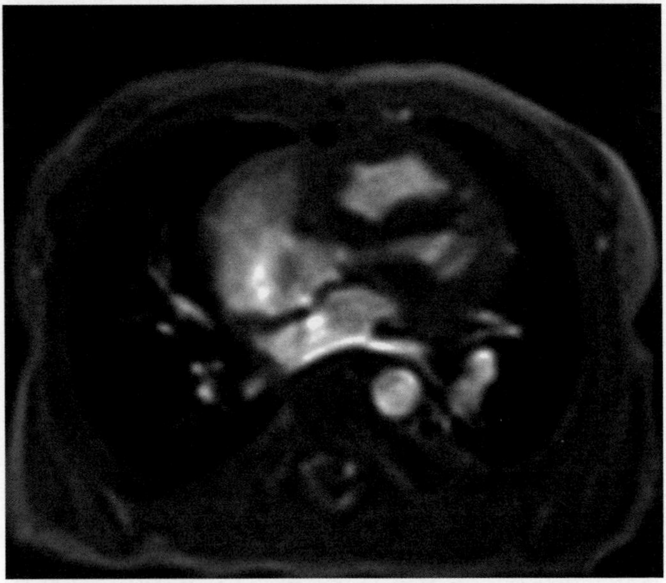

图 38-1　MRI 4 腔显像示患者左心室缺失、限制性房间隔缺损、右心室向前膨凸

38.6.1　分步操作

步骤 1：根据新生儿临床表现进行本步骤。双侧 PAB 是伴肺血管径流的重症 HLHS 患儿的紧急治疗方法，但同时也是一般情况良好的患儿进行杂交治疗达到体-肺循环平衡的第一步（图 38-2 a～d）。在 HLHS 中，循环平衡通过 Qp/Qs 比值显示，即动静脉血氧饱和度差约为 20%（SaO_2 80%，SvO_2 60%）。需要注意的是，只有在新生儿心房间交通通畅或轻度梗阻、房室压差很小时，或通过应用低剂量前列腺素［2～10ng/(kg·min)］使新生儿动脉导管开放时，可首先进行双侧 PAB。

新生儿体重超过 3kg，使用直径为 3.5mm 的 PTFE 补片，剪下 2mm 长度用于双侧 PAB 术；新生儿体重小于

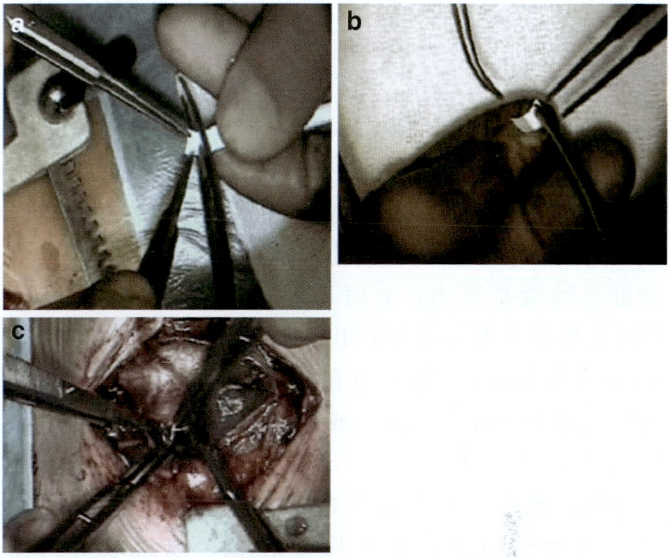

图 38-2　开胸后行双侧 PAB；（**a**）示修剪 3.5mm PTFE 补片，（**b**）示展开的补片，（**c**）示将补片缝制到右肺动脉

3kg 时，缝制的 PTFE 补片直径小于 3.5mm；早产儿或体重小于 2.5kg 的新生儿，使用 3mm GORE-TEX 补片。外科手术时间不超过 20min，自进手术室至出手术室需 2～3h。

步骤 2：双侧 PAB 术后将患儿转到心脏重症监护室。对于一些患儿，最重要的治疗目标就是尽快拔管。动脉血氧饱和度（SaO_2）低于 85%时，大多数患儿无需使用药物维持心功能。SaO_2 值较高时，须考虑再次进行肺动脉环扎术，但大多数拔管后的患儿都不需要，随着患儿自主呼吸，SaO_2 值也会适度下降。另外，还可应用 0.2～1μg/kg · min 的米力农和口服长效扩血管药物降低体循环血管阻力。我院使用血管紧张素转化酶（ACE）抑制药赖诺普利（lisinopril）和高特异性的β受体阻滞药比索洛尔（bisoprolol）（每次 0.05mg/

kg，每日 1 次）。根据心率调整小剂量 β 受体阻滞药用量。

Giessen 杂交治疗，即行双侧 PAB 手术且拔管后的患者可立即行动脉导管支架植入术。

步骤 3：如决定在Ⅰ期杂交治疗完成经皮植入术，可根据需要进行房间隔（IAS）手术操作。房间隔造口术通常在植入动脉导管支架前进行，包括 Rashkind 术和静态球囊扩张术，有时还需行球囊切割术或直接 IAS 支架植入术。过去使用的球囊膨胀式支架（Genesis 支架或 Valeo 支架）易在回撤球囊的过程中滑落。现在采用的 8mm×12mm 或 8×15mm sinus-SuperFlex-DS 自膨胀式开环支架（OptiMed 支架）更加安全，易于操作。此外，由于这类支架只能使用 4 鞘管输送，可经肝血管进入，手术风险较低，效果较好（图 38-3）。

步骤 4：在动脉导管支架植入术中，通过 4F 鞘管将

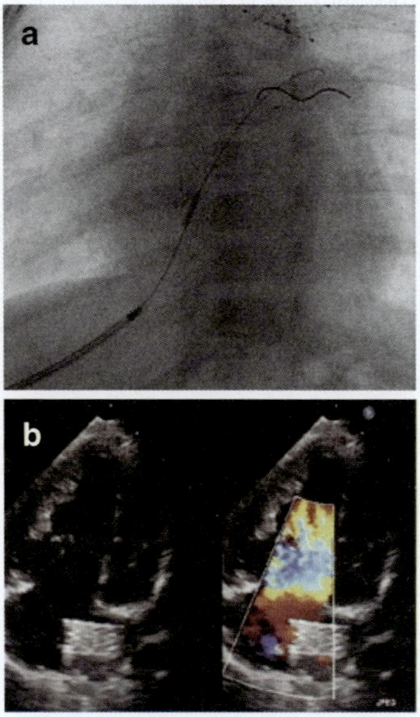

图 38-3 （**a**，**b**）示经肝血管（**a**）在房间隔（IAS）支架；sinus-SuperFlex-DS 支架（8×15mm）通过 4F 鞘管输入，几乎不可见；房间隔支架在超声心动图中更为清晰

多功能导管从股动脉送入，通过 BMW-0.36mm（0.014 英寸）冠状动脉软导丝导引，从降主动脉经动脉导管进入肺动脉。测量从肺动脉和主动脉弓至降主动脉（DAO）的回拉压力，行双向（右前斜 30°和侧位 90°）造影，分析动脉导管形态（包括最窄处内径和长度），描绘主动脉弓降部和导管接合处外形，从而选择支架的型号。第 25 章中已提及支架的直径应比导管最窄处内径测量值至少大 1～2mm，且必须大于降主动脉内径。对于大多数 HLHS 患者，推荐使用直径为 8mm 的支架。

步骤 5：通过静脉血管植入支架在第 25 章中已有描述。在此简要介绍如何经股动脉植入支架。用 0.36mm（0.014 英寸）硬导丝（S'port，Abbott）替代冠状动脉软导丝（BMW，Abbott）放置支架。将获得 CE 认证的新型自膨胀式支架（OptiMed，Karlsruhe，Germany）通过动脉血管植入 HLHS 患儿体内（图 38-4 a～d）。

步骤 6：准备好 sinus-SuperFlex-Duct 自膨胀支架（SSF-DS），冲洗 4F 输送系统，通过 S'sport 硬导丝将全套输送系统从 DAO 送达肺动脉。

步骤 7：根据双向造影结果，标记支架放置位置。透视示回撤输送系统的过程中，支架逐渐膨胀直至完全释放。有些患者体内开环支架上的支柱十分细小需使用造影剂才能比较清晰地显示。

步骤 8：通过侧面 90°投影控制支架在肺动脉末端的位置。通过右前斜（RAO 30°）投影观察支架在动脉导管和降主动脉接合处的位置。

步骤 9：如第 25 章所述，回撤输送系统的过程中，在 37℃的温度下镍钛开环支架在动脉管内逐渐膨胀，降低了支架位置不稳定或滑落的风险。

步骤 10：回撤 S'sport 导丝前，再次将多功能导管或右 Judkins 导管送入肺动脉末端已植入支架的动脉导

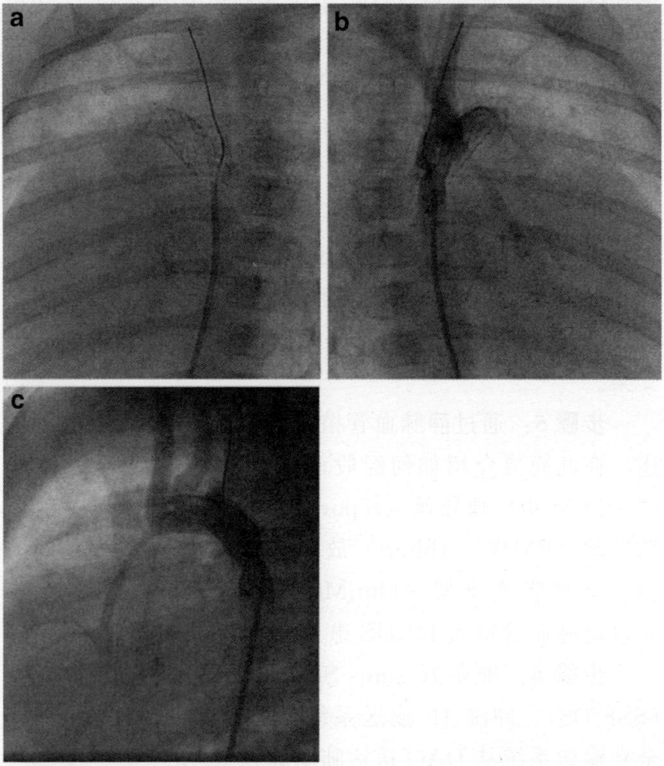

图 38-4 图 **a**～**c** 示 HLHS 患儿（MA，AA）体内支架情况。图 **a** 示置于动脉导管中的 8mm×18mm sinus-SuperFlex-DS 自膨胀支架，图 **b** 示置于房间隔中的 8mm×15mm 支架，图 **c** 示置于主动脉缩窄旁侧的 5mm×9mm sinus-Repo-DS 支架。投影体位在图 **a** 和图 **c** 为侧位，图 **b** 为右前斜 30°

管中。通过肺动脉造影或主动脉侧造影确定支架位置。

观察主动脉弓降部和已植入支架的动脉导管接合处，以及支架到肺动脉干和肺动脉的位置。支架应完全覆盖动脉导管，但在某些情况下，需考虑采用逆行法经过主动脉弓降部植入支架。然而，采用逆行法进入主动脉弓必须非常慎重。

步骤 11：大多数患者不需要经过主动脉弓降部植入支架。

步骤 12：通过多功能导管真腔行造影，并测量回拉压力，从而确定是否需要在主动脉峡内或经过动脉导管开环支架的支柱放置一个直径为 5mm 或 6mm、长度为 9mm 的闭环支架（sinus-Repo-DS，OptiMed，Karlsruhe）。

步骤 13：建议在结束支架植入术前回撤导管的过程中再次进行血流动力学分析。在右臂进行非侵入式压力测量，评估冠状动脉压和脑灌注压，同时通过侵入式压力测量方法评估肺动脉压和降主动脉压。植入支架后，动脉导管与主动脉峡之间应有显著压力梯度。根据血流动力学和造影数据决定是否停止应用低剂量前列腺素。在我院，大部分患者在放置自膨胀式支架后都停止应用前列腺素。图 38-5 中，超声心动图显示在动脉导管和房间隔处放置支架后主动脉弓无梗阻，逆向血流不受阻。

步骤 14：动脉导管支架植入术完成数小时或数天

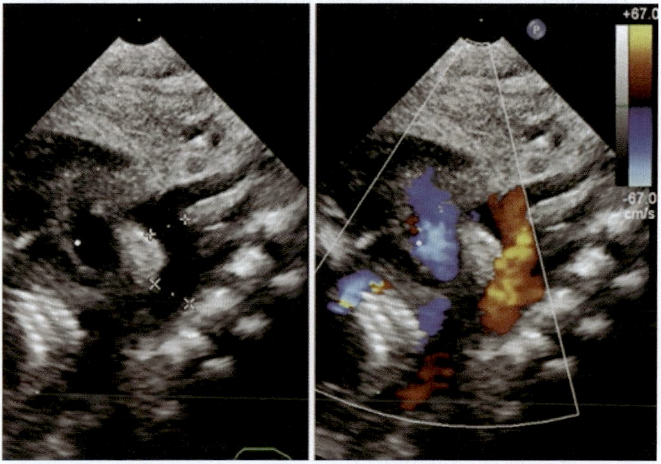

图 38-5　二维超声心动图和彩色多普勒中胸骨上短轴切面示新生儿 HLHS 患者（MA，AA）进行Ⅰ期镶嵌治疗（双侧 PAB 和经皮动脉导管和房间隔支架植入术）后无梗阻的主动脉弓

后，患者血流动力学和临床表现稳定，手术医师即可知道手术结果是否理想（见第 25 章）。

38.7 使用器材

杂交治疗中的介入治疗阶段使用的器材如下：

我院使用 Sinus-SuperFlex-DS™ 支架（OptiMed，Karlsruhe，Germany）（见第 25 章）；如上所述，植入的支架为自膨胀式开环镍钛支架，直径有 7mm、8mm 和 9mm 三种，长度有 12mm、15mm、18mm 和 20mm 四种。根据需要在房间隔植入 12mm（或 15mm）×8mm sinus-SuperFlex-DS™支架。

如因主动脉缩窄需植入支架，可使用 5mm（或 6mm）× 9mm sinus-Repo-DS™ 支架（OptiMed，Karlsruhe，Germany）。

两种型号的 Sinus-DS™支架均可通过 4F 鞘管输送，并获得应用于新生儿 HLHS/HLHC 动脉导管支架植入术或主动脉缩窄支架植入术的 CE 认证。

目前使用的器材包括：

- 穿刺针（Vygon，2F 动脉穿刺针）
- 4F 鞘管（Terumo）
- 4F 楔形端孔开放球囊导管（Cordis）
- 4F 右 Judkins 导管（Cordis）
- 4F 多功能导管（Cordis）
- 止血阀
- 0.91mm（0.036 英寸）指引导管导丝（Cordis）
- 0.36mm（0.014 英寸）冠状动脉软导丝（中等重量平衡级，Abbott）
- 0.36mm（0.014 英寸）超硬导丝（支撑，S'sport 导丝，Abbott）
- Sinus-SuperFlex-DS™ 支架（OptiMed，Karlsru-

he，Germany）

- Sinus-Repo-DS™ 支架（OptiMed，Karlsruhe，Germany）

38.8　预期效果

杂交治疗包括行双侧 PAB 和经皮导管植入术，并根据需要行房间隔造口术，死亡率不到 1％。

对无并发症的患者，PAB 是一种介于计划性操作规程的治疗手段。虽然行 PAB 需要开胸，但不需要做心肺分流，所以基本上不会导致死亡，术后发病率也很低。患者可在手术当天拔管。如果下午行 PAB，大多数患者可于第二天拔管。无需行房间隔造口术的患者可持续静脉滴注低剂量前列腺素，拔管后行支架植入。经股动脉植入支架只需不到 5min，尤其应用于紧急治疗。

治疗效果取决于治疗经验、总体治疗方案和使用的器材。

38.9　治疗要点

要点 1：外科医生与小儿心脏病学专家之间的充分沟通是杂交治疗取得成功的基础。如患者无需因前列腺素顽固性闭塞行房间隔造口术或植入动脉导管支架，作为 Norwood 术的替代治疗，Ⅰ期镶嵌治疗首先行双侧 PAB。然而，如果动脉导管处已经植入支架，外科医生必须小心地进行双侧 PAB，避免触碰支架，尤其是自膨胀式球囊支架。实际上，有可能出现支架紧缩。因此，在 Giessen 杂交治疗中，必须首先进行双侧 PAB。

要点 2：对于体循环依赖动脉导管的患者，尽管心房间交通不受限制或双侧 PAB 及时有效，其安全性依赖于开放的导管和高肺血管阻力。因此，麻醉和控制性通气有时可能比外科手术和经导管治疗本身更危险。在杂交治疗中成功实施双侧PAB是最重要的一个环节。PAB可避免肺血管径流导致的血流动力学不稳定。由于应用低剂量的前列腺素保持动脉导管开放，基本上不需要在动脉导管内植入支架（无需植入支架的“日本杂交治疗法”）。我院无经肺血管植入支架的经验。双侧PAB结合支架植入术也被称为“哥伦布杂交治疗法”[3]。

选择经皮植入动脉导管支架的主要原因有：

首先，主动脉弓降部的解剖结构对设计支架植入方案很重要。经肺血管植入支架往往需要经过主动脉弓降部。在我院，只有当患者的降主动脉与动脉导管接合处不对称时才经过主动脉弓降部植入支架。大多数患者在行经皮动脉导管植入术时，可通过其他途径而无需经过动脉导管支架的支柱进入主动脉弓降部。

其次，我院5%～10%的HLHS/HLHC患儿存在主动脉缩窄，需植入支架，可在动脉导管支架植入术后立即进行。此外，为避免晚期梗阻（>25%）的任何房间隔手术都可在同一导管操作中先于动脉导管支架植入术进行。

再者，在我院，杂交治疗术Ⅰ期基本上只需行双侧PAB，无需实施其他任何如动脉导管支架植入术、反向分流术等的外科手术（多伦多杂交治疗法）。此外，对自主呼吸稳定的患者，应用导管插入术也是减少患者压力，使手术安全、理想的原因。

要点3：使用自膨胀式支架系统（sinus-SuperFlex-DS，sinus-Repo-DS）有助于改进经皮治疗技术，应用于动脉导管和房间隔造口支架植入术以及逆行性主动脉梗阻支架置换术。因此，Giessen杂交治疗法可能将应用于更多HLHS/HLH-的新生儿。

要点4：行双侧PAB后，需对患者进行监护，并小心拔管，避免重新插管。根据α2受体激动剂盐酸可乐定作用下的心率和体循环血管阻力确定需氧量和耗氧量。盐酸可乐定的镇痛效果可使患者在清醒状态下无疼痛感。此外，米力农（甲氰吡酮）等血管扩张药基本无需使用，但对行双侧 PAB 后动脉血氧饱和度仍较高的未完全清醒的患者比较有效。

38.10　治疗隐患（见第 25 章）

植入动脉导管支架后，与形态学和器材相关的治疗隐患与并发症见第 25 章。

麻醉方面的治疗隐患主要因忽视非常敏感的侧支循环所导致。麻醉诱导、插管错误、换气过度、氧气过量都很容易导致体循环低心排血量，尤其容易在进行外科环扎术之前发生。

当患者升主动脉非常细小，对右肺动脉进行环扎时易导致心肌缺血，是外科手术方面的治疗隐患。左心耳受损出血可能是在对左肺动脉进行环扎时引起的手术并发症。

重症监护过程中的隐患包括忽视敏感的侧支循环。

38.11　并发症处理

Ⅰ期杂交治疗进行双侧 PAB 后，麻醉、手术、重症监护引起的并发症比较罕见。支架植入引起的并发症见第 25 章。任何逆行性主动脉梗阻应通过预先植入 sinus-Repo-DS™ 闭环支架治疗。植入房间隔造口支架可能引起支架栓塞。但是由于我院使用自膨胀式 8mm×15mm sinus-SuperFlex-DS 支架，尚未出现过此类并发症。然而，理论上可通过支架回收器和 6F 鞘管移除支架。

38.12 术后护理

Ⅰ期杂交治疗结束后，患儿通常还需住院1周，临床表现稳定后出院由家长在家护理。呼吸频率应少于60次/分，血流动力学数据必须稳定：右臂收缩压高于65mmHg，与腿部（未经导管插入）血压差不超过15mmHg，氧饱和度低于90％而高于75％；此外，出院前心脏彩超显示非限制性或轻度限制性心房间交通，植入支架后动脉导管血流速度小于2.5m/s，行双侧PAB后多普勒血流显像呈收缩-舒张型；通过彩色多普勒和脉冲多普勒监测主动脉弓逆向血流、腹腔干血流、大脑前动脉血流。进行Ⅰ期杂交治疗后，HLHS患者应右心室功能尚可、三尖瓣和肺动脉瓣功能良好。

38.13 随访

Ⅰ期治疗后，应由经验丰富的小儿心脏病学专家对患儿进行随访。对患儿的密切监护应持续到Ⅱ期治疗结束。Ⅰ期杂交治疗为姑息性治疗。患儿完全靠动脉导管支持体循环，一旦出现动脉导管梗阻，死亡率较高。同样，如房间隔或主动脉弓发生严重梗阻也容易导致死亡。该期间，应注意不排除任何并发症发生的可能。因此，必须对每位患儿进行密切随访直至下一步治疗。

参考文献

［1］Barron DJ，Kilby MD，Davies B，Wright JG，Jones TJ，Brawn WJ（2009）Hypoplastic left heart syndrome. Lancet 374：551-554.

［2］Michel-Behnke I，Akintuerk H，Marquardt I，Mueller M，

Thul J，Bauer J，Hagel KJ，Kreuder J，Vogt P，Schranz D (2003) Stenting of the ductus arteriosus and banding of the pulmonary arteries：basis for various surgical strategies in newborns with multiple left heart obstructive lesions. Heart 89 (6)：645-650.

[3] Galantowicz M，Cheatham JP (2005) Lessons learned from the development of a new hybrid strategy for the management of hypoplastic left heart syndrome. Pediatr Cardiol 26 (3)：190-199.

第 39 章　混合方法：缺损封闭
Hybrid Approach: Defect Closure

Gareth Morgan 和 Eric Rosenthal
（欧阳文斌 译）

39.1　解剖学考虑

混合（杂交）方法进行室间隔缺损（VSD）封闭适用于范围广泛的肌性室间隔缺损。虽然混合封闭在大多数肌性室间隔缺损中可能都是可行的，解剖位置将影响封闭的方法并限制可以适当放置一个闭合装置的能力[1-3]。

39.2　适应证和患者选择

每当考虑进行室间隔缺损时考虑混合方法封闭，应该总是提示仔细审查所有的室间隔缺损封闭方法，包括导管介入、混合方法和传统的手术封闭。

39.3　适应证

1. 患者太小以至于无法考虑间隔封堵。经导管室间隔缺损封堵通常用于大于 10kg 的患者。多数有血流动力学显著变化的室间隔缺损患儿（导致心力衰竭或肺血管疾病的风险）需要在出生第一个 6 个月内进行封闭，患儿太小以至于无法预测导管方法的无并发症成功率。

2. 有体外循环的相对禁忌证。这可能是出于神经病学方面的顾虑、血栓形成或血栓形成倾向。在绝大多数

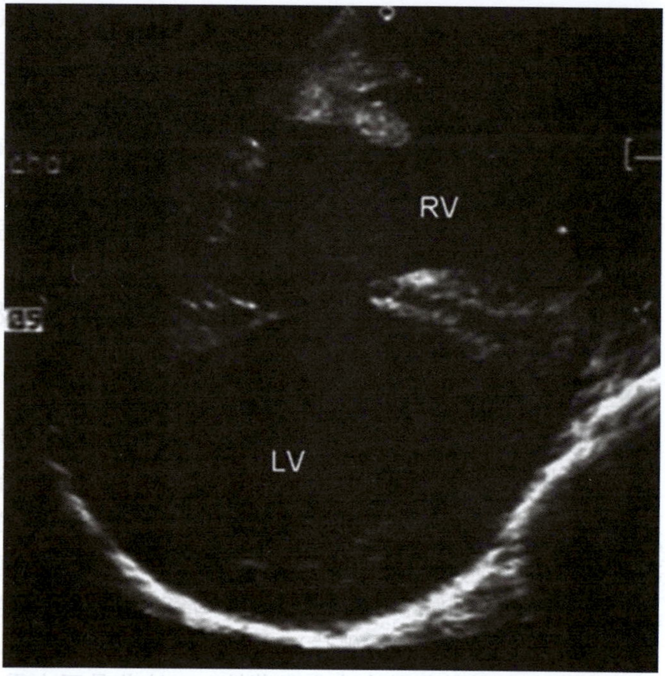

图 39-1 心外膜超声心动图显示一 4.8kg 患者的大型肌性室间隔缺损。心外膜回声的作用：可作为探针用来模仿导丝和鞘管通过通道所需的角度和方向。RV，右心室；LV，左心室

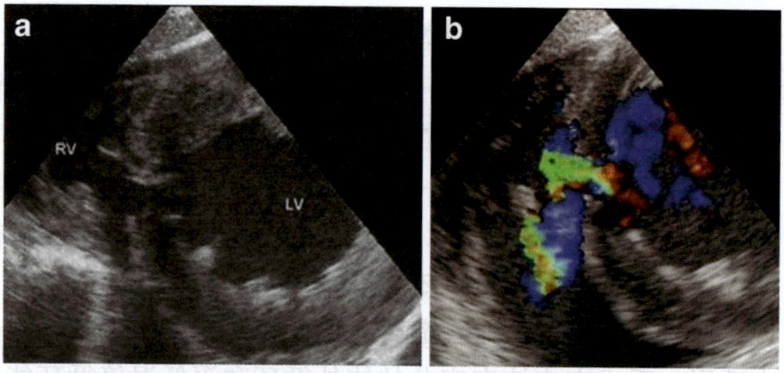

图 39-2 中等肌性室间隔缺损的 TOE 视图与二维成像（**a**）和彩色多普勒（**b**）。注意在 TOE 视图给出了缺损的较少“外科取向”，并且与心外膜扫描相比需要操作者有更多的空间意识。RV，右心室；LV，左心室

2. 当心脏位置和连接都正常时，胸骨切开术通常是正确的做法；然而，胸廓切开术或剑突下途径可以在解剖学取向是有利的情况下使用。暴露右心室表面通常足够，允许使用“有限的”胸骨切开术。对不复杂的病例，体外循环一般不是必需的。

3. 于 TOE 上定位和划定缺损后，确定穿刺右心室的正确位置。需要考虑朝向室间隔的角度、用于放置器材的心腔空间、到节制索的距离和操作者操纵导管和鞘管的空间限制的全套内容。实际上，这是由手指推进右心室游离壁的不同部位同时观察 TOE 图像来完成的。

4. 穿刺右心室之前，选择、准备和装填封堵装置，并准备插入到鞘管。正确的器材尺寸通常要求直径比缺损的最大测量直径大 2mm。最常用的器材是 St. Jude AMPLATZER 肌性室间隔缺损封堵器；然而，其他制造商也提供室间隔缺损封堵器。对某些解剖变异，其他器材的设计，例如用于动脉导管未闭封闭的器材可能更合适，尽管这将是“标签外”的使用。

5. 在右心室游离壁上进行荷包缝合，肝素 100 单位/千克给药。在 TOE 指导下，用一根 18g 的针头穿刺右心室，一根 0.035 英寸（0.089cm）Terumo J-形尖亲水导丝在引导下穿过缺损进入左心室腔。理想的情况下导丝应引导出左心室流出道，以避免干扰二尖瓣乳头肌并远离左心室后壁。一根短（7.5～15cm）鞘管，大小足够（一般 6～10F）容纳所选择的器材，沿着导丝穿过室间隔缺损到达左心室腔（图 39-3）。根据解剖结构，室间隔缺损的穿刺针和导丝的通过可能会比较困难。虽然试图用导管和导丝的组合引导导丝，很可能右心室游离壁穿刺点不理想，并需要重新穿刺。从游离壁到室间隔需要以垂直方式进行，以免扭曲解剖结构和促使放置成功。

6. 在 TOE 指导下，左心室的碟片被放置在空腔中部并撤回，以使碟片靠到隔膜（图 39-4）。收回鞘管，

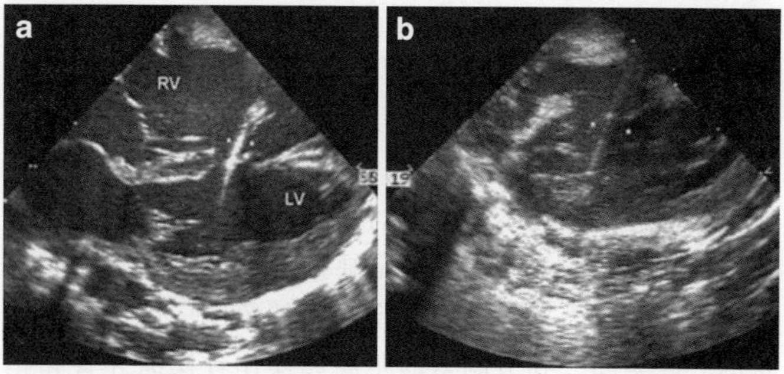

图 39-3 如图中星号所示，沿着扩张器和鞘，导丝和输送鞘通过了图 39-1 显示的心尖切面的缺损（**a**）。撤除扩张器和导丝后，可以看到“铁轨样”空输送鞘（**b**）。RV 右心室，LV 左心室

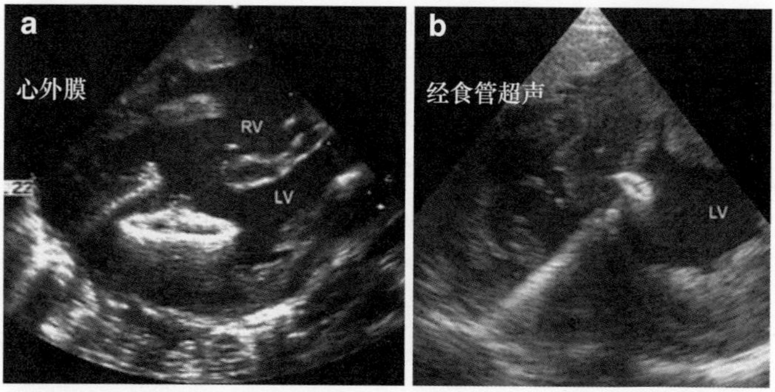

图 39-4 心外膜超声心动图（**a**）和 TOE（**b**）指引下的定位之间的区别，左心室碟片被放置。注意仔细规划和良好成像允许碟片在两种情况下都可以自由地在左心室腔展开。RV，右心室；LV，左心室

封堵器的腰部和随后的右室碟片显露。可能需要多次尝试以确认右心室碟片的正确贴合；因此，重要的是初始放置过程中不要将鞘管拔出右心室。事实上，因为小梁、节制索和接近心尖的有限心室尺寸，右心室碟片可能不能完全贴合在右心室室间隔上。操作者而后必须决定右心室碟片是否已经足够贴合以允许缺损的封堵和器材的稳定性，即使它看起来受到限制（图 39-5）。

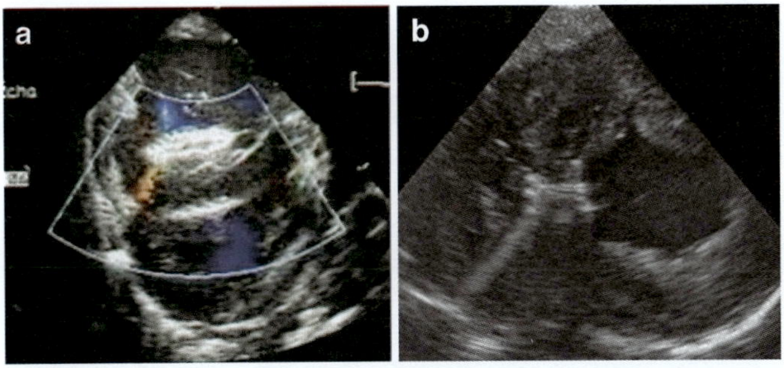

图 39-5　腰部和右心室碟片贴合的评估是最重要的步骤之一。对器材的评估应从容进行，可使用多个模式，包括透视。这里我们可以看到两个碟片满意贴合，从心外膜超声上（**a**）和 TOE（**b**）上——该装置的腰部也可以看出已经很好贴合（**b**）

7. 当封堵器在 TOE 上处于适当位置并且不干扰心脏功能时，从输送线缆上分离该装置。

8. 然后鞘管被收回，荷包缝合被收紧。

39.8　技巧和窍门

1. 鞘管和扩张器造成的左心室后壁穿孔是一个公认的并发症。有两种实用的方法降低这种风险。首先，将导丝放置到主动脉时应该使鞘管在推进中偏离后部结构。其次，扩张器应该从鞘管被抽出，直到刚在过渡的“肩部”之前，以尽量减少扩张器需要被推进到左心室的长度（图 39-6）。

2. 一些操作者提倡在插入之前将器材浸泡在患者的血液中，以减少术后溶血的危险。

3. 有些情况下，右室碟片的稳定性是不确定的，我们利用短暂的体外循环和有限的心室切开术将右室碟片缝合到右心室小梁上。

4. 血管造影可以作为超声心动图在任何阶段的补

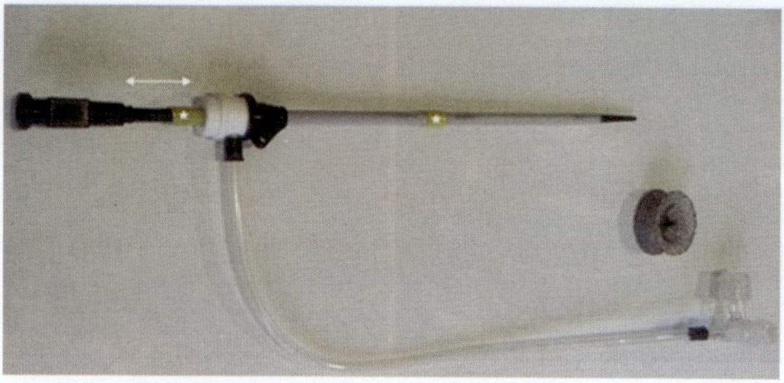

图 39-6 可以通过将两个橡胶环（*）放置在套件中来完成鞘管的修改以减小刚性扩张器朝向左心室后壁的深度和谨慎控制鞘管进入心室的深度。第一个环套在扩张器上，限制了其从软鞘管到刚过肩部过渡点的突出部分（箭头所示）。第二个环套在标识了到心脏最大插入深度的点上，并且可以用作荷包缝合标记，避免鞘管在心室穿刺部位压碎或扭结。图的右侧可见一根 AMPLATZER 肌性室间隔缺损封堵器

充，虽然对于高品质 TOE 成像，很少有必要。

39.9 预后

通过仔细的患者选择，肌性室间隔缺损的完全闭合，或只有最小残余分流的闭合应该可以实现。尽管最小重量没有被定义，大小限制通常与右心室和左心室腔室是否大到足以容纳贴合的碟片有关。

39.10 陷阱

1. 右心室游离壁的非最佳角度可能导致失败。如前所述，穿越室间隔缺损的主要困难应由重新定位右心室通路位置予以解决。

2. 左心房后壁穿孔。已在前文进行讲述，同时取决

于 TOE 操作者和介入医师之间严谨的交流。

3. 较差的右心室碟片贴合。如上所述，这可能是不可避免的。通常封闭不依赖于右心室碟片的位置；但器材的稳定性可能会受到影响，右心室碟片尽可能以最少的张力和形变贴合是重要的。

4. 未能识别额外的有血流动力学显著改变的缺损可能导致一个困难和昂贵的手术没有效果，如果在评估或手术中任何阶段发现不能全部闭合的多发性缺损，必须采取务实的方法。

39.11　并发症

器材栓塞、心脏传导阻滞、左心室壁破裂、三尖瓣和二尖瓣支撑装置受损、空气栓塞、血栓栓塞性卒中和溶血都是可能发生的。这些并发症可通过考虑上述步骤和提示被最小化。

39.12　如何处理并发症

处理显著并发症的关键因素是转换到体外循环的准备和血管造影透视成像的可用性。在没有必要的人员和基础设施支持的情况下、施行这些类型手术发生并发症可能导致本可避免的发病率和死亡率。

39.13　术后护理和随访

应该包括在心脏重症监护治疗病房适当时间的恢复。对于植入器材的仔细确认性成像和对任何残余分流的评估应在 24～48h 完成。术后应给予 6 个月 3～5mg/kg 剂量的阿司匹林，以帮助器材完成非血栓性内皮化。心脏节律和右心室功能的间歇性评估应与任何伴随的心脏缺陷监测一起持续进行。

参考文献

[1] Michel-Behnke I, Ewert P, Koch A, Bertram H, Emmel M, Fischer G, Gitter R, Kozlik-Feldman R, Motz R, Kitzmüller E, Kretschmar O, Investigators of the Working Group Interventional Cardiology of the German Association of Pediatric Cardiology (2011) Device closure of ventricular septal defects by hybrid procedures: a multicenter retrospective study. Catheter Cardiovasc Interv 77 (2): 242-251.

[2] Diab KA, Cao QL, Mora BN, Hijazi ZM (2007) Device closure of muscular ventricular septal defects in infants less than one year of age using the Amplatzer devices: feasibility and outcome. Catheter Cardiovasc Interv 70 (1): 90-97.

[3] Bacha EA, Cao QL, Galantowicz ME, Cheatham JP, Fleishman CE, Weinstein SW, Becker PA, Hill SL, Koenig P, Alboliras E, Abdulla R, Starr JP, Hijazi ZM (2005) Multicenter experience with periventricular device closure of muscular ventricular septal defects. Pediatr Cardiol 26 (2): 169-175.

第 40 章　混合方法：支架植入
Hybrid Approach：Stent Implantation

Ralf J. Holzer
（欧阳文斌 译）

40.1　概述

在过去的 10 年间，涉及心胸外科医生和介入心脏病医生之间合作的混合疗法应用数量显著增长[1]。Dan Gruenstein 两年前进行的一项 CCISC 调查记录了近 75％的医疗中心使用混合的方法在术中放置支架。大多数术中支架被放置在肺动脉，各种文章已经报告了各机构的术中支架治疗经验[1-3]。虽然外科修补术往往被认为是"金标准"，其结果常常令人失望，导致需要评估其他治疗方法，如混合疗法。

然而，术中支架治疗的使用不应该被视为传统导管支架治疗的替代，它也不能代替外科修补术。这三个血管康复的方法——外科、导管和混合疗法——有其各自的适应证、优点和缺点。因此，混合方法与更传统的手术和导管疗法是补充关系，而不是竞争关系。

支架疗法，无论是混合或经皮，可避免大量手术分离，也缩短了手术和体外循环时间。此外，支架治疗的血管扭结或外部压迫的结果均优于手术疗法。混合型支架输送相对于经皮穿刺方法的潜在优势包括：避免过长的鞘管和刚性导丝、减少血流动力学不稳定性、相当"直观的"技术与更短的手术和透视时间、更好地控制潜在的血管并发症、有修改支架的能力（如"缩短"支架、以及不论患者的身高，放置成人支架的能力)。此外混合支架输送可以更容易地处理一些技术的缺陷，如支架网突入主肺动脉，这可以很容易地进行手术成形，从而帮助未来的任何经皮介入治疗。另外，延迟支架植入直到心脏直视手术时，允许外科医生检查病变并决定最理想的治疗方法以解决血管病变，以及额外需要进行的手术（如导管置换)。这种方法能保持所有的治疗选择，并且能够避免手术前在导管室放置支架——这是一个手术时潜在的障碍。

缺点是，不使用造影的混合技术使之更难以确定远侧导丝和支架的位置。此外，如果一个新鲜切开的血管膨胀时，可能更脆弱，对比不开胸的经皮方法在相同情况下而言，血管并发症如血管撕裂在薄壁切开的血管中更为常见，尤其是在较小的患者中。最后，要选择针对特定患者的总体情况的治疗方式很重要。显然，患者送到手术室进行正中胸骨切开术并使用“开放”的方法和体外循环，只为了放置左肺动脉狭窄支架的做法是不合适的，除非需要额外的手术治疗，如肺动脉瓣置换。

混合支架输送可以通过内窥镜直视、血管造影透视或这两种方法的组合来施行。有时候，经食管超声引导的改进术中支架输送可以用于心内定位，如房间隔的支架放置。本节将对每个更常见的方法进行实例和技术描述。

40.2 直视混合支架输送

使用直接可视化混合支架方法可能是混合支架治疗的最常见形式。Holzer 和同事报道其被使用在约 75% 进行混合肺动脉支架治疗的病例中[1]。最常见的情况是一名患者需要肺动脉瓣或管道置换并且伴随近侧左肺动脉扭曲（图 40-1)。为了使用直接可视化，重要的是检查最近的成像数据，例如 CT、MRI 以及心导管检查结果。这些数据提供适当的血管测量，允许选择支架和球

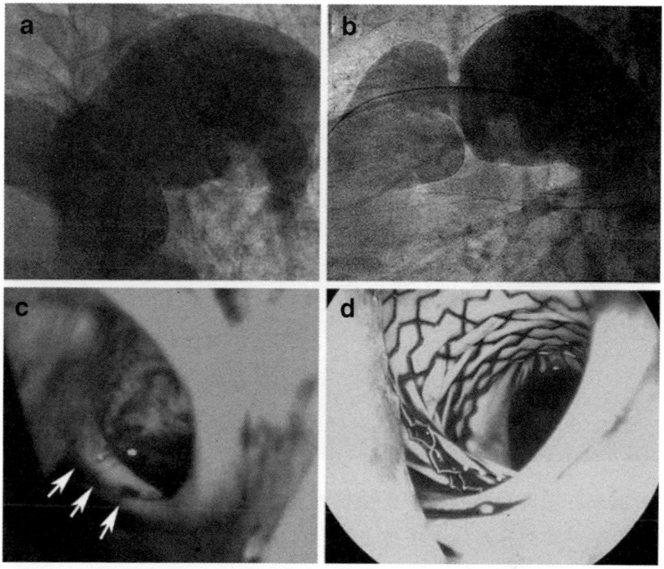

图 40-1　成年患者的近端左肺动脉狭窄（**a**，**b**），使用直视内窥镜的方法进行混合支架治疗，以及手术肺动脉瓣置换。图像（**c**）记录了在近端左肺动脉的皱褶/扭结（箭头所示），而图像（**d**）记录了术中支架植入后同样的病变

囊的正确大小。最常见的是，这些患者最近都经历了心脏导管，如果一名患者被确定需要手术处理相关病变（如瓣膜置换）的同时，还具有适于术中支架治疗的血管狭窄，这些发现应在心导管术时与心胸外科医生进行讨论以在“当时当地”做出决定，是否施行经皮支架输送，还是术中混合方法为更优选的治疗选择。

使用以前的成像数据，支架和球囊的选择应在术中支架植入前决定，并且所选择的直径应额外在术中使用各种 Hagar 扩张器评价。内镜引导对帮助支架输送非常有帮助（图 40-2）。一旦血管被暴露，内窥镜前进直到第一侧支被可视化，从而获得对最大长度的良好估计，以避免这些侧支的 jailing。另外，内窥镜可以帮助导丝

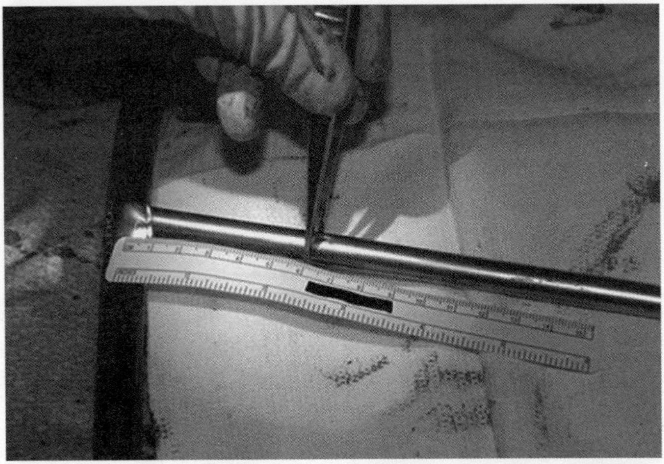

图 40-2 用内窥镜在术中支架植入期间进行直视观察。内窥镜帮助侧支远端的狭窄病变成像，并允许估计到这些分支的距离

前进到正确的血管中，而不是错误地进入一个更小的远侧分支。软导丝更好一些，不需要刚性导丝及长鞘管。应按标准技术将支架套上球囊，尽管在球囊中消除所有的气泡或使用造影液不像经皮支架输送那样重要。在年龄小的患者中，如果可扩展到成人尺寸的支架过长，可以在手术过程中使用标准的灭菌钢丝钳或强力剪刀截短。然而重要的是，这应仅对闭孔设计支架进行，如切割或缩短开孔设计支架，可能造成支架完整性和径向强度的损失。一旦导丝被放置在适当的位置，球囊/支架沿着导丝前进并于直视下定位在狭窄病变的近端。如果有关于导丝或球囊定位的任何疑虑，支架扩张期间使用C型臂可能有帮助，因为这将显示支架展开是否不均匀，或者该球囊/支架可能被困在一个较小的远端血管。一旦支架完全展开，利用内窥镜来评估整个支架位置和支架内腔（图 40-1），外科医生可使用一些较强提取器折回，从而提供支杆在血管壁上的平滑黏附（图 40-3）。除了直视和内窥镜检查，理想情况下应在手术结束时进

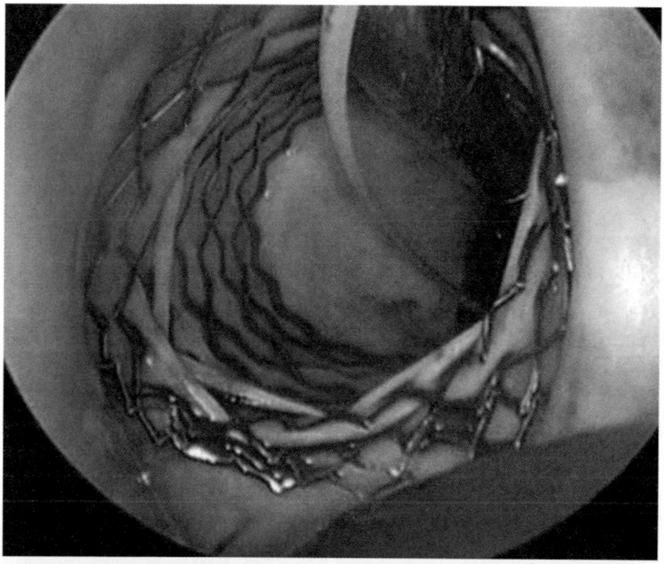

图 40-3　支架使用直接可视化内窥镜放置于近端左肺动脉。注意弯折在近端左肺动脉褶的支架网折叠，以创建进入左肺动脉（LPA）的平滑入口

行退出血管造影来评估支架放置的结果。

40.3　使用造影引导的混合支架输送

血管造影引导的混合支架治疗比直视内镜引导要少见。此技术通常保留用于经皮导管方法没有成功治疗特定血管病变的患者或没有机会实施直视内镜的情况，如综合动脉弓修复后退出血管造影识别的残留动脉弓梗阻（图 40-4）。而且，血管造影引导对术前成像数据很少或血管结构较小的患者有利，这时使用内窥镜评价远端血管不太可行。此外，这种方法有益于危重的术后患者，因为经受不起较长时间的经皮手术，特别是期望支架可扩展到成人大小时，需要更大的输送鞘管和较硬的导

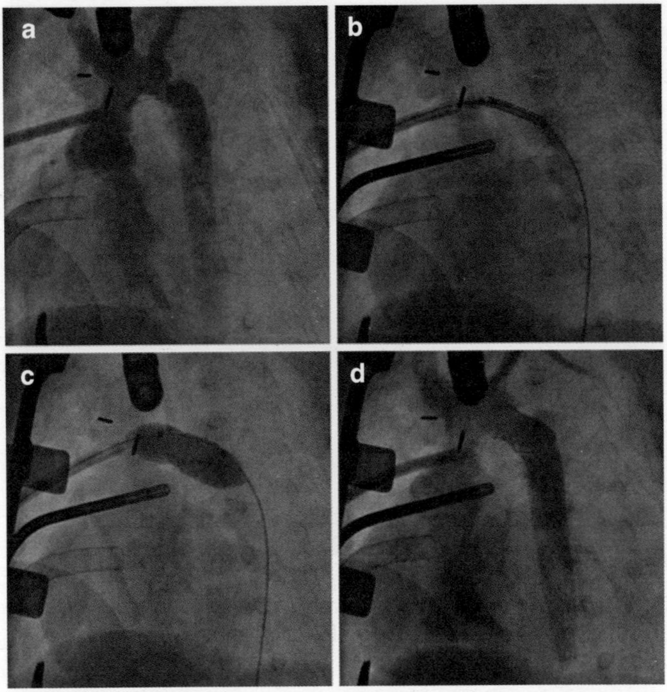

图 40-4 左心发育不全综合征的 6 个月大婴儿经历了双向 Glenn 手术。曾经有动脉弓梗阻的担心。术中血管造影（**a**）记录了左锁骨下动脉远端变窄。术中支架通过一根鞘管被放置，后者沿着一根通过升主动脉的荷包缝合的导丝被推进。（**b**）支架定位，（**c**）支架扩张，以及（**d**）最终血管造影

丝。对这些患者使用直接方法以避免使用刚性导丝和长鞘管，血流动力学往往更好耐受。此外，如果担心在手术后患者存在一个新鲜剖开血管的血管损伤，在进行该手术时有开胸和体外循环装置随时待命提供了额外的安全防线。

技术上，手术比较直观，需要使用便携式 C 型臂或混合手术室或导管室。理想的血管通路是直对需要治疗的病变部位（图 40-5）。然而选择的穿刺点与病变

部位有一段距离是很重要的，以允许球囊及其肩部扩张。一旦确定穿刺点，进行荷包缝合，一根足够尺寸的短鞘管插入血管仅 2mm（鞘管的前端可以打上一个丝线结作为标识）。因为该技术通常用在年龄小的患者，大多数血管造影是通过少量手工注射进行的，很少需要电动注射器。造影应该提供一切必要的测量以选择正确的球囊和支架尺寸。一旦血管病变已可视化，用适当的导丝穿过病变并定位于更远端的血管。如果必要，一根导管可以沿着导丝前进，导丝被交换成更大的尺寸。然而刚性导丝通常不是必需的。鉴于鞘管和病变部位之间的距离不是太远，通常沿着导丝直接

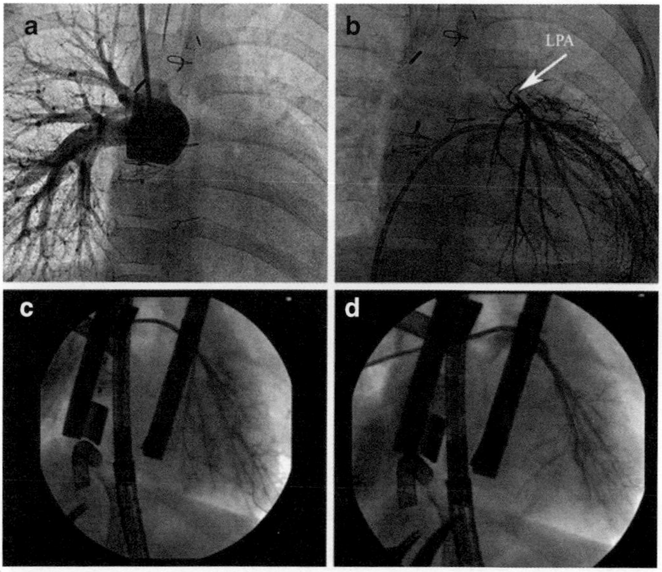

图 40-5　一名 3 岁患者 Fontan 术前的导管评价记录了不连续的左肺动脉。(**a**) 上腔静脉造影记录不显影的左肺动脉。(**b**) 左肺静脉反向造影呈现出小而发育不良的左肺动脉。(**c**) 术中造影记录了左肺动脉（LPA）的极端发育不全。(**d**) 放置一根预安装支架后的造影记录向远端左肺动脉血流的改善

推进支架和球囊而不必将鞘管放置于远侧是可行的。一个例外是新鲜缝合线，重要的是不能通过推进未覆膜的支架/气囊的组合使其略尖锐的边缘穿越而造成任何损伤，因此理想情况下鞘管应被充分推进以避免这个问题。在大多数情况下，支架/球囊在穿越狭窄病变时仍将部分位于短鞘管中，允许一定程度的可推进性，而无需担心支架从球囊滑移。一旦支架在透视引导下扩张，通过短鞘管进行血管造影以评价支架放置的结果（图 40-5）。

40.4 使用组合方法的混合支架输送

组合方法一般与单独使用造影引导的混合方法有非常相似的适应证。通常用在需要造影引导以准确放置支架时，特别是对于小患者的小血管直径，预先存在的成像数据比较有限时。当额外的心脏损伤需要手术矫正时，一旦体外循环的患者血管被手术打开后，支架可以最初使用造影引导支架，随后进一步调整。一个很好的例子是经历了肺动脉闭锁与室间隔缺损手术修复但形成大量假性动脉瘤伴肺动脉分支狭窄的患者（图 40-6）。特别是，如果血流动力学受损，假性动脉瘤可能使导管支架治疗非常困难，往往难以耐受。在这种情况下，使用手术室血管造影引导的混合方法，直接经主肺动脉/导管的方法可以用于治疗分支肺动脉狭窄，在接受体外循环、导管置换以及折叠任何突出的支架材料之前，可帮助随后的介入。与所有的混合技术一样，这种方法将需要针对每个个体患者进行调整。

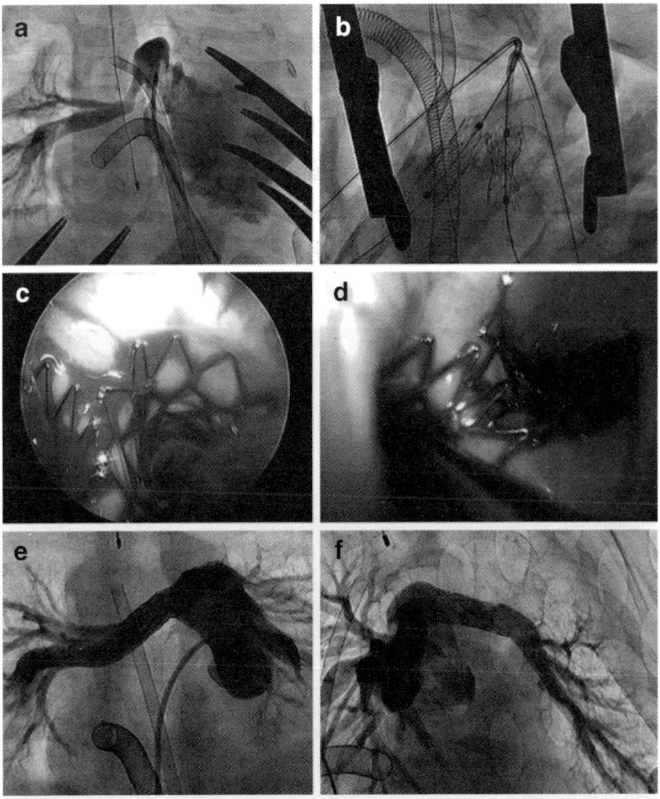

图 40-6　患者肺动脉闭锁及室间隔缺损手术修复后形成大量假性动脉瘤以及双侧肺动脉分支狭窄。(**a**) 双侧分支肺动脉狭窄在术中造影下划定。(**b**) 术中支架同时扩张右肺动脉和左肺动脉。(**c**，**d**) 支架网格在假性动脉瘤切除后显现之前 (**c**) 和之后 (**d**) 手动折叠支架网格。(**e**) 和 (**f**) 退出造影记录的右肺动脉和左肺动脉狭窄得到很好缓解

40.5　其他混合支架输送

在一般情况下，术中支架可以放置在心脏或血管结构中的任何地方，但心内支架植入术可以比血管支架植

第 41 章　异物提取技术

Retrieval Techniques

Rui Anjos，Inês C. Mendes 和 Duarte S. Martins
（张凤文 译）

41.1　概述及临床病例

近年来，因体内导管、导线、导丝和其他介入器械的广泛使用，血管或心脏结构异物的去除变得更加频繁。

需要血管介入或心脏介入提取的异物通常源于医源性事件。通常情况下，丢失器械是介入手术的急性并发症，可立即术中诊断和去除。但在很多情况下，丢失的对象是影像学检查的偶然发现。事实上，多数患者无症状[1-2]。在文献中血管介入异物提取的成功率已经达到了 90%[1-2]。少数患者需要开放和介入的联合方法。不成功的提取术需要手术或更多情况下需大型设备，通常是房间隔或动脉导管开放所需器械，以及在大多数此类情况下，需要胸骨切开术与体外循环。

41.2　需要提取的异物和致栓塞材料

至今最常见的需要提取的致栓塞材料是导管片段[1]，通常是中心静脉导管破裂的结果。许多其他栓塞器材和材料已在文献中报道，其中包括治疗装置（线圈、房间隔缺损或动脉导管封堵器、支架和静脉滤膜），导丝，以及起搏导线。

环，潜在优点是有较小的远端直径及比直角环更长的伸展范围。其外径 0.89mm（0.035 英寸），允许通过常规的诊断导管插入，在提取如微线圈之类非常小的设备时省去了换导管的步骤。MICRO Elite Snare®（Radius）是该导管的缩小版，具有 0.36mm（0.014 英寸）的外径和 2～7mm 的内径。

一些勒除器是为了特殊种类的手术设计的，例如 Gunther Filter Retrieval Set®（Cook）用于 IVC 滤膜提取。

41.6.1.2 多环勒除器

多环勒除器有数个套环同时打开。2 环 Multi-Snare®（PFM）具有一个主环和一个附加的横向环，形成一个正交的双平面系统，环的尺寸可变。圈套直径范围在 5～40mm，经过 4～6F 导管引入。Multi-Snare Micro Sets® 具有 2～6mm 的直径，通过 3F 导管插入。

其他多环勒除器的结构略显复杂，具有 3～4 个环，像花瓣样从导管中同时脱出。此设计是以交错环来增加捕获和操纵异物的概率，覆盖较大的血管区域。这些设备对下腔静脉滤膜、闭塞和栓塞设备的提取特别有用，但也是一个提取其他异物的不错选择。它们具有良好的耐扭结性，以及操作和提取较大和笨重的异物所需压力的耐受性。

三环圈套包括 EN Snare®（Merit Medical）、Vascular Snare®（Angiotech）和 Atrieve Vascular Snare®（Angiotech）。市售的有 2～8mm 直径型（迷你版），需要 3.2F 导管，或 6～45mm 直径型（标准版），通过 6～7F 导管引入。

四环圈套包括 Indy OTW Vascular Retriever®（Cook），具有重叠环，以垂直于导管中的角度打开。其直径为 40mm，需要一根 8F 鞘管。Clover Snare 4 Loop

Vascular Retriever®（Cook）通过 6F 导管引入，通过内（8Fr）和外（10Fr）同轴导引鞘管推进，所有导管锁定在一起以提供良好的通过性和阻力。

41.6.1.3　用于尖端封闭的导管或导丝的勒除器

一种特殊类型的勒除器设计用于提取没有自由端的导管或导丝。Needle's Eye Snare®（Cook）被特殊制造以提取起搏导线，具有优良的牵引耐受性。它有一个开放曲线圈套（13mm 或 20mm 直径）被定位在异物附近，第二较小环形线前进到所要提取的导管或导线的另一侧时关闭该线圈。它是由一根柔性 12F 鞘管同轴地插入一根更大 16F 鞘管 Femoral Introducer Sheath Set®（Cook）推送的。

Loopmaster-Sochman Snare®（Andramed）的 25mm 开环弯曲圈套被定位在所要提取的导管或导线附近，环路由前进的直导线闭合。其较小的外径及一个 8Fr 的导引鞘管，较上述的设备为佳。

41.7　抓取器和活检钳

血管内提取使用的抓取器包括 Vascular Retrieval Forceps®（Cook），尤其用于线圈的血管内提取，但也用于导管、导线或其他异物，需要一个 4F 套管或引导导管。Alligator Retrieval Device®（Covidien）是专为小血管中的线圈提取设计的，通常用于脑循环，需要 3F 微导管。虽然这些抓取器是有吸引力的，在现实中，它们的使用一般限于小血管及线圈提取。活检钳被用来抓取异物，特别是线圈和导管，但有一些潜在的血管或心脏损伤的可能。活检钳也可用于稳定另一自由浮动的设备，以辅助该设备的稳定捕获。

41.8 篮筐

螺旋篮是能够接合和提取一个球形或卵形物体（形如子弹）的唯一设备，并且可能在提取插头、PDA阻塞装置、导管和线圈时非常有用。Dotter Intravascular Retrieval®（Cook）是一个4线螺旋环篮，长7cm，直径为3cm。导管柄是8F，需要更大的鞘管，其尺寸取决于被提取设备的大小。Andra basket®（Andramed）具有较小的外径，市售有25～30mm直径，可安装在5～7F导管上。

篮筐沿着异物放置，当篮筐被抽出或旋转时异物经常吸入到筐内。主要缺点是，蓝筐系统是笨重和刚性的，潜在有造成伤害的可能性。

41.9 详细步骤

41.9.1 提取阻塞的导管或导丝碎片

导管片段栓塞全身静脉，右心或肺动脉栓塞是最常见的需要异物提取的情况。

提取术应遵循以下步骤[1,3]：

- 获取完整病史并确定导管种类（长度、直径、灵活性），以及栓塞可能发生的时间。超声心动图和双平面X线胸片确定导管的精确位置。如果没有定论，考虑其他的成像技术。
- 选择提取设备。用于导管片段的最佳选择通常是一个单环或双环勒除器。在大多数情况下，选择10～25mm环直径的圈套，这取决于血管的尺寸（较大的圈套更适用于大的血管中）。提取导管片段的其他初步方案包括多环圈套或篮筐。

- 选择使用的引导导管或鞘管。对于达 5F 的柔性残留导管碎片，6F 或 7F 导引导管可以容纳；对 7F 片段，选择 9F 导引导管或 8～9F 带尖端标记的阀式鞘管，并长度足够到达导管片段。
- 获取知情同意。
- 经皮用一短引入器进入股静脉。如果使用的是导引导管，选择相同大小的引入器。如果打算使用鞘管，使用 6Fr 短引入器，稍后替换为一根长鞘管。获取有创动脉压监测。
- 肝素化（静脉 100IU/kg）。
- 透视控制下推进一根诊断导管到所需的位置。获取片段所在的血管或腔室的双平面血管造影。在某些情况下，可能不需要血管造影。
- 推进一根交换导线超过片段的位置，更换诊断导管为所选导引导管（或鞘管）。
- 对引导导管附加具有侧口的止血阀（Tuohy-Borst 或类似），以冲洗和清洁系统。
- 拉出勒除器导管内的套圈，并穿入止血阀。
- 向前推进勒除器导管直到其伸出导引导管或鞘管，并将其放置在残留导管附近。
- 然后推进圈套直到套环围绕在异物的近端。勒除器环可以通过扭转装置转动，该装置稳固地连接到中央芯。
- 通过推进勒除器导管，该系统的环闭合，抓住异物。
- 必须保持中央纤芯和勒除器导管之间的张力，通过推进和紧固扭转装置到勒除器导管达成。
- 为提取残留导管，保持张力并拉动中央核心和圈套导管的同时轻轻推进导引导管或鞘管。
- 提取术后，在去除鞘管并提供止血，防止在血管通路部位出血之后，应执行医院标准护理。

技巧和窍门：最好将捕获导管或线圈撤回至导引导管或鞘管内，避免损伤心脏或血管。

41.9.2 栓塞的封堵器材的提取

按照前一节中所示的一般步骤。

封堵器材提取的细节技巧和窍门如下[3]：

- 由 X 线透视和超声心动图确定栓塞装置的确切位置。
- 对于较大阻塞器材，一个很好的选择是使用多层同轴系统，该系统由一个套环、导引导管和一个大阀式鞘管构成（图 41-1）。大鞘管放置于栓塞器材附近。具有最适合于达到该器材位置曲线的导引导管然后通过鞘管前进。操纵引导导管以使其朝向设备中心或连接销。圈套通过引导导管推

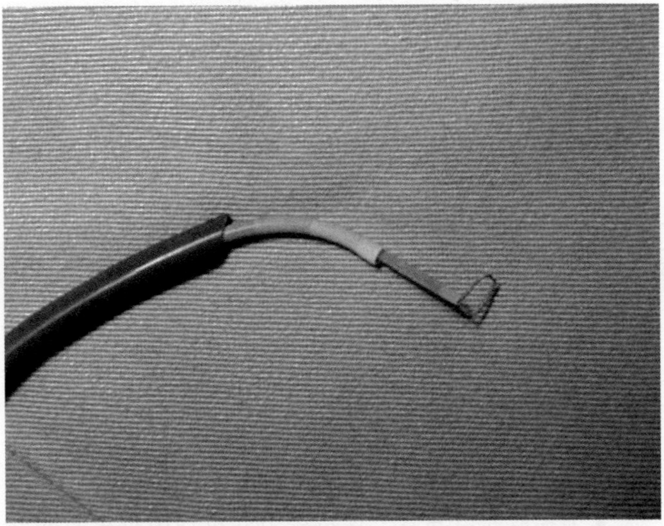

图 41-1 一个多层同轴系统，由一个圈套、导引导管和一个大阀式鞘管组成。引导圈套的导引导管的可操作性和取向与鞘管的阻力和尺寸相关。同轴系统还提供了额外的支持，以提取较大的器材

进。使用多层同轴系统时，引导圈套到一个最佳位置的可操作性和引导导管的取向与大鞘管的尺寸和支撑相关。

- 用于封堵器材提取最常选择的提取设备是一个圈套导管。单环导管经常使用，但多环圈套也是优秀的选择，可提高捕获的概率（图 41-2）。我们的目标是设备中心或连接销。用圈套捕获心房封堵器的中央部分（支架）将使它不能收缩进鞘管。
- 被选择用于封堵器提取的鞘管应至少比原输送鞘管的尺寸大 2F。当提取大的房间隔缺损封堵器

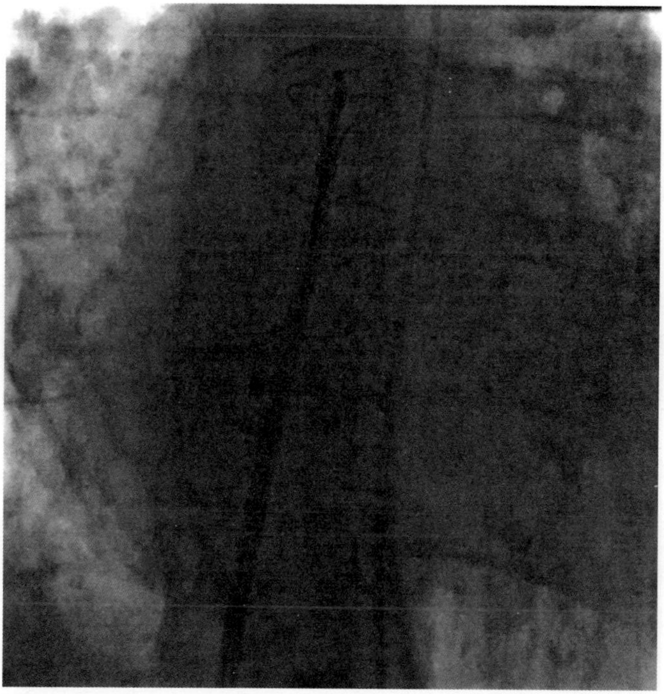

图 41-2　一个多环圈套提取栓塞左心房的 Amplatzer 封堵装置。多个套环增加捕获的可能性，正位使用时，如图中所示，具有自定心机制

时，在引入和推进系统之前将鞘管的前端切削成30°～40°的斜角是有帮助的。斜切技术通常仅适用于非装甲鞘管如Cook Mullins Check-Flo。切口的主要目的是提供鞘管的更大外径以利于套环提取大的装置。将套环拉进斜面鞘管时最好的校准通过转动鞘管或提取装置获得，从而使圈套中心的自由端与倾斜尖端的最基端部对齐（图41-3）。有斜面的尖端是尖锐的，因此有可能会损伤血管和心脏结构，所以当没有扩张器或同轴导管保护时推进鞘管必须加以注意。

- 在某些情况下，将以一根超硬导丝放置于栓塞装置相邻或超出位置是很有用的，以稳定捕获过程中的鞘管和减少创伤的风险。导丝应在捕获设备之后、提取设备进入鞘管前被移除。

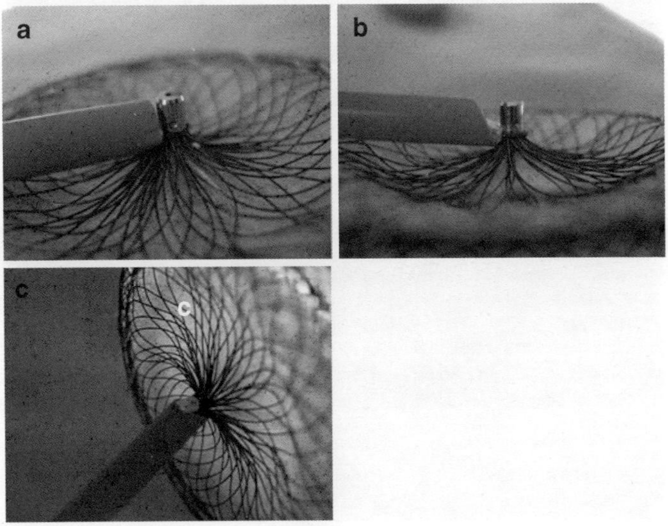

图 41-3　捕获大 Amplatzer 封堵装置的中心。回收入鞘管是不可能的，因为中心长且垂直于鞘管（**a**）。斜切鞘管尖端（**b**）允许中心回收入鞘管（**c**），因为这增加鞘管尖端的外形

- 保持张力并拉圈套和导引导管，同时保持位置或轻轻推进鞘管。从原位移除前，将全套装置回收入鞘管。

41.9.3 阻塞支架的提取

提取支架的技巧、窍门和详细步骤[3]：

- 如果支架阻塞（由于支架尺寸太小、从球囊脱落的支架或球囊的大破裂），最重要的原则是保持导丝通过支架在一个非常远端和固定的位置。
- 如果该支架被移位，并且不能被目标区域中的球囊重新定位，将其展开并固定在血管更远端的位置。
- 球囊外的支架在撤出肺动脉通过右心室流出道时从来不是完全安全的，并当支架从球囊上脱离时永远不应该被考虑。
- 如果支架在球囊外被部分地展开和定位，它可以被圈套重新压缩在球囊外。这对静脉位置的支架特别有用。勒除器可被定位在导线外周和球囊导管的外部，并通过输送鞘管沿着它前进，直到到达支架/球囊组件。然后在球囊/支架周围稍微收紧、放松，并沿支架上移数毫米。沿着支架的整个长度重复收紧。如果支架可以压缩到其原始直径，则可以撤回到鞘管内并移除。如果不能，则球囊/支架组件可以被拉到周边位置，而如果不可能通过穿刺部位提取，可以通过一个小的手术切口提取出来。
- 圈套也可通过穿过一单独通路鞘管的非常大的鞘管插入，捕捉导丝的尖端，然后操纵直到其到达球囊/支架组件。压缩的支架可通过这种替代通路中拉动圈套和推球囊导管进入鞘管而被回收。

41.9.4 破裂球囊的提取

圆周破裂球囊处理的技巧、窍门和特别步骤：

- 圆周破裂的球囊可能较难处理，因为球囊的远端部分将打开如一把倒置的伞，阻止在插入处提取。导管柄断裂时这甚至会变得更加困难。
- 总是保持导丝在球囊中的位置。
- 去除球囊和导管的近端。
- 沿导丝插入一根多用途导管并将其推进直至球囊远端。
- 在对侧股静脉或颈静脉插入一根比球囊更大的引导器。
- 通过这个通路，插入圈套导管并捕获导丝尖端。
- 拉动圈套导线同时推多功能导管以收回导丝和球囊的远端。球囊尖锐的末端因为将被引导到新的导引器，将很容易通过这种方法排出。

41.10 提取术的并发症

异物提取术最重要的并发症是血管或心脏撕裂，或心脏瓣膜和邻近结构的穿孔/损伤。其他并发症包括心律失常、设备栓塞到另一个位置、设备陷落，以及血栓栓塞性并发症，诸如卒中、局部缺血、肺栓塞和心肌梗死。

参考文献

[1] Schechter MA，O'Brien PJ，Cox MW（2013）Retrieval of iatrogenic intravascular foreign bodies. J Vasc Surg 57（1）：276-281. doi：10.1016/j. jvs. 2012.09.002，Epub 2012 Nov 7.

[2] Cahill AM，Ballah D，Hernandez P，Fontalvo L（2012）

Percutaneous retrieval of intravascular venous foreign bodies in children. Pediatr Radiol 42（1）：24-31. doi：10.1007/s00247-011-2150-z，Epub 2011 Dec 17.

[3] Mullins CE（2006）Foreign body removal. In：Mullins CE（ed）Cardiac catheterization in congenital heart disease：pediatric and adult. Blackwell Publishing，Malden，pp 350-357.

第 42 章　心包穿刺术
Pericardiocentesis

Maarten Witsenburg
（张凤文 译）

42.1　概述

- 心包腔通常包含几毫升浆液性液体。由于疾病和外部或医源性创伤，液体体积可能增加，无论是急性的或慢性的。体积和腔内压力的增加可以压缩心腔和限制填充，这可能导致心排血量的降低和心脏压塞。心包液的迅速积累与发生在较长时间的积累相比，可能在体积小得多时即产生压塞。

42.2　心脏压塞的诊断

心包积液可表现为在例行超声心动图检查时偶然发现，或因为 X 线下扩大的心脏轮廓或心电图低电压可能被怀疑。另一极端情况是患者由于急性心脏压塞造成低心排血量，此时心包引流可能是救命的。临床低血压、心动过速和心音低沉可能会提示怀疑本病。超声心动图可显示心包积液（图 42-1）。舒张末期右心房塌陷，吸气时增加的三尖瓣 E 波速度和减少的二尖瓣 E 波速度可确认压塞的诊断。

心包引流的紧迫性取决于临床情况、超声结果和患者病史。

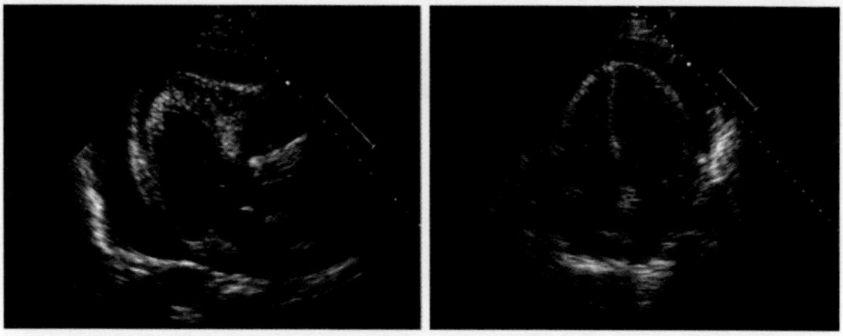

图 42-1 超声心动图四腔和长轴视图显示适量心包积液

42.3 心包穿刺术的适应证

以下是心包穿刺术的适应证：

- 心脏压塞。
- 即将发生的心脏压塞。
- 复发性或持续性心包积液。
- 缓解心包积液症状。
- 诊断性培养或流体分析的需要。

42.4 并发症

心包穿刺潜在的并发症包括内脏穿孔、气胸、血胸、冠状动脉裂伤及心脏穿孔（下腔静脉、右心房、右心室甚至左心室）。心律不齐以及短暂的低血压和低心排血量可能发生。

42.5 心包穿刺术的禁忌证

急性心脏压塞没有绝对禁忌证，但各种条件可能会增加该术的风险。必须意识到，手术引流可能在某些情况下，是一个更好的选择。在外伤性出血、出血体质、怀疑脓性积液时应该特别加以小心。存在少量或位于后部的积液时很难达到指定区域，如果存在多个隔膜，一个简单的穿刺很可能会失败。

如果成年人心脏压塞或心包积血与主动脉夹层形成相关，急诊手术是唯一可靠的方法。

42.6　术前准备

在非急诊手术时，患者和（或）家长应被告知手术的步骤和可能出现的并发症，并同意。

根据当地的实际操作，心包穿刺术在重症监护治疗病房（ICU）或导管室中进行，超声设备随时待命。应连续监测患者的心电图、心率、血压和血氧饱和度。超声应保持运行，心包穿刺包应准备好。

对于儿童，由专业麻醉师实施的全身麻醉是有帮助的，只要人们意识到引入的体位变化以及血管阻力可能会影响血流动力学条件。麻醉师和心脏病专家之间的密切协作是必不可少的，穿刺应在麻醉诱导后直接进行。

超声心动图用于确认心包引流适当穿刺部位，并有助于评估积液的深度。而后，它显示引流的位置和积液量的减少。

42.7　通路和引流

准备好心包穿刺包（图 42-2）。

定位患者在头部朝上 30°角度可能有助于汇集积液至心脏的较下部位。超声心动图可帮助，重新确认积液的位置并标记相应的穿刺部位。患者覆盖手术巾并用消毒液（无菌溶液）清洗。皮肤和皮下组织被局部麻醉剂渗透。注射针（长度适合患者体型大小）以 15°～30°角度指向患者左肩，缓慢进入皮肤。用 5～10ml Luer-Lok

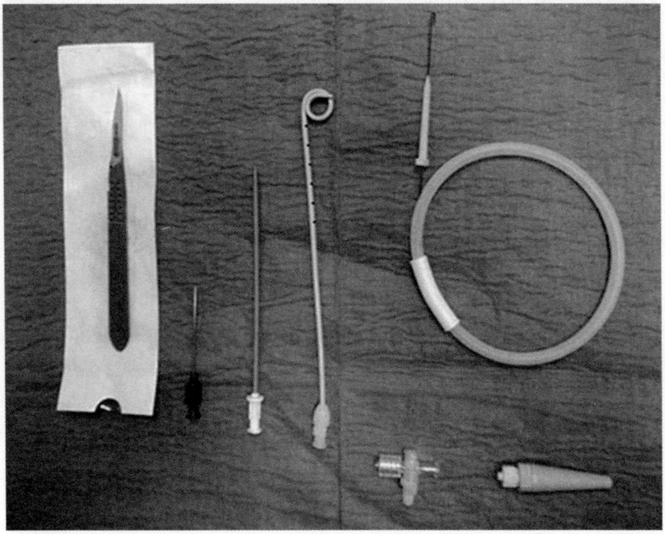

图 42-2 小儿心包引流包及手术刀（William Cook Europe，Bjaeverskov，丹麦）

接头的注射器施加轻度负压。患者连接监护仪不间断地监测有无心律不齐。通过心包壁层进入心包空间时可能有一种跳跃感，然后可以轻轻吸液。必要时，注入一些生理盐水，通过超声心动图证实通路。

作为备选项，但现在不太频繁使用的技术包括通过抽吸针的心电监护，通过抽吸针的压力监测，通过透视下介入的导管注射造影剂和（或）透视观察。

根据心包引流的紧迫性和适应证，更多的液体被吸出并且插入一根 J 形导丝。导丝推进时不应该对抗阻力（导丝的推进与阻力顺行）。入口处以 6～8F 扩张器扩张，一根有多个侧孔的（猪尾）导管被推进以继续引流。收集引流液用于实验室分析和培养。连接 3 路旋塞阀到一个 20～50ml 注射器和收集袋。如果预期持续引流，可以缝合引流管。如果抽出血性液体，该液体和全血细胞比容的快速比较可以确认正确的引流位置。

42.8　引流后监测

密切监测心包引流术后患者的生命体征。X线将确认引流位置，排除气胸。记录引流体积。移除引流前或怀疑不正确的引流时应重复超声心动图检查。

根据积液的起因，可以开始使用抗感染药和抗生素。慢性心包积液的控制超出了本章的范围。

推荐阅读

[1] Groarke JD，Maree AO，Palacios IF（2012）Pericardiocentesis. In：Eeckhout E et al（eds）Percutaneous interventional cardiovascular medicine. The PCR-EAPCI textbook，vol 1. Europa Edition，Toulouse，pp 183-198.

[2] Loukas M，Walters A，Boon JM，Welch TP，Meiring JH，Abrahams PH（2012）Pericardiocentesis：a clinical anatomy review. Clin Anat 25：872-881.

[3] Mullins CE（2006）Phlebotomy，pericardial and pleural drainage. In：Mullins CE（ed）Cardiac catheterization in congenital heart disease. Blackwell Publishing，Malden/Oxford/Carlton，pp 882-890.

第 43 章　心内膜心肌活检

Endomyocardial Biopsies

Davide Marini
（董　硕 译）

43.1　临床表现

尽管无创诊断技术正在快速发展，但心内膜心肌活检（EMB）依旧是心脏移植排斥反应、心脏肿瘤、心肌炎，或者其他浸润性心血管疾病如淀粉样变性、类肉状瘤病、Fabry 病和致心律失常右心室发育不良（ARVD）患者活体诊断金标准。

由于 EMB 手术的有创性、并发症风险和无创检查特异性，正确判断临床情况 EMB 使用的必要与否增加难度。EMB 使用方面无随机对照数据，儿童方面医学证据尤其不足。此外，相关的出版文献一般只针对具体的心血管疾病，而决定采用 EMB 通常是依据临床表现，不是仅术后才得知的组织病理学诊断。这是临床实践中获得 EMB 指征的主要障碍[1]。

为了明确目前 EMB 在心血管疾病治疗中的角色，美国心脏协会（AHA）、美国心脏病学会（ACC）和欧洲心脏病学会（ESC）组织多学科专家组在综述出版文献并整合临床表现信息而非病理组织学诊断后做出科学声明。目的是为临床实践的推荐级别和证据级别（表 43-1）[1]提供有用建议。此科学声明同时也被美国心力衰竭协会和欧洲心脏病学会心力衰竭协会认可，于 2007 年发表[1]。

表 43-1 14 种临床情况中的推荐等级和证据级别[1]

序号	临床病例	推荐级别（Ⅰ，Ⅱa，Ⅱb，Ⅲ）	证据级别（A，B，C）
1	新发心力衰竭 2 周内，伴左心室正常或扩大，血流动力学改变	Ⅰ	B
2	新发心力衰竭 2 周至 3 个月，伴左心室扩大，新发室性心律失常，二度或三度房室传导阻滞，常规治疗 1～2 周无效	Ⅰ	B
3	心力衰竭 3 个月以上，伴左心室扩大及新发室性心律失常，二度或三度房室传导阻滞常规治疗 1～2 周无效	Ⅱa	C
4	与 DCM 相关的心力衰竭伴随可疑过敏反应和（或）嗜酸性粒细胞增多	Ⅱa	C
5	心力衰竭伴可疑蒽环类药物性心肌病	Ⅱa	C
6	心力衰竭伴不明原因的限制型心肌病	Ⅱa	C
7	可疑性心脏肿瘤	Ⅱa	C
8	儿童不明原因的心肌病	Ⅱa	C
9	新发心力衰竭 2 周至 3 个月，伴左心室扩大，不伴新发室性心律失常或者二或三度房室传导阻滞，常规治疗 1～2 周有效	Ⅱb	B
10	心力衰竭 3 个月以上伴左心室扩大，不伴新发室性心律失常或者二或三度房室传导阻滞，常规治疗 1～2 周有效	Ⅱb	C
11	心力衰竭伴随不明原因 HCM	Ⅱb	C
12	可疑性 ARVD/C	Ⅱb	C
13	不明原因室性心律失常	Ⅱb	C
14	不明原因心房颤动	Ⅲ	C

43.2 指征

根据此科学声明：

A. 在临床情景 1 和 2 中推荐 EMB（Ⅰ级推荐）和 B 级证据（表 43-1）。在这些临床情况中，EMB 用于更具侵袭性的心肌炎的检测，如巨细胞性心肌炎（GCM）和坏死性嗜酸性细胞性心肌炎（NEM）。免疫抑制治疗可以改善这几种类型的结果；然而，在临床症状改善不佳的情况下，GCM 和 NEM 的诊断需要及早植入机械循环辅助装置。相反，淋巴细胞性心肌炎的诊断是一个自然痊愈的有利预后因素，即使是在心肌收缩功能障碍或机械循环支持中的患者。

B. EMB 在临床情景 3 和 4 中是合理的（Ⅱa 级推荐，c 级证据，表 43-1），是因为患者有心脏结节病或特发性肉芽肿性心肌炎的风险，临床情景 4 中，是因为患者有超敏性心肌炎（HSM）的风险。糖皮质激素治疗对结节病和 HSM 都可能有效。

C. 对于不明原因的心力衰竭伴可疑蒽环药物性心肌病（临床情景 5）或者限制型心肌病（临床情景 6），它可能在其中显示特定的浸润性疾病，如淀粉样变性或血色素沉着症，或者心肌纤维化和心肌肥大合并特发性限制型心肌病，或者任何不明原因的儿童心肌病的情况（临床情景 8），EMB 同样是合理推荐操作（Ⅱa 级推荐，C 级证据）。

D. 对于可疑心脏肿瘤（除典型的黏液瘤外）（临床情景 7），如果①无创或微创技术不能确诊，②组织学诊断可以影响治疗进程，③活检的成功率相当高，④手术人员经验丰富[1]，则 EMB 为合理检查（Ⅱa 级推荐，C 级证据）。

E. EMB 也可以用于检测淋巴细胞性心肌炎，在临床情景 9 中为Ⅱb 级推荐，B 级证据；在临床情景 10

中，不明原因肥厚型心肌病、可疑性 ARVD 和不明原因的室性心律失常（分别为情景 11、12 和13）中为Ⅱb级推荐，C 级证据。在不明原因的心房颤动情况下，不应实施 EMB（Ⅲ级），C 级证据。

此外，EMB 可用于指示临床怀疑移植术后受体发生的移植排斥反应[2]。

43.3 检查和血管径路的准备

射血分数正常的成人，EMB 可在局部麻醉或轻度镇静下实施。婴幼儿则需要全身麻醉、气管插管和机械通气。心电图、血压和脉搏氧饱和度为常规监测的一部分。如果血管通路只有静脉，通常可不使用肝素预防血栓。

首选的静脉通路位点是右颈内静脉和右股静脉。通常是基于术者的经验。锁骨下径路很少使用。

通常，选择股动脉径路逆行进入左心室。在这种情况下，阿司匹林或其他抗血小板药物可能被添加到肝素中以降低体循环栓塞的风险。双心室取样被证实能提高 EBM 诊断心肌炎的诊断敏感性；然而，这可能是由于双心室 EMB 获取了更多的活检样本[3]。

43.4 材料

活组织检查刀一般是一次性的，其锋利的尖端设计成用于夹取而非切割心肌（图 43-1）。有 2 种不同类型的活组织检查刀：①两个预定形硬性远端；②一未定形远端和一柔软的输送轴。

通常，预完形的活检钳用于颈静脉途径。股动脉、股静脉途径使用柔软的活检钳则需要用到有长鞘或者引导导管。表 43-2 列有市面上一些常见的活检钳（图 43-2）。

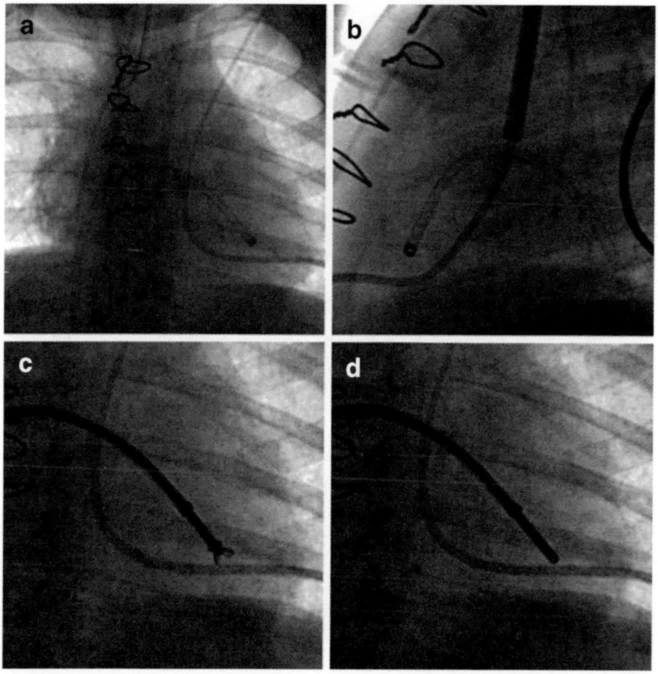

图 43-1　前后位（**A**）和侧位（**B**）显示经股静脉径路的长鞘的位置。活检钳钳口在到达心肌壁前应在心腔内保持张开（**C**）。钳口闭合应轻轻夹住室间隔（**D**）

表 43-2　常见活检钳型号及柄长

型号	尺寸	柄长（cm）
Cook®	3.0，5.2	60 和 120
Cordis®	5.4，7.0，8.0，9.0	50 和 104
SparrowHawk®	5.0，6.0，7.0	50 和 105
Novatome®	5.0，6.5，8.0，9.0	50 和 100
Argon®	5.0，5.5，6.0，7.0，7.5	50 和 105
Meiners®	6.0	110

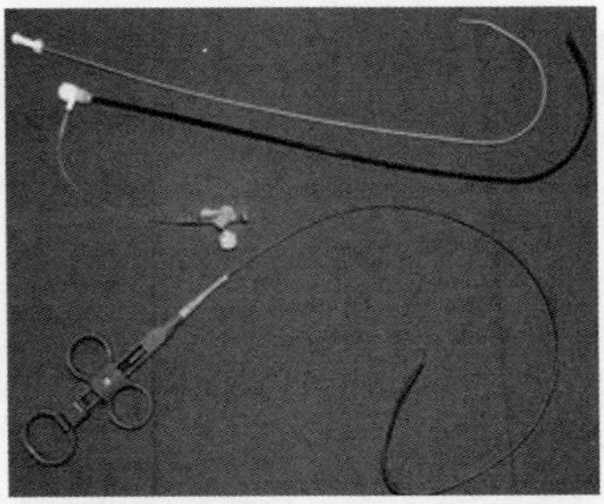

图 43-2 一个 50cm 长的柔性活检钳（Cordis®）可用于 6F 40cm 长的预定形的 Flexor® Check-Flo® Introducer®（Cook®）鞘

43.5 术前影像

术前超声心动图应常规用于评估整体和节段的心室功能，以排除任何其他异常，如心包积液或瓣膜功能不全。同样，EMB 患者术前行心脏 CT 和 MRI 检查是有益的。为了降低误检右心室游离壁的风险，可用 CT 来评估室间隔和上、下腔静脉的角度。有一项有趣的临床手段可以提高 EMB 的诊断敏感度，就是用先前的心脏 MRI 来引导活检钳显示有炎症性疾病或细胞坏死等异常心肌区域[3]。

43.6 技术

从股静脉路径的穿刺点，将一根尖端带角度的长鞘沿着置于远端肺动脉的标准导丝放置于右心室内。

在颈内静脉途径中，预定形的硬活检钳通常独立使用，在无长鞘的保护下送至右心室。此途径下活检钳每次需穿过三尖瓣来获取心肌标本。

左心室的 EMB 通常选取直头端的长鞘，也可用冠状动脉导管代替。

活检钳在放射线透视的检测下在前后位 0°、侧侧位 90°置入右心室，在右前斜位 30°、斜前侧 60°置入左心室。此外，也可联合 2D/3D 经胸或经食管超声心动图与放射线来控制活检钳的方向和最终位置。

每次活检后，通过长鞘或导管取适量血液，并用等渗盐水冲洗来预防血栓。

43.7　预期结果

根据研究对采集的标本进行处理，手术应获得 5～10 块大小为 1～2mm^2 的样本，为了减少抽样误差，样本应从 2～3 个不同部位采集[1]。

43.8　要点与技巧

从左或右心室游离壁获取活检标本有心脏穿孔和心脏压塞的风险；因此，标本应从室间隔获取。对于患有扩张型心肌病或临床怀疑急性心肌炎患者行 EMB，这是必须遵守的，因为此类患者的右心室游离壁通常薄且脆弱。

在柔性活检钳套置入长鞘前，轻微弯曲其远头端有益于增加足够的弯曲度及增强其弹性。此外，建议活检钳到达心肌壁前，在心室腔内保持开口开放。然后，活检钳必须缓慢地推进，直到感到轻微的阻力。当活检钳接触室壁时，通常会引发室性期前收缩。因此在钳口闭合夹去夹取心肌时保持轻柔的压力很重要（图 43-3）。然后始终保持钳口闭合状态将活检钳撤回。

在中央静脉导管撤掉前或者患者离开心导管室前，应该用超声心动图来排除术后心包积液。

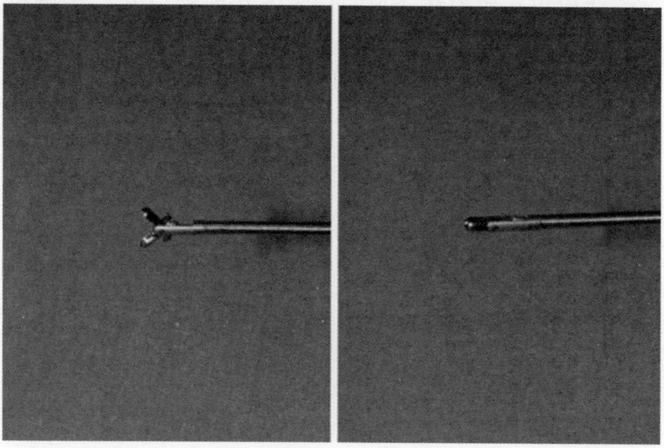

图 43-3 活检钳（Cordis®）图片，左侧为张开时，右侧为闭合时

43.9 陷阱和并发症

这项技术的主要缺点在于操作并发症和长期后遗症。此外，EMB 由从左心室或右心室的心肌获取有限数量的标本构成。这意味着 EMB 的敏感性有限[1-3]。

由于鞘的置入、活检本身或者患者的临床状况，在 EMB 的过程中可能出现不同的并发症。主要及常见的并发症包括心脏压塞而需要心包穿刺，心包积血，永久性房室传导阻滞，以及严重的瓣膜损伤。这些事件的精确发生概率未知。根据大多数出版文献和注册信息[1-3]，总体并发症发生率不到 6%。有生命危险的事件发生率较低，多数文献报道主要急性并发症发生率大多报道低于 1%[1-3]。值得注意的是，使用强心药物支持的疑似心肌炎儿童患者，尤其婴儿，EMB 的风险最高。尽管死亡的发生率极低，但也有可能发生，大多数是心脏穿孔后致心脏压塞合并心源性休克或不稳定性室性心律失常患者。

43.10　如何治疗并发症

心脏压塞时应立即实施心包穿刺引流。从心包内吸出的血液应通过血管鞘立即输回患者体内。在实施标准的复苏操作时，需联系外科手术团队修复损伤或者可能植入心室辅助装置。

43.11　术后护理

样本应由无菌针从活检钳上取下，并放置在消毒纱布上。储存的类型由临床问题决定[1-2]。一些常见的标准固定剂和分析技术列于表 43-3。

表 43-3　临床常见问题的标准固定剂和分析技术

固定剂	技术	临床问题
室温 10%的中性缓冲甲醛（福尔马林）	光学显微镜	移植排异 心肌炎 浸润性/不明原因心肌病 肿瘤
	免疫组织化学	移植排异 肿瘤
	聚合酶链反应	心肌炎
室温 4%戊二醛	透射电子显微镜	原因不明心肌病（淀粉样变性、糖原贮积病、溶酶体贮积病或线粒体病） 蒽环类抗生素诱导的心肌心脏毒性
快速冰冻组织置于冰上转运而后像 RNA 样固定（Ambion，Austin，TX）或快速包埋于 OCT 包埋剂或液态氮	培养，聚合酶链反应（PCR），反转录酶 PCR（rtPCR）	心肌炎
	免疫荧光法	贮积病
	免疫组织化学	肿瘤分型
	分子学研究	淀粉样蛋白病变的分类 肌营养不良

参考文献

［1］Cooper LT，Baughman KL，Feldman AM et al（2007）The role of endo-myocardial biopsy in the management of cardio-vascular disease. J Am CollCardiol 50：1914-1931.

［2］FromAM，MaleszewskiJJ，RihalCS（2011）Current status of enomyocardial biopsy. Mayo ClinProc 86：1095-1102.

［3］Yilmaz A，KindermannM，Mahfoud F et al（2010）Comparative evaluation of left and right ventricular endomyocardialbiopsy：differences in complicationrateanddiagnosticperformance. Circulation122：900-909.

第 44 章　腔静脉和肺动脉局部或全部连接前评估

Evaluations Before Partial and Total Cavopulmonary Connections

Gabriella Agnoletti

（董　硕　译）

44.1　解剖和生理病理学描述

单心室多种复杂心脏疾病患者不适合双心室修复。房坦（Fontan）循环可通过心房肺动脉连接或全腔静脉肺动脉连接（total cavopulmonary connection，TCPC）获得。这两条途径均会使被动的系统静脉血流进入肺部。完整的房坦术后，腔静脉和肺循环必须保证足够的高压以确保其流经肺部以及足够的左心室前负荷，同时还要避免高压静脉充血。当肺动脉压（PAP）在 10～14mmhg 时，是可以达到要求的。无论有无额外的肺动脉血流（pulmonary arterial pressure，PBF），部分腔静脉肺动脉连接（partial cavopulmonary connection，PCPC）通常转换为 TCPC。PCPC 迫使 50％的心排血量绕开心脏直接进入肺部，提高氧饱和度。

44.2　临床病例

单心室疾病患者有依赖型肺循环或体循环，以及受保护或不受保护的肺血管床。

（a）依赖型肺循环或 PBF 不足的患者需要 BT 分流

管或导管支架。

(b) 依赖型体循环患者需要诺伍德手术或复合疗法(见第39章)。

(c) 当体循环外流出现阻碍时，达穆斯凯(Damus-Kaye)术可通过主肺动脉吻合术绕过主动脉狭窄。

(d) 过度PBF的患者则需要肺动脉环缩。

以下为随访中可能出现的不同临床案例：

1. 肺动脉血流足够的新生儿可不需姑息手术，待到6个月大时接受PCPC手术作为首次干预(介入)治疗。

2. 新生儿的肺动脉环缩或BT分流管独立肺循环显示进展型发绀，通常需要在4～6个月时进行PCPC。

BT分流管或自身前向性血流作为PBF的额外来源可以被阻隔或在PCPC时保留在原处，以便幼儿患者将来进行TCPC。

3. 根据体循环的去饱和度程度，TCPC一般在患者3岁后进行。手术时，所有额外PBF源均以手术或在心脏导管室移除。

44.3 指征和患者选择

PCPC和TCPC通常通过心导管插入术进行，旨在测量PAP，评估肺动脉大小，并治疗可能的相关异常。根据团队规定和无创影像的质量，对所有或者甄选的患者进行导管插入。

导管插入先于PCPC的患者包括：

左心(房)发育不良综合征患者(已接受诺伍德Ⅰ或者复合治疗)。

肺血管解剖需要明确或高PAP的患者。

心导管插入先于TCPC的患者包括：

左心(房)发育不良综合征患者(已接受诺伍德Ⅱ或者复合治疗)。

有额外 PBF 的患者。

肺血管解剖需要明确或高 PAP 的患者。

可经皮治疗的常见相关异常包括主动脉瓣反流，主肺侧支，限制性卵圆孔，肺动脉狭窄或上腔静脉狭窄。

44.4　成像

无创成像可以提供肺动脉解剖的明确信息（图 44-1）。

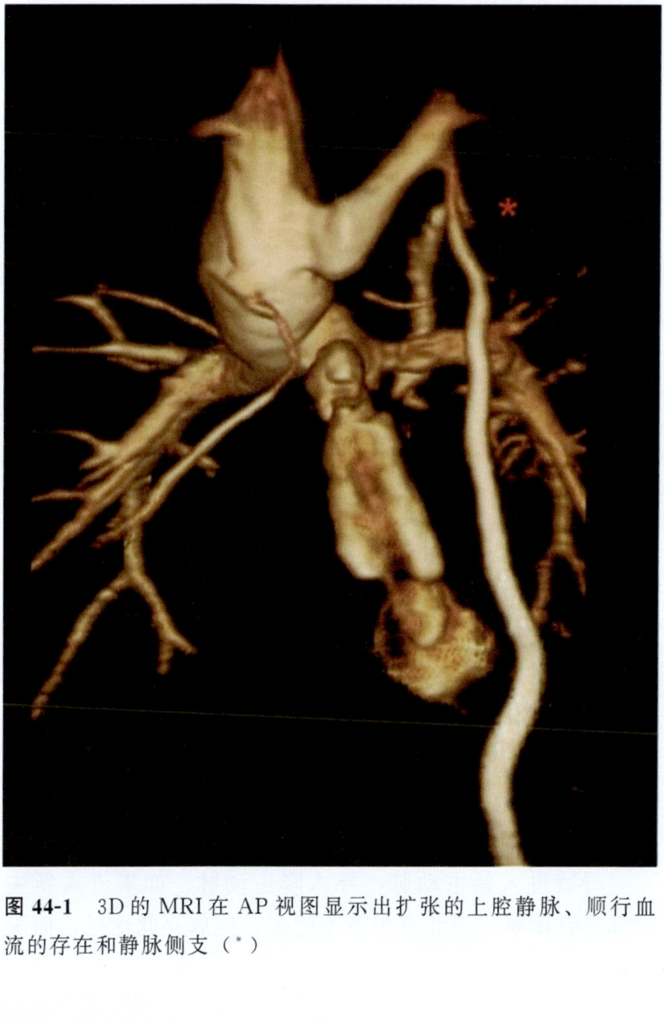

图 44-1　3D 的 MRI 在 AP 视图显示出扩张的上腔静脉、顺行血流的存在和静脉侧支（*）

此外，还可以提供关于心内外构造的信息，显现未察觉的异常及关于心室功能的精准数据。

为了保证有效性，放射影像应保证高质量。

术者应熟练查看及理解有先天异常的心脏的影像。

44.5 PCPC 前导管插入

根据不同构造，心血管的介入需要不同的血管路径、方法和材料。

检测目的在于测量 PAP，进入肺动脉，以及排除或治疗相关异常。

静脉滴注 50～100UI/kg 剂量的肝素。

通常肺动脉闭锁患者动脉进入需要肺动脉显像和 BT 分流。

血管造影可以排除主动脉缩窄和主动脉肺动脉侧支循环。

如果无法进入分流器，可以通过肺静脉测量 PAP[2]。刺穿肺静脉直到导管楔入，压力曲线改变，并出现跨肺压。

此方法同样适用于接受不恰当顺行性 PBF 及 BT 分流的患者。

个人认为，通过肺静脉测量 PAP 比通过狭小的 BT 分流器或本身肺外流更加容易和安全。

左心功能发育不全综合征患者情况较为复杂，需要完整精准的评估。

对于诺伍德Ⅰ期术后患者，应采取静脉和主动脉路径进入。某些情况下，仅仅静脉进入就可能获得完整的评估。导管进入右心房，然后可测得左心房压和肺静脉嵌入压。继而测得心室压。

导管进入新主动脉，导入降主动脉。如果进入新主动脉遇到困难或者儿童患者不稳定，应放弃此途径，而采用动脉进入方式。

BT 分流应进行血管造影来观察肺动脉。通常从静脉进入头臂动脉是有难度的。这些情况下应从动脉路径进入。有可能同时出现再收缩和肺主动脉侧支的问题。必要时这两种情况均可治疗。

左心（房）发育不全综合征患者接受复合治疗后有可能出现虚弱，也会出现以下几种相关异常，如限制性房间隔缺损，近端或远端支架移位，支架血栓，以及导管前后收缩。这些病灶的治疗，包括房间隔支架及主动脉弓支架术，将会在专门的章节中讲到。

对于这些患者，新主动脉提供肺循环、体循环和冠状动脉循环。若要充分观测绑扎的肺动脉、支架后的主动脉导管和主动脉弓，大容量血管造影（2～3ml/kg）和其他适当的检查是必不可少的。

本人很少能够进入绑扎的肺动脉，通常更愿意通过肺静脉嵌入压来获得肺动脉压[2]。如果 PAP 值高，则需要知道原因是流量过大、限制性房间隔缺损、肺静脉回流受阻、收缩还是心室功能障碍。相关病变一旦治愈应再次测量。

44.6　TCPC 前导管插入

根据顺流到肺部的出现，导管插入可以通过股静脉或颈内静脉实行[1]。

动脉导管需提前排除或治疗主动脉再缩窄和主肺动脉侧支。

如果肺动脉束扎或 BT 分流到位后，可通过股静脉或股动脉路径进入肺动脉。

然而，通过颈内静脉往往更容易和迅速地到达肺动脉。PAP，左心房压或者楔压均可测得。

肺动脉血管造影在四腔切面观下进行。

若发现一些造影剂流空，则怀疑肺主动脉侧支，可实施主动脉造影术。若发现肺静脉快速乳浊化，可排除肺动脉瘘。通过注射由肺主动脉两远端里80%血液和20%空气快速混合而成的微泡确认显微裂纹的出现。同时，可进行经胸或经食管超声心动图。如果存在肺动脉瘘，通常情况下可以看到左心房的大量浊化。

PCPC术后患者有右、左上腔大静脉，可进行双边双向的PCPC。

在这些患者中，上腔大静脉的相对大小可以确定。冠状动脉竞争血流有时可和小腔静脉一样激起血栓，必要情况下，重新开始使用气囊血管成形术和支架。

带有额外冠状动脉竞争血流的患者中也可以观察到肺动脉断开（图44-2）。

任何PCPC系统中的狭窄都需要得以治疗，与下腔静脉连接的侧支血管如果在测量可靠压力前偏大，则有需要堵塞的可能。

当上腔大静脉的狭窄涉及一个或两个肺动脉起端时，病灶可采用经皮治疗，应用开室支架，当然也可以

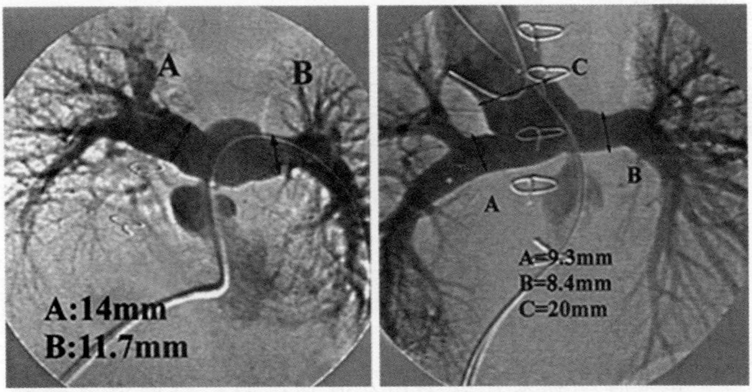

图44-2 两个不同患者PCPC术前（左）和术后（右）肺动脉（双箭头）大小的测量。在这两种情况下，导管均以顺行方式进入肺主动脉。接受PCPC的患者中，多轨导管（注意导丝与导管平行）到达上腔静脉

在 TCPC 时以外科手段治疗。

TCPC 前，肺动脉压的测量必须真实可靠；因此，应寻找肺动脉压较低（静脉侧支瘘及肺动脉瘘）或者肺动脉压较高（肺静脉回流受阻、限制性房间隔缺损、心室功能障碍、主动脉缩窄、肺部流量增加、肺动脉狭窄或发育不全），并且在可能的情况下加以治疗。

根据允许的无创影像的质量，可直接在第一分支前测量左、右肺动脉的直径，并用来计算横断面面积（图 44-2）。

测量肺动脉大小的最有效指数为肺动脉指数。

安排 TCPC 的患者容许值大于 $200mm^2/m^2$[3]。

44.7　器械材料

诊断性导管插入的 PCPC 术前和 TCPC 术前患者，通常根据术者的经验，选择标准导管和导丝。解剖异常时，末端开放的导管更容易操作。然而，倒流导管操作安全性和影像质量更佳。

必要时，介入导管需多样化。

要堵住静脉侧支，肺动脉瘘和肺主动脉侧支，我们根据解剖情况和血管大小，使用线圈、微粒、塞子或多种设备。

治疗限制性房间隔缺损或者未受损房间隔，需要用到射频、球囊、切割球囊、刀片及支架。

治疗主动脉缩窄和肺动脉狭窄，需要球囊、切割球囊和支架。

44.8　预期结果

理想的 PCPC 术前患者 PAP 值低，且肺动脉大小正常。

44.11 并发症

诊断性导管插入术中的患者一般有心导管插入术的风险。

颈静脉导管插入术则有动脉刺穿和出血的风险。

当导管由心室进入主动脉，短暂的房室传导阻滞少有发生。发生时，导管应从静脉撤出，使用动脉进入方式。很少需要心室起搏。

接受导管介入的患者，有相应干预措施的风险。对于管理并发症有通用的规则和具体的规定。通用规则合理且避免无用功。按照 A-B-C-D（A，气道；B，呼吸；C，循环；D，药物）的顺序。具体规定在不同介入章节有所介绍。

44.12 术后护理和随访

进行过诊断性导管的患者应该进行标准随访。抗聚集、进行过颈静脉导管插入的患者，应尤其注意出血的风险。导管介入后，根据介入方式的不同采取相应的术后护理。

参考文献

[1] BaHO，MariniD，KammacheI，OuP，ElieC，BoudjemlineY，Bonnet D，Agnoletti G（2009）Preoperative evaluation of candidates for total cavopulmonary connection：the role of echocardiography and cardiac catheterization. Arch Cardiovasc Dis 102：303-309.

[2] Rao PS，Sissman NJ（1971）The relationship of pulmonary venous wedge to pulmonary arterial pressures. Circulation 44：565-574.

[3] NakataS，ImaiY，TakanashiY，KurosawaH，TezukaK，NakazawaM，Ando M，Takao A（1984）A new method for the quantitative standardization of cross-sectional areas of the pulmonary arteries in congenital heart diseases with decreased pulmonary blood flow. J Thorac Cardiovasc Surg 88：610-619.

第 45 章　心包疾病和心肌疾病的血流动力学

Hemodynamics in Pericardial and Myocardial Diseases

Giacomo Pongiglione 和 Maria Giulia Gagliardi
（韩　超 译）

45.1　心包疾病

45.1.1　解剖和功能

心包这个术语（“心脏周围”）包含一套复杂的结构，包括：

1. 脏层心包
2. 壁层心包
3. 心包液

正常心脏周围正常的心包液总量约 30ml。

心包的功能为：

1. 在胸腔内保护心脏
2. 遇到压力时保护心肌细胞功能同时限制心腔的急性膨胀
3. 分散对心脏的静水压
4. 阻止心外和（或）胸廓内疾病向心脏扩散[1]

45.1.2　生理和病理生理学

任何原因引起的心包的炎症（“心包炎”），一般会伴随着 3 种血流动力学上的并发症：

1. 心包积液后压力的增高造成心脏压塞

2. 心包的不断纤维化和增厚，导致缩窄性的生理改变

3. 两者都有[1]

正常的心包腔内压（IP）为轻微的负值（－3mmHg），它受以下因素影响：

1. 胸膜腔压力

2. 心包容积

3. 心腔内压力[1]

IP 是心腔透壁充盈压的一个重要决定因素：

透壁充盈压＝心腔内压（EDP）－IP。

正常的压力＞5mmHg。当 IP 升高大于 0 时，那么记录的心腔压变得更少代表心腔透壁充盈压。

例如，LVEDP＝10mmHg，IP＝8mmHg，那么左心室透壁压将只有 2mmHg；这将开始影响右心房的充盈。当 IP 超过心腔内压力，那心腔壁将在舒张中期受压或塌陷。

心包赋予心室间交互力：心包限制心脏充盈的结果是：一个心室的过度充盈，将减少另一个心室的充盈，因为壁层心包限制了心脏的总容积。这个现象就是心室间交互作用[1]，它可见于缩窄性心包炎、心脏压塞、渗出性-缩窄性心包炎、右心室梗死和肿瘤包绕心脏时。

在一般情况下，吸气时，胸腔内的负压引起全身静脉血回流至右心的血量增加，但是肺血管床容量的增加更多。尽管这导致右心系统的静脉回流增加，但是左心输出量减少（图 45-1）。

心脏压塞时，增强了生理学反应：在损失左心室充盈的情况下保持右心室充盈。在吸气时，肺血管床接受了血容量，同时减少了左心室充盈，导致更多的体循环输出量降低[1]。

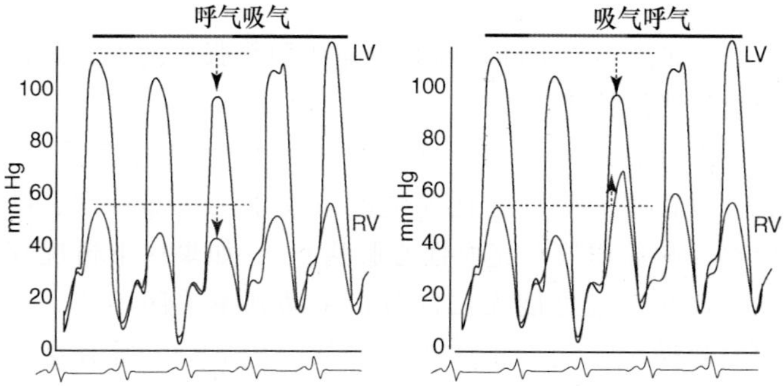

图 45-1　左图，正常；右图，典型的心脏压塞。通常，吸气时左心室（LV）和右心室（RV）压力同时下降。心脏压塞时，吸气时 LV 和 RV 的压力改变是不一致的，LV 压力下降，RV 压力上升

45.2　临床表现

45.2.1　急性心包炎和心包积液

一系列原因可引起心包炎合并心包积液或缩窄性疾病：感染（如病毒、细菌、原虫），免疫炎症疾病（系统性红斑狼疮、风湿性关节炎、药物），放射治疗后，以及肿瘤（原发性和继发性）[1]。

疾病的急性期强烈影响临床表现。

体格检查：对于心包炎来说，心包摩擦音是一个典型的体征，尤其当患者弯腰及呼气末时最容易听到。

心脏压塞时，通常只有 10%～40% 的患者有典型 Beck 三联征表现（低血压、颈静脉怒张和心音低沉）。常见体征包括心动过速、呼吸急促和肝大。相对而言，奇脉是相对非特异性的和不敏感的体征。

奇脉（或 Kussmaul 脉）：在正常吸气时，动脉收缩压降低＞10mmHg。

在没有直接动脉压力线的情况下，血氧饱和度监测

波形也能显示出奇脉。

舒张压不会下降，因此收缩压和舒张压的差异降低的结果就是脉搏的减弱。

值得注意的是，奇脉在心包疾病里没有特异性。它可以在用力吸气的任何情况下发生（肺部疾病、肺栓塞、胸腔积液、充血性心脏病）[1]。如果以下情况存在，那么它也可能无法区分：主动脉瓣关闭不全、房间隔缺损、呼气末正压机械通气（PEEP）。所有这些情况均通过调整左心室容量负荷来使左心室充盈程度正常[2]。

在心脏压塞时，右心房和右心室的压力波形低钝或Y下降波形缺失（absent y descendant）；因此没有“晚期高原波”波形（“根号征”）和Kussmaul征①。

颈静脉压力：静脉压波形的 x 波是由心房的舒张产生的，但是主要是由心室收缩时房室平面收缩压下降产生。

在心脏压塞时，x波陡峭。y是早期心室充盈和心房静脉压降低的结果。它在缩窄时明显，在压塞时衰减。在积液性压塞时，x和y波通常相似地在右心房波形中产生一个M型或W型波（图45-2）。同样，上述波形不是缩窄性心包炎所特有的，也可以在限制型心肌病和右心室心肌梗死所致的心衰时见到[2]。在缩窄性疾病，因为右心房压慢性增高，经常会遇到肝淤血和功能障碍合并腹水和外周水肿。

心电图表现：心电图的典型变化通过4个阶段演变：开始弥漫性ST段抬高和PR段下移（可见于>80%的患者），而后ST段和PR段正常，T波变宽。当有中量到大量的心包积液时，心脏在液体充填的心包腔

---

① Kussmaul征：是指吸气时颈静脉压力的异常增高，它通常象征着右心室充盈受限

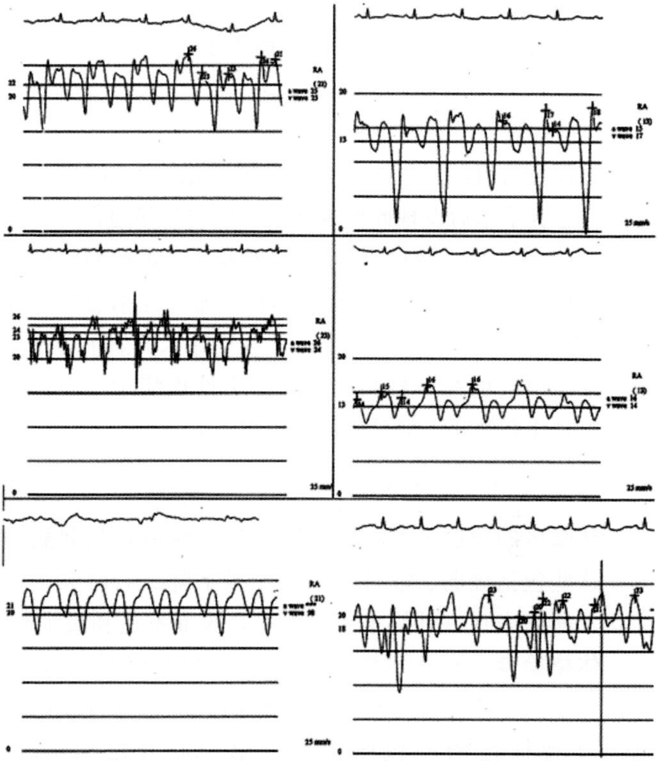

图 45-2　证实的心脏缩窄病例的右心房压。平均压均升高。虽然 x 和 y 波下降得很夸张，但是可以看出 x 和 y 波下降深度的多变性。在大多数情况下，x 和 y 波下降的幅度是相似的，形成 M 型或 W 波型。在右上图波形中，y 波的下降占主导地位，是因为缩窄性心包炎的巨大反冲作用。在右下图所示的 2 个呼吸周期中，吸气时 x 和 y 波的下降增加。在吸气末，因为静脉的回流和压力上升，右心的顺应性增加，导致平均压上升，即 Kussmaul 征。最好用平均压轨迹图来评估

里过度运动（摇摆的心脏），可以见到低电压和心电交替，QRS 波振幅的循环变化[3]。

影像学：超声心动图是诊断和描述心包积液的主要工具，但是当有缩窄性疾病时，它作用很小。

MRI 是研究心包疾病形态学特征的最佳工具，也可以用来对其他病理学特点进行鉴别和描述[1]。

45.2.2　缩窄性疾病

心包炎后可能产生缩窄性的生理变化。大约在 0.2% 的开胸心脏手术后发现此生理变化，出现时间通常为术后 2 年，特别易发生于潜在心脏异常患者［残余的瓣膜疾病和（或）心肌梗死］。放射治疗诱发的缩窄几乎总是合并纤维化限制型心肌病，而且外科心包切除术的效果远不及其他原因引起的缩窄性疾病。在缩窄性疾病中，心包增厚，有时伴有钙化，但是表面上可以正常。

45.2.2.1　临床表现

从临床的角度来看，症状通常是模糊的，其起病隐匿；这些包括虚弱、疲劳和运动耐量下降。右心衰竭的症状是典型表现（外周水肿，恶心，腹部不适和腹水）。

体格检查：常见颈静脉扩张，可出现奇脉体征，奇脉虽然敏感但不是缩窄性疾病特有的。听诊可发现心音低钝和特征性的心包叩击音（第二心音之后 60～200ms），这是由于心包限制引起的心室充盈突然终止产生的。

心电图检查：心电图没有特异表现，但可能会出现低电压。

超声心动图：血流多普勒分析通常显示吸气时二尖瓣 E 波减速，这是因为心包增厚，左心室不能产生合适的舒张压导致的。组织多普勒超声结果除了心肌疾病外通常是正常的。

心导管检查：理论上缩窄性心包炎患者应行轻度镇静的心导管检查以减少呼吸生理的干扰。

需要动脉、静脉通路以及 2 个压力传感器来同时记录左、右心压力。

必需的测量包括：

1. 右心房压力
2. 右心室压力
3. 肺动脉压
4. 肺动脉楔压（PW）

所有这些测量都应该用端孔导管（如 Swan-Ganz 导管）。

然后在左心室植入一个猪尾导管或端孔导管。

首先，观察并同步记录呼吸相肺动脉楔压和左心室舒张末压。这两个压力之间的正常压差<5mmHg。

右心导管应该植入右心室，并且与左心室数据同步记录，将两个压力线重叠，以突出心室的相互依赖性（吸气时左心室收缩压降低，右心室收缩压上升）。不规律的心脏节律可能掩盖这一表现[2]。

总之，缩窄性心包炎的典型表现为：

1. 升高和相称的左、右心室舒张末期压力。

2. 右心室舒张压（RVDP）>1/3 的右心室收缩压（RVSP）。

3. 心室间相互依赖：RVSP 与 LVSP 分离（dissociation of RVSP from LVSP）。

吸气时在第一至第二次心动周期，RVSP 上升，LVSP 下降。

4. 吸气时 PW 压力增加：LVDP 梯度（>5mmHg）[3]。

5. 心室压力曲线显示早期舒张压下降后形成平台期，平台期是由于舒张早期快速充盈和随后的充盈受限造成的（根号征或斜上升后平台征）。

6. 右心房波形显示，x 波保持原状，y 波明显下降，经常与 a 波和 v 波相同（M 或 W 征）。

区别缩窄性心包炎和限制型心肌病很重要，因为两者的治疗完全不同。患者的病史对判断有帮助，但有时其表现和发病过程在有些方面是重叠的[2-3]。

限制型心肌病可能由许多疾病引起的，通常与全身性疾病相关。往往其发病原因不明。心室壁的硬化可能由纤维化引起，心肌细胞被坚韧的纤维组织替代。例如，淀粉样血色沉着病和结节病。

在表 45-1 中，有超声心动图及血流动力学数据帮助区分缩窄性心包炎和限制型心肌病。

表 45-1 可用于区分缩窄性心包炎和限制型心肌病的表现

限制型心肌病	超声心动图	缩窄性心包炎
LVH，RVH	心室形态	正常心室
典型，双心房	心房扩大	可能左心房扩大
收缩功能正常	心室功能	吸气隔反弹（inspiratory septal bounce）
组织多普勒速度低	组织多普勒	正常组织多普勒速度（TDI 二尖瓣侧壁>8cm/s）
正常的 LV 流入速度	多普勒	吸气时 LV 血流速度下降 25%
	导管插入术	
缺失	奇脉	存在（1/3 的病例）
LV 至少>RV 3～5mmHg	RVEDP 和 LVEDP	相等
常见	LVEDP>25mmHg	罕见
可变	根号征	有
常见	PA 收缩压>60mmHg	无
正常	吸气的变化	增加

LVH，左心室肥大；RVH，右心室肥大；TDI，组织多普勒成像；LVEDP，左心室舒张末压；RVEDP，右心室舒张末压

45.3 心肌疾病

心肌病可分为五种：扩张型心肌病（DCM），肥厚

型心肌病（HCM），限制型心肌病（RCM），致心律失常性右心室心肌病（ARVC），以及未分类的心肌病。

心肌炎（MYO）是一种心肌组织的炎症，可能需要心内膜心肌活检（见第 44 章）。

得益于无创诊断技术的进步（如 MRI、CT），心脏导管插入术通常只需：

1. 排除继发性病因［如 DCM 中的缺血性疾病，可能的病毒病因，左冠状动脉异常连接于肺动脉（ALCAPA）］。

2. 移植前评估

在本部分中，我们将描述 DCM 和 HCM 的血流动力学发现。RCM 在前面已经和缩窄性疾病对比讨论过。

45. 3. 1　心导管检查前的研究

- 病史（家族史，其他合并疾病）。
- 症状存在（怀孕，呼吸道/胃肠道感染后，化学治疗后，其他）。
- NYHA 心功能分级。
- 心力衰竭（HF）标志相关的临床检查。
- 药物治疗。
- 心电图（检查是否为窦性心律，心房扩大的迹象，房室传导，QRS 波形态，以及复极异常）。
- 实验室检查分析（高敏 C-反应蛋白，高白细胞计数）和异常血红蛋白、电解质，以及血糖水平。

45. 3. 2　心导管室检查

为了准确评估压力和阻力，心导管检查最好采用局部麻醉或镇静。

血管通路：股静脉（或颈静脉，如果同时要做心内膜心肌活检）和股动脉。

材料：

患者体重对应的引导鞘的大小：

婴儿（体重在2～15kg）：股动脉（3F）；股静脉（5F）。

儿童（体重15～40kg）：股动脉（4F）；股静脉（6F）。

儿童和青少年（体重>40kg）：股动脉（5F）；股静脉（6F）。

导管：头端带球囊的楔压导管（Swan-Ganz），猪尾导管，不同尺寸的Judkins左、右冠导管，标准导丝，Terumo导丝，以及热稀释法（Vigilance©）血气分析机，计算心排血量。

两个压力传感器用来同时测量左和右心压力。

方法：进行右和左心导管插入术。确保零点是准确的，否则一切压力参数均不可靠。

重点关注平均肺动脉压、毛细血管楔压，以及与楔压同时测量的左心室舒张末压（LVEDP）。

如果事先没有行CT或MRI排除主动脉瓣狭窄和（或）缩窄，应将带端孔的导管从左心室往后拉到降主动脉。

常规测量上腔静脉和肺动脉血样的血氧饱和度以发现未被发现的分流[2]。

45.3.3 DCM的特殊血流动力学表现

左、右心室充盈：有症状的患者通常是升高的。然而，在休息时心室充盈压有可能是正常的，特别是在那些接受高强度利尿治疗的患者中。负荷试验（仰卧自行车或变时性药物/容量测试）可以引出心房压力快速增加[2]。

心排血量（CO）：一般会降低，但是一些轻症患者也可以正常或轻微异常。

需要注意的是，在儿童人群中，CO 的正常范围可能不同。

因此，首选使用心脏指数（CI＝CO/BSA）作为一个功能性参数。

- 新生儿，CI 正常范围＝4～5L/(min·m^2)。
- 儿童＝3～4.56L/(min·m^2)。
- 在青少年和年轻成人＝2.5～4L/(min·m^2)[3]。

左心室压力波形：左心室压力上升的速度和下降的速度都是缓慢的。心室压力有一个三角形的外观。这种畸形在收缩射血期只占很短的时间，这是由于左心室等容舒缩压的减少（D*F*/d*t*）造成的[2]。

舒张早期（舒张初期）压力的升高：正常的心脏中，舒张早期（舒张初期）心室压力＝0mmHg。在极端的情况下（如低血容量或肾上腺素能状态），舒张初期的压力可能成为负值（舒张吸力）。特别是在严重的心功能低下的心脏，舒张早期心脏松弛是缓慢的、不完全的，所以舒张早期压力总是大于零的[2]。

肺血管阻力计算：平均肺动脉压增高和肺血管阻力增加一样常见（定义为 TPG/心排血量超过 2.5～3UW/m^2）。DCM 患者肺动脉高压（PH）通常是“毛细血管后”，以 PCWP 升高（＞15mmHg）为特征。最初，PH 与左心衰竭有关，跨肺梯度是正常的，但随着时间的增加而增加（＞10mmHg）。PH 的血流动力学进展的典型特点是跨肺梯度和 PVR 随着时间的推移逐步上升。当跨肺梯度＞12mmHg 时，一般建议做血管舒张实验[2]（对血管反应的测试，见第 9 章）。

45.3.4　HCM 特异性血流动力学表现

在儿童人群中，HCM 可出现在多种心脏疾病中[3]。在家族性病例中，它通常是常染色体显性遗传。它可以影响两个心室，但通常只影响左心室。从功能上看，有梗阻型（HOCM）或非梗阻型。因此，有可能评估心室内压力阶差（通常心室中部或左心室流出道的水平）。

左心室舒张末期压力：左心室舒张末期压力可在正常范围，但常由于左心室舒张性降低（室壁增厚僵硬、心率和心肌松弛程度降低）这一压力会升高[2]。如果有二尖瓣反流（二尖瓣后叶在收缩期的前向运动），这一现象特别明显。

心排血量：一般正常或增加。

心室内压力阶差：多数有肥厚型心肌病的患者，在休息时没有收缩压力阶差。但压力阶差在运动和做 Valsalva 动作时明显。患者休息时出现心室内收缩阶差是非对称性肥厚型心肌病（在流出道水平的室间隔肥厚）的典型表现。

Brockenbrough-Braunwald 征：在期前收缩后的动脉波形里，会有典型的尖峰和穹顶波形。室性期前收缩后的脉搏压下降是由于心脏强力收缩后引起动力性梗阻加重引起的每搏量减少所致。HOCM 出现这个体征象征着梗阻的恶化[2]。

参考文献

[1] Hutchinson SJ（2009）Pericardial disease clinical diagnostic imaging atlas. Saunders/Elsevier，Philadelphia.

[2] Baim DS（ed）（2000）Grossman's "cardiac catheterization，angiography，and intervention"，6th edn. Lippincott Williams & Wilkins，Philadelphia.

[3] Moss AJ，Allen HD，Ovid Technologies，Inc.（2008）Moss and Adams' heart disease in infants，children，and adolescents including the fetus and the young adult，vol 2，VIIth edn. Lippincott Williams & Wilkins，Philadelphia.

第 46 章　儿童冠状动脉疾病的影像与治疗

Imaging and Treating Coronary Arteries in Children

Teiji Akagi
（韩　超　译）

46. 1　正常冠状动脉解剖

- 左、右冠状动脉分别起源于主动脉根部的左、右主动脉窦。后窦很少发出冠状动脉，因此被称为“无冠窦”。窦的位置是解剖上的误称，右窦实际上位置靠前，左窦靠后。
- 冠状动脉的心肌供应区是多变的，但右冠状动脉（RCA）几乎总是供应右心室（RV），左冠状动脉（LCA）供应室间隔前部及左心室（LV）前壁。
- RCA 起源于右冠状窦，开口稍低于 LCA。从主动脉发出后，RCA 向肺动脉的右后方走行，从右心耳处穿出，走行于前（右）房室（AV）沟前方。在大概一半的病例中，动脉圆锥支是 RCA 的第一分支。另一半病例，动脉圆锥支有一个单独发出于主动脉的开口。圆锥支一般向前走行供应肺动脉流出道。偶尔，圆锥支也可以是 LCA 的一个分支，或与 RCA 有一个共同的起源，或有 2 个或多个分支。在 55% 的病例，窦房结动脉是

RCA的下一个分支，起源于RCA发出几毫米后。在剩下的45%的病例，窦房结动脉起源于左旋支（LCx）近端。在这两种情况下，窦房结动脉始终走行于上腔静脉入口，近房间隔的头侧流入。而RCA走行于右房室沟内，向下走向后（下）室间隔。此时，RCA分出分支供应右心室心肌；这些分支叫作“右心室缘支”或“锐缘支”。这些分支供应右心室前壁。在分出右心室缘支后，RCA继续在前房室沟里围绕右心边缘向心脏膈面走行。

- LCA通常发自左冠状窦并形成左冠状动脉主干。左冠状动脉主干短，向左走行于肺动脉干后方，并分出左前降支（LAD）和LCx动脉。偶尔，左冠状动脉主干分为LAD动脉、LCx动脉和中间支动脉三支。
  - LAD沿着室间隔在前室间沟走行。通常，LAD动脉可嵌入前壁心肌形成重叠的心肌桥。文献显示心肌桥在CT中比在冠状动脉造影中更常见。大多数的肌桥患者没有症状，虽然很少的心肌桥与缺血有关。被称为“间隔穿支”的LAD分支，供应前室间隔。它也有对角支，供应并走行于左心室前壁。对角支和间隔穿支从近端到远端依次编号。
  - LCx走行于后房室沟，类似于对面的RCA的走行。其主要分支包括钝缘支，钝缘支供应左心室侧壁。它们从近到远依次编号。

46.2 正常冠状动脉的血管造影投射

- 冠状动脉造影时用各种投射位来观察心脏，每一个投射位都是用二维图像来展示三维结构。因此，持定冠状动脉会出现“旋转”和其他结构相对位置的改变。这一变化，加上心脏在造影剂注射时持续跳动，使得开始辨认冠状动脉时很难。此外，左心室的收缩出现侧壁从尖端到心底的旋转。因此，医生必须具备从一系列不同的二维图像中重建出冠状动脉的三维解剖结构的能力。

- 通常，相对于患者的 X 线管的定向采用两个角度，一正一负。第一个角度称之为“旋转”。它描述了围绕患者长轴的图像增强器的位置。零度是垂直患者上方，正角度是朝向患者的左侧，负角度是朝向患者的右侧。第二角度是指“成角”。它描述了在患者短轴的图像增强器的位置。零度是患者的头部的正上方，正角度朝向患者的头部，负角度朝向患者的腿。
- 右冠状动脉在右前斜 45°、左前斜 45°和侧位投影是最佳观测位。
- 左冠状动脉主干在“蜘蛛位”（20°尾＋45°～60°左前斜位）通常很容易观察到。
  - 左前降支动脉：它通常使用多种血管造影角度，包括①20°～25°足侧＋15°左前斜位，②40°头＋10°右前斜位，③30°头侧＋45°左前斜位。
  - 左旋支动脉在足侧位加右前斜位或左前斜位最容易观察到。

46.3 川畸病

46.3.1 介绍

- 川崎病是一种病因不明、主要发生在婴幼儿的急性、自限性血管炎性疾病。这种血管炎通常影响中小血管，尤其是冠状动脉。在日本，自 1970 年以来，每 2 年进行一次全国范围的调查，有＞

200000例患者已注册。虽然自1986年以来没有那样的全国性的疫情暴发，但是发病率在过去20年中逐渐增加。

- 川崎病在全世界均有报道。目前，即便合理使用大剂量静脉注射免疫球蛋白治疗，冠状动脉异常的发生率仍有3%～5%。
- 川崎病的冠状动脉异常最显著的特征是动脉瘤的大小或形状的变化。大约50%的冠状动脉瘤在2年内回缩。另一方面，4%的患者发生冠状动脉狭窄，或20%的患者在随访期内发生冠状动脉瘤[1]。一般来说，发现动脉瘤回缩患者不发生冠状动脉狭窄。中型或更大的动脉瘤形成后很快会发生血栓性闭塞。在随访期间，16%的冠状动脉损伤患者在动脉造影时发现有闭塞，并且动脉造影证实78%的这些患者闭塞发生在发病后2年内。尽管猝死可能是川崎病的一个结局，但冠状动脉造影随访的闭塞患者约2/3没有症状。在大多数病例中，血管闭塞后再通和侧支循环形成后心肌缺血的表现得以改善。
- 然而，原始动脉瘤大于4mm的患者有血管内膜和中层的增厚。对血管功能的病理或药理研究表明，即使动脉瘤回缩，冠状动脉损害可能是长期的冠状动脉危险因素，其他冠状动脉危险因素如高脂血症、吸烟或高血压也可加速这些情况。

46.3.2 手术步骤

- 在过去的几十年中，导管介入治疗川崎病的临床经验逐渐增加。包括球囊血管成形术，支架植入术，旋磨术，以及腔内冠状动脉血运重建术。
- 然而，相对于能够取得满意治疗效果的成人冠状动脉介入而言，川崎病的治疗经验还比较有限。

- 与成人冠状动脉病变主要是动脉粥样硬化相比，川崎病的冠状动脉狭窄通常合并严重钙化。因此，成人导管介入的治疗适应证不能直接用在川崎病患者身上，其中大多是儿童患者。
- 川崎病所致的缺血性心脏病的基本治疗方案显然是冠状动脉旁路移植术。然而，冠状动脉桥的远期通畅率并不满意。即使用内乳动脉做桥血管，外科术后效果也不满意，尤其是年龄在 12 岁以下的患者。
- 球囊血管成形术在许多情况下是有效的，尤其是在无严重钙化或发病和干预之间的时间间隔相对较短（6 年内）的患者。基于最近球囊导管的改进，这个方法甚至可以用在小患儿身上。因此，球囊血管成形术可能成为小儿童合并重度冠状动脉狭窄的一线治疗手段。
- 因为可能防止新的动脉瘤形成和再狭窄，所以支架植入更可取。
- 如果患者冠状动脉有严重的钙化、狭窄，经皮冠状动脉旋磨术（PTCRA）可能是唯一有效的治疗方法（图 46-1)。以往研究的急性 PTCRA 的结果非常好（图 46-2)。虽然这个技术仍然应用受限，但 PTCRA 可能是最适合川崎病的导管干预措施。PTCRA 的优点是成功率高，即使在冠状动脉钙化狭窄的患者中。这个技术的限制是金属钻头（metal burr）需要更大的动脉通路。由于这个原因，这项技术只能在老年患者身上使用。
- 抗凝和抗血小板药物应该终身持续服用。血管内超声图像为选择合适的介入手术和早期发现血管并发症提供了有价值的信息。

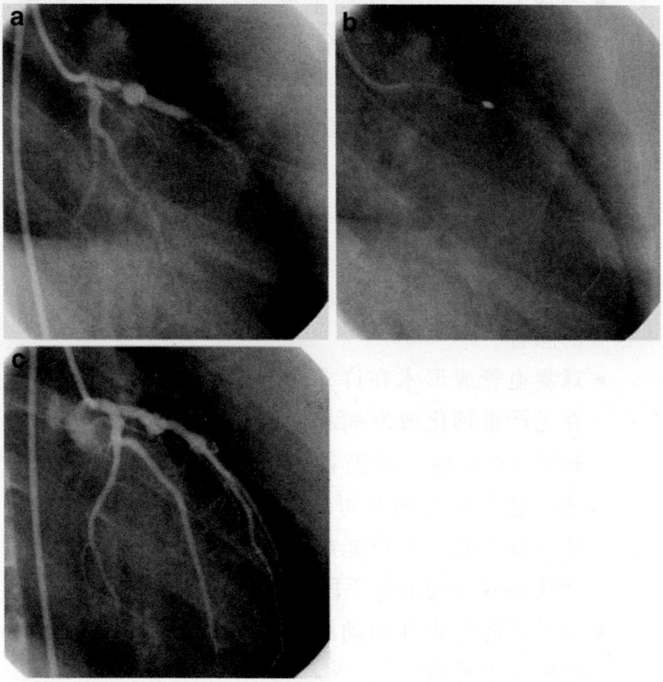

图 46-1 川崎病的冠状动脉旋磨术。(**a**)干预之前,(**b**)旋磨术中,(**c**)旋磨术后,冠状动脉狭窄被彻底解决

46.3.3 其他特殊情况

46.3.3.1 法洛四联症

法洛四联症是最常见的冠状动脉畸形是冠状动脉分支横跨右心室流出道。这可能是左前降支发自右冠状动脉前行所致。

46.3.3.2 动脉调转术后评价

- 首先,必须要知道 d-TGA 的冠状动脉变异类型(图 46-3)和手术记录报告。
- 其次,通常冠状动脉在新主动脉壁的前壁再植,

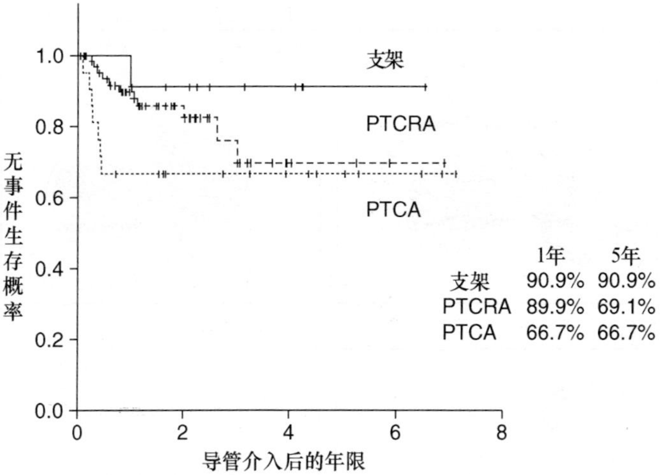

图 46-2　导管介入治疗川崎病的长期结果（PTCA，经皮冠状动脉血管成形术；PTCRA，经皮冠状动脉旋磨术）

因此，这可以通过使用右冠 Judkins 导管或 Amplatzer 冠状动脉导管在侧位很好地观察到。

- 清晰地显示主动脉内对比剂回流对清楚描述手术造的冠脉开口是非常重要的。

46.3.3.3　室间隔完整的肺动脉闭锁

见第 19 章。

46.3.3.4　左冠状动脉异常连接于肺动脉 (ALCAPA)

- 正常连接的右冠状动脉选择性血管造影通常显示右侧动脉扩张，同时左侧血管逆行显示。
- 最后，肺动脉内对比剂清晰可见。
- 通常，面向 PA 窦的（facing PA sinus）位置连接肺动脉，但也可能连接在主肺动脉或在两个近端分支之一的水平。

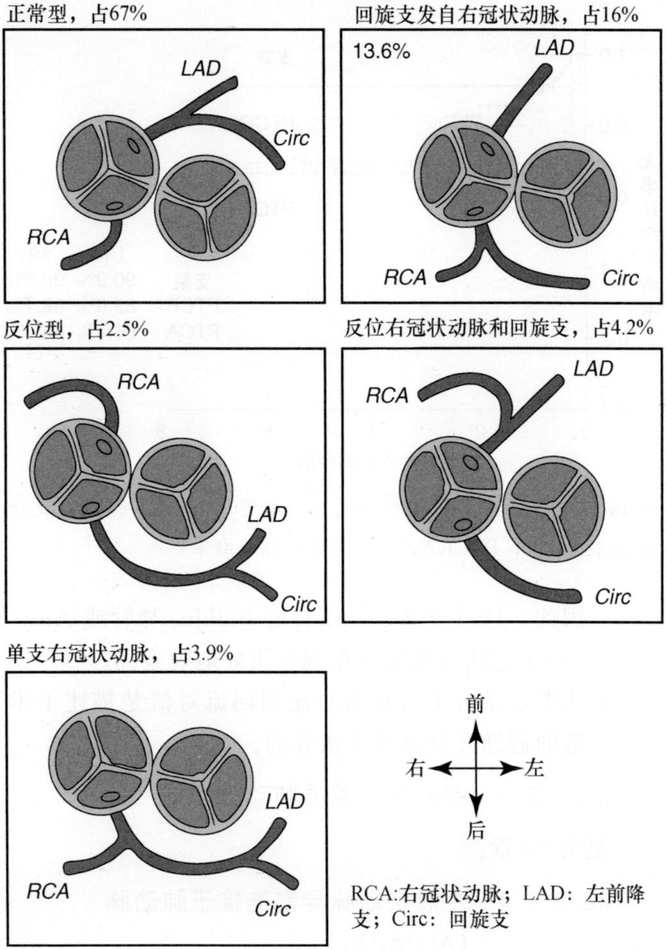

图 46-3　d-TGA 的冠状动脉解剖（自 Wernovsky and Sanders[2]. 获得许可）

46.3.3.5　心脏移植术后冠状动脉疾病

这包括涉及整个冠状血管的向心性肌内膜增殖。

46.4　并发症

- 空气栓塞：通常是自限性的问题。然而，如果心律失常引起血流动力学异常，必须积极治疗。患者应该镇静、服用镇痛药物，并吸 100％氧气。
- 冠状动脉痉挛：如果导管尖端进入血管太深就可能发生。如果发生这种情况，当导管退出后，症状通常很快消失。如果痉挛不消失，应该输注硝酸甘油。
- 冠状动脉夹层：与在一个小分支里对着冠状动脉壁暴力注射造影剂有关。

参考文献

［1］ Kato H，Sugimura T，Akagi T et al（1996）Long-term consequences of Kawasaki disease：a 10-to 21 year follow-up study of 594 patients. Circulation 94：1379-1385.

［2］ Wernovsky G，Sanders SP（1993）Coronary artery anatomy and transposition of the great arteries. Coron Artery Dis 4：148-157.

第十篇>>>

附录：表格

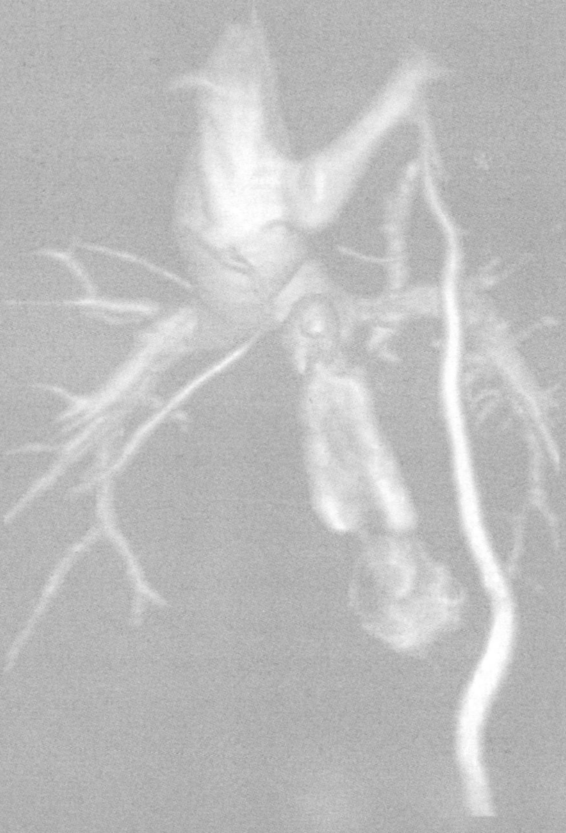

第 47 章　血流动力学公式、计算过程和图表

Hemodynamic Formulae, Calculations, and Charts

Lee N. Benson 和 Juan Pablo Sandoval Jones
（郭改丽　译）

47.1　人体表面积（BSA）公式

Mosteller[1]：

$$人体表面积（m^2）=\sqrt{\frac{身高（cm）\times 体重（kg）}{3600}}$$

Dubois 和 Dubois[2]：

$$人体表面积（m^2）=0.007\,184\times 身高（cm）^{0.725}\times 体重（kg）^{0.425}$$

47.2　衍生的血流动力学数据

47.2.1　心排血量

$$SV=EDV-ESV$$
$$CO=SV\times HR$$
$$EF=SV/EDV$$

其中，SV＝每搏量，EDV＝心脏舒张末期容积，ESV＝心脏收缩末期容积，CO＝心排血量，HR＝心率，EF＝射血分数。

47.2.2　菲克方程

$$Q\ (L/min)=\frac{VO_2\ (mlO_2/min)}{C_aO_2-C_vO_2\ (mlO_2/L)}$$

其中，Q是心排血量，单位是L/min，VO_2是氧耗量，单位是ml O_2/min。C_aO_2是动脉血氧含量，C_vO_2是静脉血氧含量。菲克方程的分母是动静脉血氧含量的差值，单位是ml O_2/L血。

$$\text{血氧容量}\ (mlO_2/L)=Hgb\ (g/L)\times 1.39\ (mlO_2/g\ Hgb)$$

血液中的氧含量是指特定样本（动脉或者静脉）中氧气的数量，并可由下列公式估算：

$$C_aO_2(mlO_2/L)=\text{血氧容量}(mlO_2/L)\times\text{动脉血氧饱和度}(\%)$$
$$C_vO_2(mlO_2/L)=\text{血氧容量}(mlO_2/L)\times\text{静脉血氧饱和度}(\%)$$

如果患者呼吸足够浓度的氧气（$F_IO_2>30\%$），分解的氧气量需在流量方程中计算。氧气在血浆中的溶解度系数是0.000 03 O_2ml/ml血浆/mmHg O_2分压或者0.032/L血浆。

$$C_aO_2=\text{血氧容量}\times\text{动脉血氧饱和度}(\%)+0.032P_aO_2\ (mmHg)$$
$$C_vO_2=\text{血氧容量}\times\text{静脉血氧饱和度}(\%)+0.032P_vO_2\ (mmHg)$$

其中，P_aO_2是动脉氧分压，P_vO_2是静脉氧分压。

47.2.3　流量评估和$Q_p:Q_s$比值

流量计算是基于菲克原理，可以应用于肺循环血流量（Q_p）和体循环血流量（Q_s）。

Q_p可以用以下流量方程计算：

$$Q_p=\frac{VO_2}{C_{pv}O_2-C_{pa}O_2}\text{或}$$

$$Q_p=\frac{VO_2\ (mlO_2/min)}{(PVsat-PAsat)\times 1.39\times Hgb\ (g/L)}$$

其中，VO_2 是氧耗量，单位是 ml O_2/min，$C_{pv}O_2$ 是肺静脉氧含量，$C_{pa}O_2$ 是肺动脉氧含量，PVsat 是肺静脉氧饱和度，PAsat 是肺动脉氧饱和度，Hgb 是血红蛋白，单位是 g/L。

同样，Q_s 的计算方程如下：

$$Q_s = \frac{VO_2}{C_{sa}O_2 - C_{mv}O_2} \text{或}$$

$$Q_s = \frac{VO_2\ (mlO_2/min)}{(Aosat - MVsat) \times 1.39 \times Hgb\ (g/L)}$$

其中，$C_{sa}O_2$ 是体循环动脉氧含量，$C_{mv}O_2$ 是混合静脉氧含量，Aosat 是主动脉氧饱和度，MVsat 是混合静脉氧饱和度。

最后，有效的肺循环血量（Q_{ep}）是被泵至肺部的脱氧血量。

$$Q_p = \frac{VO_2}{C_{pv}O_2 - C_{mv}O_2} \text{或}$$

$$Q_{ep} = \frac{VO_2\ (mlO_2/min)}{(PVsat - MVsat) \times 1.39 \times Hgb\ (g/L)}$$

$$MVsat = \frac{(3 \times SVCsat + IVCsat)}{4} \text{或}$$

$$= \frac{SVCsat - (SVCsat - IVCsat)}{4}$$

$$Q_p : Q_s = \frac{(Aosat - MVsat)}{(PVsat - PAsat)}$$

其中，$C_{pv}O_2$ 是肺静脉氧含量，$C_{mv}O_2$ 是混合静脉含量，Aosat 是主动脉氧饱和度，MVsat 是混合静脉氧饱和度，PVsat 是肺静脉氧饱和度，PAsat 是肺动脉氧饱和度，SVCsat 是上腔静脉氧饱和度，IVCsat 是下腔静脉氧饱和度。

47.2.4　氧运输

全身氧气运输（DO_2），也称为体循环氧运输（SOT）：

$DO_2 = Q_s \times C_aO_2$，单位是 ml/min。

氧摄取率（O_2ER）：

$$O_2ER = \frac{VO_2}{DO_2}$$

47.2.5 阻力（Wood 单位）

肺循环阻力：

$$PVR = \frac{(mPAP - mLAP)}{Qp}$$

其中，PVR＝肺循环阻力，mPAP＝平均肺动脉压，mLAP＝平均左心房压（可使用肺静脉或肺动脉楔压替代），Q_p＝肺血流量。

同样，体循环阻力可以计算如下：

$$SVR = \frac{(mAoP - mRAP)}{Q_s}$$

其中，SVR＝体循环阻力，mAoP＝平均动脉压，mRAP＝平均右心房压，Q_s＝体循环血流量。

$$\text{Wood 单位} \times 80 = dyne \cdot s \cdot cm^{-5}$$

正常值：

肺循环阻力指数：1～3Wood 单位×m^2 或者 80～240dyn·s·$cm^{-5}\times m^2$

体循环阻力指数：15～30Wood 单位×m^2 或者 800～1600dyn·s·$cm^{-5}\times m^2$

47.2.6 依据性别、年龄、心率的每体表面积氧耗量［ml/(min·m^2)］[3-4]

氧耗量（参考值）：

3 个月内婴儿约为 130ml/(min·m^2)

2～5 岁为 150～200ml/(min·m^2)

青少年为 120～180ml/(min・m^2)

成年女性约为 100ml/(min・m^2)

成年男性为 110～120ml/(min・m^2)

1～2 岁约为 200ml/(min・m^2)

47.2.6.1 男性患者

年龄	心率（次/分）												
	50	60	70	80	90	100	110	120	130	140	150	160	170
3	155	159	163	167	171	175	178	182	186	190			
4	149	152	156	160	163	168	171	175	179	182	186		
6	141	144	148	151	155	159	162	167	171	174	178	181	
8	136	141	144	148	152	156	159	163	167	171	175	178	
10	130	134	139	142	146	149	153	157	160	165	169	172	176
12	128	132	136	140	144	147	151	155	158	162	167	170	174
14	127	130	134	137	142	146	149	153	157	160	165	169	172
16	125	129	132	136	141	144	148	152	155	159	162	167	
18	124	127	131	135	139	143	147	150	154	157	161	166	
20	123	126	130	134	137	142	145	149	153	156	160	165	
25	120	124	127	131	135	139	143	147	150	154	157		
30	118	122	125	129	133	136	141	145	148	152	155		
35	116	120	124	127	131	135	139	143	147	150			
40	115	119	122	126	130	133	137	141	145	149			

47.2.6.2 女性患者

年龄	心率（次/分）												
	50	60	70	80	90	100	110	120	130	140	150	160	170
3	150	153	157	161	165	169	172	176	180	183			
4	141	145	149	152	156	159	163	168	171	175	179		
6	130	134	137	142	146	149	153	156	160	165	168	172	
8	125	129	133	136	141	144	148	152	155	159	163	167	
10	118	122	125	129	133	136	141	144	148	152	155	159	163
12	115	119	122	126	130	133	137	141	145	149	152	156	160
14	112	116	120	123	127	131	134	133	143	146	150	153	157
16	109	114	118	121	125	128	132	136	140	144	148	151	
18	107	111	116	119	123	127	130	134	137	142	146	149	
20	106	109	114	118	121	125	128	132	136	140	144	148	
25	102	106	109	114	118	121	125	128	132	136	140		
30	99	103	106	110	115	118	122	125	129	133	136		
35	97	100	104	107	111	116	119	123	127	130			
40	94	98	102	105	109	112	117	121	124	128			

参考文献

[1] Mosteller RD（1987）Simplified calculation of body surface area. N Engl J Med 317（17）：1098.

[2] DuBois D，DuBois EF（1916）A formula to estimate the approximate surface area if height and weight be known. Arch Intern Med 17：863-871.

[3] Wilkinson J（2001）Haemodynamic calculations in the catheter laboratory. Heart 85：113-120.

[4] LaFarge CG，Miettinen OS（1970）The estimation of oxygen consumption. Cardiovasc Res 4：23-30.